江苏省高等学校重点教材　编号:2018-1-116

供生物学、基础医学、临床医学、预防医学、生物工程、药学、兽医学、生物医学类专业用

疫苗工程学

(第3版)

主　编　窦　骏

副主编　郑葵阳　赵　宇

东南大学出版社
SOUTHEAST UNIVERSITY PRESS
·南京·

图书在版编目(CIP)数据

疫苗工程学 / 窦骏主编. —3 版. —南京 : 东南
大学出版社,2020.9(2021.12 重印)
ISBN 978 - 7 - 5641 - 9073 - 6

Ⅰ.①疫… Ⅱ.①窦… Ⅲ.①疫苗 Ⅳ.①R979.9

中国版本图书馆 CIP 数据核字(2020)第 148458 号

责任编辑:褚 蔚 责任校对:韩小亮 封面设计:王 玥 责任印制:周荣虎

疫苗工程学(第 3 版)
YIMIAO GONGCHENGXUE

主 编	窦 骏
出版发行	东南大学出版社
社 址	南京市四牌楼 2 号 邮编:210096 电话:025 - 83793330
网 址	http://www.seupress.com
电子邮箱	press@seupress.com
经 销	全国各地新华书店
印 刷	兴化印刷有限责任公司
开 本	787mm×1092mm 1/16
印 张	28
字 数	681 千字
版 次	2020 年 9 月第 3 版
印 次	2021 年 12 月第 2 次印刷
书 号	ISBN 978 - 7 - 5641 - 9073 - 6
定 价	69.00 元

本社图书若有印装质量问题,请直接与营销部联系,电话:025 - 83791830。

编者名单

王晨晨　（南京大学附属鼓楼医院）

孔凡运　（徐州医科大学）

汤仁仙　（徐州医科大学）

沈宇清　（东南大学医学院）

余方流　（皖南医学院）

张　莹　（东南大学医学院）

严春光　（东南大学医学院）

陈佳林　（东南大学医学院）

郑葵阳　（徐州医科大学）

赵　宇　（东南大学医学院）

赵枫姝　（东南大学医学院）

何向峰　（南通大学附属肿瘤医院）

胡　凯　（南京大学附属鼓楼医院）

高大庆　（东南大学医学院）

窦　骏　（东南大学医学院）

潘　宁　（东南大学医学院）

颜　超　（徐州医科大学）

前言 ●Preface
（第3版）

疫苗工程学与基础医学、预防医学和临床医学密切相关，是一门理论与实践紧密结合、综合性和实用性高度融合的学科。为了满足医学生物工程、生物工程、预防医学等专业教学的需要，我们于2007年编写了《疫苗工程学》。教材自出版以来，受到了广大读者的欢迎，被多所高校选用，在人才培养、科学研究以及疫苗研制和科普宣传等方面发挥了应有的作用，并于2014年修订再版。自2014年至今，疫苗的设计和研制方面又有了很多新的进展，我们与时俱进，修订并出版最新的《疫苗工程学》。

近年来，随着"新医科"的出现，国家卫健委提出预防、诊疗、康养大健康的中国战略。本版教材的编写人员，以中国大健康战略为指导，紧密联系新时代人们对健康的新需求，在第2版教材的基础上进行了疫苗研究相关内容的删减和增加，安排更合理且实用，使之尽可能符合健康中国战略要求，为教与学提供深度学习与服务，并努力将其做成精品教材。

《疫苗工程学》第3版教材分总论和各论两部分。前十章为总论部分，介绍了疫苗发展的历史，疫苗对人类的贡献，疫苗研制的理论、技术、流程、计划免疫、疫苗管理及相应法规，新疫苗研究和开发的新技术和新信息等。从第十一章开始的各论，按细菌类疫苗、病毒类疫苗、真菌类疫苗、寄生虫类疫苗、肿瘤疫苗、新现传染病疫苗研制等分类，介绍了预防艾滋病、肝炎、结核病、疟疾、SARS、禽流感、新型冠状病毒肺炎等传染病的新疫苗研究进展。本版特别对肿瘤及肿瘤干细胞疫苗、结核疫苗、HIV疫苗、治疗性疫苗、寄生虫类疫苗等做了较大幅度修改，增加了该领域的研究新进展，使其更具新颖性和可读性。

本教材可作为大专和本科院校生物工程学、预防医学、兽医学等相关专业的专业教材,亦可作为药学、临床医学、生物医学等专业的选修教材,并可作为从事生物高科技科研专业人员、疫苗研制人员等的参考读物。

我国正面临着疫苗研制发展的新时代,国家需要培养大量疫苗研究的专业人才。2007年我们编写《疫苗工程学》第1版时,国内尚无类似的教材,编写中参考了张延龄、张晖教授主编的《疫苗学》和李忠明教授主编的《现代疫苗学》以及其他相关教材和论著,同时结合自身在疫苗研究工作中的经验编写而成。在此,向三位教授表示真挚的感谢!对本教材中涉及的上述两本书的相关内容,我们愿与三位教授交流与沟通,以便更好地为教学和读者服务。

疫苗研究进展迅速,限于编者水平,编写内容难免有疏漏之处,恳请读者与同行不吝指正。

窦 骏

2020年4月

目　　录

总论篇

各论篇

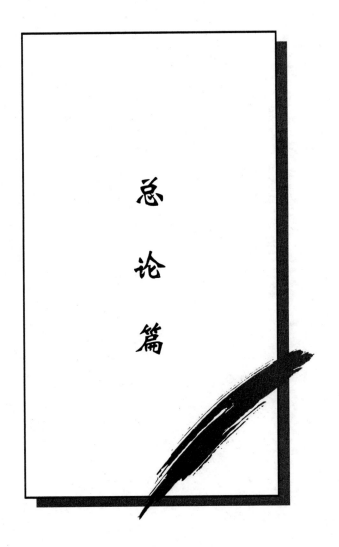

总论篇

第一章　疫苗工程学绪论

回顾人类的生存历史,由于威胁人类生命的烈性传染病得到有效控制,从而延长了人类的平均寿命,进而改变了人类社会发展的进程。您知道其中的奥秘吗? 面对新现和再现的各种病原体,如 SARS、新型冠状病毒、诺如病毒、埃博拉病毒、寨卡病毒、博尔纳病毒、新型布尼亚病毒、结核杆菌等以及它们对人类生存带来的威胁,您有何对策? 如果您感到茫然,那么请打开疫苗工程学绪论,您或许会从中找到奥秘与答案,悟出可行的良策而健康生活。

第一节　疫苗学概述

疫苗是利用病毒、细菌、寄生虫等病原体,经过严格复杂的技术工艺制造的生物制品。通过接种疫苗,使机体产生免疫力,从而达到预防或治疗相应疾病的目的。疫苗工程学(vaccine engineering)是一门理论与实践高度结合,综合性、应用性很强的科学,它是集病原生物学、感染病学、免疫学、病理学、化学、药学、生物化学、分子生物学、流行病学和统计学为一体的边缘新兴学科。经过漫长的历史发展,疫苗的研究、制造、检定、使用和管理已经成为一门具有特色的独立学科。

人类对瘟疫怀有巨大的恐惧,本能地想方设法来预防或阻止瘟疫的传播。尽管古代社会对瘟疫缺乏科学认识,但在长期实践中也积累了一些预防瘟疫的经验,并逐步形成"以毒攻毒"的观念。天花(smallpox)曾是人类历史上的烈性传染病,在欧洲 17 世纪中叶,患天花后死亡率达30%。我国早在 11 世纪的宋朝已有吸入天花痂粉预防天花的传说,17 世纪的明代,有接种"人痘"预防天花的正式记载。经验告知人们,将沾有疱浆的患者衣服给未患病儿童穿戴,或将天花愈合后的局部痂皮磨碎成细粉,经鼻给未患病儿童吸入,可预防天花。这些方法经陆上丝绸之路西传至欧亚各国,经海上丝绸之路,东传至朝鲜、日本及东南亚国家。例如,英国 1721 年流行天花期间,曾以少数犯人试种"人痘"预防天花获得成功,但因该法有一定的危险性而未予推广,到 1840 年,终止了将天花病人的结痂接种到人的做法。

18 世纪后叶,英国乡村医生 Edward Jenner(爱德华·琴纳,1749—1823)观察到挤奶女工为患有牛痘(cowpox)的病牛挤奶,其手臂部亦易得牛痘,酷似人类天花,她们却不得天花,提示他接种牛痘可预防天花。为证实这一设想,他将牛痘接种于一位 8 岁男孩的手臂,两个月后,再接种从天花患者来源的痘液,受者局部出现手臂疱疹,但未引起全身天花。琴纳于 1798 年公布了他的论文,把接种牛痘称为"Vaccination"(拉丁语中,牛写为 Vacca),即接种牛痘预防天花。在琴纳的年代,人们并不知天花是由天花病毒感染所致,而他在实践中总结发现的种牛痘预防天花,既安全又有效,是一项划时代的发明。接种牛痘在 19 世纪初至中叶,在欧洲广泛推广。

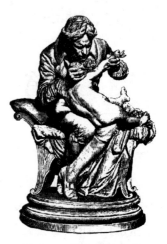

图 1 - 1　琴纳接种牛痘

从此,疫苗的研究蓬勃发展,为人类防病治病做出了重大贡献。传统的疫苗学以预防感染性疾病为主,包括人用疫苗学和兽用疫苗学,主要用于健康人和家畜。由于人类与疾病斗争和社会的需要,随着各学科的发展,近年来出现了治疗性疫苗,如抗肿瘤疫苗、抗感染疫苗和免疫避孕痘苗等。广义而言,治疗或短期用的抗血清免疫球蛋白也包括在疫苗学之中。此外,尚有"鱼疫苗",早在 20 世纪 30 年代已有报道,鱼类有免疫反应。后来抗生素成为预防疾病的主要措施,直至 20 世纪 70 年代由于化学治疗的抗药性及价格较贵,鱼疫苗再度兴起,近年已成为疫苗学的一个分支。

总结和研究疫苗的产生、研制、开发、使用和管理等,将对人类防治疾病产生重大影响。本书以论述人用疫苗为主,对相关理论、技术及各种常用疫苗予以介绍。

第二节　疫苗学发展简史

疫苗学的发展经历了漫长的历程,主要包括以下几个时期:

一、疫苗学发展经验时期

人类历史早期就有了对疾病和免疫的记载,经过长期的实践,疫苗的研究逐步完善,才使得多种疫苗能在人类广泛使用。

(一)人类对疾病和免疫的认知

公元前 5 世纪,古希腊医生、医药的先驱 Hippocrates 认为,疾病不是由于神秘和不可思议的因素所致,而是由于气候和大气的影响干扰了体液。如果用现代医学分析他的观念,那当然是不妥的,但他的贡献是建立了根据观察和试验而作科学推论的原则。

公元前 2 世纪,古罗马著名医生 Galen 的医学和哲学著作进一步推动了流行病学的革命。他认为大气的变化、个体的易感染性以及某种程度上接触感染(源)对流行病均起作用。这种模糊的观念直到 19 世纪法国巴斯德时代才被人们所接受。

公元前 1 世纪,人们曾认为喝亚致死量感染后的鸭血能防病。约一个世纪后,Elder 建议用疯狗的肝治疗狂犬病。非洲曾以同类的某些物质免疫预防蛇毒及其他毒物,而在中国则很早就有"以毒攻毒"的说法。

公元 590 年,人们记载患天花病愈后可获得免疫,这是人类最早有关免疫的知识。在印度波斯曾用经皮肤接种的方式,即将粘有感染材料的棉花敷于划破的皮肤上,并保持一年;在波斯也曾有吞食结痂的记载。当然这种原始的"免疫"措施未能有效控制当时的天花流行。

(二)爱德华·琴纳的贡献

正如前述,英国医生爱德华·琴纳的试验证明,轻微的牛痘可以预防人的天花,所有这些被接种牛痘的人以后感染天花均无病理反应。但琴纳的论文却被当时英国皇家学会拒绝,理由是无充分证据。1798 年,他自费出版的论文受到圣乔治医院的著名医生 George Pearson 重视,后证实了琴纳的发现。

(三)免疫接种在全世界展开

琴纳的论文发表两年之后,美国哈佛大学医生 Benjamin Waterhouse 在推行免疫接种方面做出了积极贡献,并保持着与从未相见的琴纳的友谊关系,曾被称为"新世界的琴纳"。后来 Jefferson 总统任命他为美国国家疫苗学研究所的联邦疫苗代理人。19 世纪初,法国、丹麦、瑞典、俄国和德国等国家开始免疫接种牛痘苗预防天花。

二、疫苗学发展实验时期

(一)巴斯德减毒活疫苗给免疫学带来了黄金时代

琴纳的工作全凭经验,他并不清楚种牛痘能预防天花的机制。法国化学家路易·巴斯德 (Louis Pasteur,1822—1895)对疾病产生和恢复的机制很有兴趣,他的研究工作使他成为现代免疫学的创始者,也使后来的郭霍(Robert Koch,1843—1910)和德国学派有可能进一步发展观察技术,发现致病微生物。巴斯德起初将从病鸡分离到的标本接种到健康鸡,这些鸡很快死亡;当他休假回到实验室后,用已存放 2 周的培养物给健康鸡接种时,发现这些鸡并不产生典型的疾病,大量的鸡最后恢复。一次偶然的机会,巴斯德发现强毒细菌给接种过减毒细菌存活下来的鸡再次接种,这些鸡只发生轻微的症状而全部存活。巴斯德将鸡霍乱病原培养物在室温长期放置而减毒,这种疫苗曾用于很多农场的动物,使鸡霍乱疫苗被广泛应用。

1881 年巴斯德借鉴了兽医学家加热或以碳酸处理炭疽感染动物的血的方法,制造羊用粗制疫苗,即采用了减毒纯培养物,进行了温度、氧及其他物理因素对细菌影响的试验。他与医学界和兽医界合作,将炭疽杆菌培养于 42～43 ℃,制成人工减毒活菌苗。巴斯德并未忘记伟大的先驱者琴纳,将用于免疫的炭疽培养物称为"vaccine(疫苗)"。活的减毒炭疽疫苗在法国使用几年后,羊的发病率从 10%降至 1%,牛的发病率从 5%降至 0.35%。

1885 年巴斯德研制了狂犬减毒活疫苗。狂犬病病原体是狂犬病毒,一旦发病几乎 100%死亡。19 世纪法国狂犬病肆虐,治疗狂犬病的唯一办法是将狂犬咬伤者拖往铁匠铺,请铁匠用烧红的烙铁去烧伤口,撕心裂肺的哀号声传遍四周。巴斯德决心要改变那时"恐慌"的现状,冒着生命危险,开始研制狂犬病疫苗。他与同伴们的研究涉及给狗做穿颅术、收集病犬的唾液等各种危险的实验,使他们随时处在可能被疯狗咬伤、致命感染的极大危险之中。当时尚不知病原体是狂犬病病毒,巴斯德将病原体注射到家兔体内,经过多次传代后病毒的毒性大大降低,再将其注射到健康狗的体内,狗不发病且能对狂犬病毒产生免疫力,巴斯德就用这种兔脑脊髓液制成了最早的狂犬疫苗。1885年7月6日,人类第一针狂犬疫苗打给一位9岁男孩约瑟芬,他在野外玩耍时被狗咬伤,疫苗注射多天后,男孩痊愈了。这一神奇的治疗效果使得人们从最初的怀疑到相信巴斯德的"狂犬疫苗"真的有效。巴斯德被人们称为"狂犬疫苗"之父。这种减毒活疫苗不仅预防了牲畜间的严重传染病,且预防了人的狂犬病。被巴斯德减毒活疫苗接种过的疯狗咬伤的人,狂犬病发病率约为1%,而未接种过减毒活疫苗的疯狗咬伤的人,发病率高达15%~20%。在刚要开始研究复杂的疫苗时巴斯德

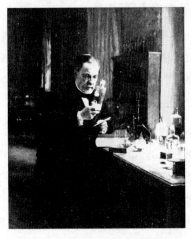

图1-2 巴斯德在观察受狂犬病感染的兔脊髓并将病原体命名为"病毒(virus)",意思是简单的毒物

不幸残疾,但他没有放弃对其他减毒活疫苗的研究。为了纪念他的功绩,法国于1888年创立了巴斯德研究所。

(二)郭霍:微生物学奠基人之一

德国医生郭霍和法国化学家巴斯德被公认为是微生物学奠基人,郭霍在确认传染病的病原体方面做出了杰出贡献,发明了将细菌固定于玻片并干燥和染色的方法,能更精确地在显微镜下对细菌进行观察。郭霍还发明了培养基,可从病人排泄物或其他标本中分离出单个的菌落。经过一系列实验,他提出了确定病原菌的标准,即著名的郭霍法则(Koch' postulate),即特殊的病原菌应在同一疾病中查见而不存在于健康个体中;该特殊病原菌能被分离培养得到纯种;该纯培养物接种到一个易感动物,能产生同样病症;自人工感染的实验动物体内能重新分离得到该病原菌纯培养。郭霍法则在当时对鉴定病原菌起到了重要的指导作用,奠定了研究微生物致病性的基础。由郭霍和他带领的一大批学者相继发现了许多对动物和人体致病的病原菌,如结核杆菌、霍乱弧菌、脑膜炎奈瑟菌、痢疾志贺菌、白喉棒状杆菌、炭疽杆菌等。郭霍和他的助手们将结核杆菌及代谢产物给动物注射,实验动物出现炎症,甚至溃疡。郭霍认为这可能是机体清除细菌的防卫和免疫反应,而未感染过结核杆菌的动物无反应,这一发现对基础免疫的研究有重要的启示。郭霍等曾试图以此作为疫苗,虽然他们未成功,但旧结核菌素至今仍用于诊断结核病。

(三)死疫苗

1892年,英国细菌学家AE Wright的主要兴趣集中在马耳他热和伤寒。那个年代对疟疾、结核和伤寒等引起发热的疾病不易区别,更不可能区别伤寒和副伤寒。Wright以活的和死的伤寒菌苗分别在猴子和自己身上进行试验,导致自己发热数周。后来他集中于死菌苗研究,53 ℃杀死伤寒菌培养物,再加0.4%来苏水。虽然这种疫苗局部和全身反应仍很重,但对机体有保护作用。

（四）毒素和抗毒素免疫

1825 年法国临床医生 Pierre Bretonneau 亲眼目睹了朋友的 4 个患咽喉病的儿子中 3 个死亡,在得到病人父母的允许后,他第一个成功地对第四个孩子进行了咽喉手术治疗,被该手术救活的儿童一直活到 71 岁。19 世纪末,白喉是死亡率极高的疾病。美国首任总统华盛顿曾被误认为是患白喉而死(实际上是患葡萄球菌引起的咽炎和喉炎)。当时,郭霍的助手首次将白喉病人咽喉的白喉菌培养于含浓缩血清的固体培养基上,经动物实验发现,白喉菌可产生剧毒的毒素使动物死亡。后来巴斯德的学生证实用肉汤培养细菌几天后,这种无菌的滤液与白喉菌一样可杀死实验动物。这种可溶性的物质被称为毒素(toxin)。郭霍的助手们将白喉菌培养物的提取物注射给动物,发现一旦存活下来的动物对再次注射毒菌有耐受力。德国 Emile Behring 和日本研究者几乎在同时发现,亚致死量的活的或杀死的白喉或破伤风培养物,均能使动物产生抗数倍致死量的活菌或毒素的攻击。他们还发现甚至极微量的白喉肉汤培养物滤液,即可使动物产生抗体。当这些有抗体的动物血清转移给未免疫动物,可使后者有抗病能力;如动物已有症状,则转移的抗血清有治疗作用。

20 世纪开始,抗毒素成为全球用来预防和治疗白喉的手段。为获取抗毒素,研究者开始用毒素免疫马,再将马血清分离制备抗毒素。1904 年 Alexander Glenny 在伦敦以甲醛处理白喉毒素得到白喉类毒素。Loewever 在维也纳用甲醛处理过的破伤风毒素免疫马和其他动物。用甲醛杀菌的瓶子装的毒素,其毒性大降,而免疫原性保留,这是偶然发现甲醛可解毒变成类毒素。1901 年获得诺贝尔生理学或医学奖的 Behring,用毒素与抗毒素(antitoxin)的混合剂给动物免疫。1913 年 Behring 制造了近于中性的相对安全的混合物开始用于人的免疫。维也纳大学的小儿科医生 Bela Schick 发现:对人皮内注射一定量的白喉毒素,局部反应取决于血清中抗毒素的水平,即著名的锡克试验。

人体在使用马抗血清时发现有过敏现象,后来知道这是机体对异种蛋白的免疫反应。1910 年,有学者用硫酸铵或硫酸钠沉淀法部分纯化马抗血清,大大减轻了过敏反应。1914—1918 年第一次世界大战期间,破伤风抗毒素的使用,使破伤风发病率和死亡率大大降低。

（五）早期细菌疫苗

1. 伤寒、副伤寒、霍乱、痢疾疫苗　1904 年英国军队开始应用伤寒疫苗,1916 年开始使用伤寒副伤寒甲乙联合疫苗,使第一次世界大战期间英军的伤寒病大大下降。

早期霍乱从症状上容易与痢疾等其他肠道感染疾病混淆。1883 年,郭霍证明霍乱病是由像“逗点”样的霍乱弧菌引起。1884 年,西班牙细菌学家 Jaime Ferran 首次制造了霍乱减毒活疫苗,但不良反应太大。Waldemar Haffkine(1892 年)和 Wilhelm Kolle(1896 年)先后进行了多年研究,制成了霍乱疫苗,但免疫效期只有 6 个月。在第一次世界大战期间霍乱死菌苗用于军队却起了作用,当时曾出现霍乱、伤寒、副伤寒甲乙四联疫苗。

1896 年,日本痢疾大流行,发生 90 000 病例,有 20 000 死亡。Kiyoshi Shiga 从病人的粪便中分离了痢疾菌,并发现能与病人血清凝集。1900 年,Shiga 制造了抗血清;随后美国研究者 Simon Flexner 分离出另外的痢疾菌。尽管痢疾疫苗自 1903 年开始应用,但至今痢疾疫苗对预防和治疗的价值仍无定论。

2. **鼠疫疫苗** 鼠疫(Plague)又称黑死病,因鼠类为重要传染媒介,故中文称它为鼠疫。此病早年在欧洲流行猖獗,14世纪欧洲有330万人死于此病,占当时总人口的33%。1664—1665年,伦敦发生历史上最大的鼠疫流行,死亡80 000人。中国民间曾有"东死鼠西死鼠,人见死鼠如见虎,鼠死不几日,人死如墙堵"的传说,可见在中国鼠疫曾经流行也很严重。Kitasato和Yersin于1893—1894年在香港流行鼠疫时分离到鼠疫的病原体,即鼠疫杆菌,他们将鼠疫杆菌感染大白鼠,可使其致死。1895年Yersin等首次研制出加热灭活全菌体死疫苗。1902年Weldemar等研制的鼠疫疫苗在人群中接种,显示了较好的预防效果,未免疫人群的发病率为7.7%,而免疫人群的发病率仅为1.8%;死亡率从60.1%降至23.9%。此外,我国现代医学的先驱伍连德,1910—1921年领导了东北大鼠疫的防治运动,1913年在《柳叶刀》上发表论文,总结了人类历史上首次成功的流行病防疫行动,也成为迄今为止对付突发性传染病的最佳方案。

3. **结核杆菌疫苗** 郭霍是结核杆菌疫苗研究的三位奠基人之一,虽然他未成功,但他的基础免疫研究为后来卡介苗(Bacillus of Calmette-Guérin,BCG)的成功研究奠定了基础。卡-介(Albert Calmette,1863—1933和Camille Guérin,1872—1961)二氏将有毒的牛型结核分枝杆菌在含胆汁、甘油和马铃薯的培养基上,经过13年230次传代,获得毒力减弱但保留该菌免疫原性的变异株即BCG,于1921年用于结核病的预防,至今仍是仅有的预防结核病的疫苗。

4. **布氏杆菌疫苗、流行性脑膜炎疫苗和嗜血流感杆菌疫苗** 从1887年到1893年先后分离出这些病原体,并进行了疫苗研制。

(六)早期病毒疫苗

人类最早与病毒斗争的疾病即天花,自使用牛痘苗以后,天花在世界的流行逐渐减少。疫苗在防病方面的作用已受到充分肯定,直至世界卫生组织(World Health Organization,WHO)宣布天花已在全球消灭。此外,人类早期研制的预防病毒感染性疾病的疫苗还有:

1. **流感疫苗** 在第一次世界大战期间,流感在欧洲流行造成大量人员死亡。1932年英国流感再度流行,Laidlaw等将病人鼻腔冲洗液经过除菌过滤再给白鼬鼻腔感染,引起发病,这是首次证明病原为非细菌。随后在美国、澳大利亚发现病人血中有中和抗体。1934年,流感病毒经白鼬传代后再传给实验动物小白鼠,发现只有经鼻腔滴入病毒,才能引起白鼬、小白鼠和猪感染,而皮下、肌肉和静脉注射可引起抗体产生,但不发病。1937年美国和英国研制出首批活疫苗,但考虑安全原因没正式使用。后来在流行中发现了不同型的病毒,即流感甲型、乙型,而且互相不保护。1943年和1946年美国使用流感疫苗,显示出很好的预防效果,但奇怪的是到了1947年则效果不好。后来发现,甲型流感在流行中已变异为甲1型,最后研究者总结出流感病毒约每10年发生变异。1949年纽约发现丙型流感病毒。1957年中国西南流感大流行时确定为甲2型,或称亚洲型。

2. **黄热病疫苗** 黄热病是由特殊蚊子传播的疾病,最早的大流行是1900年在美国驻古巴的军队当中。以Walter Reed少校为首的团队在古巴研究了黄热病,该研究组人员Carlos让咬过病人的黄热蚊(后来归类于埃及蚊)咬了自己,结果发病,从而证明此蚊为该病的传播者。

1901 年该组另一成员 Carroll 将一患者的血滤液给 3 个志愿者注射,其中 2 个人出现典型的发病症状,从而确认黄热病的病原体为病毒。1927—1930 年,先后有 5 位科学工作者因研究黄热病而被感染致死。1930 年 Max Theiler 将黄热病毒于小白鼠脑内注射,引起脑组织炎症,预先注射免疫血清,则可保护小鼠。1935 年第一种减毒疫苗与抗血清在智利使用,1937 年减毒株 17D 鸡组织培养成功制备的疫苗在 1939—1945 年战争时期起了很大作用。1951 年 Theiler 因对黄热病研究有功而获得诺贝尔生理学或医学奖。

3. 脊髓灰质炎疫苗　小儿麻痹症是由脊髓灰质炎病毒引起患者麻痹、肢体萎缩,主要感染对象为儿童,故称小儿麻痹症(infantile paralysis)。1909 年奥地利报道可将此病传染给猴子;同时美国纽约洛克菲勒研究所的 Simon Flexner 和 Paul Lewis 将病人的鼻腔和咽喉的冲洗液过滤涂菌后接种猴引起感染,从而证实病原为病毒。同时发现猴子病后的血清传给其他猴,可以使猴抗病;猴病愈后也获得对再感染的抵抗力。1916 年美国曾发生脊髓灰质炎大流行,引起 27 000 人患病、6 000 人死亡,美国总统富兰克林·罗斯福也是其中的受害者之一。1930—1941 年期间的报道表明,注射抗血清有一定好处;1951—1953 年期间,曾用血清中丙型球蛋白来治疗小儿麻痹症,对某些病例有效,但总的结果表明:一旦确诊为脊髓灰质炎,给予抗血清已为时过晚,用免疫球蛋白来治疗小儿麻痹病也不是有效方法。

1949 年以前人们曾试图制造疫苗,但都未成功。美国哈佛大学和波士顿儿童医院的 John Enders,Frederick Robbins 和 Thomas Weller 在 1949 年用人胚胎或成人的非神经组织细胞培养脊髓灰质炎病毒获得成功。他们发现这类细胞出现一些病理学变化,可判断病毒是否生长;以后用猴肾细胞培养该病毒,又获成功。1954 年他们因此得到诺贝尔生理学或医学奖。

1949 年的另一项重要成果是约翰霍普金斯大学的 David Bodian 及其同事发现脊髓灰质炎病毒有 3 个型,各产生其对应的抗血清。1952 年约翰霍普金斯大学的 Howard Howe 接种 3 个型的甲醛解毒的疫苗给猩猩和 6 个人,均产生抗体并持续数月。

目前用于小儿麻痹的疫苗主要是索尔克(Salk)疫苗和口服减毒活疫苗。美国匹茨堡大学的细菌学教授 Jonas Salk 受 Enders 成功的影响,研究并证实了 Bodian 脊髓灰质炎病毒有 3 个型的实验结果,并以猴肾组织培养制成 3 个型的甲醛灭活疫苗。

1953—1955 年,美国 Albert B. Sabin 成功地开展了口服减毒活疫苗的研究,到 1957 年共试用了 31 万只猴子、160 只猩猩、240 个人,包括 Sabin 本人及其家人,均安全;并发现口服减毒活疫苗以后有抗体产生,减毒病毒可经过粪便排出而在人群中传播进而扩大免疫。减毒病毒在肠内繁殖可以妨碍被感染的野生有毒病毒的繁殖。1958 年中国科学家顾方舟在昆明成立的中国医学科学院医学生物学研究所率领团队开始脊髓灰质炎疫苗研制,1959 年中国第一支国产"脊灰"减毒活疫苗的第一针顾方舟打向了自己和自己孩子;后成功研制口服糖丸减毒活疫苗,从上世纪 60 年代上市至今,已向全国儿童计划免疫累计提供了 50 多亿人份,疫苗安全、效果明显。

4. 麻疹疫苗　阿拉伯作家 Rhazes 于公元 10 世纪首次对该病记载。早年麻疹曾与天花和猩红热混淆,到 17 世纪英国海波格拉底医生 Thomas Sydenham 从临床上对这三种病加以区别。在没有疫苗之前,麻疹是对人类健康产生严重威胁的疾病。如在印度,1959 年有 84 500 人死于麻疹。患麻疹后可以有很长时期的免疫,因此较早有人使用被动免疫。1925—1927 年以血清预防的方法由 Copeman 引入英国。1939 年英国研究者 Marshall Findlay 和 Frederic Mac Callum 首先提纯丙型球蛋白。1944 年美国哈佛大学的 Edwin J. Colin 改用酒精提纯球蛋白。免疫球蛋白曾在麻疹流行中发挥了预防作用,但这仅是短期临时预防措施。1954 年哈佛大学的 Enders 和 Thomas Peebles 首次以组织培养分离出麻疹病毒并制造了疫苗。另外,还有先用甲醛杀死的死疫苗给予 1 次或 2 次免疫,然后再注射活疫苗等不同免疫程序。Enderss 还分离了风疹、水痘和鸡痘病毒以及人肠道细胞病变孤儿病毒。我国当前主要用减毒活疫苗用于麻疹预防,安全有保障。

5. 病毒性肝炎、腮腺炎和风疹疫苗 病毒性肝炎这种黄疸型肝炎很易与黄热病、钩端螺旋体病混淆,后来发现包括经口感染的甲型肝炎、戊型肝炎和经血感染的乙型肝炎、丙型肝炎及其他型肝炎。在疫苗出现之前,预防措施主要是免疫球蛋白。中国 1992—2014 年期间,得益于乙肝疫苗的使用,约有 1.2 亿人避免了感染乙型肝炎,有 2 800 万人避免了慢性乙型肝炎。2004 年,中国灭活甲肝疫苗上市;2008 年,国家把甲肝疫苗纳入儿童免疫规划,除了小范围流行,之后再没有出现过像 1988 年上海甲肝暴发那么严重的疫情。

1934 年美国 Johnson 和 Goodpasture 分离出腮腺炎病毒。1948 年 Thomas Weller 和 John Enders 用鸡胚组织培养该病毒,经过重复传代,制成减毒疫苗。1950—1955 年腮腺炎死疫苗和活疫苗已应用于不同国家,起到了一定预防作用。

风疹是由德国人首次描述的症状相对较轻的病毒性疾病,有人称之为德国麻疹。妊娠的妇女若患风疹可能引起新生儿畸形。1947—1953 年以免疫球蛋白为主要的预防手段。美国 1962 年 Weller 分离出风疹病毒,经过一系列组织培养传代,研制了减毒活疫苗。

病原体为立克次体的斑疹伤寒是由虱子传播,引起皮疹和发热。20 世纪 30 年代初经由动物组织繁殖,1938 年美国的 Herald Cox 以鸡胚培养成功。这类以鸡胚培养并用硫柳汞和甲醛灭活的疫苗。中国学者汤飞凡 20 世纪 30 年代在美国学习时参与研制了世界首支斑疹伤寒疫苗对预防斑疹伤寒起了很大作用。此外,他发现了沙眼衣原体,把沙眼发病率从近 95% 降到不足 10%,而且他还研制了中国自己的狂犬疫苗、牛痘疫苗以及白喉疫苗等。按照汤飞凡研究牛痘疫苗的方法,中国在 1961 年就消灭了天花,比世界消灭该病提早 16 年。

如上所述,人类在与疾病斗争的漫长过程中,研制了多种疫苗以预防相应疾病,这些传统疫苗包括:① 以杀死的细菌或病毒颗粒为抗原的死疫苗;② 经减毒但仍然保持免疫原性的活疫苗;③ 解毒的细菌毒素即类毒素疫苗。这些疫苗在防病中起了重要作用,有的至今还在使用,但实践发现有部分疫苗不良反应较大,有部分疫苗效果不理想。

三、疫苗学发展现代时期

20 世纪 60 年代以来,为解决某些传统疫苗存在的问题,疫苗研究者将化学、生物化学、分子遗传学、细胞与分子免疫学和药学发展的新理论和技术应用到疫苗研制实践中,出现一些新型疫苗,主要有以下几类:

（一）蛋白质纯化疫苗

1. 无细胞疫苗 至 20 世纪 70 年代，老的全细胞灭活百日咳菌苗效果不稳定，免疫后有明显的不良反应，包括局部红肿、全身发烧、厌食以及并发的神经症状等。尽管对这些神经性不良反应是否由百日咳菌苗引起有争议，但仍致使瑞典等国家停用全菌体百日咳菌苗。停用菌苗后，百日咳发病率又升高，这就促进了对百日咳菌的生化成分、致病因子和抗原成分的研究，百日咳毒素（pertussis toxin，PT）随后相继被提纯。日本首先批准使用甲醛解毒的 PT 类毒素为主的无细胞疫苗，美国以及欧洲则推广用过氧化氢解毒的 PT 类毒素疫苗。目前老的苗体菌苗与各种无细胞菌苗同时使用。PT 类毒素与白喉破伤风类毒素组成的新的百白破联合疫苗 DTaP 也已应用。而共纯化 DTaP 疫苗仅保护 2 岁以下婴幼儿，并不能作为加强疫苗有效提供持久的免疫保护。中国对于更有效的百白破疫苗的需求十分迫切，DTcP 疫苗将取代共纯化 DTaP 疫苗成市场主导。

2. 改进的白喉类毒素、破伤风类毒素 20 世纪 20 年代出现的以培养液上清或仅以硫酸铵初步纯化的毒素，用甲醛解毒后加铝佐剂的疫苗使用了多年，对降低白喉和破伤风的发病起了很大作用。但因产物不纯、批间不稳定，效果也不恒定，曾出现过严重的不良反应。20 世纪 60～80 年代，逐步改进了纯化的方法，得到越来越纯的毒素。Callicr 等报道了将白喉毒素制成结晶体，现已对毒素产生的基因及调控、分子结构与功能有了清楚的认识。纯毒素分子量约为 58 350，由亚单位 A（分子量为 21 150）和亚单位 B（分子量为 37 200）组成。亚单位 A 是主要的毒性部分，为腺苷-2-磷酸核糖化类的细菌毒素之一；亚单位 B 的功能为与宿主细胞表面的受体结合。研究证明，白喉毒素的产生与棒状杆菌噬菌体感染有关。

20 世纪 80 年代破伤风毒素也已提纯，相对分子质量为 150 500，由 A、B 和 C 三个亚单位组成。目前，白喉、破伤风类毒素的生产在不同生产部门有所不同，有的仍基本上采用传统的方法，产品纯度不高，未来的趋势是使用高纯度的毒素来研制疫苗。

3. 其他细菌类毒素疫苗 如腊肠杆菌毒素、类痢疾毒素、炭疽菌毒素、霍乱毒素（CT）、致病人肠杆菌不耐热毒素（HLT 或 LT）以及流脑菌外膜蛋白等，近年来均已纯化，并对结构及基因调控进行了研究。其中，CT 和 LT 虽然单独使用时不是理想的疫苗，但与其他抗原合用则为很好的免疫佐剂。

（二）多糖及结合疫苗

多糖蛋白结合疫苗能弥补多糖疫苗的局限性，有效预防和控制脑膜炎球菌、肺炎球菌、b 型流行性感冒嗜血杆菌等侵袭性细菌引起的婴幼儿和高危人群感染。

1. 流行性脑膜炎疫苗 流脑双球菌的荚膜多糖（capsular polysaccharide，CP）为重要的抗原。根据 CP 将流脑菌分为 A、B、C 等 12 个血清群。流脑多糖为第一个从细菌纯化的并建立了化学鉴定标准的多糖抗原。1968 年 Walter Reed 军事医学研究所以新方法提纯了 A 群和 C 群流脑多糖，并证明其有很好的免疫力。1974 年第一个多糖流脑疫苗被批准使用，随后在很多国家使用。为提高免疫效果，流脑多糖—蛋白质偶联疫苗近年也发展很快。而 B 群流脑多糖分子量小，免疫效果并不好，但该多糖含有与成年人组织糖蛋白中聚唾液酸链相类似的结构，将含有聚唾液酸链结构的外膜蛋白研制疫苗效果更好。脑膜炎球菌多糖疫苗(MPSV)和脑膜炎球菌结合疫苗(MCV)是主要的两种脑膜炎球菌疫苗。MPSV 及 MCV 产品均包括双价及四价疫苗,前者为中国使用的主要脑膜炎球菌疫苗。

2. 嗜血流感杆菌(Hib)疫苗 20 世纪 30 年代 Pittman 等发现,血清中抗 Hib 荚膜多糖抗体与抗感染免疫有关。1969 年 Robbins 实验室及相关实验室开始了 Hib 多糖的研究。1974 年在芬兰 3 个月至 5 岁的儿童中进行了大规模的 Hib 多糖的现场试验,共观察 98 272 个儿童,其中大于 18 个月儿童的保护效果超过 90%。1985 年 Hib 多糖疫苗被批准上市。实践中发现仅仅多糖不足以引起 T 细胞免疫反应,在初生儿中免疫反应尤其不理想。Robbins 等又将 Hib 多糖与蛋白质结合制成偶联疫苗。1987 年 PRP-D 疫苗即嗜血流感杆菌多糖与白喉类毒素的偶联疫苗首次被批准,后由 Connaught 公司做了改进并生产使用。如今多糖—蛋白质偶联疫苗已成为新型疫苗,包括流脑、Hib、葡萄球菌和 B 群链球菌等疫苗。作为载体的蛋白质有破伤风、白喉类毒素、百日咳类毒素、白喉基因变种蛋白 CRM197 和流脑菌的外膜蛋白等。各种多糖—蛋白质偶联疫苗均由世界上的大公司如 Merieux 和 Merck 等生产。此外,肺炎球菌的某些型多糖疫苗也于 1977 年被正式批准使用。2016 年起辉瑞的 PCV13 产品已在中国商业化生产,可用于两岁以下的婴儿并证明对老年人有效。

四、新型疫苗发展

1953 年 James Watson 和 Francis Crick 发现了 DNA 双螺旋结构,他们因此与 Wilkins Manrice 共享了 1962 年的诺贝尔生理学或医学奖。这一生物学史上的里程碑对疫苗学也产生了重大影响。20 世纪 80 年代中后期以来,分子免疫学、细胞生物学、分子遗传学、分子生物学、微生物学、化学和生物化学、生物工程学等理论与技术的发展,许多致病微生物的毒力、抗原的分子结构以及相关基因结构逐个被研究清楚,疫苗的研制与发展迎来了春天。

1. 亚单位疫苗(subunit vaccine) 是去除病原体中与激发保护性免疫无关的甚至有害的成分,保留有效免疫原成分制作的疫苗。例如,从乙型肝炎病毒表面抗原阳性者血浆中提取表面抗原制成的乙型肝炎疫苗;无细胞百日咳疫苗则提取百日咳杆菌的丝状血凝素等保护性抗原成分制成,其内毒素含量仅为全菌体疫苗的 1/2 000,副作用明显减少而保护效果相同;提取细菌的多糖成分制作成脑膜炎球菌、肺炎球菌、b 型流感杆菌的多糖疫苗等。

2. 合成肽疫苗(synthetic peptide vaccine) 又称抗原肽疫苗,是根据有效免疫原的氨基酸序列设计和合成的免疫原性多肽,以期用最小的免疫原性肽激发有效的特异性免疫应答。合成肽上如有 B 细胞和 T 细胞识别表位,就能诱导特异性体液和细胞免疫。合成肽分子小,免疫原性弱,常需交联载体才能诱导免疫应答。脂质体是常用的载体。根据疟原虫子孢子表位制作的疟疾疫苗正在临床试验,细菌毒素和肿瘤等合成肽疫苗也在研制中。

3. 重组抗原疫苗(recombinant antigen vaccine) 是利用 DNA 重组技术制备的只含保护性抗原的纯化疫苗。选定病原体编码有效免疫原的基因片段,将该基因片段引入细菌、酵母或能连续传代的哺乳动物细胞基因组内,通过大量繁殖这些细菌或细胞表达目的基因产物,提取并纯化所需的抗原。该疫苗不含活的病原体和病毒核酸,安全有效,成本低廉。目前获准使用的有重组乙型肝炎病毒表面抗原疫苗、口蹄疫疫苗和莱姆病疫苗等。此外还有改变有毒分子(如白喉毒素、百日咳毒素、霍乱毒素和大肠杆菌不耐热毒素等)的个别氨基酸制成的基因重组类毒素疫苗等。

4. 重组载体疫苗(recombinant vector vaccine)　是将编码病原体有效免疫原的基因插入载体(减毒的病毒或细菌疫苗株)基因组中,接种后,随疫苗株在体内的增殖,大量所需的抗原得以表达。如果将多种病原体有关基因插入载体,则成为可表达多种保护性抗原的多价疫苗。目前使用最广的载体是痘苗病毒、腺病毒和腺相关病毒,用其表达的外源基因很多,已用于甲型和乙型肝炎、麻疹、单纯疱疹等疫苗的研究。利用脊髓灰质炎病毒、伤寒 Ty21a 疫苗株为载体的口服霍乱疫苗和痢疾疫苗也在研制中。

5. 核酸疫苗(nuclear acid vaccine)　常用 DNA 疫苗,将编码病原生物的有效免疫原基因插入到质粒 DNA 中形成重组体,再将其导入机体组织细胞,重组体可在细胞内编码免疫原,达到免疫接种效果。核酸免疫能诱导体液免疫和细胞免疫应答,并可在体内长期表达,如乙型肝炎病毒 DNA 疫苗效果显著。此外,还有 RNA 疫苗。

6. 转基因植物疫苗(vaccine in transgenic plants)　将编码免疫原基因导入可食用植物细胞基因组中,免疫原可在食用植物中部分稳定表达和积累,人类和动物通过摄食达到免疫接种的目的。常用的植物有番茄、马铃薯、香蕉等。如用马铃薯表达乙型肝炎病毒表面抗原并在动物实验中获得成功。植物细胞作为天然的生物胶囊可将抗原有效传递到黏膜下淋巴系统而激发黏膜免疫反应,有潜在的发展前景。该类疫苗尚在研制中。

7. 独特型疫苗(idiotype vaccine)　抗体与抗原结合具有特异性,某些抗体(Ab2)又称抗独特型抗体(Anti-idiotype antibody)可作为抗原内影像模拟抗原。以肿瘤抗独特型抗体代替相应的肿瘤抗原,特别针对那些不易获得或难以精确分离纯化的肿瘤抗原和对不宜直接对人体接种的病原体以及某些自身免疫病的防治,可用独特型疫苗进行干预。

8. T 细胞疫苗(T cell vaccine)　T 细胞克隆可通过其 TCR 独特型表位而相互形成"抑制-活化"调节网络,在维持自身耐受中发挥重要作用。体外应用供者抗原刺激受者同种反应性 T 细胞使之扩增,继而照射使之灭活,将其作为疫苗接种受者,可在体内借助 TCR 网络而诱导移植耐受。其机制可能是降低受者体内同种抗原特异性 T 细胞的应答能力,促进受者 B 细胞产生抗 T 细胞疫苗抗体,在体内诱生针对同种反应性 TCR 独特型的 T 细胞。

9. 噬菌体展示颗粒疫苗(phage display particle vaccines)　建立在噬菌体展示技术基础上的噬菌体颗粒,即将噬菌体病毒颗粒处理后免疫动物,进行疫苗研究,在预防性和治疗性疫苗的研究中取得良好效果,由此表明噬菌体作为疫苗载体是一种新型疫苗的研究方向。

10. 癌症疫苗　针对癌细胞已知和未知的肿瘤抗原,通过不同方法制备疫苗免疫人体,使免疫系统对这些肿瘤抗原产生免疫反应攻击癌细胞。这类疫苗研制方兴未艾,全球正在广泛进行中。

第三节 疫苗对人类的贡献和疫苗研究面临的任务

人类社会发展的标志之一是人的平均寿命延长。疫苗的应用使多种危害人类健康的疾病或瘟疫得到消灭或控制,拯救了数亿人的生命。迄今为止,疫苗仍是人类防卫疾病的最佳武器。在中国,依靠疫苗接种消除了脊髓灰质炎,而麻疹、风疹、乙型脑炎、脑膜炎和乙型肝炎等,因疫苗接种极大地减少这些疾病在儿童中的发病率。从这一角度而言,疫苗接种是医学史上最为广泛和有效的保障健康的方法,疫苗学对人类的贡献功不可没,任何一学科都难以与之相比。

一、疫苗对人类的贡献

表1-1 人用疫苗种类

预防疫苗	全颗粒疫苗	死疫苗	细菌类:霍乱,伤寒,副伤寒,百日咳,致病大肠杆菌,钩端螺旋体······ 病毒类:小儿麻痹,斑疹伤寒,狂犬病,甲型肝炎,森林脑炎,日本脑炎,流感,艾滋病······
		活疫苗	细菌类:布氏杆菌,鼠疫,卡介苗,伤寒,痢疾,霍乱,大肠杆菌······ 病毒类:麻疹,小儿麻痹,腮腺炎,乙型肝炎,日本脑炎,黄热病,痘苗,水痘,腺病毒,甲型肝炎,细胞瘤病毒,流感,HIV,轮状病毒,登革热······
	亚单位和重组疫苗		蛋白质类:白喉,破伤风,百日咳,乙型肝炎,炭疽,HIV,新冠病毒,疟疾,钩虫,李氏曼原虫,多价乳头状瘤病毒,甲群链球菌,淋球菌,致病大肠菌,幽门弧菌······ 嗜血流感杆菌,流脑,乙型链球菌,葡萄球菌,肺炎球菌,伤寒,痢疾,淋球菌,克雷伯氏菌
	核酸疫苗		疟疾,钩虫,血吸虫,结核,乳头状瘤病毒,新冠病毒······
	多肽疫苗		口腔感染链球菌,疟疾
治疗疫苗			各种肿瘤疫苗(免疫毒素,多肽,癌症疫苗),乳头状瘤病毒,结核,麻风
避孕疫苗			抗性激素疫苗,抗精子疫苗,抗卵子疫苗,抗绒毛激素

如前所述,每一种疫苗的成功研制均为人类战胜传染病提供了有力武器。人类控制和消灭传染病的主要手段是:切断传播途径、改善卫生条件、提高对疾病的认知及防范意识、使用特异有效的疫苗接种。除了众所周知的天花,普遍接种疫苗而使其消灭外,1902年Weldemar和Yersin等研制的鼠疫疫苗在人群中接种,也显示了较好的预防效果,对控制当时鼠疫的流行起了关键作用。1921年BCG被用于结核病的预防,至今全球有40多亿人口接种过BCG,对人类有效地预防和控制结核病的流行发挥了极大作用,尤其是对幼儿、儿童结核性脑膜炎和全身粟粒性结核等的预防功不可没。BCG对成人肺结核防护作用较低,但目前有机构在研发BCG的加强疫苗,已进入Ⅲ期临床试验。

1952—1956年先后研制成功的Salk疫苗和Sabin减毒活疫苗以及我国顾方舟团队研制的糖丸口服减毒活疫苗,为在全球范围内根除脊髓灰质炎做出了杰出贡献。我国推广新生儿乙肝疫苗接种后,小于5岁儿童乙肝病毒表面抗原携带率从1992年的9.67%降到了2014年的0.32%。

麻疹、狂犬病、百日咳、白喉、破伤风、甲型肝炎、乙型肝炎等疫苗的成功研制和广泛接种,对战胜和控制这些危害人类的重要传染病提供了可靠的防护屏障和锐利武器。人类防疫的事实证明:有效的疫苗既能控制传染性疾病,也能消灭传染性疾病。因此,疫苗对人类的健康和社会经济的发展,对实施健康中国、提升全民健康的作用,是任何其他医疗措施不能与之媲美的,但同时也面临重大的挑战。

二、疫苗研究面临的任务

传统性疫苗的目的是激发机体产生保护性免疫反应,主要用于预防,但从新型疫苗发展趋势来看,其目的除了预防之外还用于治疗。随着社会的进步、科学技术的发展、人类对疾病的认知度提高、预防感染的意识增强、良好生活习惯的养成、居住环境和卫生条件的改善、医疗水平提高、治疗性药物和疫苗的有效使用,感染性疾病已不是威胁人类健康的主要病因,但这类疾病仍然是导致死亡的重要病因。

WHO 报道,全球平均每年有 1 700 多万人死于感染性疾病,其中 2/3 是因为无可用的疫苗预防,另外 1/3 则是因为疫苗本身的质量或接种率等方面的原因所致。因此研制新疫苗和改进现有疫苗的质量具有同等重要的意义。

(一)新的病原体不断被发现

近 30 年来已发现了 30 多种明确能致人疾病并有流行的新的感染性疾病,如军团菌,幽门螺杆菌,中毒性休克综合征的金黄色葡萄球菌,霍乱弧菌 O139 血清群,大肠埃希菌 O157:H7 血清型,嗜突脐包菌、肺类衣原体、伯氏疏螺旋体、海洋创伤弧菌、美洲锥虫、人粒细胞无形体、比氏肠胞虫病、人类免疫缺陷病毒(HPV),人类疱疹病毒 6、7、8 型,丙、丁、戊、己、庚型肝炎病毒,汉坦病毒、人类细小病毒 B19、新型布尼亚病毒、冠状病毒、博尔纳病毒以及 2013 年以来 H7N9 亚型禽流感病毒在中国流行感染 130 人,致 40 人死亡的报道。2014 年 5 月美国 CDC 确认的中东呼吸系统综合征(MERS)是一种"新 SARS",埃博拉病毒、寨卡病毒以及新型冠状病毒(2019-nCoV/SARS-COV-2)等,这些新发现的病原体造成的感染性疾病有效的疫苗尚在研制和更新或即将问世,如新冠病毒疫苗。

(二)再现的传染病

再现的传染病中以结核病的回升疫情最为严重,此外还有疟疾等。全球约 1/3 的人感染了结核菌,国外每年都有将近两百万人死于肺结核,虽然在美国肺结核已经得到了有效控制,但世界上有些国家结核病依然很严重。近年中国疾病预防与控制中心(Center of Disease Prevention and Control,CDC)发布的我国感染性疾病发病率中,结核病一直位居首位,死亡率也位于第一或第二位。中国的结核病患者人数居全球第三,每年新增病例约 90 万。在人类免疫缺陷病毒高发地区,合并结核病感染,死亡率明显增加。结核病已成为影响人类健康、阻碍社会经济发展的公众医疗卫生问题。

疟疾流行于 102 个国家和地区,据 WHO 估计,有 20 亿人口居住在流行区,特别是在非洲、东南亚和中、南美洲的一些国家,恶性疟死亡率极高。艾滋病疫苗、结核病疫苗、疟疾疫苗是优先发展的世界三大疫苗,因此研制新型的有效疫苗来防治这三大疾病,具有重大全球防疫意义。

近年来由肠道病毒(Enterovirus,EV)感染引起的一种儿童常见传染病——手足口病(Hand foot and mouth disease,HFMD)发病有上升趋势,5岁以下儿童多发。我国儿童手足口病的发病率为(37.01~205.06)/10万,病死率在(6.46~51.00)/10万。中国领先研发的EV-A71型灭活疫苗,于2016年上半年正式上市,可用于6月龄至5岁儿童预防EV-A71感染所致的手足口病,是目前唯一可用于预防手足口病的疫苗。

此外,鼠疫仍有散在发病,有效疫苗研发仍很迫切。

(三) 与病原体感染有关的肿瘤

研究显示,某些引起慢性病感染的病原体和肿瘤发生有密切的关系。在发达国家中,大约有近40万例肿瘤的发生与慢性感染有关;在发展中国家,则有高达1 200万例肿瘤的发生是由慢性感染性疾病引起。全世界每年新的癌症病人中,约有50余万肝癌患者,其中一半以上与乙型、丙型肝炎病毒感染所致的肝炎有关;每年有55万例的胃癌和引起胃溃疡的幽门螺杆菌感染有密切关系;85%的肛管癌患者人乳头瘤状病毒(HPV)阳性;女性宫颈癌患者的回顾性调查显示,85%~90%的患者有HPV 16型和HPV 18型感染的病史,HPV感染与宫颈癌的病因呈高相关性。中国科学家周建博士和澳大利亚科学家伊恩·弗雷泽(Ian Frazer)博士在澳洲研制的宫颈癌疫苗,是一种类病毒颗粒(virus-like particle,VLP),将HPV的外壳蛋白产生的VLP用作抗HPV的疫苗,不含任何病毒核酸,免疫效果显著,为预防宫颈癌做出了杰出贡献!

EB病毒感染与B细胞淋巴瘤、鼻咽癌和胃癌等的发生相关;人嗜T淋巴细胞病毒Ⅰ型可导致成人T细胞白血病等;卡波济肉瘤相关疱疹病毒(KSHV)与卡波氏肉瘤形成相关;多瘤病毒(MCV)与Merkel细胞癌发生相关。HIV感染与出现非霍奇金淋巴瘤是诊断艾滋病的一个指标。

对以艾滋病为首的传染病,至今缺乏特异的治疗药物和有效的疫苗;对于回潮的结核病和疟疾等,存在疫苗和耐药性的双重问题。此外,即使是普通感冒,人类目前仍无法预防。这些均是对新型疫苗研制的挑战,疫苗研制工作者面临着更大、更艰巨的重任。

第四节 疫苗工程学

疫苗工程学与基础医学、预防医学和临床医学密切相关,是生物医学工程的主干学科,也是一门理论与实践高度结合,综合性、应用性很强的学科。疫苗工程学主要研究疫苗理论、技术、研制流程、应用、市场及管理与法规,为预防感染性疾病、治疗重大和疑难疾病提供有效的防治手段。这里仅简单介绍疫苗工程学的有关内容。

一、疫苗种类

以疫苗的组成而论,有灭活或杀死的全菌体或整个颗粒病毒组成的死疫苗;有经各种方式将细菌和病毒减毒的活疫苗;有抗原成分明确的亚单位疫苗,包括多糖为抗原的疫苗或者多糖与蛋白结合疫苗。近来也出现了合成的多肽疫苗、核酸疫苗等。但大体可归类为:灭活疫苗、减毒活疫苗、亚单位疫苗、基因工程疫苗(重组抗原疫苗、重组载体疫苗、核酸疫苗、转基因植物疫苗)、合成肽疫苗、结合疫苗、癌症疫苗等(详见"疫苗分类和使用要求"章节)。

二、疫苗生产

疫苗的研制与开发是一系列研究与生产过程,与普遍意义上工厂的产品生产有本质上的区别。一支疫苗从研发到上市一般需要 8~10 年的时间,比如,计划生产某种疫苗,一般要经历以下过程:

(一)分析病因和病原

为防治疾病出现,首先要分析疾病的病因,如为传染病,则需先分离病原体,再研究其在自然感染过程中机体免疫系统所引起的反应,最后确定免疫原。

根据疾病病原体的不同,若能体外培养,可以先试验杀死病原体,制成死疫苗。由于灭活过程中可能破坏了有用抗原或者其他成分,有时死疫苗效果不理想,可再试验减毒活疫苗,即将病原体用遗传学理论和方法使之变异成不致病、但仍保留有效免疫原的病原体(如细菌或病毒)。减毒活疫苗免疫效果一般比死疫苗好,免疫期限比死疫苗长,可在机体内存活或者适量繁殖而刺激免疫系统。但使用减毒活疫苗应特别注意安全,因存在毒力返祖的可能性。

若病原体在体外很难人工培养或体外培养产量较低、价格昂贵、不易用传统的方法进行疫苗研制时,可利用分子生物学技术研制基因重组抗原,即将编码有用抗原的基因与其他基因重组,在易于人工培养的其他生物体内表达而大量制造这种抗原。能够作为表达系统又易于培养的生物体有:大肠杆菌、减毒的伤寒苗、痢疾菌、BCG 和酵母等;易于培养的组织细胞如中国仓鼠卵巢(chinese hamster ovary,CHO)细胞等;也有重组无毒的病毒,如痘苗病毒和昆虫病毒;也可用转基因植物细胞如香蕉、马铃薯、烟草,转基因动物的奶、蛋清等来制造抗原。

(二)获得可能作为疫苗的抗原

利用各种传统工艺和分子生物学技术研制出可能作为疫苗的抗原。无论是全颗粒病原体或亚单位抗原,均应做各种体外试验,包括纯培养、化学、生化纯度及抗原性等,并选择适当动物进行安全性和免疫原性试验。

(三)申请新药临床试验

在找出病原体、制造出作为疫苗的抗原后,开始申请新药临床试验(investigating new drug,IND)。在美国,受理 IND 的机构为食品药品管理局(Food and Drug Administration,FDA),在中国则为新药审批委员会。IND 被批准后,在管理机构的监管下按顺序进行Ⅰ期(评价疫苗和药物在健康志愿者体内的安全性)、Ⅱ期(通过分析自愿治疗者体内细胞和其他成分来确定疫苗和药物的效应)和Ⅲ期(确定疫苗和药物在志愿者体内的效应)临床试验。

(四)申请生产执照

Ⅲ期临床试验结果证明疫苗安全性和有效性后,需得到有关部门批准后进行生产,试生产的疫苗一般还要做追踪临床观察（即Ⅵ期临床试验，监测疫苗效果和安全性）。一种新疫苗的研制过程需多年，受微生物学和化学等各种因素的影响，在历史上曾多次出现安全事故，因此，历史的经验教训值得注意，全球已逐渐建立了一套完整的管理制度，即药品生产质量管理规范（good manufacture practice，GMP）、优良实验室操作规范（good laboratory practice，GLP）和优良临床试验管理规范（good clinical practice，GCP）等。疫苗的研制必须严格遵守相应制度进行。

三、疫苗管理与法规

《药品管理法》规定：凡是用于预防、治疗和诊断人体疾病，有目的地调节人的生理机能并规定有适应证和主治功能、用法和用量的物质，通称为药品。疫苗、抗血清、血液制品和诊断试剂均为药品（pharmaceutical product）。凡在中国境内从事药品（包括疫苗和抗血清）的研制、生产、经营、使用和监督管理的单位，必须遵循《药品管理法》。有关国家药品监督管理机构及其职责、国家药品检验机构及其职责、中国生物制品标准化委员会及其办公室、国家药品审评中心及其职责、疫苗的注册管理及要求、疫苗的质量管理和质量监督等内容，详见"疫苗的质量控制与管理"章节。

中国自改革开放以来，已建立疫苗研发、生产、流通和预防接诊等全程监管体系、法规和标准管理，逐步建成科学严谨的疫苗注册审批制度，严格实施与国际先进水平接轨的药品生产和经营质量管理规范。所有上市疫苗实行国家审批签发统一管理，配套建成了疫苗接种异常反应监测报告系统。2018年中国出现长春长生公司违法违规生产狂犬病疫苗案件，国务院成立的调查组查清企业违法违规生产狂犬病疫苗的事实，涉案人员因涉嫌刑事犯罪，被依法采取刑事措施。因为疫苗涉及人民群众的生命健康，关系到国家的公共卫生安全和国家安全，全社会应高度关注疫苗安全问题。国家高度重视疫苗监管工作，市场监管总局、国家药监局正在推进建立疫苗监管的长效机制建设，明确提出疫苗是具有战略性和公益性的，2019年6月29日《中华人民共和国疫苗管理法》草案经过全国人大常委会第十一次会议三审（自2019年12月1日起施行），同时，相关部门正围绕疫苗的监管在修订《药品管理法》的相关内容。可见，所有疫苗和药品生产企业应该建立完善的质量管理体系和产品安全的追溯体系，企业应该落实疫苗安全报告制度，保证疫苗的产品质量，在疫苗生产和经营质量管理和法规监督下，生产合格、优质、安全、价廉的疫苗，服务于市场需求，服务于国家防疫治病的健康中国战略需求。

四、疫苗市场与经济

（一）疫苗市场

疫苗市场来源于需求，而感染性疾病则是这种需求的缘由，预防感染性疾病的有效手段是提供疫苗。多人同时患一种感染性疾病则为"疫"，人类为了生存，必须防疫。疫苗可以防疫，因此，疫苗研制者（即生物制品人）研制出疫苗再向市场提供，这种需求关系在商品时代形成了经济关系，即构成了疫苗市场。

疫苗市场的形成是为了预防和消灭感染性疾病，这是疫苗研制者的最高职业境界。近二十年来，生物化学、免疫学、基因测序、基因工程、疫苗市场信息化和产业化之后，诸如纯化无菌体百日咳疫苗工艺、多糖偶联工艺和重组肝炎疫苗表达工艺等,提高了多种疫苗接种的预防效应,使全世界几十亿人的生命质量得到提高。因此,接种疫苗是世界上预防疾病与死亡最有效和最具成本效益的公共卫生干预措施之一。

中国现有 45 家疫苗生产企业,可生产 63 种疫苗,预防 34 种传染病,年产能超过 10 亿剂次,是能够依靠自身能力解决全部计划免疫疫苗的国家之一,国产疫苗约占全国实际接种量的 95% 以上。人用疫苗市场在医药市场中商业吸引力最小,但市场人份量最大。目前,我国的疫苗大都是省、市 CDC 统一从生产部门竞争购进,再分配至县、乡 CDC。疫苗的需求一般是一个固定的量,比如生产麻疹疫苗,要考虑到其市场份量有多大,而市场份量又取决于疫苗的价格,疫苗的需求量,人口数量、家庭收入和人们对疫苗的认识等多种因素。疫苗的生产工艺和流程专利很普遍,但经济价值并不高。一种疫苗在某一国家基本由一到两三家工厂生产,并获得当地政府的法律保护。面对疫苗市场与经济,政府应有效地从立法和执法方面来调控疫苗市场。

自 2000 年起逐步批准上市的有 16 种创新疫苗,目前全球疫苗总数约 60 余种,2017 年以总销售收入计算的全球十大重磅疫苗的总市场份额为 41.7%,主要由辉瑞、Merck、赛诺菲巴斯德和葛兰素史克四家跨国疫苗公司生产。全球疫苗市场规模不断扩大,据 WHO 免疫、疫苗和生物制品司专家介绍:"在全球 193 个国家和地区中,有 84 个国家和地区的疫苗完全依赖联合国机构采购;65 个国家可以自行采购,但需要 WHO 对疫苗质量监管提供帮助;只有 44 个国家有能力在本国生产、销售合格的疫苗"。WHO 疫苗监管体系评估专家组对于"中国制造"寄予希望,他们坦承"全球的疫苗供应并不充足,一些大公司垄断了市场,因此采购费用很高,WHO 希望中国能向国际市场提供物美价廉的疫苗,就像中国向全世界提供了其他产品一样"。因缺乏疫苗,仅轮状病毒和肺炎球菌每年便夺走约 200 万儿童的生命。但由于疫苗预认证要求很严格,中国目前可能只有少数企业能够达标,中国疫苗产业必须要从生产国向供应国转变,而开展国际合作则为中国疫苗"走出去"提供了支持和保障。虽然 2013 年 10 月 9 日 WHO 在日内瓦宣布,第一支由中国国药集团中生公司生产的乙型脑炎减毒活疫苗通过了 WHO 疫苗预认证,并进入联合国采购机构的药品采购清单,但这与中国是世界上最大的疫苗生产国不匹配、与一带一路发展战略目标的要求还有较大差距。国家将会通过职能部门——药监局,进一步加强疫苗监管的专业技术支撑,增强和完善疫苗的审批签发制度,提高相关部门对疫苗审批签发的能力和水平,督促和指导企业加强对疫苗产品风险管控能力和水平。相信,不久的将来中国疫苗"走出去"能有重大突破。

埃博拉病毒引起的人类或其他灵长类动物的病毒性出血热,致死亡率约为 50%,频繁暴发和高死亡率已引发全球关注。2017 年 10 月由军事医学科学院生物工程研究所与公司共同研发 Ad5 - EBOV 疫苗,是中国唯一获批国家储备的埃博拉疫苗,以备应急使用。此外,由默克公司的 VSV - EBOV、葛兰素史克公司的 CAD3 - EBOV 以及由琼森公司的 Ad26. ZEBOV 及 MVA - BN 等研发的疫苗,已在进行Ⅱ/Ⅲ期临床试验。虽然未获 FDA 批准,但默克公司研发的 VSV - EBOV 已被小规模使用于 2018 年刚果民主共和国埃博拉暴发的疫情之中。2019 年底新型冠状病毒肺炎暴发以来,多国都在加速疫苗研发。由中国军事医学科学院陈薇院士牵头与公司共同研发重组新冠病毒疫苗,2020 年 3 月 16 日获批进行临床试验,2020 年 6 月 25 日获得中央军委后勤保障部卫生局颁发的有效期一年的军队特需药品批件。

(二)疫苗经济

疫苗市场相对稳定,几乎没有替代产品,一定时间内在市场上的产品一般是不变的,但其经济效益在医药制品中比较低。在 20 世纪 80 年代,全世界人用疫苗的销售额为 2 亿~3 亿美元,这个销售额占医药制品销售额的 10%,其中儿童疫苗占整个疫苗市场的 1/9,其经济效益并不高。在发展中国家,疫苗是由国有企业生产,在发达国家疫苗由少数几个厂家生产,而多数政府都以低价大量收购疫苗。近年来,疫苗经济总量已明显上升,到 2009 年,联合国儿童基金会在全球采购了 29.9 亿支疫苗,价值达 8.06 亿美元。最近几年疫苗经济的总量成倍增长,目前,世界疫苗市场规模已经超过 350 亿美元。据全球资讯机构 PharmLive 预测,全球疫苗市场还将以每年 14% 的速度增长,疫苗市场总规模在不断扩大。

从疫苗社会经济效益角度分析,疫苗接种是最经济和行之有效的防疫策略,它使一个国家的全民得到健康保障。高效、高质量的供应和使用疫苗,对任何一个国家或居住群落都很重要。好药可以缓解疾病、减低病人痛苦等,这些效果病人和家人能看得到、摸得着;而疫苗的最佳效果是让您真正不知不觉地不患某些感染性疾病或减轻某感染性疾病的症状。虽然疫苗防疫灭灾的效果不如自然灾害造成的损害明显,常不能引起媒体和公众注意,但疫苗所创造的社会财富却是无与伦比的。2007 年和 2012 年相继问世的 HPV 疫苗和戊型肝炎疫苗有望在预防宫颈癌和戊型肝炎方面做出重要贡献,这就是疫苗的社会效益所在。希望不久能研发出有效的新冠病毒疫苗,更能发挥出巨大的社会效益。

五、小结与展望

疫苗学发展大约经历了经验时期、实验时期和现代时期。经验时期的杰出成就是受到中国人种"人痘"经验的影响,琴纳在 18 世纪末发明牛痘苗预防天花;实验时期,巴斯德的减毒活疫苗和确认传染病病原体的郭霍法则,为疫苗学发展奠定了基础;分子生物学的发展,使疫苗学进入现代时期。亚单位疫苗、核酸疫苗、重组载体疫苗、癌症疫苗等新型疫苗发展,为疫苗的研制迎来了春天。不断发现的新病原体、再现的感染性疾病等给新型疫苗研制带来了挑战,疫苗研制面临更艰巨的重任。疫苗工程学正是研究疫苗理论、技术、研制流程、应用、疫苗市场及管理与法规的一门新兴学科,将会为感染性疾病、重大和疑难病症的防治提供有效手段。进入 21 世纪后各种"组学"相继建立,新疫苗研制也出现了疫苗组学(vaccinomics)、系统疫苗学、结构疫苗学、疫苗信息学、免疫反应网络理论、逆向疫苗学等新学说。相信,随着中国政府对实施健康中国战略和生物制剂的重视,疫苗工程学这门新学科不断兴起,疫苗研究将随着 21 世纪生命科学的进展而有新的突破,为提高人类生存质量做出更大的贡献。

思考题

1. 你如何理解疫苗对人类的贡献和疫苗研究所面临的任务。
2. 疫苗工程学在医学、生物工程、医药工程及生命科学中的重要性有哪些?

(窦骏)

第二章 免疫学与疫苗

免疫学发展与疫苗研发始终相伴而行,人类寿命延长的主要原因之一是免疫学应用于疫苗研制和接种。牛痘苗成功地在全球消灭了天花就是用免疫预防消灭传染病的最好例证。疫苗接种使人们在预防传染病中获得了巨大保护屏障,这一成就是任何学科无法相比的。免疫学与疫苗将为人类健康保驾护航。

第一节 免疫学概述

一、免疫系统

免疫指机体对感染有抵抗力,而不患疫病或传染病。免疫学是研究免疫系统的结构与功能,理解其对机体有益的防卫功能和有害的病理作用及其机制,以发展有效的免疫学措施,实现防病、治病目的的一门学科。通过固有免疫和适应性免疫,发挥免疫防护、免疫稳定和免疫监视功能,而行使这一免疫功能的是免疫系统,包括免疫器官和组织、免疫细胞及免疫分子。

中枢免疫器官是免疫细胞发生、分化、发育和成熟的场所。人或其他哺乳类动物的中枢免疫器官包括骨髓和胸腺。鸟类的腔上囊(法氏囊)相当于哺乳类动物的骨髓。

骨髓是各种血细胞和免疫细胞发生和分化的场所,是机体重要的中枢免疫器官,是 B 细胞分化成熟和免疫细胞发生的场所;骨髓中产生的各种淋巴细胞的祖细胞及前体细胞,一部分随血流进入胸腺发育为成熟 T 细胞,一部分则在骨髓内继续分化自然杀伤细胞(NK 细胞)。

胸腺是 T 细胞发育的主要器官,从骨髓迁入的淋巴样祖细胞,经复杂的分化发育过程,最终产生功能性 $CD4^+$ T 细胞及 $CD8^+$ T 细胞,输出胸腺,定位于末梢淋巴器官及组织。

外周免疫器官是成熟 T 细胞和 B 细胞等免疫细胞定居的场所,包括淋巴结、脾和黏膜免疫系统等。

淋巴结是结构完整的外周免疫器官,广泛存在于全身非黏膜部位的淋巴通道上,是发生免疫应答的主要场所之一。

脾是造血器官,自骨髓开始造血后,脾演变成人体最大的外周免疫器官,还是机体对血源性抗原产生免疫应答的主要场所。

外周免疫器官还拥有庞大的黏膜免疫系统(MIS),主要指呼吸道、消化道及泌尿生殖道黏膜固有层和上皮细胞下散在的无被膜淋巴组织,以及某些带有生发中心的器官化的淋巴组织。人体黏膜是病原微生物等抗原性异物入侵机体的主要门户,故 MIS 是人体重要的防御屏障。

成熟淋巴细胞离开中枢免疫器官后,经血液循环趋向性迁移并定居于外周免疫器官或组织的特定区域,称为淋巴细胞归巢。定居在淋巴结的淋巴细胞,可由输出淋巴管经淋巴干、胸导管或右淋巴导管进入血液循环;淋巴细胞在血液、淋巴液、淋巴器官或组织间反复循环的过程称为淋巴细胞再循环,是淋巴细胞发挥免疫功能的重要条件。

二、抗原

抗原是指能与 T 细胞的 TCR 及 B 细胞的 BCR 结合,促使其增殖、分化,产生抗体或致敏淋巴细胞,并与之结合,进而发挥免疫效应的物质。抗原一般具备两个重要特性:一是免疫原性,即抗原刺激机体产生免疫应答,诱生抗体或致敏淋巴细胞的能力;二是抗原性,即抗原与其所诱生的抗体或致敏淋巴细胞有特异性结合的能力。同时具有免疫原性和抗原性的物质称免疫原,又称完全抗原,即通常所称的抗原;仅具备抗原性而不具备免疫原性的物质,称为不完全抗原,又称半抗原。

具有免疫原性的物质均同时具备抗原性,即均属完全抗原。半抗原若与大分子蛋白质或非抗原性的多聚赖氨酸等载体交联或结合,也可成为完全抗原。能诱导变态反应的抗原又称为变应原;可诱导机体产生免疫耐受的抗原又称为耐受原。

抗原的免疫原性的本质是异物性。抗原的特异性是免疫应答中重要的特点,也是免疫学诊断和免疫学防治和疫苗研制的理论依据。某一特定抗原只能刺激机体产生特异性的抗体或致敏淋巴细胞,且仅能与该抗体或对该抗原应答的淋巴细胞有特异性结合。决定抗原特异性的结构基础是存在于抗原分子中的抗原表位,它是抗原与 T 细胞抗原受体(TCR)/B 细胞抗原识别受体(BCR)及抗体特异性结合的基本结构单位。

抗原的种类繁多,首先根据诱生抗体时是否需 Th 细胞参与,分为胸腺依赖性抗原和胸腺非依赖性抗原,前者刺激 B 细胞产生抗体时依赖于 T 细胞辅助,故又称 T 细胞依赖抗原,即 TD - Ag。绝大多数蛋白质抗原如病原微生物、血细胞等均属 TD - Ag。后者刺激机体产生抗体时无需 T 细胞的辅助,又称 T 细胞非依赖性抗原,即 TI - Ag,如细菌脂多糖(LPS)肺炎球菌荚膜多糖、聚合鞭毛素等。根据抗原与机体的亲缘关系可分为异嗜性抗原、自身抗原等。

异嗜性抗原为一类与种属无关,存在于人、动物及微生物之间的共同抗原。最初是由 Forssman 发现,故又名 Forssman 抗原。例如,溶血性链球菌的表面成分与人肾小球基底膜及心肌组织具有共同抗原存在,故在链球菌感染后,其刺激机体产生的抗体可与具有共同抗原的心、肾组织发生交叉反应,导致肾小球肾炎或心肌炎。

在正常情况下机体对自身组织细胞不会产生免疫应答,即自身耐受,但是感染、外伤、服用某些药物等的影响,使免疫隔离部位的抗原释放,或改变和修饰了自身组织细胞,可诱发对自身成分的免疫应答,这些可诱导特异性免疫应答的自身成分称为自身抗原。

三、抗体

抗体是B细胞接受抗原刺激后增殖分化为浆细胞所产生的糖蛋白,主要存在于血清等体液中,能够与相应抗原特异性结合,介导特异性体液免疫应答的重要效应分子,显示体液免疫功能。免疫球蛋白分子(Ig)的基本结构是四条多肽链组成的单体,同一天然Ig分子中的两条H链和两条L链的氨基酸组成完全相同。Ig分为5类,即IgM、IgD、IgG、IgA和IgE,其相应的重链分别为μ链、δ链、γ链、α链和ε链。不同类的Ig具有不同的特征,即使是同一类Ig,其铰链区氨基酸组成和重链二硫键的数目、位置也不同,据此又可将同类Ig分为不同的亚类。如人IgG可分为IgG1~IgG4;IgA可分为IgA1和IgA2。IgM、IgD和IgE尚未发现有亚类。轻链有κ链和λ链两种,据此可将Ig分为κ型和λ型。五类Ig中每类Ig都可以有κ链或λ链。根据λ链恒定区个别氨基酸的差异,又可分为λ1~λ4四个亚型。

Ig的功能与其结构密切相关,可变(V)区和不变(C)区的作用构成了Ig的生物学功能。V区功能主要是识别并特异性结合抗原,V区与抗原结合后,借助于C区的作用,在体外,可发生各种抗原抗体结合反应,有利于抗原或抗体的检测和功能的判断;在体内,可中和毒素、阻断病原入侵、清除病原微生物或导致免疫病理损伤。B细胞膜表面的IgM和IgD构成B细胞的抗原识别受体,能特异性识别抗原分子。

Ig的C区的功能包括激活补体、介导Ig穿过胎盘和黏膜,此外,IgG和IgE还可通过其Fc段与表面具有相应受体的细胞结合,产生特定的生物学作用。

不同类别的免疫球蛋白具有不同的生物学性状及独特的功能特点。IgG于出生后3个月开始合成,是血清和胞外液中含量最高的Ig,约占总量的70%,半衰期约为20~23天,是再次免疫应答产生的主要抗体;并且亲和力高,具有重要的免疫效应,是机体抗感染的“主力军”。IgG1、IgG2、IgG3可穿过胎盘屏障,在新生儿抗感染免疫中起重要作用。

IgM占血清Ig总量的5%~10%,半衰期约为10天。单体IgM以膜结合型(mIgM)表达于B细胞表面,构成B细胞抗原受体(BCR);分泌型IgM为五聚体,是分子量最大的免疫球蛋白,称为巨球蛋白,一般不能通过血管壁,主要存在于血液中。IgM也是初次体液免疫应答中最早出现的抗体,是机体抗感染的“先头部队”;血清中检出IgM,提示新近发生感染,可用于感染的早期诊断。膜表面IgM是B细胞抗原受体的主要成分。

IgA分为两型:血清型为单体,主要存在于血清中,仅占血清免疫球蛋白总量的10%~15%;sIgA为二聚体,由J链连接,含内皮细胞合成的SP,经分泌性上皮细胞分泌至外分泌液中。sIgA合成和分泌的部位在肠道、呼吸道、乳腺、唾液腺和泪腺,主要存在于胃肠道和支气管分泌液、初乳、唾液和泪液中。sIgA是外分泌液中的主要抗体类别,参与黏膜局部免疫,阻止病原体黏附到细胞表面,从而在局部抗感染中发挥重要作用。

IgD可在个体发育的任何时间产生,浓度很低。五类Ig中,IgD的铰链区较长,易被蛋白酶水解,故其半衰期很短。IgD分为两型:血清IgD的生物学功能尚不清楚;膜结合型IgD(mIgD)构成BCR,成熟B细胞可同时表达mIgM和mIgD,称为初始B细胞;活化的B细胞或记忆B细胞其表面的 mIgD 逐渐消失。

IgE 是最少的 Ig,血清浓度极低,参与 I 型超敏反应和抗寄生虫感染。

人工制备抗体是大量获得抗体的有效途径,以特异性抗原免疫动物,制备相应的抗血清,即多克隆抗体,但其特异性不高、易发生交叉反应,也不易大量制备,从而应用受限。

1975 年建立的单克隆抗体(mAb)技术,使得规模化制备高特异性、均质性抗体成为可能。mAb 的优点是结构均一、纯度高、特异性强、效价高、血清交叉反应少或无、制备成本低;缺点是其鼠源性对人具有较强的免疫原性,反复人体使用后可诱导产生人抗鼠的免疫应答。

四、免疫细胞

免疫细胞是指参与免疫应答或者与免疫应答有关的细胞。体内的免疫细胞通常处于静止状态,细胞必须被活化,经免疫应答过程转变成为免疫效应细胞,释放免疫效应分子,才能执行免疫功能。免疫细胞分为两类:固有免疫应答细胞和适应性免疫应答细胞。固有免疫应答细胞包括单核-巨噬细胞(Mϕ)、树突样细胞(DC)、自然杀伤(NK)细胞、多形核中性粒细胞等。这类细胞在病原体入侵早期即发挥免疫防御作用,介导的免疫应答称为固有免疫应答,其不经历克隆扩增,不产生免疫记忆。$\gamma\delta$T 细胞、B1 细胞与 NKT 细胞统称为固有样淋巴细胞。

1. T 淋巴细胞 简称 T 细胞,来源于骨髓中的淋巴样前祖细胞,在胸腺中发育成熟。

T 细胞表面具有许多重要的膜分子,它们参与 T 细胞识别抗原,T 细胞的活化、增殖、分化及效应功能的发挥。其中,有些膜分子还用于区分 T 细胞及 T 细胞亚群的重要标志。TCR 为所有 T 细胞表面的特征性标志,以非共价键与 CD3 分子结合,形成 TCR - CD3 复合物。

成熟的 T 细胞只能表达 CD4 或 CD8 分子,即 CD4$^+$T 细胞或 CD8$^+$T 细胞。CD4 分子和 CD8 分子分别与 MHC II 类和 I 类分子的结合,也是 CD8$^+$T 和 CD4$^+$T 细胞识别抗原分别具有自身 MHC II 类和 I 类限制性的原因。CD4 分子还是 HIV 壳膜蛋白 gp120 受体。CD40 配体(CD40L)主要表达于活化的 CD4$^+$T 细胞,CD40 表达于 B 细胞、Mϕ、DC,两者结合可促进 DC 活化、B7 分子表达和 CK 合成增加,同时因 DC 活化,其表达 B7 分子增加和分泌促进 T 细胞分化的 CK,也促进 T 细胞的活化。

(1) 根据表达 TCR 的类型,T 细胞可分为 TCR$\alpha\beta^+$T 细胞和 TCR$\gamma\delta^+$T 细胞。

$\gamma\delta$ T 细胞数量可因组织和种属的不同而有很大差异,但不超过 T 细胞总数的 5%,主要分布于皮肤和黏膜组织。$\gamma\delta$ T 细胞识别抗原无 MHC 限制性。

$\alpha\beta$T 细胞识别由 MHC 分子提呈的抗原肽,并且具有自身 MHC 限制性。$\gamma\delta$T 细胞识别非肽类分子,包括由 CD1 分子呈递的糖脂,某些病毒的糖蛋白、热休克蛋白等。

"CD4$^+$T 细胞"和"CD8$^+$T 细胞"两个术语通常指表达 TCR$\alpha\beta$ 的 T 细胞。CD4$^+$T 细胞活化后分化为 Th 细胞,但也有少数 CD4$^+$效应 T 细胞具有细胞毒作用和免疫抑制作用;而 CD8$^+$T 细胞活化后分化的效应细胞为 CTL 细胞,可特异性杀伤靶细胞。

(2) 根据其功能,T 细胞可分为辅助性 T 细胞(Th 细胞)、细胞毒性 T 细胞(CTL 细胞)和调节性 T 细胞(Tr 细胞)。这些细胞实际上是初始 CD4$^+$T 细胞或初始 CD8$^+$T 细胞活化后分化成的效应 T 细胞。初始 CD4$^+$ T 细胞可分化为 Th1、Th2、Th3、Th17 和滤泡辅助 T 细胞 (Tfh)，分别分泌不同的 CK，发挥不同的免疫效应。在适应性免疫应答中，Th1 细胞和 Th2 细胞应处于相对平衡状态。许多疾病的发生和结局与 Th1 细胞/Th2 细胞失衡有直接关系。Th3 细胞分泌的 TGF-β 主要效应功能是抑制 Th1 细胞介导的免疫应答和炎症反应。TGF-β 抑制 B 细胞、CTL 细胞和 NK 细胞的增殖和功能，抑制淋巴细胞合成细胞因子以及拮抗 TNF 的生物学作用。Th17 细胞主要指活化的 Th17 细胞分泌 IL-17（此外还分泌 IL-6 和 TNF-α 等）。Tfh 细胞是 CD4$^+$ T 细胞，可分泌 IL-21 等 CK，是辅助 B 细胞应答的关键细胞，CD8$^+$ CTL 的主要功能是特异性直接杀伤靶细胞。主要通过两种机制发挥细胞毒作用：一是分泌穿孔素、颗粒酶、颗粒溶解素及淋巴毒素等物质直接杀伤靶细胞；二是通过 Fas/FasL 途径诱导靶细胞凋亡。CTL 在杀伤靶细胞的过程中自身不受伤害，可连续杀伤多个靶细胞。此外，还有 Tr1、CD4$^+$CD25$^+$ 调节性 T 细胞等。

2. B 淋巴细胞　简称 B 细胞，是免疫系统中抗体产生的细胞。在骨髓中发育成熟的静息 B 淋巴细胞借助血液循环进入淋巴结与脾脏，在抗原刺激和 Th 细胞辅助下，B 细胞被激活分化为分泌抗体的浆细胞或长寿的记忆 B 细胞。

B 细胞表面最主要的分子是 BCR 复合物，由识别和结合抗原的胞膜免疫球蛋白(mIg)和传递抗原刺激信号的 Ig(CD79a)/Ig(CD79b)异源二聚体组成。活化的 B 细胞是专职的 APC，它提呈抗原给 T 细胞，激活 T 细胞。这也需要协同刺激分子间的相互作用。Th 细胞对 B 细胞的辅助以及活化 B 细胞向 T 细胞提呈抗原，均需要细胞-细胞的接触，黏附分子在此过程中起很大的作用。表达于 B 细胞的黏附分子有 ICAM-1(CD54)、LFA-1(CD11a/CD18)等等。

依照 CD5 的表达与否，可把 B 细胞分成 B-1 细胞和 B-2 细胞两个亚群。B-1 细胞表面表达 CD5，由于发育在先，故称为 B-1 细胞。它主要存在于腹膜腔、胸膜腔和肠道固有层。B-2 细胞即通常所指的 B 细胞。B-1 细胞参与固有免疫应答；B-2 细胞参与适应性免疫应答。体内绝大多数 B 细胞是 B-2 细胞，主要功能是产生抗体、提呈抗原及参与免疫调节。

五、补体

补体是正常人或动物血清中的一组球蛋白，具有酶活性，平时一般以非活动状态存在，当受到某些物质刺激时，补体各成分便按一定的顺序呈现连锁的酶促反应，参与机体的免疫防御；同时，补体作为炎性介质，引起免疫损伤。补体并非单一分子，包括 30 余种可溶性蛋白和膜结合蛋白，故被称为补体系统。

补体激活过程依据其起始顺序不同，可分为三条途径：① 由抗原-抗体复合物(IC)结合 C1q 启动激活的途径，最先被人们所认识，故称为经典途径；② 由 MBL 结合至细菌启动激活的途径，为 MBL 途径；③ 由病原微生物等提供接触表面，而从 C3 开始激活的途径，称为旁路途径。上述三条激活途径具有共同的末端通路，即膜攻击复合物(membrane attack complex, MAC)的形成及其溶解细胞效应。

补体系统具有十分重要的生物学意义。首先，补体系统被激活后，可在靶细胞表面形成

MAC,从而导致靶细胞溶解,这种补体介导的细胞溶解是机体抵抗微生物感染的重要防御机制。在细胞表面发生的补体激活,可促进微生物与吞噬细胞黏附,并被吞噬及杀伤,这种依赖C3b、C4b 和 iC3b 的吞噬作用,可能是机体抵御全身性细菌或真菌感染的主要防御机制。补体活化过程可产生多种具有炎症介质的活性片段,如 C3a、C4a 和 C5a 等,被称为过敏毒素,过敏毒素可以与细胞表面相应受体结合,激发细胞脱颗粒,释放组胺之类的血管活性介质,从而增强血管通透性并刺激内脏平滑肌收缩。补体成分参与清除循环 IC 及凋亡细胞;参与免疫应答的诱导、免疫细胞的增殖分化并调节多种免疫细胞效应功能。

六、细胞因子

细胞因子(CK)是由机体多种细胞分泌的小分子蛋白质,通过结合细胞表面的相应受体发挥生物学作用。天然的 CK 细胞因子由抗原、丝裂原或其他刺激物活化的细胞分泌,通过旁分泌、自分泌或内分泌的方式发挥作用。CK 具有多效性、重叠性、拮抗性和协同性。根据结构和功能的不同,CK 可分为白介素(IL)、干扰素(IFN)、肿瘤坏死因子(TNF)、集落刺激因子(CSF)、趋化性细胞因子和生长因子等六类。

① IL 最初是指由白细胞产生又在白细胞间发挥作用的 CK,虽然后来发现白细胞介素可由其他细胞产生,也可作用于其他细胞,这一名称仍被沿用。② IFN 是最早发现的 CK,因其具有干扰病毒感染和复制的能力,故称干扰素。根据来源和理化性质的不同,干扰素分为 α、β 和 γ 三种类型。IFN-α 和 IFN-β 主要由病毒感染的细胞产生,合称为 I 型干扰素,其主要功能为抗病毒。IFN-γ 主要由活化 T 细胞和 NK 细胞产生,也称为 II 型干扰素,主要发挥抗肿瘤和免疫调节作用。③ 肿瘤坏死因子(TNF)是 1975 年发现的一种能使肿瘤发生出血坏死的物质。目前肿瘤坏死因子超家族(TNFSF)成员至少有 30 余种。④ 集落刺激因子(CSF)是指能够刺激多能造血干细胞和不同发育分化阶段的造血祖细胞增殖分化,在半固体培养基中形成相应细胞集落的 CK,包括集落刺激因子有粒细胞-巨噬细胞集落刺激因子(GM-CSF)、粒细胞集落刺激因子(G-CSF)等。⑤ 趋化性细胞因子的主要功能是招募血液中的单核细胞、中性粒细胞、淋巴细胞等进入感染发生的部位。⑥ 生长因子(GF)是具有刺激细胞生长作用的细胞因子,包括转化生长因子-β(TGF-β)、表皮细胞生长因子(EGF)、血管内皮细胞生长因子(VEGF)、成纤维细胞生长因子(FGF)、神经生长因子(NGF)、血小板衍生的生长因子(PDGF)等。

CK 通过结合细胞表面相应的 CK 受体而发挥生物学作用。CK 具有重要的生物学活性,其中包括:抗感染、抗肿瘤、诱导细胞凋亡、调节特异性的免疫反应、调控血细胞的生成和补充促进血管的生成等。

七、免疫应答

免疫应答包括非特异性免疫应答和特异性免疫应答。

(一)非特异性免疫

非特异性免疫应答又称为固有免疫应答,是种系在长期进化发育过程中所获得的一种保护防御机制。非特异性免疫具有如下特点:先天具有,无针对性,第一道屏障,应答迅速,能启动和协同特异性免疫应答。固有免疫应答在机体非特异性抗感染免疫过程中具有重要意义,并在特异性免疫应答的启动、调节和效应阶段也起着重要作用。

参与固有免疫应答的成分主要包括:组织屏障、固有免疫细胞、固有免疫分子、体液分子。组织屏障包括:皮肤黏膜及其附属成分的屏障、血-脑屏障和血-胎屏障。① 皮肤黏膜及其附属成分的屏障又分为:由致密上皮细胞组成的皮肤和黏膜组织具有机械作用的物理屏障,在正常情况下可有效阻挡病原体侵入体内。黏膜物理屏障作用相对较弱,但黏膜上皮细胞的迅速更新、呼吸道黏膜上皮细胞纤毛的定向摆动及黏膜表面分泌液的冲洗作用,均有助于清除黏膜表面的病原体。抗菌物质在皮肤黏膜表面可形成抗御病原体的化学屏障。② 血-脑屏障是由软脑膜、脉络丛的毛细血管壁和包在壁外的星形胶质细胞形成的胶质膜组成。此种组织结构致密,能阻挡血液中的病原体和其他大分子物质进入脑组织,从而对中枢神经系统产生保护作用。婴幼儿血-脑屏障尚未发育完善,故易发生中枢神经系统感染。③ 血-胎屏障是由母体子宫内膜的基蜕膜和胎儿的绒毛膜滋养层细胞共同构成。血-胎屏障不妨碍母子间营养物质的交换,正常情况下可防止母体内病原体和有害物质进入胎儿体内,从而保护胎儿免遭感染、使之正常发育。妊娠早期(三个月内)血-胎屏障发育尚未完善,此时孕妇若感染风疹和巨细胞病毒等,可导致胎儿畸形或流产。

补体系统是参与固有免疫应答的最重要的一类免疫效应分子。研究证实,多种病原微生物逾越屏障结构侵入机体后,可通过旁路途径和 MBL 途径迅速激活补体系统,并由此而产生溶菌或病毒溶解作用。此外,C3a、C5a 具有趋化和致炎作用,可吸引吞噬细胞到达感染部位,发挥吞噬杀菌作用和引起炎症反应;C3b,C4b 具有调理和免疫黏附作用,可促进吞噬细胞对病原体的吞噬清除。上述作用可在特异性抗体产生之前,即病原体侵入机体后迅速产生的,因此,在机体早期抗感染免疫应答中具有十分重要的意义。固有免疫应答由固有免疫细胞和分子介导,其主要特点是固有免疫细胞识别多种"非己"异物共同表达的分子。M 作为重要的固有免疫细胞,在吞噬和杀伤清除病原微生物等异物的同时,也启动了抗原加工和提呈过程。固有免疫细胞通过表面模式识别受体(PRR)对不同种类病原体的识别,可启动不同类型的适应性免疫应答。不同的固有免疫细胞通过表面 PRR 接受不同的配体分子,即病原相关分子模式(PAMP)刺激后,可产生不同的 CK。这些不同的 CK 可调节特异性免疫细胞的分化方向,从而决定了适应性免疫应答的类型。

(二)特异性免疫

特异性免疫具有后天获得、有针对性、作用强大、记忆性等特点。特异性免疫应答包括 T 淋巴细胞对抗原的识别及免疫应答以及 B 淋巴细胞对抗原的识别及免疫应答。T 淋巴细胞介导的免疫应答也称细胞免疫应答,可分为三个阶段:① T 细胞特异性识别抗原阶段;② T 细胞活化、增殖和分化阶段;③ 效应性 T 细胞的产生及效应阶段。

初始 T 细胞膜表面抗原识别的受体 TCR 与 APC 表面的抗原肽-MHC 分子复合物特异结合,称为抗原识别。TCR 在特异性识别 APC 所提呈的抗原多肽的过程中,必须同时识别与抗原多肽形成复合物的 MHC 分子,这种特性称为 MHC 限制性。

外源性抗原可在局部或引流至局部淋巴组织,被这些部位的 APC 摄取、加工和处理,以 MHC-肽复合物的形式表达于 APC 表面,再将抗原有效地提呈给 CD4+ Th 细胞识别。内源性抗原主要被宿主的 APC 类细胞加工处理及提呈,或感染的细胞及肿瘤细胞经细胞凋亡,被 APC 细胞吞噬,进行抗原处理及提呈,以抗原肽-MHC-I 类分子复合物的形式表达于细胞表面,供特异性 CD8+ T 细胞识别,也有交叉提呈。

T 细胞完全活化有赖于双信号和细胞因子的作用。T 细胞活化的第一信号来自其受体 TCR 与抗原的特异性结合,即 T 细胞对抗原识别;T 细胞活化的第二信号来自协同刺激分子,即 APC 上的协同刺激分子与 T 细胞表面的相应受体的相互作用。这两个信号的介导涉及一系列免疫分子。在形成 T 细胞活化的第一信号过程中,APC 将肽-MHC 复合物提呈给 T 细胞,TCR 特异性识别结合在 MHC 分子槽中的抗原肽,启动抗原识别信号(即第一信号)。T 细胞活化的第二信号的形成过程中,涉及 T 细胞与 APC 细胞表面的多对免疫分子组成,其中 CD28/B7 是重要的共刺激分子。

T 细胞经迅速增殖后,定向分化为效应性 T 细胞。初始 CD4+ T 细胞被活化后增殖分化,Th0 细胞在局部微环境中所存在的不同种类细胞因子的调控下分化。Th0 细胞的极化方向决定机体免疫应答的类型,Th1 细胞主要介导细胞免疫应答,Th2 细胞主要介导体液免疫应答。此外,CD4+ T 细胞是一个不均质的群体,还包括调节性 T 细胞,其表型为 CD4+ CD25+ foxp3+。同时,部分活化的 T 细胞可分化为长寿命记忆性 T 细胞,在再次免疫应答中起重要作用。

CD8+ T 细胞在外周淋巴组织内增殖、分化为效应性 CTL,在趋化性细胞因子作用下离开淋巴组织向感染灶集聚。CTL 主要通过两条途径杀伤靶细胞:一条是穿孔素/颗粒酶途径,另一条是 Fas/FasL 途径。一般认为在 T 细胞进行克隆性扩增后,有部分细胞分化为有记忆能力的细胞,当再次遇到相同抗原后,可迅速活化、增殖、分化为效应细胞。

八、免疫检测

免疫学检测可用于免疫相关疾病的诊断、发病机制的研究、病情监测与疗效评价以及疫苗接种效果评价等。

(一)抗原抗体反应原理及特异性

抗原或抗体的检测的原理是基于二者在体内或体外能够发生特异性结合,并出现肉眼可见反应。一种抗原一般只能与由它刺激所产生的抗体结合,这种抗原抗体结合反应的专一性即特异性。

(二)抗原或抗体的检测方法

1. 凝集反应 细菌、红细胞等颗粒性抗原与相应抗体结合后形成凝集团块,称为凝集反应。该类反应可检测到 $1\ \mu g/mL$ 水平的抗体。① 直接凝集反应是将细菌或红细胞与相应抗体直接反应,出现细菌凝集或红细胞凝集现象。一种方法是玻片凝集试验,用于定性测抗原,如 ABO 血型鉴定、细菌鉴定;另一种方法是试管凝集试验,在试管中系列稀释待检血清,加入已知颗粒性抗原,用于定量检测抗体,如诊断伤寒病的肥达氏凝集试验。② 间接凝集是将可溶性抗原包被在红细胞或乳胶颗粒表面,与相应抗体反应出现颗粒物凝集的现象。也可用已知抗体包被乳胶颗粒,检测标本中的相应抗原。

2. 沉淀反应 血清蛋白质、细胞裂解液或组织浸液等可溶性抗原与相应抗体结合后出现沉淀物,称为沉淀反应。大多用半固体琼脂凝胶为介质,可溶性抗原与抗体可在凝胶中扩散,在比例合适处相遇时形成可见的白色沉淀。

3. 补体结合试验 补体参加的反应是利用抗体与红细胞上的抗原结合,激活反应体系中的补体,导致红细胞的溶解,用溶血现象作为指示系统帮助结果判定。补体结合试验和溶血空斑试验均属此类反应。

4. 用标记抗体或抗原进行的抗原抗体反应 用荧光素、酶、放射性核素化学发光物质及胶体金等标记物标记抗体或抗原(即免疫标记技术)进行的抗原抗体反应,是目前应用最广泛的免疫学检测技术。

(1) 免疫荧光法:是用荧光素与抗体连接成荧光抗体,再与待检标本中的抗原反应,置荧光显微镜下观察,抗原抗体复合物散发荧光,借此对标本中的抗原作鉴定和定位。常用的荧光素有异硫氰酸荧光素和藻红蛋白,前者发黄绿色荧光,后者发红色荧光。免疫荧光法有直接荧光法和间接荧光法。

(2) 酶免疫测定:是用酶标记的抗体进行的抗原抗体反应。它将抗原抗体反应的特异性与酶催化作用的高效性相结合,通过酶作用于底物后显色来判定结果。可用目测定性,也可用酶标测定仪测定光密度(OD)值以反映抗原含量,敏感度可达 ng/mL 甚至 pg/mL 水平。常用的方法有酶联免疫吸附试验(ELISA)和酶免疫组化法。

(3) 放射免疫测定法:是用放射性核素标记抗原或抗体进行免疫学检测的技术。它将放射性核素显示的高灵敏性和抗原抗体反应的特异性相结合,使检测的敏感度达 pg/mL 水平。

(4) 化学发光免疫分析:将吖啶酯、鲁米诺等发光物质标记抗原或抗体进行反应,发光物质在反应剂(如过氧化阴离子)激发下生成激发态中间体,当激发态中间体回到稳定的基态时发射出光子,用自动发光分析仪能接收光信号,通过测定光子的产量,以反映待检样品中抗体或抗原的含量。

(5) 免疫印迹法:又称 Western blot,将凝胶电泳与固相免疫结合,把电泳分区的蛋白质转移至固相载体,再用酶免疫、放射免疫等技术测定。该法能分离分子大小不同的蛋白质并确定其分子量,常用于检测多种病毒的抗体或抗原。

(6) 免疫 PCR:是将免疫反应的特异性与聚合酶链反应(PCR)的敏感性相结合的一种免疫学检测技术。其原理是用一段已知的 DNA 分子作为标记物,结合一抗或二抗后,去检测相应抗原或抗体,再用 PCR 法扩增此段 DNA 分子,根据该 DNA 分子的存在与否,确定检测结果。该法敏感性高于放射免疫,可达 fg/mL 水平。

(7) 蛋白芯片技术:又称蛋白微阵列技术(protein microarray),可快速、准确、高通量检测抗体。将各种蛋白质抗原有序地固定于介质载体上成为待检芯片,用标记特定的荧光物质的抗体样本与芯片作用,与芯片上蛋白质相匹配的抗体将与之结合。再用荧光扫描仪或激光共聚扫描技术测定芯片上的各点荧光强度,指示蛋白质对应的抗体及其相互作用的强度。

（三）免疫细胞的测定

1. 外周血单个核细胞(PBMC)分离　首先需制备 PBMC,常用淋巴细胞分离液密度梯度离心法。用该法去除红细胞、粒细胞等成分后即为 PBMC,分离纯度可达 95%。通过以下方法可检测淋巴细胞的某些表面标志,来确定细胞的不同类型和比例。

(1)免疫荧光法:常用直接或间接免疫荧光法检查淋巴细胞的表面标志,鉴定 $CD4^+$ 和 $CD8^+$ 细胞亚群,表达 mIgD,mIgM 的 B 细胞等。

(2)磁珠分离法:将已知抗细胞表面标记的抗体交联于称为微珠(平均直径小于 1.5 μm)的磁性颗粒,与细胞悬液反应后,磁珠借抗体结合于相应细胞亚群表面,再将细胞悬液加于一试管内并置磁场中,因磁珠被磁场吸引,将磁珠结合的细胞与未结合磁珠的细胞分开。例如,用抗 CD4 交联的磁珠可将 T 细胞中的 $CD4^+$ T 细胞与 $CD8^+$ T 细胞分开。

(3)淘选法:将已知抗细胞表面标记的抗体包被培养皿,加入淋巴细胞悬液,表达相应表面标记的细胞即与相应抗体结合而贴附于固相上,与悬液中的其他细胞分开。例如,用抗 CD4 抗体包被培养皿,可将 $CD4^+$ T 细胞与其他 T 细胞分开。采用间接法时,则将二抗包被聚苯乙烯培养皿,加入已与一抗结合的细胞,获得同样分离效果,此法在实际工作中更常用。

(4)流式细胞术(flow cytometry,FCM):是借助荧光激活细胞分选器(fluorescence activated cell sorter,FACS)对免疫细胞及其他细胞进行快速准确鉴定和分类的技术。该法可检测常见的免疫细胞及其比率,CD4/CD8T 细胞比值,以及白血病、淋巴瘤的免疫学分型。

(5)抗原肽-MHC 分子四聚体(tetramer)技术:用生物素化的抗原肽-MHC 分子复合物与荧光标记的亲合素结合,由于 1 个荧光素标记的亲合素可结合 4 个生物素分子,能使 4 个 MHC-Ⅰ/抗原肽复合物形成一个复合体,即成抗原特异性四聚体。其能与样品中的特异性 T 细胞的 TCR 结合,由于四聚体能同时结合一个 T 细胞表面的 4 个 TCR,亲合力大大提高。

2. T 细胞增殖试验　PHA、Con A 等丝裂原以及抗 CD3 等 mAb 能非特异地活化培养的 T 细胞,并使其增殖。在增殖过程中细胞 DNA、RNA、蛋白质的合成增加,细胞形态改变,最终细胞分裂。

3. 细胞毒试验　是基于 CTL、NK 细胞对靶细胞有直接杀伤作用,可根据待检效应细胞的性质,选用相应的靶细胞,如肿瘤细胞、移植供体细胞等。该试验用于肿瘤免疫、移植排斥反应、病毒感染等方面的研究。细胞毒试验有 ^{51}Cr 释放法、乳酸脱氢酶释放法和凋亡细胞检查法。

4. CK 检测　根据培养的 $CD4^+$ T 细胞分泌的 CK 确定细胞亚群,产生 IL-12、IFN-γ 者为 Th1;产生 IL-4、IL-10 者为 Th2。几乎所有的 CK 都可用双抗体夹心法 ELISA 来检测。

5. 迟发型超敏反应(DTH)检测　是检测 T 细胞功能的另外一种试验。用相同抗原做皮肤试验时即出现以局部红肿为特征的迟发型超敏反应。正常者出现阳性反应,细胞免疫低下者则呈阴性反应。皮肤试验方法简便,可帮助诊断某些病原微生物感染(结核杆菌、麻风杆菌)、免疫缺陷病等,以及疫苗接种后的免疫效果,如接种卡介苗(BCG)。

6. B细胞增殖试验 是指B细胞受丝裂原刺激后进行分裂增殖,温育一定时间后检查抗体形成细胞的数目。

7. 抗体形成细胞测定 常用溶血空斑试验(hemolytic plaque assay),即测定对绵羊红细胞(SRBC)上的抗原产生的抗体形成细胞数目。其基本原理是抗体形成细胞分泌的Ig与SRBC上的抗原结合,在补体参与下,出现溶血反应。方法是将SRBC或吸附有已知抗原的SRBC、待检的B细胞、补体及适量琼脂糖液混合,倾注于平皿温育1~3小时后,肉眼可见分散的溶血空斑出现,空斑的数量即为抗体形成细胞数。此外也可用酶联免疫斑点试验(ELISPOT)法检查特异抗体形成细胞。

8. 中性粒细胞的检测 主要包括趋化功能测定和吞噬功能测定。中性粒细胞在补体产物、趋化性CK等趋化因子作用下可定向运动,通过观察中性粒细胞的运动情况可判定结果。

第二节 疫苗有效免疫反应的基本要素

一、疫苗的性质

(一)疫苗的免疫原性

1. 疫苗的靶抗原具备的基本条件 其化学性质、分子量大小、结构复杂性、分子构象、易接近性以及物理状态均满足抗原的基本条件。

疫苗的靶抗原多为大分子有机物。蛋白质是良好的抗原,糖蛋白、脂蛋白和多糖类、脂多糖等也都具有免疫原性。若是核酸疫苗,其编码的靶蛋白应有良好的免疫原性;而脂类及DNA、组蛋白则难以诱导有效的免疫应答。

某些疫苗的靶抗原分子在天然状态下可诱生特异性抗体,但经变性后,由于其构象表位发生了改变,失去了诱生同样抗体的能力,因此,疫苗分子的空间构象很大程度上影响疫苗的免疫原性。

疫苗的靶抗原易接近性是指其表位能否被淋巴细胞抗原受体所接近的程度。从物理状态的角度讲,一般聚合状态的蛋白质较其单体有更强的免疫原性;颗粒性抗原的免疫原性强于可溶性抗原。

2. 疫苗靶抗原的稳定性 是指靶抗原不易发生变异,即使疫苗所针对的传染原有多种亚型、多种血清型,其也应保持相对稳定,如乙脑病毒疫苗的靶抗原。而流感病毒、人类免疫缺陷病毒,其疫苗表面抗原性不断发生变异,研制就比较困难。

(二)疫苗的免疫记忆性

免疫记忆是适应性免疫应答的重要特征。免疫记忆是疫苗学的基础,探讨影响记忆细胞生成和维持的机制是疫苗开发和疾病预防的关键。而疫苗能模拟自然感染而诱导机体产生保护性记忆,这是疫苗能诱导机体免疫应答的主要特征之一。

二、疫苗免疫剂量、途径、次数及间隔

疫苗进入机体的数量、途径,两次免疫的时间间隔、次数以及是否应用免疫佐剂及佐剂类型等都明显影响机体对抗原的应答。疫苗剂量要适中,太低或太高会诱导免疫耐受;免疫途径以皮内免疫最佳,皮下免疫次之,腹腔注射和静脉注射效果差,口服易诱导耐受;注射间隔时间要适当,同时要选择好免疫佐剂的种类。

为使机体形成有效的保护作用,疫苗必须接种一至数次。灭活疫苗常需接种两次或三次才能使机体获得巩固的免疫。

三、宿主的年龄、性别、状态及遗传因素

通常青壮年比幼儿和老年人对疫苗的免疫应答强;女性比男性抗体生成高,但孕妇的应答能力受到显著抑制;感染或免疫抑制剂都能干扰和抑制免疫系统对疫苗的应答。

机体对抗原的应答是受遗传控制的,个体遗传基因不同,对同一疫苗的免疫应答与否及应答的程度会有不同。在诸多遗传因素中,MHC是涉及免疫应答质和量的关键分子。

四、佐剂的应用

目前采用基因重组等生物技术制备的基因疫苗、纯化亚单位疫苗或合成肽疫苗,免疫原性相对较弱,一般需要免疫佐剂的帮助才能有效地引发机体免疫应答。常见的疫苗一般都含有不同的佐剂。

思考题

1. 你是如何理解免疫学与疫苗学之间的关系的?
2. 有哪些免疫学方法可评价疫苗接种后的免疫效应?

(张莹　窦骏)

第三章　传染病与疫苗

你知道人中途夭折的常见原因吗？你了解"天花""鼠疫""新型冠状病毒肺炎"这些骇人听闻的传染病的特征吗？你想借用"挡箭牌"来预防这些传染病吗？本章将向你介绍并告知如何获取"挡箭牌"和正确使用之。珍爱你的生命，从此开始。

第一节　传染病特征

传染病是由各种病原体所引起的一组具有传染性的疾病。病原体通过某种方式在人群中传播，常造成传染病流行。传染病有以下几方面的特征：

一、基本特征

（一）有病原体

每种传染病都有其特异的病原体，包括病毒、立克次体、衣原体、支原体、细菌、真菌、螺旋体、放线菌、原虫、蠕虫和线虫等。

（二）有传染性

病原体从宿主排出体外，通过一定方式到达新的易感染者体内，呈现出一定的传染性，其传染强度与病原体种类、数量、毒力、易感者的免疫状态等有关。

（三）有流行性、地方性、季节性和免疫性

1. 流行性　按传染病流行病过程的强度和广度分为：① 散发：指传染病在人群中散在发生；② 流行：指某一地区或某一单位，在某一时期内，某种传染病的发病率超过了历年同期的发病水平；③ 大流行：指某种传染病在一个短时期内迅速传播、蔓延，超过了一般的流行强度；④ 暴发：指某一局部地区或单位，在短期内突然出现众多的同一种疾病的病人。

基本传染数（Basic reproduction number，RO）：在流行病学上是指在没有外力介入，同时所有人都没有免疫力的情况下，一个感染了某种传染病的人，会把疾病传染给其他多少人的平均数。如 RO<1，传染病会逐渐消失。如 RO>1，传染病会以指数方式散布，成为流行病，但一般不会永远持续，因为被感染的人数会慢慢减少。部分人可能死于传染病，部分人则可能病愈后产生免疫力（会逐步建立群体免疫）。如 RO=1，传染病会变成地方性流行病。RO 的数值愈大，代表流行病的控制愈难，如艾滋病 RO 为 2～5，新型冠状病毒肺炎 RO 为 2.5。

2. 地方性　是指某些传染病,其中间宿主受地理条件、气温条件变化的影响,常局限于一定的地理范围内发生。如虫媒传染病、人兽共患性疾病。

3. 季节性　是指传染病的发病在年度内有季节性发病的特点,并与温度、湿度的改变有关。

4. 免疫性　传染病痊愈后,人体对同一种传染病病原体产生不感受性,称为免疫。不同的传染病,病后免疫状态有所不同,有的传染病患病一次后可终身免疫,有的还可再感染。

二、临床特征

(一)临床分期

按传染病的发生、发展及转归可分为四期。

1. 潜伏期　是指病原体侵入人体起至首发症状出现的时间。不同的传染病,其潜伏期长短各异,短则数小时,长则数月乃至数年;同一种传染病,在各患者之潜伏期长短也不尽相同。推算潜伏期对传染病的诊断与检疫有重要意义。

2. 前驱期　是潜伏期末至发病期前,出现某些临床表现的短暂时间,一般为1~2天,出现乏力、头痛、微热、皮疹等。多数传染病看不到前驱期。

3. 发病期　是各传染病的特有症状和体征随病情发展陆续出现的时期。症状由轻而重、由少而多,逐渐或迅速达高峰。

4. 恢复期　病原体完全或基本消灭,患者免疫力提高,病变修复,症状陆续消失的时间。

(二)临床类型

为有助于诊断、判断病情变化及传染病转归等,传染病分为各种临床类型:① 根据起病缓急及病程长短,分为急性、亚急性和慢性(包括迁延型)。② 按病情轻重,分为:轻型、普通型、重型及暴发型。③ 按病情特点,分为典型与非典型。非典型包括顿挫型及逍遥型:顿挫型的特征是症状出现后,短时间内得到缓解或即行消失,如伤寒和脊髓灰质炎病人中的少数病例;逍遥型的特征是症状不明显,但病变仍在进行,突然出现并发症而加重病情,如此型的伤寒病人,常常在发生肠出血及肠穿孔时方被发现。

第二节　传染病流行及疫苗应用

一、主要传染病在全球的流行

随着人类的进步、科技的发展,经过一个多世纪的努力,全球传染病防治已取得举世瞩目的成就。全球消灭了天花,脊髓灰质炎也基本消灭,一些常见传染病的发病率和死亡率在各国均有不同程度的降低。当前我国的传染病已由贫穷卫生型传染病(霍乱、鼠疫、天花、血吸虫、疟疾、黑热病等)向行为生态型传染病(人感染猪链球菌、C群流脑、人感染禽流感等)转变,国民的死因顺位也发生了由以传染病为主转向以心脑血管病、肿瘤及意外伤害等为主的重大变化,但传染病仍然是危害大众健康十分严重的疾病。近 30 年,世界出现许多新的传染病病原体,加上旧有传染病在全球范围内复活,使传染病重新成为极大的公共卫生问题。如 2014 年以来埃博拉病毒在西非地区、寨卡病毒在巴西等暴发,死亡率高,目前仍没有治疗方法,也没有足够有效疫苗可供预防。近年来,手足口病发病率也呈高发态势,这些传染病对人类生命健康仍然构成严重威胁;特别是新型冠状病毒(2019-nCoV)感染的肺炎,于 2019 年 12 月疑似在中国武汉开始流行,并迅速发展至全国乃至全球,这不仅对人类健康造成极大威胁,同时对社会和经济也造成了严重损失。

二、疫苗的作用

(一)疫苗接种的目的

预防免疫又称免疫接种(immunization injection),它是根据传染与免疫的原理,用人工的方法制备成自动免疫制剂(疫苗和类毒素)或被动免疫制剂(抗毒素抗血清和丙种球蛋白等),通过适当的途径接种到机体,产生对相应传染病的自动或被动免疫。目的是通过人工自动和被动免疫的应用,使个体或群体产生自动或被动免疫力,保护易感人群,以防治传染病。

(二)免疫预防作用

历史经验和原有传染病疫情回升、新的病原体出现构成新现传染病,敲响了警钟,均告知我们免疫预防对传染病控制的重要性。

WHO 鉴于全球消灭天花的经验,并参照一些国家常规免疫成功地降低了脊髓灰质炎、麻疹等疾病的发病率情况,在 1974 年召开的第 27 届世界卫生大会上,正式倡导开展全球扩大免疫规划(EPI)活动。我国在 20 世纪 70 年代中期则明确提出与 WHO 的 EPI 内涵相似的计划免疫(planed immunization)概念,并制定了《全国计划免疫工作条例》,把实现普及儿童免疫的目标纳入国家卫生工作计划,并不断完善计划免疫工作内容和方法。此外,疫苗还有治疗作用。

三、中国疫苗应用概况

(一)解放前的疫苗应用

从 1840 年鸦片战争到 1949 年中华人民共和国成立,国家经济凋零、科学文化落后,人民生活贫困,百病丛生,免疫预防工作十分薄弱,生产生物制品的机构少、产量低质量差、价格昂贵。1917 年绥远的萨拉齐发生鼠疫,北洋政府筹借外债扑灭鼠疫后,用余款于 1919 年建立中央防疫处,后由国民党政府接管,这是中国疫苗生产机构的摇篮。1948 年全国只有 4 个生物制品生产机构,最大的中央防疫处建筑面积仅 10 000 m²,职工 66 人,其中技师以上仅 12 人。当时生产方法落后,产品质量不高,生产数量也很有限,疾病流行时常常一苗难求。

(二)新中国疫苗应用概况

我国规定,儿童必须接种的疫苗有卡介苗(BCG)、脊髓灰质炎疫苗、百日咳-白喉-破伤风联合疫苗、麻疹疫苗、乙肝疫苗 5 种疫苗外(可预防结核、脊髓灰质炎、百日咳、白喉、破伤风、麻疹、乙肝 7 种疾病),到现今使用的麻腮风三联疫苗(MMR)、乙型脑炎疫苗(JEV)、流行性脑膜炎疫苗(MCV,a 群)、白破二联疫苗(DT)、成人型白喉类毒素疫苗、腮腺炎疫苗(MuV)风疹疫苗(RuV),有条件者接种的水痘减毒活疫苗、甲型肝炎疫苗、HPV 疫苗等应用也在推广之中。

由于国家免疫接种工作的正确实施,发展冷链系统并逐渐完善,有计划地定期按照免疫程序进行接种,传染病发病率大大下降。但我国计划免疫疫苗品种更新换代缓慢,除乙肝疫苗外,规划疫苗使用在 40 年以上,不少"老龄"疫苗因副作用明显,尚有许多问题急待解决。近年来我国已投入大量精力和物力,加强生物制剂研制,详见 2019 年 12 月起施行的中华人民共和国《疫苗管理法》。

第三节　疫苗分类和使用要求

一、疫苗分类

疫苗从传统的对传染性疾病的预防,发展到对非传染性疾病的预防以及对疾病的治疗,即"治疗性疫苗"。根据科学发展趋势,将疫苗分为灭活疫苗、减毒活疫苗、亚单位疫苗、核酸疫苗、基因工程疫苗、合成肽疫苗、结合疫苗、血清和癌症疫苗等。

二、疫苗使用的基本原则及注意事项

（一）正确地选择疫苗

1. 符合流行病学因素　不同国家和地区应根据传染病流行病学特点,包括流行强度、起始发病年龄、不同年龄发病率、不同传染病发病的周期性、季节性以及职业人群,结合本地区实际情况,研究适合的免疫重点和策略,制定本省、市、自治区的免疫规划。

2. 疫苗的安全性和免疫效果因素　应选择毒力温和、具有良好抗原性的毒种,这样生产出来的疫苗接种人体后反应较轻,免疫效果也较好。我国生产的口服脊髓灰质炎减毒活疫苗(OPV)所用的三型毒种皆为自行选育,自 20 世纪 60 年代以来,我国一直选用 OPV 而不是灭活的脊髓灰质炎减毒疫苗(IPV),是基于当时我国是高发地区而决定的,OPV 为我国消灭脊髓灰质炎做出了卓越的贡献。

1997 年初我国停止血源性乙型肝炎疫苗而应用基因工程乙型肝炎疫苗,是基于其安全性,抗原纯度可达 99％以上,杂质极少,是减少不良反应的重要保证。基因工程疫苗制备过程中不使用人体血液物质,所用原辅材料对人体无害。此外,其他疫苗如提取细胞壁荚膜多糖抗原制成的 A 群流脑疫苗、伤寒 Vi 多糖疫苗及无细胞百日咳疫苗等,均比原疫苗更安全。

3. 经济因素　选择使用疫苗对其价格和剂型等也应予以考虑。在保证效果和安全的基础上,应该选择价廉质佳的疫苗和剂型。除了国家疾病预防和控制中心(CDC)有权选用理想的疫苗以供全国使用外,各级 CDC 应根据本地区免疫预防工作需要,适时选用疫苗品种和剂型。

（二）配备高素质的管理及免疫接种人员

参与免疫预防工作管理人员及具体实施免疫接种的人员,必须具有高素质的思想、知识、技术,必须有严格的工作态度,掌握疫苗正确保存和使用疫苗、正确消毒接种器材与正确实施疫苗接种三大基本技能。管理人员要具有全面免疫预防的知识和技能,能开展培训和现场指导。

（三）严格掌握免疫程序

我国现行的儿童免疫程序必须严格执行,对暂未列入计划免疫疫苗所推荐的免疫程序也应参照执行。实施接种任务的基层专业人员,对接种对象、剂量、次数和间隔时间等不能有丝毫改变,否则便会影响免疫效果并增加不良反应。

（四）认真选择接种对象

1. 规定的接种对象　我国实行计划免疫,使所有儿童都能接种到麻疹、脊髓灰质炎、BCG、白百破混合制剂、乙肝疫苗,以预防相应的 7 种传染病。我国规定在城市和冷链装备地区,要求上述 5 种疫苗要在 1 周岁内完成基础免疫。

2. 我国推荐的免疫程序及需接种的对象　除国家规定儿童免疫程序必须接种的 5 种疫苗外,还有麻风腮三联疫苗(MMR)、乙型脑炎疫苗(JEV)、流行性脑膜炎疫苗(MCV)、a 群、白破三联疫苗(DT)、成人型白喉类毒素疫苗、腮腺炎疫苗(MuV)和风疹疫苗(RuV)等,推荐的免疫程序还包括水痘、流感疫苗等。这些疫苗的接种对象大都是 7 岁以内儿童。上述有些疫苗不能给大龄儿童或少年、成人接种,如 JEV 现在仅推荐给 7 岁以下儿童接种,否则易发生超敏反应等不良反应。

3. 成人接种　在特殊情况下,如疫情流行,要给易感高危人群予以接种。如钩端螺旋体流行地区规定给流行区农民和接触污染水源的人员接种。在城市农村来源的流动人口中,有部分在儿童时未接受 BCG 免疫,致使现在对结核菌易感;入伍新兵、大学新生、边远地区派出人员及该地区儿童青少年在进入城市前均应接种 BCG。

4. 特殊职业人群的免疫接种　乙肝疫苗除给予规定的人群(如 1993 年 1 月 1 日后出生的婴儿)接种外,对接触可疑污染血液或血液制剂的医务人员及肾透析病人应接种该疫苗。兽医和动物饲养人员应接种狂犬病疫苗,某些野外工作者亦应使用狂犬病疫苗做接触前预防注射。

5. 特殊对象的免疫接种　如破伤风抗毒素只限于受伤较重或伤口较深、受泥土污染者进行预防或治疗;又如狂犬病疫苗给狂犬病的动物咬伤或抓伤的对象接种。

（五）正确掌握禁忌证

禁忌证必须正确对待。假如过于强调禁忌证,会使许多儿童得不到免疫保护,从而增加相应传染病的发病和死亡危险。若放松禁忌证,将造成不必要的不良反应,应特别注意。

1. 急性疾病　如接种者正患有发热,特别是高热的病人,或伴有明显的全身不适的急性症状时,应暂缓接种疫苗,以免接种后加剧发热性疾病,且有可能错把发热性疾病误认为疫苗的反应而影响以后的免疫。

2. 过敏性体质　对有过敏体质、支气管哮喘、荨麻疹、血小板性紫癜和食物过敏史者,在接种前应详细询问过敏史,如含有该过敏原的疫苗不予接种。

3. 免疫功能的改变　联合性免疫缺陷证、无丙种球蛋白血症或低丙种球蛋白血症患者;白血病、淋巴瘤、霍奇金病等免疫缺陷证和恶性肿瘤患者;由药物引起免疫抑制,如应用皮质类固醇、烷化剂、抗代谢药物以及脾切除者等,上述对象如使用活疫苗可能造成严重后果。

HIV 阳性者(无症状或有症状),国外用 IPV 代替 OPV 接种。如在罹患结核病地区,一般不推荐接种 BCG,有症状的 HIV 感染者不接种 BCG。

4. 既往接种后有严重不良反应者 具有接种后发生超敏反应、虚脱或休克、脑炎(或脑病)、非热性惊厥史的儿童,不再接种同种疫苗。需要连续接种的疫苗(如 DPT 混合制剂),如果前一次接种引起严重不良反应,则不应继续接种。

5. 神经系统疾病 凡患有神经系统疾病,如癫痫、脑病、脑炎后遗症和惊厥等疾病,不要接种乙脑疫苗、A 群流脑多糖疫苗;绝对不要接种含有百日咳抗原的制剂。对有产科外伤性神经或精神后遗症患者,至少在出生 1 年后,需在特殊保护性措施下进行常规疫苗接种。

6. 重症慢性病患者 对患有活动性肺结核,心脏代偿功能不全,急、慢性肾脏病变,糖尿病,高血压,肝硬化,血液系统疾病等病人,应暂缓接种或慎种。待病情长期稳定,可以接种反应较小的疫苗,如麻疹疫苗、脊髓灰质炎疫苗和乙肝疫苗。

7. 妊娠 由于理论上有危害胎儿的可能性,孕妇的免疫接种应慎重。异种动物血清容易致敏,一般孕妇均应禁用。麻疹、风疹、水痘和腮腺炎等病毒减毒活疫苗,妊娠期禁忌使用。在明确被狂犬咬伤的情况下,才给孕妇接种狂犬病疫苗。

8. 早产儿和出生低体重儿 早产儿免疫系统功能比足月儿更不成熟、通过胎盘获得的母传抗体水平比足月产婴儿低、存在时间短,更容易感染各种疾病,因此应该尽早给早产儿接种疫苗,其免疫接种的年龄、程序、剂量和注意事项与足月婴儿相同。而出生体重低于 2 500 克的早产儿不宜接种 BCG。我国属乙型肝炎高流行区,要求出生时即接种乙肝疫苗,对无反应者或低反应者(抗 HBs 阴性或滴度小于 10 mIU/mL)应加强免疫。

9. 其他禁忌证 凡接种丙种球蛋白者,至少应推迟 4 周注射麻疹腮腺炎和水痘疫苗。

(六)保证冷链要求

冷链系统是储运生物制品、保证疫苗质量必不可少的条件。疫苗从制造部门分发到省市地县直至基层使用部门,在运输、储存和使用过程中均应置于较冷的环境,以维持疫苗效价。疫苗通常的保存温度为 2～8 ℃。WHO 推荐的疫苗保存和运输温度见表 3-1。

表 3-1 不同疫苗的保存时间及温度要求*

疫苗种类	省 CDC	运至地县途中	地县 CDC	基层使用单位
脊髓灰质炎疫苗	-20 ℃,3 个月	-20 ℃	4～8 ℃,1 个月	4～8 ℃,1 周
麻疹疫苗	4～8 ℃,3 个月	4～8 ℃	4～8 ℃,1 个月	4～8 ℃,1 周
卡介苗	4～8 ℃,3 个月	4～8 ℃	4～8 ℃,1 个月	4～8 ℃,1 周
百白破三联疫苗	4～8 ℃,3 个月	4～8 ℃	4～8 ℃,1 个月	4～8 ℃,1 周
破伤风类毒素	4～8 ℃,3 个月	4～8 ℃	4～8 ℃,1 个月	4～8 ℃,1 周
流行性腮腺炎疫苗	2～8 ℃,3 个月	2～8 ℃	2～8 ℃,1 个月	2～8 ℃,1 周
风疹疫苗	2～8 ℃,3 个月	2～8 ℃	2～8 ℃,1 个月	2～8 ℃,1 周

* 疫苗复溶后应尽快注射,最多不超过 8 小时。

百白破制剂、破伤风类毒素或含有吸附制剂的任何一种疫苗应防止冻结。非吸附的液体制剂如 BCG 也不要冻结。丙种球蛋白和破伤风类毒素等,其免疫学活性虽不致因冻结而影响,但有时冻结可导致蛋白沉淀,注射后会出现不良反应。

（七）疫苗使用前应严格检查

凡过期、变色、发霉、有摇不散的凝块或异物,无标签或标签不清,安瓿有裂纹时,一律不得使用。含吸附剂疫苗要充分摇匀,防止吸附剂下沉,否则注射后可引起局部严重红肿或无菌性化脓。疫苗要避免阳光直射,临用时方可从冷藏容器中取出。已开启的生物制品必须在 1 小时内用完,活疫苗最好不要超过 30 分钟,用不完的应立即废弃。减毒活疫苗内无防腐剂,更易染菌,故应用越早越好。干燥制品在临用前按说明书操作,稀释液应沿安瓿内壁缓缓注入,轻轻摇动,使其完全溶解,避免出现泡沫,用不完立即废弃。

第四节 实施疫苗接种规范

一、免疫程序

免疫程序(immunization programme),从广义上讲,是指需要接种疫苗的种类,以及接种先后次序与要求。主要包括儿童基础免疫程序和暂未列入计划免疫的推荐免疫程序以及成人或特殊职业人群、特殊地区需要接种疫苗程序。

（一）制定免疫程序的科学依据

1. 流行病学因素　不同地区应根据传染病流行病学的特点,包括传染病流行强度、起始发病月龄、不同年龄发病率、周期性和季节性,结合本地区具体情况制定适合的免疫程序。

2. 免疫学因素　不同月龄对不同抗原的免疫应答决定于机体免疫系统的发育完善程度,以及来自母体胎传抗体的消失时间等。如我国的麻疹疫苗,基于母传抗体影响才定于 8 个月开始接种疫苗。鉴于流脑疫苗为多糖抗原基本不产生回忆性免疫反应,初免年龄从 6 个月开始,3 岁以下需接种 2 针(至少间隔 3 个月)。

3. 具体实施条件　各地实施条件相差很大,特别是少数民族边远地区,由于交通不便和基层保健组织不够健全,在制定免疫程序时应做特殊考虑。免疫程序不是固定不变的,当人群已经普遍得到免疫,或者是某些传染病的流行规律发生改变和已经消失时,免疫程序就应做适当的调整。

（二）免疫程序的内容

1. 初次免疫的起始月龄　免疫起始月龄要考虑产生理想免疫应答的起始月龄和疾病威胁的起始月龄两个因素。减毒活疫苗免疫在有母体被动感染情况下会影响抗体阳转率,同时,月龄过小、免疫功能形成不够完善,也影响免疫应答。一般不应对婴儿过早进行减毒活疫苗接种。若强调高的抗体阳转率而推迟免疫起始月龄,势必增加部分儿童暴露疾病的危险。应以对有发病危险性而对疫苗能产生充分免疫应答能力的最低月(年)龄接种疫苗为宜。因此,不同疫苗的免疫起始月龄应综合分析两方面因素再作出决定。

2. 免疫剂量　免疫接种后抗原进入机体，一部分随机体的代谢而消失，另一部分则诱导机体的免疫系统产生免疫应答。免疫力产生的大小与抗原剂量的平方根成正比，不同抗原剂量诱导产生的免疫应答情况也不一样。

3. 接种次数　为使机体形成有效的保护作用，疫苗必须接种一至数次。灭活疫苗1次免疫仅起到动员机体产生抗体的作用，抗体水平低，也不持久，常需接种2次或3次才能使机体获得巩固的免疫。减毒活疫苗一般较灭活疫苗免疫原性好，有的活疫苗1次免疫就可产生理想的免疫应答，如我国毛江森院士领导团队研制的甲型肝炎减毒活疫苗。

4. 接种间隔　接种2次或3次疫苗，每次之间必须有一定间隔，间隔时间的长短对免疫应答也有影响。有研究表明，两针之间长间隔较短间隔产生的免疫应答好，特别是含有吸附剂的疫苗，长于规定的接种间隔者并不降低最终的抗体滴度。

5. 加强免疫　疫苗在完成基础免疫后，做一次适当的加强，可刺激免疫应答并维持较高的抗体水平。如DPT在完成3针基础免疫后第二年做一次加强，可使相应抗体水平维持较高滴度和较长时间。减毒活疫苗免疫成功后，随着时间的推移，抗体衰减，少数抗体甚至转阴，应在适当时间加强免疫。

（三）我国现行免疫程序

表 3-2　中国免疫规划疫苗儿童免疫程序表（2016 年版）

疫苗种类 名称	缩写	接种年（月）龄														
		出生时	1月	2月	3月	4月	5月	6月	8月	9月	18月	2岁	3岁	4岁	5岁	6岁
乙肝疫苗	HepB	1	2					3								
卡介苗	BCG	1														
脊灰灭活疫苗	IPV				1											
脊灰减毒活疫苗	OPV					1	2							3		
百白破疫苗	DTaP					1	2	3			4					
白破疫苗	DT															1
麻风疫苗	MR								1							
麻腮风疫苗	MMR										1					
乙脑减毒活疫苗或 乙脑灭活疫苗[(1)]	JE-L								1			2				
	JE-I								1,2			3				
A群流脑多糖疫苗	MPSV-A								1	2						
A群C群流脑多糖疫苗	MPSV-AC												1			2
甲肝减毒活疫苗或 甲肝灭活疫苗[(2)]	HepA-L										1					
	HepA-I										1	2				

注:（1）选择乙脑减毒活疫苗接种时，采用两剂次接种程序。选择乙脑灭活疫苗接种时，采用四剂次接种程序；乙脑灭活疫苗第1、2剂间隔7～10天。（2）选择甲肝减毒活疫苗接种时，采用一剂次接种程序。选择甲肝灭活疫苗接种时，采用两剂次接种程序。

二、疫苗接种的细则

（一）具体实施和步骤

1. 接种前的准备工作

（1）确定本次接种对象；（2）发送接种通知；（3）领取疫苗；（4）准备器材、器具、急救存品；（5）准备接种现场。

2. 接种器材的准备与消毒

（1）接种器材的清洁：所有接种器材均为新购置器材（针头和针管），使用一次性注射器，应检查包装有无破损。破损者不可使用，并应记录厂家、生产批号和日期。使用后废弃，不准再次使用。

（2）接种器材的消毒灭菌：接种器材应使用高压蒸汽消毒法，煮沸消毒只在无高压蒸汽消毒条件下才使用。高原地区不适用煮沸消毒法，必须使用高压蒸汽消毒法。

3. 接种具体技术要求

（1）接待受种者或儿童家长。使受种者或家长有一种信任感，必须说明接种的是什么疫苗，可预防什么疾病，可能会有的一般不良反应。

（2）核实接种对象。回收接种通知单，核实受种者证、卡、姓名、出生年月日及既往接种记录，确认是否是本次接种对象。如发现记录错误，要立即更改。如不是本次接种对象，要解释清楚。

（3）询问检查受种者。向家长询问其近期健康状况，既往接种疫苗有无过敏及其他体征，确定是否接种；受种者有过敏史或绝对禁忌证，应在证和卡上做记录。

（4）实施规范接种。按技术要求操作，如与口服疫苗同时接种，应先口服后注射。实施接种要及时记录证和卡；向受种者或儿童家长交代可能出现的不良反应及家庭处理方法。向受种者或儿童家长预约下次疫苗接种日期和地点。

（5）观察接种不良反应。接种后接种者不要离开现场，观察 15～30 min；若有异常，及时处理。

（6）整理接种现场。清理核对通知单，对未来接种者再发通知单；处理剩余疫苗，已开启疫苗一律废弃，对未开启的疫苗做好标记，置于冰箱保存，下一次接种时首先使用；清洗注射器材和冷藏包；销毁一次性注射器。

（7）统计报告和随访。

（二）疫苗接种的方法和途径

1. 皮上划痕法　接种部位在上臂三角肌，先洗净皮肤，做常规消毒，待干，滴上疫苗，用单排或双排钝针划成"井"字形，使皮肤组织液有少量渗出但又不流血为宜。炭疽活疫苗、鼠疫活疫苗和布氏菌病活疫苗等均用此法接种。

2. 皮内接种法　疫苗接种在上臂三角肌下缘；皮内试验在前臂掌侧下 1/3 交界处，做常规皮肤消毒，右手持针管，左手紧绷受种者皮肤，针管与皮肤呈 10°～15°角刺入皮内，固定针管，注入疫苗,表皮形成皮丘。旋转针管 45°后拔出针头。用于 BCG 接种,或做锡克实验、PPD 试验等。

3. 皮下接种法　免疫接种最为多用的途径和方法,做常规皮肤消毒后,于上臂三角肌附着处外侧进针。针管与皮肤呈 30°~40°角,针头刺入 1/3~2/3,回抽无血,注入疫苗。

4. 肌内注射法　接种部位通常选择上臂外侧三角肌或臀部外上 1/4 处,做常规皮肤消毒,注射器与皮肤呈 90°角,快速刺入,回抽无血,注入定量疫苗。含有吸附剂的疫苗常做肌内注射,可减少注射后硬结和无菌性化脓;注入量较大的抗血清或丙种球蛋白可注于臀部肌肉。

5. 静脉注射法　有些抗血清制剂(如各种精制抗蛇毒血清、肉毒抗毒素和气性坏疽抗毒素等)可用静脉注射或静脉滴住,此法一般在抢救时用,但需严格按说明书进行。

6. 口服法　OPV 糖丸剂型,儿童直接服用,小月龄儿童可将糖丸用药勺碾碎,加少量冷开水(切忌用热水或温水)调成糊状,慢慢送入口中,令其服下。国内现已有液体剂型 OPV,可直接滴入儿童口中。小月龄儿童呈仰卧位,设法滴入口中或舌根部位。国内双价痢疾口服疫苗应先用稀释剂(含使用苏打、维生素 C、甜味剂)稀释,按说明书服用。

7. 无针注射法　是用一种高压枪式无针装置将疫苗喷射至皮下组织。此法适用于集体人群大规模接种,但此法不宜注射含有吸附剂的疫苗。

三、疫苗接种的不良反应及处理

(一)一般反应

一般反应是由生物制品本身所固有的特性引起的,对机体只造成一过性生理功能障碍,通常是出现局部反应和全身反应。

局部反应限于接种局部红肿,伴有疼痛,在接种后 10 小时左右出现,24 小时达高峰,2~3 天消失,不留痕迹。全身反应只见于少数被接种者。一般接种减毒灭活疫苗 5~24 小时左右出现体温升高,持续 1~2 天。接种减毒活疫苗者出现反应时间稍晚,但消失亦很快,除体温升高外,个别可伴有头痛、乏力和全身不适或恶心、呕吐等反应。一般持续 1~2 天,可自行消失。

不论局部反应还是全身反应,一般都无需特殊处理,注意适当休息,多饮开水,防止继发其他疾病。对较重的局部反应,可用清洁毛巾热敷,每日数次,每次 10~15 分钟,可以帮助消肿。但 BCG 的局部反应不能热敷。对较重的全身反应,可采用对症治疗,如有高热、头痛,可适当给予退烧药。

被接种者产生一般反应后,因某些生理或病理的原因(饮酒、剧烈运动、过度疲劳和经期等),或使用不当(已冻结变质的制品、吸附剂未充分摇匀和接种途径错误等),以及某些批号制品质量原因(吸附剂含量过多,菌、毒种毒力过高等)而造成免疫接种反应加重,称加重反应。可将其作为不良反应中的一类,但这类反应和一般反应在性质上没有区别,是局部或全身反应的加重,而无其他方面异常症状的发生;或发生反应的人数超过正常比例。免疫接种后发生较重反应的人数超过 5% 或更高,且只发生在个别批号或同一批号在不同地点、不同时间使用的疫苗和某些少数疫苗中。对此类反应一般采取对症治疗均可恢复,通常不会留有永久的组织器官损害,也不会有后遗症等严重后果。这类反应有时可与一般反应合并,为便于反应的处理,故仍将其列为一种类型。

（二）异常反应

1．非特异性反应

（1）局部化脓性感染:由于疫苗分装或安瓿破裂而使疫苗污染致病菌,或因注射器材、接种局部消毒不严而引起。典型的症状有接种局部的红、肿、热、痛,严重的引起脓肿。要采用抗感染治疗。

（2）全身化脓性感染:多数是由于不安全注射引起,有高热、昏迷和败血症等一系列症状。如果不及时抢救,会造成死亡,需住院抢救治疗。

（3）无菌性脓肿:多数是由于接种含吸附剂疫苗引起,或因接种部位不正确,或因注射过浅、剂量过大,疫苗使用前未充分摇匀所致。接种后1～3周在局部出现硬结、肿胀和疼痛,持续数周至数月不愈。

处理方法:轻者用湿毛巾热敷。若已形成脓肿,未破溃前切忌切开排脓,可用消毒注射器抽脓,以防止经久不愈。如脓肿破溃,或发生潜行性脓肿而有空腔,则需切开排脓,必要时扩创将坏死组织剔除。如有继发感染,应用抗生素治疗。

2．精神性反应

（1）晕厥:指被接种者在接种时,由于精神过度紧张和恐惧心理,造成暂时性脑贫血引起短时间失去知觉和行动能力的现象,俗称晕针。在空腹、过度疲劳、接种场所空气污浊和气候闷热等情况下,易发生晕厥。轻者出现心慌、恶心、面色苍白、手足发冷、发麻和全身出汗等,经过短时间休息即可恢复正常。重者出现面色苍白、恶心、呕吐、出冷汗、心跳缓慢、血压略有下降并失去知觉,数十秒钟至数分钟即可恢复清醒。一般可完全恢复或有1～2天头晕、乏力。

处理方法:保持安静和空气新鲜,轻者平卧,头部放低,松解衣扣,注意保暖,口服温开水或温糖水;针刺人中、合谷和少商等穴位,一般短时间可恢复。严重者可皮下注射1：1 000肾上腺素或给予安钠加中枢神经兴奋剂。经过处理后,在3～5分钟内仍不见好转者,应立即送附近医院抢救治疗。

（2）急性精神反应:是一种与精神因素或身体素质有关的急性休克性反应,在疫苗接种中偶可见到。常见的有癔症和急性休克性神经反应。这类反应并非是疫苗直接引起,而是由精神或心理因素所致。临床表现既不同于过敏性休克,也不同于晕厥,最大特点是主诉和客观检查体征不符,而且意识并不丧失。各种症状常在患者注意力转移或进入睡眠状态后明显减轻,预后良好。

临床表现可分为:① 急性休克性反应,可在注射疫苗后当时或不久发生,轻者表现为面色苍白或潮红、心慌、胸闷和呕吐;重者出现脉搏快弱,血压下降,神志迟钝;严重时可一时丧失知觉,瞳孔散大,个别人可发生上下肢或一侧强直性痉挛或迟缓性麻痹。② 癔症性发作,以至假死,常见的有植物神经系统紊乱一类症状(头痛、头晕、面色苍白、出冷汗和阵发性腹痛);亦可表现为运动障碍、感觉或语言障碍或情感障碍,但无病理反应出现,病人意识不丧失,预后良好。

以上情况既可发生于个人,也可发生于群体,群体间彼此相互影响,同时发作。

处理方法:一般不需特殊治疗,大多采用暗示、针灸疗法即可恢复。发生群体癔症时,应迅速将接种者分散隔离,避免相互影响,严重者可给予镇静剂。

3. 超敏反应 是免疫接种常见的异常反应,其临床症状表现多样,病情轻重悬殊,轻者一过而愈,重者救治不当可造成死亡,多见于有过敏史的人。

(1) 各种类型皮疹:散在或全身皮疹,荨麻疹为多见,接种后数小时至数天发生,严重时融合成片。

(2) 过敏性紫癜:属于出血性皮疹。有的表现为血小板减少、凝血异常,也有血小板正常者。有血液病史者,在接种疫苗后发生的可能性较大。

(3) 血管神经性水肿:注射类毒素或抗毒素后极少数人发生的一种异常反应,并以反复注射者多见,出现急,消退快,消退后不留瘢痕。

(4) 过敏性休克:以周围循环衰竭为主要特征的症候群,发病急,一般在接种数分钟或1~2小时内发生,初起有头晕、眼花和四肢麻木,有的出现荨麻疹、喉头水肿、支气管痉挛、胸闷、哮喘、呼吸困难等呼吸道症状。严重的有循环衰竭症状,如面色苍白或发绀、脉细、血压下降等。更严重的有神经系统症状,如抽搐、昏迷等。

(5) 血清病:是抗原-抗体复合物所致的Ⅲ型超敏反应。由于复合物性质不同所致的临床表现也各异,常有发热、皮疹、关节痛等症状,个别有肾小球肾炎所致蛋白尿、血尿等。

(6) Arthus反应:这是局部Ⅲ型超敏反应。疫苗接种于局部,此时血液中已有大量高滴度相应抗体与接种的抗原形成复合物,激活补体,引起白细胞浸润,出现炎症或组织坏死。

处理方法:立即肌内注射1:1 000肾上腺素0.1~1.0 mL(必要时可静脉注射),同时肌内注射苯海拉明。以上两种药物应用10分钟后再行注射一次。为阻止组胺释放,可给予氢化可的松或地塞米松于葡萄糖生理盐水中静脉滴注。病情严重用肾上腺素后血压仍不升高者,可用去甲肾上腺素1~2 mL加入5‰葡萄糖生理盐水中静脉滴注。呼吸衰竭者可肌内注射洛贝林3~10 mg或尼可刹米250 mg,同时吸入氧气。有喉头水肿者,必要时可进行气管切开,以及其他的对症治疗。血清病也可用肾上腺素及抗过敏药物治疗。

(三) 疫苗合并症

疫苗合并症又称疫苗特应征,与该疫苗的特性有一定关联,其表现与相应微生物特性所形成的感染症状相似。症状轻重不等,有些可危及生命。

1. BCG接种异常反应 1948—1973年国际防痨协会统计了世界各地BCG接种后发生的合并症,主要有BCG狼疮、BCG骨髓炎和BCG全身播散。上述合并症在我国均有报道,发病原因主要与机体免疫功能缺陷有关。

2. 麻痹性脊髓灰质炎 分为服苗相关病例和与服苗接触相关病例。前者主要多见于初次服苗者,后者多见于服苗儿童的双亲或经常接触者。临床表现呈典型脊髓灰质炎病例的临床经过,且留有残留麻痹,多见于首次服苗者,由Ⅱ或Ⅲ型疫苗所致。患免疫缺陷者发生率高于正常人。北京市曾报道麻痹性脊髓灰质炎发生率为1.7/10万。

3. 减毒活疫苗引起的类自然感染　其症状如同相应微生物形成的一次轻度感染,临床病程短,不会发生严重并发症。如症状较轻,往往不予处理即可自愈。如症状严重,需及时治疗。处理原则是根据相应微生物特性所形成的疾病,给予抗感染、中和毒素或增强免疫功能以及支持疗法等。

(四)疫苗接种的偶合症

疫苗接种后偶合其他疾病,分为巧合、诱发和加重原有疾病三种情况。① 巧合是指偶合症能明显地查出由原发疾病引起的有关症状或后遗症,不论是否接种疫苗,这种疾病都必将发生,因此,它与免疫接种无明显因果关系。② 诱发是指被接种者患有某种疾病,但临床症状不明显,接种疫苗后上述某种疾病症状明显,或影响生理过程。如肾炎缓解期或慢性肾炎在接受白喉类毒素接种时;高血压病人在接受有关肠道疫苗接种时需慎重,否则有诱发该病的可能。③ 加重原有疾病是指病人原有慢性疾病,在免疫接种后立即引起加重或急性复发。因而,活动性肺结核、心脏功能代偿不全、急慢性肾脏病变、糖尿病、高血压、肝硬化、血液系统疾病、活动性风湿病和严重化脓性皮肤病等均列为禁忌证。

2016 年原国家卫生和计划生育委员会发布了 WHO 对部分疫苗的异常反应研究统计资料,BCG 引起的淋巴结炎、骨髓炎、播散症发生率分别为 $100\sim1\,000/100$ 万剂次、$0.01\sim300/100$ 万剂次、$0.19\sim1.56/100$ 万剂次;乙肝疫苗引起的过敏性休克为 $1\sim2/100$ 万剂次;麻疹/麻风/麻腮风疫苗引起的热性惊厥、血小板减少、过敏反应(非休克性)、过敏性休克、脑病分别为 $330/100$ 万剂次、$30/100$ 万剂次、$10/100$ 万剂次、$1/100$ 万剂次、$<1/100$ 万剂次;破伤风疫苗引起的臂丛神经炎、过敏性休克分别为 $5\sim10/100$ 万剂次、$0.4\sim10/100$ 万剂次;全细胞百白破疫苗引起的癫痫、过敏性休克、脑病分别为 $80\sim570/100$ 万剂次、$20/100$ 万剂次、$0\sim1/100$ 万剂次。我国近年来疑似预防接种异常反应报告数据分析,未发现预防接种异常反应的数量异常增多,异常反应发生率与 WHO 公布的其他国家发生率基本持平,没有超出 WHO 公布的预期发生率范围。

第五节　计划免疫

计划免疫是一种重要而有效的预防措施,实践证明,即使疫苗预防传染病的效果十分肯定,其效果如仅仅停留在单纯预防接种上,仍达不到控制和消灭传染病的目的,还必须有明确的免疫规划和策略,加强疾病监测和预防暴发、流行的措施,才能达到计划免疫目的。虽然计划免疫和预防接种的实质都是通过人工免疫方法来预防和控制传染病,但计划免疫远远超出预防接种意义,在一定程度上它是综合性预防措施。计划免疫是预防接种的发展,预防接种是其重要组成部分。

计划免疫是一项投资小、收益大的工作。国内外的大量调查表明,计划免疫预防传染病的效益往往是投入的数倍、数十倍。WHO 曾对美国分析了接种麻疹风疹和腮腺炎疫苗的成本效益,其中麻疹疫苗接种成本效益比为1:11.9,风疹疫苗接种成本效益比为1:7.7,腮腺炎疫苗接种成本效益比为1:6.7,而麻疹风疹腮腺炎混合疫苗接种成本效益比为1:14.4。我国传染病总发病率有大幅度下降,传染病在国民死因顺位中由第一位下降到较次要位置,计划免疫起了重要作用。

一、中国计划免疫概况

中国儿童预防接种常用疫苗可分为三类:第一类为卫健委统一规定的儿童计划免疫用疫苗,包括卡介苗、小儿麻痹症疫苗、百白破、白破和麻疹活疫苗;第二类为卫健委纳入儿童计划免疫管理的疫苗,如乙肝疫苗;第三类为各省(自治区、直辖市)纳入或拟纳入儿童计划免疫管理的疫苗,如乙脑疫苗、流脑多糖疫苗、风疹疫苗、腮腺炎疫苗、甲型肝炎疫苗等。从下列重要的会议和计划中,可反映中国政府严格实施计划免疫的概况:

1982年卫生部召开了第一次全国计划免疫工作会议并成立了全国计划免疫专题委员会,会后,卫生部颁发了《全国计划免疫工作条例》和《1982—1990年全国计划免疫工作规划》;同时统一了计划免疫程序,开展计划免疫冷链建设。1985年召开全国计划免疫工作会议,卫生部提出我国在1990年前实现普及儿童免疫目标:1988年底前,以省为单位,实现85%以上的儿童全面免疫;1990年底前,以县为单位,实现85%以上的儿童全面免疫。所谓85%以上的儿童全面免疫,是指四种疫苗的接种率分别达到85%以上。1986年国务院批准成立全国儿童计划免疫工作协调小组,确定每年4月25日为"全国儿童免疫接种宣传日"。1987年卫生部首次颁布《计划免疫技术规程》。1997年开始实施全国加速麻疹控制规划。1998年我国消灭脊髓灰质炎工作启动,并正式提出将乙型脑炎、流行性脑膜炎、乙型肝炎、风疹和流行性腮腺炎纳入计划免疫规划管理。2000年通过西太区调查验证,我国基本消灭了脊髓灰质炎。2001年国务院颁发《中国儿童发展纲要2001—2010年》,进一步明确了计划免疫工作目标;2002年乙肝疫苗纳入免疫规划,新生儿可免费接种。2004年12月1日修订的《中华人民共和国传染病防治法》开始实施,该法包括:全国实行有计划的预防接种制度和国家对儿童实行预防接种证制度以及国家免疫规划项目的预防接种实行免费等。2005年3月24日国务院颁发《疫苗流通和预防接种管理条例》并于2005年6月1日实施;2005年卫生部颁发了《预防接种工作规范》。2006年卫生部和国家食品药品监督管理总局联合下发了《疫苗储存和运输管理规范》。2016年10月国家统计局发布《中国儿童发展纲要(2011—2020年)》中期统计监测报告。2016年12月6日国家卫计委办公厅下发《关于印发国家免疫规划儿童免疫程序及说明(2016年版)》的通知。

2018年7月26日国务院调查组宣布,长春长生公司违法违规生产狂犬病疫苗案件调查工作取得重大进展,"疫苗女王"高俊芳等15名涉案人员因涉嫌刑事犯罪,被长春新区公安分局依法采取刑事拘留强制措施。

2019年2月25日国家卫健委发布公告:中国免疫规划疫苗接种率持续保持在90%以上。2019年6月27日公布《疫苗管理法(草案)》,经过全国人大常委会三次审议,并对社会公开征求了意见,从2019年12月1日起正式实施。

二、全球计划免疫进展

20 世纪 70 年代 WHO 提出了 EPI,规划要求坚持免疫方法与流行病学监督计划结合,防治天花、白喉、百日咳、破伤风、麻疹、脊髓灰质炎、结核等传染病。EPI 的中心内容要求不断扩大免疫接种的覆盖面,使每一个儿童在出生后都有获得免疫接种的机会,并要求不断扩大免疫接种的疫苗种类。

1990 年全球 EPI 活动在各成员国政府首脑的承诺和支持下,实现了 WHO 提出的全世界所有儿童都能接种 BCG、OPV、DPT 和 MV 的目标,即全球 1 周岁以下婴儿 BCG、OPV、DPT、MV 的接种率分别为 87%、89%、80%、78%。由于接种率的提高,EPI 针对疾病的发病和死亡人数明显下降。但由于一些国家疫苗接种率还较低,根据 WHO 在 1995 年 9 月的估计,麻疹、新生儿破伤风和百日咳等疾病全球每年仍有发生。

三、计划免疫的管理

(一) 资料管理

资料是计划免疫工作必不可少的重要资源,它具有工作记录、技术储备、信息传递、规划制订、决策分析、效果评价和改进工作的重要作用。

1. 免疫接种卡、证、表、册的建立

(1) 免疫接种卡:是儿童免疫接种的基本凭证。为了确保儿童及时得到接种,应在儿童出生后及时建卡。城市应在儿童出生后 1 个月内、农村在 2 个月内、边远地区在 6 个月内建卡;流动人口中寄居 3 个月以上的儿童也应及时建卡。免疫是每个儿童应享的权利,因此,建卡时无论其是否有户口,也不论其是否为计划外生育的儿童,均应为其建卡。接种卡由儿童所在地的基层接种单位负责建立,并以行政区划为单位,按年龄次序装订成册。中小学生的免疫接种可由校医负责建立,并由校医务室及上级机构保管使用。城镇或有条件的农村,可实行免疫接种卡的传递,即随儿童迁移、入托(或幼儿园)和小学,由原接种单位做出登记,随户口转入迁居地区的基层接种单位。

(2) 免疫接种证:我国 2004 年 12 月 1 日修订的《中华人民共和国传染病防治法》规定:“国家对儿童实行预防接种证制度”。儿童出生后除建立预防接种卡外,还要建立预防接种证。预防接种证由家长妥善保管,每次接种都要及时记录,并由接种者签字。我国已实行儿童凭证入托、入学,中学、大学长期使用,并可作为个人的健康档案。我国部分城乡利用儿童出生后不同月龄健康检查时,结合免疫程序给儿童实施接种。

2. 免疫接种卡证表册的使用与管理

(1) 正确使用:对接种卡证上的各项内容都要如实记录、详细填写和正确使用。要尽量减少抄写错误。

(2) 定期整卡:接种单位应每季度或至少半年对接种卡进行一次检查和整理,及时补卡、剔卡和销卡。

（3）妥善保管：除儿童预防接种证由家长保管外，其他的免疫卡、表、册，农村由乡卫生院防保组、城市由辖区（社区）的计划免疫门诊或医院预防保健科确定专人负责保管，承担免疫接种工作的厂矿医疗单位或托幼机构医务室也可指定专人负责保管。

（4）建立制度：免疫接种卡、证、表、册的使用和管理是一项长期的工作。

（二）疫苗管理

1. 疫苗的储存和运输

（1）温度：疫苗必须在适宜的温度下储存和运输才能保证疫苗的效价。不同的疫苗，对储存和运输有不同要求，应严格执行。

（2）储存：疫苗储存必须由专人负责保管，并达到以下要求：疫苗应按品名规格批号和失效期存放，号码放整齐，包装标志明显。疫苗之间、疫苗和冷库（冰箱）壁之间留有冷气循环通道；疫苗储存应避免阳光直射；回收的疫苗应做上醒目的标志，下次接种时先发先用，并限使用一次；储存疫苗的电冰箱、冷库或房间应加锁，并不得存放仪器和杂物；每批疫苗入库时疫苗的名称、生产单位、规格、批号、数量和失效期等要逐一登记。

（3）运输：根据大部分地区交通和冷链设备的情况，疫苗的运输从县 CDC 用汽车运送到乡，汽车上应备有冷藏运输箱，村到乡里领取，要用保冷背包。

2. 疫苗的领取和分发　省 CDC 根据年度疫苗计划，并根据储存能力大小，每种疫苗分次向下级单位发送，或由下级直接向生产单位领取；地区级 CDC 按年度计划 2～4 次去省级 CDC 领取疫苗，或由省级 CDC 送苗；县级 CDC 在每次冷链运转前一周，用冷藏箱将本次所需的疫苗从地区级 CDC 取回，或由地区级冷藏车送达，然后将疫苗暂存在县级 CDC 的冷藏设备中；乡镇卫生院于本次冷链运转前，用冷藏箱将疫苗从县级 CDC 取回，或由县级 CDC 派疫苗运输车送达，然后将疫苗保存在乡级卫生院冰箱或冷藏箱内；凡开展定点接种的乡级单位，疫苗无需下发。若以行政村为单位进行接种，则由村卫生室派人于接种前 1 天或接种当天将疫苗从乡级卫生院用冷藏背包领回，并及时接种。

3. 冷链管理　冷链是计划免疫工作的重要内容和正常运转的重要手段，是保证疫苗质量、使儿童得到有效接种的重要措施。冷链管理系统需要具有组织管理和疫苗管理、维修冷链设备的专门技术人才，以及良好的储存、运输疫苗的冷链设备两个内容，各种冷链设备的使用和养护要求按规定严格执行。

四、计划免疫的监测与评价

（一）疫苗安全性

疫苗安全性是保证预防接种取得成功的首要条件。疫苗在出厂前已经通过鉴定部门严格检定，证明对人体使用后是安全的方能出厂。但在大规模接种工作中，不能排除个别人在接种疫苗后出现一些加重反应，甚至异常反应。一般以接种疫苗后人群的反应强度作为疫苗质量监测的手段。如接种人群中强度反应超过 5%，则该批疫苗不宜继续使用，应及时上报。

（二）免疫学效果

接种疫苗后人群的免疫学效果是免疫监测中最重要的方法。根据监测目的不同，可分别采用体液免疫和细胞免疫的检测方法。卫健委对儿童基础免疫效果的监测，提出统一方法，并规定了判断标准，见表3-3。常用检测指标有血清抗体阳转率、血清抗体几何平均滴度等。

表3-3　EPI疫苗的免疫监测方法及判定标准

疫苗	检测方法	判定标准	
		阳性标准	免疫成功率指标
麻疹疫苗	微量血球凝集抑制试验	血凝抑制抗体≥1:2，或有4倍及4倍以上增长	≥85%
脊髓灰质炎疫苗	细胞中和试验	中和抗体≥1:4，或有4倍及4倍以上增长	≥85%
白喉类毒素	间接血球凝集试验	抗毒素≥0.01 IU/mL	≥80%
	锡克试验（时间长现少用）	96小时判断结果：局部反应直径≤10 mm为阴性，表示体内有白喉抗体	阴转率≥80%
百日咳疫苗	试管凝集试验（半量法）	凝集抗体≥1:160为阳性，≥1:320者计算保护水平	1:320者占75%以上
破伤风类毒素	间接血球凝集试验	抗毒素≥0.01 IU/mL	≥80%
卡介苗	旧结核菌素试验 PPD试验	72小时判断结果：局部反应直径≥5 mm，表明对结核有保护力	农村≥75% 城市≥85%

（三）流行病学效果

疫苗接种成功率虽然是免疫效果的重要指标，但有时人群免疫状况和疾病发生情况并不完全一致，最直接可靠的方法还是观察接种疫苗后的流行病学效果。

流行病学效果往往采用现场试验研究来计算疫苗保护率，也可用暴发调查和病例对照研究来计算疫苗的效果指数来表示。此外，预防措施效果考核可用抗体阳转率、抗体滴度几何平均数、病情轻重变化等指标。

$$保护率 = \frac{对照组发病（或死亡）率 - 实验组发病（或死亡）率}{对照组发病或死亡率} \times 100\%$$

$$效果指数 = \frac{对照组发病（或死亡）率}{实验组发病（或死亡）率}$$

（四）计划免疫工作考核

考核内容包括：组织设置和人员配备、免疫规划及疫情监测和控制；计划免疫实施管理和业务技术培训；冷链装备和运转情况等。具体考核指标有：

1. 建卡率　采用WHO扩大免疫规划推荐的群组抽样法，调查12~18月龄儿童建卡情况，适龄儿童建卡率应达到98%以上。

2. 接种率　接种率的调查同样采用抽样法，其调查对象为12月龄儿童（少数地区经卫生部批准，调查对象可定为18月龄）。

$$某疫苗接种率(\%)=\frac{按免疫程序完成接种人数}{某疫苗应接种人数}\times100\%$$

3. 五苗覆盖率　即五种疫苗的全程接种率,对一个儿童来说,必须是五种疫苗都按规定完成,缺任何一种均不算为分子的统计数字。

$$五苗覆盖率(\%)=\frac{五苗均符合免疫程序的接种人数}{调查的适龄儿童人数}\times100\%$$

4. 冷链设备完好率

$$冷链设备完好率(\%)=\frac{某设备正常运转数}{某设备装备数}\times100\%$$

各级卫生行政部门要认真贯彻执行前卫生部颁发的《全国计划免疫工作条例》和《计划免疫技术规程》,采取有效措施解决计划免疫工作中的困难和问题,才能有效地把该工作做好。

五、展望

近年来新出现的传染病以及原有传染病在全球范围内复活,使得传染病重新成为重大的公共卫生问题。疫苗接种的目的是使个体或群体产生免疫力预防传染病,这是落实我国免疫计划、保护人民健康、保障健康中国战略实施的重要措施。中国制定了《全国计划免疫工作条例》和《疫苗管理法》的草案,不断完善疫苗生产、经营质量管理、法规监督和计划免疫工作的内容和方法。随着新型疫苗不断研制成功及应用、冷链系统的建立、计划免疫工作的管理和监测与评价等工作的有效实施,传染病的发病率将会大大降低。

思考题

1. 请举例说明疫苗应用对我国哪些传染病防制起到决定性作用。

2. 国家规定儿童免疫程序必须接种哪些疫苗? 可预防什么传染病?

(窦骏)

第四章　免疫佐剂

五香、八角等佐料在烹饪中起着增鲜美味作用。免疫佐剂类似于烹饪中的"佐料",可有效增强疫苗的免疫效应,是疫苗不可缺少的组成部分。您想了解"多彩缤纷"的免疫"佐料"在疫苗中的作用吗? 认真阅读《免疫佐剂》,您将会体会到其中的"鲜美"。

第一节　概　述

免疫佐剂(immunoadjuvant)最早由 Ramon 于 1924 年描述,又称非特异性免疫增强剂,其本身不具抗原性,但同抗原一起或预先注射到机体内能增强抗原的免疫原性或改变抗原诱导的免疫反应类型。与免疫佐剂相关的不同含义的名词还有:① "载体",意为某种免疫原性的分子,当与其他分子结合后,可以加强后者的免疫作用。如蛋白质抗原作为载体与多糖抗原适当结合后,可加强多糖的免疫原性。② "免疫调节剂",某物质引入体内可引起某类细胞因子(Cytokine,CK)的产生,并能加强机体的免疫反应,如脂多糖衍生物,某些阳离子洗涤剂等。某些免疫调节剂可刺激或抑制细胞免疫反应,从而降低免疫抵抗力。

采用基因重组等生物技术研究者制备了大量的基因疫苗、纯化亚单位疫苗或合成肽疫苗,但这些疫苗的免疫原性相对较弱,需要免疫佐剂的帮助才能有效地激发机体免疫反应。传统的佐剂所诱导的免疫反应类型单一、毒性较大、进入机体容易被降解,加上价格昂贵等,这些因素促使人们研究和开发新的免疫佐剂,大量新型疫苗佐剂得以研发并逐步进入临床试验研究阶段。免疫佐剂一旦与疫苗联合,便成了疫苗的组成部分,其安全性检测和评价标准以及不良免疫反应事件监测等,均有更加严格的要求。

本章将对免疫佐剂的简史、分类、作用机制、使用原则、已使用的佐剂、已进行临床试验而未正式批准使用的佐剂及研究中的新佐剂等予以介绍。

第二节　免疫佐剂分类、作用机制及使用原则

一、免疫佐剂的分类

免疫佐剂的分类目前尚无统一方法,已报道的佐剂有数百种,要将这些佐剂做一理想的分类比较困难。有按作用机制、来源分类,也有按颗粒佐剂和液体佐剂来分类,还有按 DNA 佐剂、遗传佐剂、免疫增强剂、黏膜 DNA 疫苗佐剂、植物佐剂、细胞因子佐剂等分类。本章将常用的免疫佐剂分为以下五类:

1. 无机佐剂　如氢氧化铝,明矾等。

2. 有机佐剂　有微生物及其产物如分枝杆菌[结核杆菌、卡介苗(bacillus calmette-guerm, BCG)]、短小杆菌、百日咳杆菌、内毒素、细菌提取物(胞壁酰二肽)等。

3. 合成佐剂　有人工合成的双链多聚腺苷酸、尿苷酸等双链多聚核苷酸、左旋咪唑、异丙肌苷等。

4. 油剂　主要有福氏佐剂、花生油乳化佐剂、矿物油、植物油等。福氏佐剂目前在实验动物中最常用,又可分为完全福氏佐剂(CFA)和福氏不完全佐剂。不完全佐剂是油剂(石蜡油或植物油)与乳化剂[羊毛脂或吐温(Tween)80]相混合而成,当其再与抗原混合,即成油包水乳剂,可用于免疫注射。在不完全佐剂中加入死的分枝杆菌,即成为福氏完全佐剂。完全佐剂的免疫强度大于不完全佐剂。该佐剂主要用于动物实验,不适宜于人类使用。而且动物多次注射后也常会发生佐剂病。

5. 纳米佐剂　纳米颗粒一般是指大小为 1～1 000 nm 之间的单晶或多晶微粒,具有小尺寸效应、良好的表面或界面效应、靶向作用及缓释作用等,其作为疫苗佐剂已有较多报道,如纳米铝佐剂、钙纳米佐剂、聚乙交酯丙交酯纳米佐剂、PEI 修饰的四氧化三铁纳米佐剂等。

二、免疫佐剂的作用机制

1. 抗原物质与佐剂混合后注入机体,改变了抗原的物理性状,可使抗原物质缓慢地释放,延长了抗原作用时间。

2. 佐剂吸附了抗原后,增加了抗原的表面积,或通过某种方式与免疫原作用,如形成多分子的聚合物,将免疫原送至特定免疫效应细胞,即靶向作用,使抗原易于被巨噬细胞(Mφ)、树突状细胞(DC)吞噬而促进抗原的呈递,或较长期储备抗原。

3. 佐剂可促进淋巴细胞之间的接触,刺激致敏淋巴细胞分裂和浆细胞产生抗体,可使低免疫原性物质变成有效的免疫原。

4. 可提高机体初次和再次免疫应答的抗体滴度,改变抗体的产生类型以及产生或增强迟

发型变态反应,或能增强辅助 T 细胞的作用,发挥免疫调节作用。

三、免疫佐剂的使用原则

评价免疫佐剂能否适用于人用疫苗,需参照以下原则:

1. 免疫促进作用 能刺激体液和细胞免疫,或对这种免疫反应有调节作用,这与不同疫苗的抗原成分、免疫途径和免疫剂量等有关。

2. 不良反应和安全性 有无不良反应及其程度、是局部还是全身反应以及能否被使用者接受等,均要综合考虑。在不良反应与促进免疫效果权衡时,不同情况应区别对待。由于佐剂具有其自身的药理学特性,可能会影响疫苗的免疫原性和安全性,因此对其安全性评估必不可少。在考虑佐剂安全性问题的早期阶段,应使用动物实验提供关于佐剂安全性的免疫学问题(如耐受作用、超敏性和自身免疫的产生)等资料。对儿童用疫苗,佐剂应保证绝对安全;而用于肿瘤疫苗、艾滋病疫苗的佐剂,只要强调佐剂作用即可,有一定程度的不良反应也可接受。

3. 经济因素 价格、成本这些经济因素必须权衡考虑。如佐剂来源、材料及制造工艺的价格,使用佐剂后能否减少疫苗的免疫剂量及次数和免疫力持续的时间等。

综合考虑上述原则,免疫佐剂作为疫苗组分的问题会相对容易把握。

第三节 免疫佐剂在疫苗中的应用

佐剂是与相应疫苗一起被批准的,即某种佐剂被批准用于某种特定疫苗,但并不意味着可用于其他疫苗。目前,世界上正式批准使用的人用疫苗佐剂有四种:铝佐剂、钙佐剂、MF59、病毒体,有人将病毒体归于"传递系统"。

一、铝佐剂

最初是指部分纯化的蛋白抗原,如破伤风类毒素(TT)或白喉类毒素(DT)在磷酸根和碳酸氢根的存在下沉淀出成为含磷酸铝的混合物。此佐剂于 1926 年研制成功,并普遍应用至今。

(一)铝佐剂的组成

铝佐剂是目前常用的被批准与多种疫苗配合使用的正规人用疫苗佐剂,但制造好的佐剂并非容易。不同批号的佐剂,其效果不尽相同,可能是抗原吸附于铝佐剂上受物理、化学的条件以及抗原性质和铝盐种类影响。

(二)铝佐剂的作用方式、机制及局限性

1. 吸附率 吸附率越高,佐剂效果越明显,第一针注射后即可达到快、高和持续久的免疫效果。WHO 要求,白、破类毒素至少 80% 的吸附率;美国要求至少 75% 的吸附率。

2. 剂量 佐剂本身可能刺激 $M\phi$ 活性,但剂量过大可能降低免疫力,原因是过多的铝佐剂可能抑制抗原释放。小剂量的铝可以使抗原完全吸附,但达不到最好的佐剂效果。免疫局部有足够量的铝佐剂,可确保逐步释放抗原。

3. 局限性 主要刺激 Th2 有关抗体(包括 IgE),但不能刺激 Th1 细胞,故不能加强细胞免疫,对细胞免疫为主的疫苗不适用,例如病毒疫苗、胞内菌和胞内寄生虫的疫苗抗原。注射部位偶有出现红斑、皮下结节接触性过敏和肉芽肿性炎症等严重的局部反应。在实验狂犬病疫苗中,无佐剂 Vero 细胞狂犬疫苗免疫效果较佐剂组稍好,因此,我国 2005 年 6 月 30 日前已停止氢氧化铝佐剂人用狂犬病疫苗的生产。铝佐剂在一般情况下不能冷冻或冷冻干燥。

二、磷酸钙佐剂

磷酸钙佐剂是另一种在欧洲国家被正式批准使用的无机盐型的佐剂。与铝不同,钙为机体的正常成分之一,钙佐剂比较安全。磷酸钙作为百、白、破疫苗的合法佐剂在法国等欧洲国家已使用多年。小儿麻痹、卡介苗、麻疹、黄热、乙型肝炎、HIV 的糖蛋白(gp120)等疫苗也配用钙佐剂。其作用可能与铝佐剂相似,不良反应比铝佐剂小,基本不产生与超敏反应有关的 IgE,但不同的研究报道的结果不尽相同。丹麦 Superfos Biosector 生产的商品化磷酸钙胶,虽然不良反应较小且持续 4 周(铝佐剂不良反应持续 8 周),但其效果不如钙佐剂。

三、MF59

CFA 自 1956 年使用以来,虽有效但有很大毒性(因其包含了死结核菌),不宜用于人。为降低毒性,人们曾做过多种改进,包括将 CFA 改为不完全福氏佐剂,但这些仍不适用于人类。MF 系列是以可代谢的角鲨烯代替福氏佐剂中不可代谢的矿物油,而 MF59 是较成功的一个佐剂。

MF59 佐剂由角鲨烯、吐温 80 和 Span 85 组成,抗原在 MF59 内成为"假病毒"样乳状液,作用机制与 CFA 类似,即抗原在佐剂中可以缓慢释放,长时间刺激免疫系统,可被吞噬细胞对乳状滴或抗原吞噬,以及产生相应的 CK。MF59 与 HIV、HSV、CMV 和流感病毒的抗原均已进行临床试验,结果表明其安全性很好并有明显佐剂作用,能增强体液和细胞免疫反应,但也有一定的不良反应。

第四节 临床试验疫苗中使用的免疫佐剂

已进行临床试验的疫苗但尚未批准使用的免疫佐剂主要见表 4-1。

一、QS21

QS21 是从南美洲的皂角树皮提取出的具有佐剂活性的物质,是液体状态的佐剂,可同时促进体液和细胞免疫。其中,QuilA 是经透析、离子交换、分子筛等步骤部分纯化的产品,已经在市场出售,用于兽用疫苗如口蹄疫、狂犬病等疫苗的佐剂。

表 4-1 已进行临床试验的免疫佐剂

免疫佐剂	使用的疫苗
QS21	HIV、流感疫苗、疟疾重组疫苗、乙肝、疱疹、肿瘤疫苗
ISCOM	流感、黑色素瘤
Liposome	HIV、麻疹、甲肝、突变链球菌疫苗
ISA720	HIV 疫苗,疟疾重组疫苗
SAF	HIV、黑色素瘤疫苗
MPL,CWC,DETOX,RIBI,SBAS	疟疾、乙肝、疱疹、肿瘤疫苗
CT/LT,rCTB,mCT,mLT	霍乱菌体菌苗,致病大肠杆菌口服疫苗,流感、幽门螺杆菌疫苗
BCG/rBCG	百日咳、白喉、破伤风、膀胱瘤、包浆氏螺旋体疫苗
Cytokine	流感、百日咳、白喉、破伤风、肿瘤疫苗
CpGDNA 核酸佐剂	肿瘤疫苗、核酸疫苗、过敏性疾病疫苗
TLRs 激动剂	肾细胞癌、黑色素瘤、T 细胞淋巴瘤和非霍奇金淋巴瘤疫苗
纳米佐剂	肿瘤、HIV、狂犬病、过敏性疾病疫苗

二、免疫刺激复合物

免疫刺激复合物(immune-simulating complex,ISC)于 1984 年报道,是由已广泛应用于兽用佐剂的皂角苷 QuilA 的糖苷、抗原和磷酸胆碱或乙胺构成,颗粒直径通常为 40 nm。ISC 以皮下、腹腔注射、口服、滴鼻使用,均表现出免疫佐剂作用,可刺激 B 细胞反应,增加抗体产生。许多病毒抗原,如 HIV、麻疹、流感病毒等疫苗增加 ISC,可显著增加抗体滴度。ISC 可刺激 CD4$^+$ 和 CD8$^+$ T 细胞,增强细胞毒作用。

三、类脂体

类脂体是由不同种类的浓缩类脂双层体组成的佐剂。类脂多用磷脂或其两亲性脂类,用于很多药物佐剂。1974 年首次报道了脂质体可增进疫苗的抗体产生,至今已有多种疫苗使用脂质体为佐剂,如百白破、霍乱毒素、淋球菌、流脑、甲肝、乙肝、流感 A 和 B、疱疹病毒、HIV、疟疾、李氏曼原虫等,此外还有肿瘤疫苗、DNA 疫苗等已用于临床试验。

疫苗被磷脂包裹于类脂体内部液相部位,也可附于类脂体外面的类脂层内。抗原与磷脂的结合可以共价键结合,疏水性抗原也可非特异性地吸附于类脂体的表面。无论对蛋白质或多糖抗原而言,类脂体均有佐剂作用。类脂体被吞噬后,抗原可长期在 Mφ 中存在,刺激免疫系统,产生高滴度抗体和细胞免疫活性。

四、油包水佐剂

ISA720 是典型的油包水佐剂,含有可代谢的油(角鲨烯及<1%的角鲨烷)和高度精制的乳化剂二缩甘露醇单油酸盐。ISA720 佐剂作用仅次于福氏佐剂,比铝佐剂高数倍至近百倍,由于使用了可代谢的油及精制乳化剂,毒性比福氏佐剂小得多,但佐剂效果比铝高。疟疾重组抗原

MSP2 等以 ISA720 为佐剂的Ⅰ期临床试验结果显示：ISA720 能加强细胞免疫,安全、无明显不良反应,免疫效果与以前铝佐剂无明显差别。

五、水包油佐剂

由 Syntex 公司制造的一种仿福氏佐剂的水包油佐剂 SAF(Syntex aduvant formulation),成分有苏氨酸胞壁酰二肽、角鲨烷、普卢兰尼克 IA21 和吐温 80。佐剂作用可与 CFA 相比,可促进体液和细胞免疫,但不良反应比 CFA 小。现改进用微流体机混合配制,称 FAS-m,呈液体状态,很易与抗原混合。与流感疫苗、疟疾疫苗等配合的动物实验证明其有较好的佐剂效果,与黑色素瘤苗合用,已用于临床。

六、单磷酸类脂 A

细菌内毒素的类脂 A 具有佐剂作用,但有毒性。将类脂 A 改造成单磷酸类脂 A(monophosphoryl lipidA,MPL),大大降低了毒性,但仍保持佐剂作用。CFA 中的结核杆菌经纯化得到其佐剂成分主要有海藻糖 6,6 -二霉菌酸酯、细胞壁骨架包括胞壁酰二肽(muramyl dipeptide,MDP)的聚合体。这些成分单独使用或配制成乳状液佐剂已商品化,由不同制造厂家而得商品名有 DETEX™、RIBI、SBAS 等。这类佐剂与疟疾抗原、HIV 抗原、乙肝疫苗等配合已用于临床试验。

七、霍乱毒素和大肠杆菌不耐热毒素

霍乱死菌疫苗已使用多年,但效果不理想,免疫力只保持半年左右。霍乱毒素(CT)曾被试图作为霍乱新疫苗,免疫效果也不好,但 CT 的研究带动了黏膜免疫及相应佐剂的研究。黏膜免疫能引起消化道、呼吸道或泌尿生殖道局部产生 sIgA,同时抗原激起的免疫细胞也可通过局部淋巴结转移至全身,引起全身性免疫反应。而注射途径的免疫只能引起全身免疫,不保证局部免疫。很多病原体感染途径为上述的黏膜系统,预防这类传染病的疫苗以黏膜免疫比注射途径效果好。但经口或鼻腔引入的疫苗还有一些问题需要解决,例如胃酸的破坏、酶或局部菌丛的干扰等,此外还需相应的佐剂。

(一)CT 和大肠杆菌不耐热毒素(LT)的异同

1. CT、LT 均为 A - B 结构毒素,与百日咳毒素(PT)、白喉毒素(DT)等是强黏膜免疫佐剂。这些毒素虽然各自表现不同的毒性作用,但其蛋白质分子结构均由 A 和 B 亚单位聚合体组成。毒性由 A 亚单位引起,其有二磷酸腺苷酸核糖化的酶作用,B 亚单位无毒性,却能与宿主细胞表面受体结合,有助于将 A 亚单位带入细胞。因 LT 毒性较 CT 低,故 LT 成为细菌毒素类佐剂的研究热点。

2. CT 和 LT 的 A 亚单位必须经蛋白酶在 A 单位一定部位酶解为 A1 和 A2 才能表现毒性。CT 引起腹泻及其他毒性反应的机制是:当 B 亚单位与肠上皮细胞的 GM1 受体结合后,A 亚单位可在含有精氨酸的位置被胰蛋白酶裂解成 A1 活性片段和 A2 片段,A1 片段进入细胞,并激活腺苷环化酶的活性,从而增加胞内环化腺嘌呤核苷酸的量,导致电解质代谢紊乱,从而出现腹泻症状。

3. CT 由霍乱弧菌直接分泌至培养物上清中,被酶解出 A 亚单位而表现出毒性。LT 由致病大肠杆菌产生,并不分泌于培养液中,必须从细胞中提纯出来,较少机会酶解。LT 需酶解成 A1 和 A2,并还原二硫键才能完全表现毒性,因此 LT 比 CT 毒性弱。

4. LT 可以结合含乳糖生物活性分子,包括糖蛋白和脂多糖,故 LT 在哺乳动物细胞中有较广泛的受体,而 CT 仅结合肠上皮细胞 CMI。

5. 用作黏膜免疫佐剂,CT 仅选择性地引起 Th2 型反应,产生 IgG1 和 IgA;LT 则引起 Th1 和 Th2 型反应,产生 IgG1、IgG2a、IgG2b 和 IgA。

（二）基因工程改造的 CT/LT(mCT/mLT)

以分子生物学方法改变 CT/LT 的个别氨基酸即可得到减毒或无毒的变种毒素(mCT/mLT),如 LTK63、CTE29H 等有较强的佐剂作用。

（三）CT 或 CTB(或 LT,LTB)在黏膜佐剂中的应用方式

CTB 与靶抗原按一定比例在体外直接混合,也可通过基因融合手段,构建可表达 CT 和/或 CTB 的靶抗原融合蛋白系统,或以化学偶联手段将抗原分子同 CTB 在体外进行偶联,形成较稳定的抗原/CTB 化学偶联复合物,即结合疫苗,可有效地发挥免疫佐剂作用。

八、BCG

BCG 是预防结核病的减毒牛型分枝杆菌活疫苗。BCG 膀胱灌注属于免疫疗法之一,对原位癌效果较好,能降低膀胱癌的复发率,进而延迟手术的时间及使部分病人免于膀胱全切除术。另有报道显示,皮内注射 BCG 于肾细胞癌病人,增加了疫苗激活淋巴结内免疫细胞活性而有助于癌症治疗。BCG 也可被用来表达其他抗原的载体,对这些抗原起佐剂作用。

九、CK

CK 是机体在免疫反应时多种细胞分泌的小分子蛋白质,通过结合细胞表面的相应受体发挥生物学作用。近年 CK 作为疫苗佐剂已在实验室和临床试验中有广泛的研究,如在抗肿瘤、抗感染及病病毒性肝炎等疫苗研制中显示出良好的应用前景。由于 CK 的机制较复杂,使用时必须注意剂量和途径,大量使用预防性疫苗的佐剂,CK 的价格较贵。此外,CK 为不同的免疫细胞所产生,不仅大量生产技术上有困难,且有不良反应,这些在实际应用时应综合考虑。

十、纳米佐剂

20 世纪 80 年代发展起来的纳米技术,给新型免疫佐剂研究带来的希望。医学领域的纳米粒子(nanoparticles NP)也称纳米球(Nanospheres)与纳米囊(Nanocapsules)。1982 年 Kreuter 等首次将纳米技术应用于疫苗佐剂。他们用流感病毒抗原与纳米多聚甲基丙烯酸酯(PLC)聚合后免疫小鼠,发现该疫苗可以保护小鼠免受鼠流感病毒的侵袭,而且比一般佐剂和未使用佐

剂的疫苗对温度变化更稳定。1990 年代后纳米佐剂有了快速发展,如纳米氢氧化铝佐剂、纳米磷酸钙佐剂,可提高抗原等的靶向投递,大大降低副作用。钙纳米颗粒作为日本血吸虫病抗独特型抗体 NP30 疫苗佐剂的研究,合成纳米铝佐剂及其对乙型肝炎、狂犬病毒辅佐效应的研究及不同纳米佐剂如 PEI 修饰的四氧化三铁纳米佐剂在抗肿瘤、抗感染疫苗等研究,已获较满意的成果。但纳米佐剂研究本身还存在一些方法学问题,如模型抗原、动物模型、检测方法等较少,所以纳米佐剂的研究还需做更多的工作。

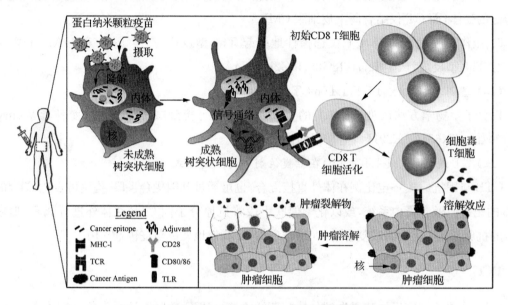

图 4-1　蛋白纳米颗粒疫苗清除肿瘤细胞的常见机制

(引自:Neek M,et al. Nanomedicine,2019)

注射到机体内的蛋白纳米颗粒疫苗能在淋巴结和脾脏聚集。居住在该部位的不成熟的 DCs 吞入和降解纳颗粒,加工相关的抗原和佐剂作为危险信号。如果 DCs 通过佐剂-TLR 相互作用被激活,DCs 通过 MHC-Ⅰ 类分子结合的抗原肽递呈给 T 细胞,或通过交叉递呈起到特异的和长期的 T 细胞应答。当 T 细胞激活和识别肿瘤细胞上肿瘤相关抗原,T 细胞就能分泌穿孔素等效应物质导致肿瘤溶解和清除。

MHC-Ⅰ:主要组织相容性复合体-Ⅰ类分子;TCR:T 细胞受体;CD28:分化抗原 28,共刺激分子;CD80/CD86:分化抗原 80/86,共刺激分子;TLR:Toll 样受体;Adjuvant:佐剂。

十一、Toll 样受体激动剂佐剂

Toll 样受体(Toll like receptors,TLRs)是一种重要的模式识别受体(pattern-recognition receptors,PRRs),可以和 PAMPs 相互作用,通过自身受体的同源二聚体化,激活下游信号级联反应,激活天然免疫,被用作很多疫苗的佐剂。在哺乳动物中已发现 TLRs 有 13 种家族成员,TLR1、2、4、5、6、10 和 11 为细胞表面的 TLR,而 TLR3、7、8、9 为细胞内 TLR,每种受体识别不同的 PAMPs。

十二、其他免疫佐剂

（一）核酸佐剂

DNA 中含有的特定短核苷酸序列是免疫活性的物质基础。这些特定短核苷酸含以非甲基化胞嘧啶鸟嘌呤二核苷酸（CpG）为基元的特定结构，称为 CpG 序列。人工合成的具有 CpG 序列的寡核苷酸即 CpG-ODN，也具有同样免疫学功能。小鼠细胞对 GACGTT 基序反应最佳，人免疫细胞对 GTCGTT 基序反应最强。这类有免疫刺激功能的核苷酸序列称免疫刺激 DNA 序列（immunostimulatory DNA sequence，ISS）。未甲基化的 CpG 结构可以刺激产生 IL-6、IL-12、IFN-γ 等 CK，是很强的 B 细胞分裂原，可不依赖 T 细胞激活产生 IgM 抗体。CpG 结构还可激活 Mφ 和 DC。人工合成含 CpG 丰富的寡核苷酸亦有佐剂作用。直接将含 CpG 的寡核苷酸克隆进核酸疫苗可起佐剂作用，CpG 与蛋白质抗原疫苗共同使用，也可起佐剂作用。如合成的 CpGODN 与肺炎球菌多糖结合疫苗合用有明显佐剂作用；与乙肝表面抗原合用，CpGDNA 佐剂作用对小鼠的毒性比铝佐剂、CFA 等要低。

（二）细菌内毒素和脂多糖

革兰阴性菌伤寒、副伤寒、霍乱、百日咳等死菌苗的脂多糖（Lipopolysaccharide，LPS）成分是主要的免疫原。含 LPS 的疫苗有佐剂作用，如含全菌体百日咳菌苗的百白破（DTP）联合疫苗、百日咳死菌苗对白喉和破伤风两种类毒素有免疫促进作用，三联疫苗产生的抗毒素比单独使用类毒素要高。

（三）其他佐剂

重组百日咳毒素的佐剂、B 群流脑杆菌的外膜小体佐剂、壳聚糖（一种几丁质类的物质）等均为实验室和临床试验中研究的免疫佐剂，且显示出不同的佐剂效应。

第五节　传递系统

传递系统是指能将疫苗、药物或抗原携带至免疫系统，长时间储存疫苗、药物和抗原，使其发挥作用的一类物质。许多疫苗以不同途径接种，有的尚需接种多次才能获得较好的免疫效果，而好的传递系统可减少疫苗免疫次数，提高免疫效果。疫苗的传递系统与佐剂很难有明确的区分界线，上述的某些佐剂也有被称为传递系统，如类脂体以及其他颗粒性佐剂。减毒活细菌、病毒作为其他抗原的载体组成的疫苗，也可归其为传递系统。

一、病毒体

病毒体是人工改造构建的病毒亚单位。已批准使用重新组合的流感病毒体（immunopotentiating reconstituted influenza virosome，IRIV）是以类脂体为主体的颗粒，直径为 150 nm，含有卵磷脂、磷脂酰乙醇胺、流感病毒的血凝素以及少量病毒的神经氨酸苷酶和磷脂,1997 年和 1998 年由瑞士和意大利先后批准使用。有的病毒体已进行临床试验,如甲肝、乙肝、白喉、破伤风、流感 A/B 五价疫苗以 IRIV 作为抗原的载体与铝佐剂相比,效果好、不良反应小。肿瘤多肽抗原、腮腺炎 DNA 与 IRIV 合用,动物实验均表明 IRIV 有佐剂作用。

二、类病毒颗粒

类病毒颗粒(virus-like particle,VLP)将某些病毒外壳蛋白重组,不含任何病毒核酸,与不同抗原结合,可促进抗原的免疫原性。重组 VLP 安全,不含病毒核酸,只表达病毒的一种或几种蛋白,而无其他病毒的基因组,因此无传染性。通常以酵母表达或用昆虫细胞 Sf9 来包装扩增杆状病毒并表达蛋白。VLP 可作为抗病毒疫苗,如乙肝的 VLP、HIV 的 VLP 以及轮状病毒的 VLP,特别是将乳头状瘤病毒(HPV)的外壳蛋白产生的 VLP,作为抗 HPV 的疫苗,预防宫颈癌,免疫效果显著。

三、聚丙乙交酯

聚丙乙交酯(poly-lactidecoglycolide,PLG)是广泛用于人体可生物代谢的缝合材料和多肽药物的传递系统。近年已试用作免疫抗原的传递系统,已与百日咳抗原、葡萄球菌外毒素 B 合用于口服、滴鼻或气雾免疫,也与核酸疫苗合用于口服或肌内注射,与多肽疫苗、重组 HIV 抗原等合用,均证明 PLG 安全,能增强体液和细胞免疫。

四、菌影系统

菌影是一种无生命的革兰阴性菌包膜,无胞质内容物,但保持了细胞形态和天然表面抗原结构,包括生物黏附特性,是一种新的疫苗传递系统,具有内在佐剂性能。用 PhiX 174 蛋白酶裂解革兰阴性菌能获得菌影包膜(又称细菌菌脱,bacterial ghost)。菌影制剂能增强包膜结合抗原的免疫应答,包括 T 细胞活化和黏膜免疫。

五、其他纳米颗粒聚合物

除 PLG 以外,可作为佐剂的聚合物还有聚甲基丙烯酸酯、聚丙烯酰胺、聚 2-腈基丙烯酸烷基酯等,有的纳米颗粒已与流感、HIV 等抗原合用,有很好的佐剂作用。将纳米技术应用于口服、注射、透皮、可植入传递系统,可提高药物或疫苗的生物利用度。

第六节　问题与展望

　　一种免疫效果确实的疫苗往往需要一种与之相匹配的佐剂才能更好地发挥疫苗作用。国际疫苗安全咨询委员会审议的佐剂包括油基乳剂、免疫刺激剂、CpG 寡核苷酸、皂角苷以及基于细菌外毒素的黏膜佐剂等。有些佐剂已用于某些获准生产的疫苗，还有一些可望在未来数年得以应用。这些佐剂的应用将助力 AIDS、结核、疟疾、利什曼病和其他病症新疫苗的研发。

　　总体上说，获准生产的疫苗中使用的新佐剂还很少，尚难以满足诸多新型疫苗研发的需要。建立一种新的研究方法来探讨新型免疫佐剂的作用机制并很快应用到疫苗中势在必行。纳米佐剂已初见端倪，对一些疾病的动物模型已呈现较好的效果，应加速研发。

思考题

1. 现有疫苗使用了哪些免疫佐剂？各有什么优、缺点？
2. 在已进行临床试验的免疫佐剂中，您认为哪几类更有开发潜力？为什么？

（窦骏）

第五章 疫苗的设计及效果评价

接种疫苗预防疾病的关键是诱导特异性、保护性免疫应答,欲达此目的,首先要获得足够数量的有效靶抗原,其次是疫苗流行病学的设计和统计处理。疫苗的体外检定、疫苗的体内动物实验结果、疫苗的安全性及有效性、疫苗的临床试验结果等,是需要综合考虑的重要环节。疫苗的设计涉及免疫学、流行病学、药理学、物理化学、动物学、生物信息学、基因组学、统计学等多学科,对于这些学科的综合运用是疫苗设计和研制的关键。

第一节 疫苗的设计

当代疫苗设计的任务是运用现代免疫学和分子生物学的理论不断探索开发在有效性、安全性、稳定性等几个方面都符合标准的新疫苗,并尽量降低人力、物力、财力的耗费。疫苗设计正处于不断发展的阶段,同时也是疫苗学中站在预防和治疗疾病最前沿、最富有挑战性的工作,对所涉学科的综合运用是疫苗设计和研制的关键。

一、疫苗靶抗原的选择

由病毒、细菌、特定细胞类型为原始材料,获得其中的有效成分(蛋白质、肽类、核酸等),分析这些成分的免疫原性是否可以刺激机体产生特异性保护性免疫应答(如图5-1所示),这些成分被称为靶抗原(如图5-2所示)。它们是设计疫苗的重要考量因素,也是疫苗工艺的关键。

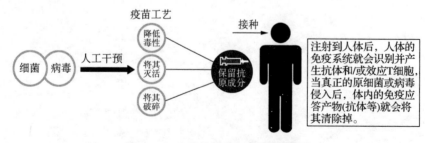

图5-1 疫苗的原理和工艺示意图

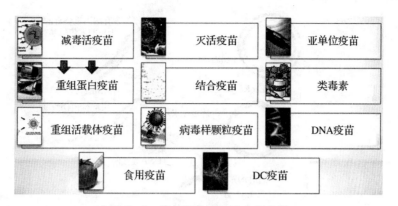

图 5-2 疫苗靶抗原的成分与分类

二、疫苗靶抗原的表达系统

对于基因工程疫苗而言,通常是将能编码某种特定病原体的 DNA 片段(编码靶抗原)插入某一恰当的表达载体(多为质粒),然后通过转化或转入宿主细胞,使之在宿主细胞内表达,再通过一系列的下游分离纯化过程获得所需的产物。

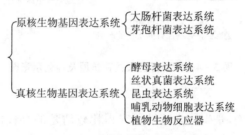

图 5-3 疫苗靶抗原的表达系统

(一)大肠杆菌表达系统

大肠杆菌(E. coli)是迄今为止研究得最为详尽的原核生物,在其中表达目的基因必须满足如下条件:① 目的基因编码区不能有插入序列,因为大肠杆菌表达载体不具备识别内含子、外显子的能力,真核基因在原核中表达时,应采用由 mRNA 逆转录的 cDNA;② 表达的目的基因要位于启动子的下游,且插入方向与启动子的方向一致;③ 转录出的 mRNA 必须有能与 16S 核糖体 RNA3'-端相匹配的 SD 序列,才能有效地转译成蛋白质;④ 转译产物必须比较稳定,不易被细胞内的蛋白修饰酶快速降解。

大肠杆菌表达系统的显著优点是易于操作、成本低、产量高(表达量占细菌总蛋白量的 $10\% \sim 70\%$),但由于大肠杆菌不具备分泌系统,产物多以包涵体形式存在于胞内,给分离纯化造成了一定的困难。此外还有一些原因也制约了真核基因在大肠杆菌中的表达,如:缺乏蛋白质加工系统,产物缺乏糖基化而易被降解;大肠杆菌细胞间隙内含有大量内毒素,可导致热原反应。

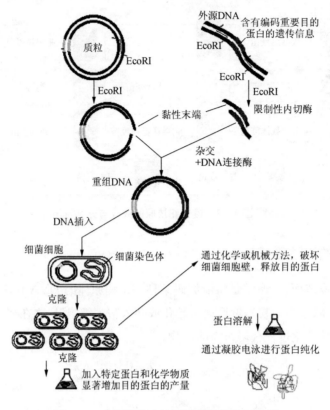

图 5-4 大肠杆菌表达靶抗原及纯化示意图

（二）酵母表达系统

酵母是一类单细胞生物，是生物学特性研究得比较清楚的真核模型之一，如最早的基因工程乙肝疫苗的工程菌就是酵母。它具有很多优势：表达调控机理比较清楚，遗传操作相对简单；具有原核生物无法比拟的翻译后修饰加工系统；不含有特异性的病毒，不产生毒素，属于安全性基因工程宿主系统；大规模发酵工艺简单，成本低廉；能将表达产物分泌至胞外，利于分离纯化，表达量约为菌体总蛋白量的 10%～30%。

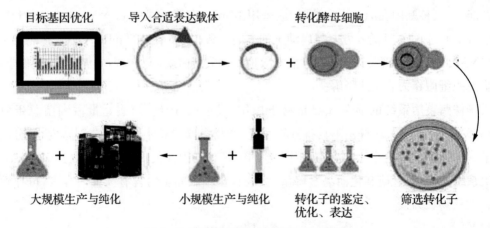

图 5-5 酵母表达靶抗原及纯化示意图

（三）哺乳动物细胞表达系统

哺乳动物细胞表达系统因其具有准确的转录后修饰功能,表达的产物在抗原性、免疫原性和功能上最接近天然产物;具有产物胞外分泌功能,利于其后的分离纯化;具有重组基因的高效扩增和表达能力等优点而成为研究的一个热点,但也具有表达水平低(发酵液中目的产物的含量仅为 $0.2\sim200$ mg/L)、成本高、条件难掌握、易污染等缺点。

中国仓鼠卵巢(CHO)细胞是采用哺乳动物细胞表达系统,其表达载体的选择取决于外源基因导入细胞的方式和 mRNA 的表达及蛋白合成的调控元件。常用的导入外源 DNA 的方法有理化方法直接转移(如脂质体、磷酸钙沉淀、显微注射、电穿孔法等)和病毒载体转染。哺乳动物细胞表达外源基因必须满足以下条件:具备启动子、增强子、poly(A)加尾信号、终止子等元件;注意选择恰当的选择性标记。此外,在选择稳定的表达细胞系之前,还可先进行瞬时表达研究,以鉴定整个表达系统是否适合这一外源基因的表达。

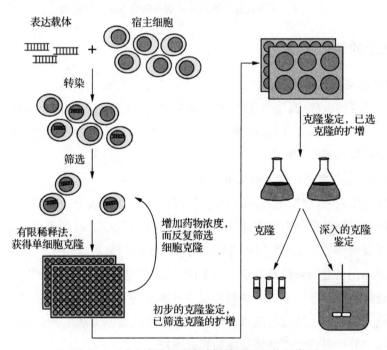

图 5-6　哺乳动物细胞表达靶抗原及纯化示意图

（四）昆虫细胞表达系统

以昆虫细胞作为表达宿主细胞,常用来源于草地夜蛾的 Sf9 细胞,其表达载体为杆状病毒,常用的来源于苜宿银纹夜蛾核型多角体病毒(ACNPV)和家蚕核型多角体病毒(BMNPV)。外源基因插入载体(来源于 pUC 系列)后,经与野生型杆状病毒基因组共转染昆虫细胞,通过同源重组整合入病毒基因中进行表达。

昆虫细胞表达系统具有高等真核细胞表达系统的优点,表达产物的抗原性、免疫原性和功能与天然产物较为接近,表达水平较高(发酵液中目的产物可达 $1\sim500$ mg/L),适合于高效表达外源基因。

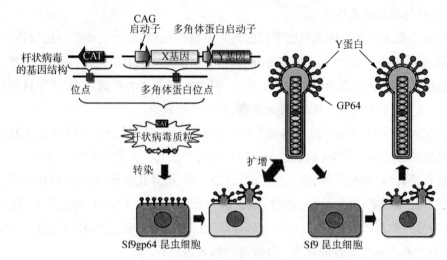

图 5-7 携带目的基因的杆状病毒转染 Sf9 昆虫细胞

三、疫苗靶抗原的纯化系统

(一)疫苗制品纯化技术的种类

纯化技术包括细胞破碎(高压匀浆法、超声破碎法、酶裂解法等)、离心沉降技术(沉降速度法、沉降平衡法)、膜分离技术(微滤、超滤)、凝胶过滤技术(葡聚糖凝胶、琼脂糖凝胶、聚丙烯酰胺凝胶)、离子交换层析等。

(二)疫苗制备过程中纯化技术的实际应用

针对不同的疫苗制品,应选用不同的分离纯化路线,包括初级分离和精制纯化两个基本阶段。初级分离的主要任务是分离细胞和培养液,破碎细胞释放产物(如果产物在细胞内),浓缩产物和去除大部分杂质等。这一阶段可选用的分离方法包括细胞破碎技术、离心沉降和各种沉淀方法等。精制纯化是选用各种具有高分辨率的技术,以使产物和少量干扰杂质尽可能分开,达到所需的质量标准。超速离心技术和各种层析技术成为当前达到此目的的主要方法。传统疫苗的分离纯化方法包括灭活疫苗或减毒疫苗来源于经减毒或灭活工艺而得的病原体,或者从被感染的病原体中分离得到的不具传染性的病毒颗粒。

四、疫苗流行病学的设计

用于接种的疫苗虽都经过质量检定部门严格的检定,但任何实验室的检定都不能代替现场流行病学效果评价。不同的传染病受病原体自身的生物学、免疫学特性及宿主动物和环境因素的影响,表现出特定的流行病学规律。依据不同传染病的流行病学规律对疫苗效果进行流行病学效果调查,对制订和完善预防免疫计划、改进疫苗免疫效果具有重要意义。进行疫苗的流行病学效果调查,应考虑调查对象的选定、现场调查的设计原则、现场调查的时间和观察时期等,相关内容详见第六章。

五、疫苗流行病学的统计处理

（一）疫苗接种率的监测

1. 自我检测 为了了解疫苗接种的进展，根据 WHO 推荐，可使用 Caribbean 流行病学中心使用的接种免疫流行病学自我检测图进行自我检测。

2. 接种率抽样调查 根据欲调查的地区总体人群样本大小、预期接种率、估计接种率及变异幅度，选择不同的抽样方法，主要包括组群抽样方法和批量保证抽样方法。

（二）免疫成功率的监测

获得具有保护性的免疫力是疫苗接种的目的，为此，需进行机体对疫苗的免疫应答及水平的监测。免疫成功率的监测有体内监测法和体外监测法。

1. 体内监测法 某些疫苗接种后，机体主要呈现细胞免疫应答，在经皮下注射一定的相应抗原物质后，在注射部位出现Ⅳ型变态反应，这种反应出现与否及强弱与机体是否获得免疫力相关，评价指标用接种疫苗后的阳转率表示。

2. 体外监测法 保护性抗体的阳性率、抗体滴度常用来评价接种效果。由于自然感染，免疫人群中部分个体可能在免疫前就存在血清抗体。抗体阳性率用于评价免疫前无抗体的人群，抗体四倍以上增长率则用于评价免疫前有一定抗体水平的人群。

（三）几种常用的统计方法

疫苗流行病学研究中的统计分析方法取决于研究目的、研究设计方案和观察资料的性质，选择适当的统计模型，并根据统计学原理决定应当采用参数统计还是非参数统计分析。统计分析最好由两个程序员独立地编制统计分析程序，并且获得同样的计算结果。

1. 描述性统计分析 根据试验方案要求，对资料（如年龄、性别和不良反应症状等）进行描述性统计。

2. 假设检验和参数统计 假设检验和参数统计是统计推断的重要组成部分。假设检验是对总的参数和分布先作无效假设，然后根据样本对总体提供的信息推断是否拒绝或不拒绝无效假设。如需采用参数估计描述总体的特征，需在试验方案中预先给定置信水平，一般取 95％。对主要指标和全局评价指标的参数估计，应给出 95％的可信区间。

3. 其他应考虑的问题 统计分析应考虑中途退出失访病例的影响，多中心研究应考虑中心效应。

（四）几种常用的显著性测定方法

根据资料的类型及分析的目的不同，可选择不同的统计分析方法对资料进行评价。

显著性检验通常包括参数估计和假设检验两个方面。参数估计主要是计算样本的统计量，包括研究结果的点估计和区间估计；假设检验主要是判断样本统计量之间或样本统计与总体之间的差异是否有显著性。

疫苗现场试验中常需判断两组发病率的差异有无显著意义，这种差异可能真正反映疫苗的防病效果，或可能是抽样的关系。统计上判断是否由抽样造成这么大的差异的可能性，需做显

著性检验,其基本步骤如下:

(1)首先假设试验用疫苗和安慰剂的防病效果是相同的,观察随访期间两组发病率的差异仅仅是由于抽样误差造成的,这种假设统计上称为"无效假设"。

(2)在"无效假设"的前提下选用恰当的统计方法,进行显著性检验,得出两个率出现这么大或比这更大差别的可能性有多大,这个可能性的大小可用概率 P 来表示。

(3)根据 P 值的大小来判断,如果 P 值很大,则不能否定无效假设,称差别无显著意义;如果 P 值很小,则否定无效假设,称差别有显著意义。

第二节 疫苗的体外检定

一、疫苗的微生物学检测

一种好的疫苗应符合安全、有效的要求,建立和制定规范的检测方法对确保疫苗质量是极其重要的。只要是有正式产品的部门,不论规模大小,都必须设有质量保证(QA)和质量检定(QC)的机构。疫苗的质量检测等通常分体外检测和使用动物的体内检测。

（一）无菌实验

死疫苗的半成品及成品以及无菌用水和某些关键性试剂均须抽样检测无菌性。无细胞的纯化疫苗包括蛋白质(包括重组蛋白质)、多糖、多糖-蛋白质结合物、多肽、核酸等不同成分,所有这些均须检查无菌性。制造疫苗的无菌用水、缓冲液等关键化学物质也要无菌。很多死疫苗带有杀菌剂和/或防腐剂,这给无菌实验带来某些复杂性。

1. 抽样 决定抽样比例的原则是根据检测方法的灵敏度和疫苗的有效使用剂量。2000 年版的"中国生物制品规程"规定:原液或半成品抽样应至少有总量的 0.1% 或不少于 10 mL;每开瓶一次,应再抽样一次。美国 FDA 根据 21CFR. 610. 12 规定:批量的半成品抽样应有代表性,但不得少于 10 mL。同一个分装机分装的成品总量在 20 瓶以下时,抽样 2 瓶。若该批的半成品的无菌实验和该分装机以 1% 的蛋白胨溶液(pH 7.1 ± 0.1)的洗液的无菌实验均合格时,可抽 1 瓶样品。成品多于 20 瓶时,抽样不少于 10%。若每瓶装量 1 mL,全部用于实验;若每瓶装量大于 1 mL,抽取代表性的比例,但不得大于 10 mL/瓶。厂家自制无菌用水应在输送流水线的不同部位每日抽样,进行无菌实验。

2. 无菌实验用培养基 无菌试验培养基应以灵敏细菌作培养基有效性(灵敏度)检查,常用的标准菌包括芽孢菌和无芽孢菌。每瓶培养基接种 100 个以下细菌,培养 7 天,应生长良好。硫乙醇酸盐培养基应保存于室温暗处或按厂家要求保存,如上部 1/3 体积变粉红色,则不应使用;黄豆-酪蛋白消化液培养基应保存于 20～25 ℃暗处。所有封存好的培养基在最适条件下保存不应超过一年,起封后的培养基保存不得超过 10 天。

3. 培养方法 不含杀菌剂和防腐剂的样品,如装量小于 5 mL,每批混合 10 个包装单位;如装量大于 5 mL,混合 7 个包装单位,将样品直接接种琼脂培养基和增菌液体培养基。含防腐剂或杀菌剂的样品取液体培养基量的 2%～5% 的样品,接种于液体培养基,20～25 ℃培养 3～4 天,移种琼脂培养基和液体培养基,分别在 20～15 ℃和 30～35 ℃培养 14 天。在此期间每日检查是否有菌落长出。凡有菌落长出者,检查菌落形态、细菌染色的形态,必要时做生化鉴定;再取双倍样品重复以上实验,如仍有细菌长出,则无菌试验不合格。每次试验均应包括阳性对照和阴性对照。

4. 支原体的检查 需要做支原体检查的制品有以下几种:

(1)以体外培养细胞生产的病毒疫苗的宿主细胞的主细胞库、工作细胞库;

(2)病毒的种子批;

(3)体外培养细胞生产的活病毒疫苗在净化或除菌过滤前的半成品;

(4)体外细胞培养生产的死病毒疫苗在杀病毒前的半成品。

(二)生物负荷

由于提纯过程复杂,往往很难在绝对无菌条件下进行,因此疫苗制造过程中,尤其是早期纯化步骤,允许有少量不致病菌存在,这种中间产品中的细菌量称为生物负荷或杂菌量。生物负荷的测定:接种一定量的样品在营养丰富的琼脂培养基(通常用 LB)上,培养后计菌落数,计算单位体积样品的菌落形成单位(colony forming unit,CFU)。

(三)纯菌试验

制造疫苗的种子以及减毒活菌苗的半成品和成品应检查含有自身菌体的活菌量,并与总菌量相比,计算活菌率,同时应检测无杂菌生长。

(四)杂病毒的检查和去除

1. 组织培养法 通常选用确知无病毒的细胞系,例如 Vero 细胞或适于欲测病毒的其他细胞。用于检查病毒的细胞应做 2～3 次传代,观察无病毒感染后使用,细胞接种待检样品后培养 21 天,在此期间的不同时间检查。细胞病变、红细胞吸附试验、包涵体检查及以特异的病毒抗体进行荧光抗体检查。

2. 电子显微镜检查 检查样品是否被病毒感染。

3. PCR 或 RT-PCR 污染的病毒数量不多时,以 PCR 或 RT-PCR 将污染的病毒增量后,再以相应探针检查是否有杂病毒污染。

4. 将待检样品接种试验动物,观察发病情况。

(五)菌落形成单位试验和杀菌试验

1. 菌落形成单位试验 为防止琼脂培养基表面液体串流而影响菌落计数,通常接种后将平皿倒置于水平面的培养箱内培养,温度条件及时间也视不同细菌生长特性而异。菌落完全长出后,计数 CFU。

2. 体外杀菌实验 抗体在补体的存在下,可以将病原微生物杀死。将系列稀释的抗体加补体再加活的细菌悬液,混合后 37 ℃培养 0.5～1 小时,同时设:① 抗体＋菌悬液组;② 补体＋

菌悬液组;③ 只有菌悬液组。以各组的 CFU 判断抗体的杀菌能力。

二、体外培养细胞用于疫苗检测

(一) 细胞毒试验

一些细菌毒素具有抗原性,可以作为疫苗佐剂,它们是来自不同细菌的毒素,但具有共同特性:① 由 A 和 B 亚单位组成,A 亚单位为毒性部分。②这些毒素均由一类酶催化腺苷酸二磷酸的核糖基化(ADP-ribosylation)反应,故此类毒素又称为 A－B 结构毒素或 ADP-ribosylation 毒素,这是测定此类毒素的方法之一,但此法需要放射性同位素和相关仪器,有的实验室不具备这些条件。另一种测定这类细菌毒素的方法是细胞毒试验,即将待测物加在体外培养细胞的培养物内,观测细胞病变。此法还能检测一些其他细菌毒素以及某些细菌的毒力,常用细胞毒试验有 CHO 细胞毒试验、牛胚胎喉细胞的细胞毒试验、HeLa 细胞的细胞毒试验等。

(二) 病毒活性的测定

1. 噬斑形成单位(plaque forming unit,PFU) 宿主细胞在培养板形成单层后,移去培养基。将病毒悬液系列稀释,加定量(如用培养板,每孔 0.1 mL)和一定稀释度的病毒悬液在单层宿主细胞内,37 ℃、5％ CO_2 培养 1～2 小时。将融化的 1％琼脂冷却至 45 ℃左右,加入等体积二倍浓度的宿主细胞培养基,混匀后加在上述含病毒的细胞内(如使用 6 孔板,每孔 3 mL);置 37 ℃含 CO_2 的培育箱培养数日,至噬菌斑出现。如染色,将细胞以甲醇固定 10 分钟,移去甲醇,加入以 20％甲醛配制的 0.5％结晶紫,作用 20 分钟。移去染料,以水轻轻冲洗,计算每孔噬斑数。

2. 细胞病变效应(cytopathic effect,CPE)实验 将待测病毒用宿主细胞培养基稀释成不同稀释度,每一稀释度加定量的宿主细胞培养物内,继续培养后逐一检查细胞病变。病毒的 CPE 程度可用引起其宿主细胞病变的百分比判断:＋:引起≤25％细胞病变;＋＋:引起 26％～50％细胞病变;＋＋＋:引起 51％～75％细胞病变;＋＋＋＋:引起 76％～100％细胞病变。常用 Reed-Muench 统计学方法计算能引起 50％病变时的病毒量 TCID 50(50％ tissue culture infectious dose)。

(三) 疫苗成分的化学、物理、生物化学测定

这是通过物理或化学分析手段进行疫苗有效成分及杂质的检测,其主要包括物理性状、蛋白含量测定、防腐剂含量测定、纯度测定、吸附剂含量测定、可能有害物的检测等。目前我国疫苗理化鉴定项目参照《中国生物制品化学检定规范》(2000 年版)、《中华人民共和国疫苗管理法》(2019 年版)。

(四) 疫苗的体外检定常用免疫学方法

在评价体液免疫效价时应选择实验动物的品系,建立检测动物血清抗体的诊断试剂,并对该类试剂进行验证,可以计算动物 ED50 以及抗体产生的滴度,甚至还应当建立评价抗体质量的方法,对抗体的性质进行评价,如亚型测定及抗原中和位点分析等;在评价细胞免疫效价时,应当建立检测评价特异性 CTL 反应的方法或 Elispot 方法等,也可通过对细胞因子的定量检测评价其细胞免疫情况并制定相应的质量标准,还可进行动物保护性实验。

第三节 疫苗效果评价

深入了解疫苗所诱导的免疫学反应,对分析和评价疫苗的效果以及对疫苗的开发研制具有核心意义,大多数疫苗主要用于儿童和健康人群,因此其安全性要求极高,这是理想疫苗的第一标准。

一、疫苗的动物实验

(一)疫苗领域常用的实验动物

任何用于人的医疗产品在初次使用于人类之前,除做各种体外检测外,须在动物身上做体内安全和效果检测。与其他医药产品相比,疫苗是数量最大的用于人体的产品,因此,对其安全性、效果的检测非常严格。新疫苗的研制在做 I 期临床试验前,必须有动物实验的数据。常用的动物有小鼠、大白鼠、豚鼠、仓鼠、兔、鸡、灵长类、羊、马、骡等,以小鼠最常见。基于不同的实验目的,近年来转基因小鼠、基因敲除小鼠使用越来越多。与其他实验动物相比,小鼠相对价格较便宜;容易操控,可使用较多数量,因而所得结果易于用统计学处理;对小鼠的免疫系统、遗传特点和基因结构的研究较透彻,便于用于机制研究。豚鼠和家兔为除小鼠外使用广泛的动物。

(二)实验动物在疫苗研制中的应用

1. 选用实验动物的原则 实验动物的选择应考虑以下几个方面:① 针对研究的目的:如以测安全性为主,应选用对毒性物质敏感的动物;如以测疫苗效果为主,应选用尽可能代表人的毒力试验和免疫力试验的动物。② 使用途径:尽可能选用与人的疾病传染途径相同的疫苗使用途径。③ 经济且可充足供应:尽可能使用小动物;如尚无合适的小动物,也应考虑是否能较好地达到研究目的、是否能保持长期使用等。④ 操作方便。

2. 疫苗研制使用动物的应用

(1)毒性试验:毒性是指某些成分包括杀死的细菌或病毒对机体或体外培养活细胞所引起的毒害性反应。毒性反应可以是体温升高、体重降低等全身性的,也可为局部的如皮肤红肿或坏死等。体外培养细胞的毒性又叫细胞毒,表现为抑制细胞生长、使细胞变形或死亡等。

(2)毒力试验:毒力指活的致病微生物对机体的致病力。发病症状随致病微生物、被感染宿主的不同而异。残余毒力指致病微生物变异后失去了主要的致病力,但有时仍能引起机体轻微的病理反应。

疫苗领域中在下列情况下使用毒力的测定:① 生产用细菌和病毒株的毒力往往是该微生物的重要生物学特性,故在制造用以保存的生产用种子株时,在每次投产前须用同一方法检测毒力是否有变化;② 减毒的细菌和病毒疫苗可能发生毒力的返祖,应经常以适当的敏感的毒力测定方法来检查是否发生返祖。

每种疫苗在做保护性免疫试验时,须有一标准的毒力稳定的攻击株。选择合适的毒力测定方法应考虑如下因素:① 是否能够或在多大程度上代表其在人体的毒力表现;② 是否方便于操作;③ 是否经济、方法是否可重复。

3. 疫苗的效力试验　① 主动保护性免疫力试验:不同剂量的疫苗以适当途径引入动物体内,适当时间后,可以适当剂量的相应的活的病原体攻击,与未免疫正常动物的对照组相比,免疫组的发病率或病死率显著降低;② 被动保护性免疫力试验:以疫苗免疫某种动物或人体,待产生免疫反应后取含抗体的血清或具有免疫力的免疫细胞引入同种或异种的动物体内后,以相应的细菌或病毒攻击,观察抗体或免疫活性细胞避免发病的能力,来判断疫苗效果。

选择和衡量动物主动保护性免疫实验的方法有以下几方面的因素:①选择的动物模型要能代表模拟人的免疫和病理反应;②实验动物要经济和使用方便;③实验的稳定性和可重复性。由于动物比人的个体差异更明显,因此在用标准毒株攻击实验动物以后的免疫组和对照组的实验结果应该是可重复的。

具体的实验方法应考虑以下几个方面的因素:① 通过预试来选定最佳免疫途径;② 选择合适的疫苗免疫剂量、剂型和是否用佐剂的配伍方式;③ 攻击菌毒株以及攻击途径、剂量和方式的选择;④ 免疫和对照组动物的数量要根据试验的波动性、动物的个体差异和种类来确定,并应用统计学方法将动物随机分组。

常用来衡量攻击菌毒株毒力的标准:最小或最低感染量(minimal infectious dose,MID)是最小能使动物发病的剂量;半数感染量(50% infectious dose,ID50)是统计学上能使半数动物感染的剂量;最小致死量(minimal lethality dose,MLD)是能使动物死亡的最小剂量;半数致死量(50% lethality dose,LD50)是统计学的能使动物半数死亡的剂量。疫苗的免疫效果的衡量是在上述任何一种毒力标准前提下,免疫组动物被保护的数学上的百分率,也常用半数有效剂量(50% effective dose,ED50)来衡量免疫效果,即在按上述毒力标准的一定攻击量情况下,统计学汁算出来的能使半数动物被保护的疫苗剂量。实验动物被保护的结果评判主要根据试验组和对照组试验动物在攻击后的发病和死亡情况进行观察,记录和比较的统计学处理结果。

二、疫苗的安全性及有效性

大多数疫苗主要用于儿童和健康人群,因此其安全性要求极高。疫苗的安全性包括:接种后的全身和局部反应;接种引起免疫应答的安全程度;人群接种后的疫苗播散情况等。疫苗的安全检定是保证疫苗能够安全使用的重要措施,疫苗成品、半成品及制备疫苗所用的菌种、毒种等都需要进行安全检定,方法包括:一般性检查(如无菌试验、热原试验、灭菌、灭活和减毒情况检查)、外源因子检查、过敏物质检查等。安全检定还包括用动物进行的急性和亚急性毒性试验等,详见《中华人民共和国疫苗管理法》。

三、疫苗的临床试验

疫苗临床试验的基本原则是:① 必须符合赫尔辛基宣言的伦理学准则,受试者的权益、安全和意志高于研究的需要。对儿童特殊的受试者群体,需要采用安慰剂对照时,其伦理学方面必须予以充分的考虑。② 为受试者保密,尊重个人隐私,防止受试者因接种疫苗而受到歧视。③ 临床前安全性、药效学研究结果支持进行临床试验。④ 疫苗接种的目标人群为健康人群,特别是婴幼儿。因此,疫苗各期临床试验的设计、实施等均应符合国家《药品临床试验管理规范》(GCP)的基本要求。

GCP 是有关临床试验的方案设计、组织实施、分析总结等全过程的基本要求,宗旨是保护受试者的权益并保障其安全,保证药品临床试验的过程规范可信、结果科学可靠,其一般原则也适用于疫苗。但疫苗因具有其内在和应用上的特殊性,如来源于活生物体、其组成复杂、主要以儿童接种对象,所以在安全性和有效性方面需要有特殊的检测方法以保证其批间质量的稳定和一致性。相关内容详见第六章。

思考题

1. 简述制备基因工程疫苗时如何选择合适的表达系统。
2. 如何评价疫苗安全性、免疫性和有效性?

(赵宇)

第六章　疫苗研制的程序

第一节　疫苗研制的一般过程

疫苗研制一般要经历以下过程：

（一）分析病因和病原

为防治疾病，首先要分析其病因，如为传染病，要先分离细菌、病毒、螺旋体、真菌、寄生虫等病原体，再研究感染过程中机体免疫系统所引起的反应，最后确定免疫原。

（二）疫苗的临床前研究

利用各种传统工艺和分子生物学技术研制出可能作为疫苗的抗原。无论是全颗粒病原体或亚单位抗原，均应做各种体外试验，并选择适当动物进行安全性和免疫原性试验。

（三）疫苗的临床研究

在找出病原体、制造出作为疫苗的抗原且结果都满意后，开始申请新药临床试验（investigating new drug，IND）。在美国受理 IND 的机构为食品药品管理局（FDA），在中国为新药审批委员会。IND 被批准后，在管理机构的监管下按顺序进行各期临床试验并对结果应用统计学方法分析。

（四）申请生产执照

Ⅲ期临床试验结果证明疫苗安全性和有效性后，在得到有关部门批准后进行生产，试生产的疫苗一般还要做追踪临床观察。现已逐渐建立了一套完整的管理制度，即药品生产质量管理规范（GMP）、优良实验室操作规范（GLP）和优良临床试验管理规范（GCP）。

疫苗的研制必须严格遵守这些制度。

第二节　疫苗临床前研究技术指导原则

疫苗的研发主要分为临床前研究和临床试验，前者包括：① 对所预防的疾病的流行情况研究,包括疾病的危害程度所涉及的人群及病原的型和亚型等;② 对研制该制品用于预防疾病的有效性、安全性及必要性分析;③ 对该制品用于预防该疾病的利益风险比研究。具体原则见2019 年版《中华人民共和国疫苗管理法》第十一条。

一、用于疫苗研究用的菌毒种

研究疫苗所用的菌毒种必须证明为引起本病的细菌、病毒或其他病原体,如该菌毒株分离自人体,必须清楚:

(一)菌毒株名称及来源

分离菌毒株的宿主一般情况;发病地点、日期;临床确诊日期、实验室确诊日期;病人病程及病人转归。菌毒株分离的原样本包括咽拭子、漱口液、痰液、血液、粪便、尿液、尸解标本的组织名称;取样日期;取样时病人的病期等。

(二)菌、毒株分离过程

所用细胞分离病毒名称、代次、来源应清楚,应进行细胞无菌检测、支原体和外原因子等检测;病毒分离不宜使用肿瘤原性的细胞系,尽可能使用非肿瘤原性细胞,如人二倍体细胞或 Vero 细胞等。

(三)菌、毒株分离传代特性

应包括样品处理方法、首次盲传确证菌毒株阳性代次、检定方法、每代培养天数、病毒滴度、滴定方法、动物是否发病或死亡等资料。

(四)菌毒种建立和保存

应包括原始菌毒种代次、滴度,添加的保护剂的名称和浓度、存储条件等资料;种子批的建立应符合现行版《中国药典》"生物制品检定用菌毒种管理规程"的要求。

(五)菌毒种的检定

1. 鉴别试验 可采用血清学、生物学、核酸序列分析等方法证明为该菌毒种。明确该病原体及其他相关生物分子的基因序列及结构,并与我国主要流行株的核苷酸和氨基酸同源性进行分析以及明确其血清型、亚型和/或基因型。

2. 无菌检查和外源因子检查 按照现行版《中国药典》的要求进行,应符合规定。

3. 扩增能力和感染性滴度 应能达到按生产工艺要求顺利生产合格疫苗的要求。

4. 免疫原性检查 菌毒种的免疫原性是衡量该疫苗是否有效的重要指标,应制定和建立测定菌毒种免疫原性的有效方法和标准。

5. 减毒特性 如研制减毒活疫苗应对原始菌毒株的生物学、血清型、基因型和免疫原性进行研究;减毒方法、过程、程度和减毒后的上述特性需进行减毒前后对比,对减毒后的安全性和免疫原性作出确切的结论。

二、疫苗生产工艺

(一)建立菌毒种库

应建立三级种子库。对种子库的遗传稳定性进行分析,明确该种子库可以传代的次数。生产用菌毒种、细胞和涉及生产的工艺技术应注意专利，应进行相关专利查询。

（二）生产用细胞和/或培养基

生产用细胞应符合现行版《中国药典》中"生物制品生产用动物细胞基质制备及检定规程"的要求，如用传代细胞系，应建立三级细胞库；生产用培养基尽可能避免使用动物来源和可能引起人体不良反应的原材料，禁止使用来自疯牛病疫区的牛源性原材料。

（三）疫苗原液生产工艺

1. 生产工艺主要技术参数的确定　病毒与细胞的接种比例、MOI 的最佳参数、细胞和病毒培养的最佳温度、时间和收获时间；菌毒种的接种量，培养和发酵条件等参数；灭活或裂解条件及灭活或脱毒效果的验证，灭活效果验证的依据、方法应采用尽可能敏感的细胞或培养基和方法进行；原液的浓缩和/或活性抗原的提取纯化等工艺研究，制定相应的质控指标和检测方法，在符合 GMP 要求的生产环境下生产；初步确定起始投料、原液、半成品和成品的产出比的理论数据。

2. 疫苗对佐剂的要求　如疫苗抗原能诱导有效免疫，可不加佐剂。如果在终制品中使用佐剂，明确有佐剂效应或为商品化的佐剂，则无需再进行毒理和安全性研究，若国内外均未使用过该类佐剂，则必须对其作用原理、安全性及佐剂效应进行研究并建立可行的评价方法。

（四）疫苗的配方研究

应对疫苗中添加的稳定剂成分、缓冲液、佐剂以及冻干疫苗的赋形剂成分等是否对疫苗造成影响进行研究。

三、药理、毒理和生物分布

疫苗的药理学试验包括发生作用的原理、生物效价与剂量的关系、免疫程序和接种途径与效果的关系等；毒理学方面主要考虑接种部位和全身的病理反应、以及机体对该疫苗的非期望的免疫应答反应和持续时间。总之，应综合考虑药理、毒理和免疫原性或生物效价因素。

应有动物模型或可建立动物模型直接评价疫苗的生物效价。

减毒活疫苗的生物分布应建立敏感的动物模型，测定接种疫苗后的病毒血症（或菌血症）以及持续时间、排毒（菌）方式和途径，对是否呈现体内复制及感染的器官组织细胞应进行详细的研究。

四、质量控制及检定的要求

（一）疫苗生产质量监控

疫苗生产工艺各环节均应建立相应的监控标准，以便后续工艺的进行，保证产品的质量和工艺的稳定性。

（二）产品的质量检定与要求

根据样品的特征建立外观的质量标准。建立相应的标准品，对检测试剂的敏感性和特异性进行验证，并符合现行版《中国药典》的相关无菌要求。热原或细菌内毒素检查可参照现行版

《中国药典》的相关要求进行,也可以用其他方法检测疫苗中的热原物质。抗生素检测:预防用疫苗在生产过程中不得添加青霉素或其他β-内酰胺类抗生素;如需添加其他抗生素,应建立相应的检测方法并规定抗生素残留量的要求。

由于制备疫苗的病原体一般均对人类致病,应建立有效的灭活方法对该制品中的病原体进行灭活,并对灭活效果进行验证;在成品检定中应建立灭活剂残留量检测的方法和限度标准。异常毒性检查应符合现行版《中国药典》的相关要求。

用于预防的疫苗是通过机体的免疫应答反应而发生作用,应评价其体液免疫和细胞免疫生物效价。对于一种新疫苗,建立检测疫苗效力、免疫原性或毒性用标准品(或参考品)对判断试验阶段与批量投产后的疫苗质量是否一致以及临床试验的评价均很重要。

五、临床研究用样品要求

1. 申请临床试验用的疫苗,按国家 GMP 要求,在符合现行中国药品 GMP 的生产条件下生产。

2. 临床试验用疫苗样品应尽量使用与临床前研究同批的疫苗,其批量一般不少于 1 000 人份,并能满足临床试验对疫苗量的要求。

3. 临床试验的疫苗必须由中国药品生物制品检定所进行质量复核。

第三节　疫苗临床试验技术指导原则

一、疫苗临床研究概述

疫苗临床试验的全过程应严格按照 GCP 进行。GCP 是有关临床试验的方案设计、组织实施、分析总结等全过程的基本要求,宗旨是保护受试者的权益并保障其安全,保证药品临床试验的过程规范可信、结果科学可靠,其一般原则也适用于疫苗。人体临床试验分为Ⅰ期、Ⅱ期、Ⅲ期和Ⅳ期等四个期。Ⅰ期重点观察安全性,观察对象应健康,一般为成人;Ⅱ期试验目的是观察或者评价疫苗在目标人群中是否能获得预期效果(通常指免疫原性)和获得一般安全性信息;Ⅲ期试验的目的为全面评价疫苗的保护效果和安全性,该期是获得注册批准的基础;Ⅳ期临床试验是疫苗注册上市后,对疫苗实际应用人群的安全性和有效性进行综合评价。

二、疫苗临床研究的统计学

（一）Ⅲ期试验设计要求

临床试验通常带有探索性,数据较少,不具备统计学意义,但如果研究的目的是为提供结论性意见,如在Ⅱ期试验中确定Ⅲ期试验的合适使用剂量时,则必须进行严格的设计和统计学分析。对于Ⅲ期临床试验方案应设立随机对照和盲法程序;说明主要和次要研究目的。方案应明确考虑分析结果的变量、检验的无效假设、显著性水平,应详细说明用于评价每个终点的统计学方法。报告中应详细说明已完成全部试验的受试者在效力、安全性结果分析中排除的理由;统计学评估应包括可信区间。

（二）效力

采用随机双盲安慰剂对照试验（Ⅲ期试验）是评价疫苗临床保护判定效力的有效方法。安慰剂可以是一种无活性的物质或适用于另一种疾病的疫苗,这一类型的试验被称之为优效性试验,目的是评价接种疫苗后所预防的疾病的发病率下降的百分比。疫苗的效力必须优于安慰剂。对效力进行点值估算和相应可信区间（一般为95%）评价,所用试验样本大小由受试人群的发病率以及疫苗预期效力水平来决定。

（三）安全性

大规模临床试验的目的是检测一些前瞻性的特定的严重不良事件,进行多因素的安全性分析和相关性假设的检验,进一步观察与疫苗可能相关的不良反应数据,以便确定因果关系。非劣效性试验的不良反应可以通过测定不良反应差异或比率的结果来确定。试验设计要证明新疫苗不良反应的相对危险率相对于对照,不大于一个特定的比值;同时,要证明新疫苗不良反应的危险与对照相比,不大于预先界定值。

（四）样本量

设计方案应说明每一个主要判定终点（免疫原性、安全性和效力）的研究所需样本量的计算,最终估计值决定了试验所需的受试者数目,同时应考虑对疫苗获准上市审批所需的数量与可行性之间的平衡。需要进行:① 非劣效性试验;② 免疫原性评价;③ 效力评价;④ 安全性评价等。不常见和罕见不良反应的监测,需要对人群进行长期前瞻性研究,从上市后监测研究中获得,其研究方法为回顾性队列和/或病例对照方法。

（五）随访持续时间

随访持续时间、间隔和次数应在方案中说明。通过临床试验的结果评价疫苗的接种程序。所有疫苗需建立长期的评价计划,应在最后一次疫苗接种后至少观察六个月,据临床保护、免疫学指标和安全性确定随访持续时间、疫苗接种策略和特点和类型。计划免疫疫苗,随访时间应至少为最后一次疫苗接种后观察一年,以获得有关持续性保护和加强免疫方面的血清学和临床资料。若是评价安全性时,应以个案病例为基础考虑随访时间。

三、疫苗临床研究的伦理学

任何研究均应由独立的伦理安全委员会审查获得许可,并与国家 GCP 标准一致。没有知情同意,受试者不能参加临床试验。对于儿童,应获得其父母或者监护人的同意并有书面的同意证明书。受试者是健康婴幼儿、孕妇和老年人时,应特别注意伦理考虑。用于婴幼儿的疫苗,在进行人体安全性试验时,应按先成人、后儿童、最后婴幼儿（各 20 人）的顺序分步进行。

（一）受试者保护

临床试验的疫苗受试者应无严重疾病和危险伤害，应采取适当措施确保受试者从科学创新中受益。经济落后地区人群感染疾病的危险性较大，不应与现行国家计划免疫冲突，避免这些人群处于不利的研究中。

（二）伦理委员审查

1. 研究者的资格、经验是否有充分时间参加临床试验；人员配备及设备条件是否符合要求。在保证受试者安全、有效的前提下才能许可该临床试验。试验方案是否适当是基于使受试者在试验中可能获得的治疗利益大于承受的风险，从而合理选择受试对象。方案中应事先确定在什么条件下必须终止试验，以保证受试者不受严重损害。

2. 要确保受试者入选方法和向受试者或监护人或法定代理人提供有关的信息完整、易懂、获取知情同意书的方法适当。受试者因参加临床试验而受到损害或发生死亡时，如何给予治疗或补偿以及相应的保险措施。

四、疫苗临床研究的分期及要求

（一）Ⅰ期临床试验

通常Ⅰ期临床试验是小范围研究（20～30人），重点是确保临床耐受性和安全性，应在适宜的实验室条件支持下，仔细监测和实施，避免同时使用其他疫苗或治疗药物。减毒活疫苗（病毒或细菌）可能在接种者和接触过程中造成严重感染。评价应主要考虑排毒、接触传播、遗传稳定性和毒力回升等，需对研究现场进行严密监控与调查。候选减毒疫苗早期研究，应对疫苗剂量范围、免疫应答、感染临床表现和过敏原性（速发、早期和后期）作出评价，并提供上述研究结果。

（二）Ⅱ期临床试验

为证明疫苗在目标人群中的免疫原性和安全性，需进行Ⅱ期临床试验，最低的样本量为300例。为了获得大范围Ⅲ期效力试验将采用的适宜剂量，应严格设计，适当实施和分析评价疫苗与宿主免疫应答的多种可变因素，如年龄、性别、母体或已存在的抗体；疫苗剂量、不同剂量的顺序或者间隔、疫苗免疫次数、接种途径，有条件时也应考虑基因型。减毒活疫苗接种后，还应动态监测至第2、第3周或者更长。

（三）Ⅲ期临床试验

为提供疫苗效力和安全性数据而设计的大规模Ⅲ期临床试验。最低试验例数应不低于500例。血清学数据需来自预定的时间间隔采集血清样本，至少收集一个中心受试者血清样本及所有定为疫苗免疫失败的人。Ⅲ期临床试验中应尽可能采取随机对照双盲和多中心设计。方案设计时，应考虑各种原因退出试验人数对样本量的影响，并对退出的原因进行分析。

1. 疫苗效力 指免疫人群相对于未免疫人群发病率下降的百分率，为直接保护作用。效力试验通常有两种方法，分别为试验性研究和观察性研究。Ⅲ期试验中，评价疫苗对预防疾病或感染的金标准是前瞻性随机双盲对照的保护性效力试验。

2. 随机双盲对照试验 效力试验应按双盲、随机和对照要求设计。受试人群的免疫接种策略、地理分布和流行病学特征,决定了双盲、随机对照试验的选择和可行性。

3. 获得效力数据的其他替代研究方法　包括:① 续发率研究或家庭内接触研究,为一种特殊类型的暴露前队列研究,样本小于其他随机对照试验;② 非对照、开放性研究:仅用在获取血清学反应和耐受等附加信息时使用;③ 观察性队列研究:如果伦理学依据不支持双盲随机对照试验,需要长时间随访或临床保护判定终点的(如新生儿乙型肝炎疫苗接种)及所需个体数目太大不能作随访等非常情况,可考虑应用观察性队列研究,但实施大规模和长时间的试验难度较大,申请者应充分考虑样本大小和试验持续时间;④ 病例对照研究。

4. 对照选择　由多个因素决定,安慰剂对照通常在比较组中使用。当试验疫苗为联合组分时,可用已获批准的非研究组份作为对照疫苗,也可用与研究无关的预防其他传染病的疫苗,因此对照可认为是对其他疾病有效的疫苗,而阳性对照是可预防相同疾病的疫苗。安慰剂对照常用在评价新疫苗的保护效力时使用。无活性安慰剂或对其他疾病有效,但对所研究疾病无效的疫苗可作为单价疫苗对照。

5. 效力试验的一般考虑

(1) 试验规模是用临床保护判定终点或用与保护作用有关的免疫学指标为判定终点来确定。这种效力试验通常需要大样本,各组需几千名受试者。如受试人群的预期发病率较低,为准确评价效力,也需大量受试者。

(2) 阳性对照:① 如疫苗含一种新抗原或为不同剂型的已知抗原(如液体与冻干、佐剂改变、赋形剂、防腐剂或抗原剂量改变)或接种途径改变(如流感疫苗气雾吸入取代肌内注射),需要应用抗原性相似的阳性对照进行比较;② 当阳性对照疫苗效力稳定性和有效性受疫苗质量、抗原变异、接种覆盖率及其他保护措施、地区、流行病学、社会经济及其他人群特征等因素所影响时,应考虑另设安慰剂对照作为内部对照。

(3) 保护作用的考虑:① 临床试验有时可能存在实施与伦理上的困难,应努力发现、建立保护作用与免疫学指标之间的相关联系;② 保护作用与免疫学指标相关联的研究可以群体或个体为基础,分析血清学方法需要验证;③ 以群体为基础的与保护作用相关联的特定抗体水平,是根据绝大多数免疫组人群免疫后具有该抗体水平来确定,而绝大多数未免疫易感人群检测不出,为此必须在Ⅲ期队列研究中测定免疫和未免疫人群中具有代表性和统计学意义样品的免疫学指标;④ 对以个体为基础的与保护相关联指标的研究,免疫前和至少一次免疫后进行抗体水平测定。

(4) 保护作用持续时间和加强免疫的必要性:① 随机对照试验可为保护期长短和是否需要加强免疫提供早期指征;② 对含新抗原疫苗的长期随访,除考虑抗体应答与临床保护的关联外,还需对抗体反应的质量和动态进行观察;③ 疫苗效力试验完成后及疫苗批准上市后仍应对已受试群体进行长期随访研究,为是否需要加强免疫及加强免疫程序提供数据。

(5) Ⅲ期试验的安全性评价:① Ⅱ、Ⅲ期试验中,对安全性评价的描述和定义应与将来实际应用情况一致。② 应尽可能提供用来预防相同传染病、抗原性相似的阳性对照数据比较的结果。应在Ⅰ、Ⅱ、Ⅲ期临床试验中特别注意安全性问题,包括基因改变的活疫苗对环境影响等。

③ 应彻底调查常见的不良反应,了解所研究产品的特征(如与其他药物、疫苗相互作用、年龄或流行病学特性导致的不同效果的因素等)。④ 安全性评价对象应包括所有甚至仅(至少)接种过一个剂量疫苗的受试者,且安全性监测应从入选开始。若有Ⅰ、Ⅱ期临床试验的安全性数据,Ⅲ期中可以仅严密监测部分受试者(如每组几百人),以确定受试人群中常见和不严重的局部和全身反应。对其他的Ⅲ期受试者,应监测是否有重大或未预期的严重反应;涉及严重不良事件的资料须详细记录。

（四）Ⅳ期临床试验

1. Ⅳ期临床试验是监测疫苗在大量目标人群常规使用状态下的各种情况,目的是发现不良反应并监控有效性/效力。对不良反应和有效性更精确的评价,可通过主动监测和仔细统计Ⅳ期临床试验的数据获得。可采取病例对照或者观察性队列研究,主要针对如下方面:① 疫苗的最佳应用(与其他疫苗同时使用的年龄、疫苗株的改变等);② 某些高危人群中的有效性(老人、免疫耐受病人、患某些疾病的病人);③ 长期效果和安全性监控。

2. 申请者有义务在申请注册时递交上市后的监测计划,监测结果(效力、不良反应与质量)应向国家食品药品监督管理局报告。开始实施上市后监控项目前,应清楚界定有效性、安全性及质量基本标准。应对以下方面进行评价:① 目标疾病影响(发病率、病死率),疾病流行的潜在可能性;② 该病是否为国家、区域或国际疾病监控项目特定目标,有关传染病信息收集是否会引起重大的公共卫生影响。

3. 安全性评价　上市后监测可能是唯一能发现Ⅱ/Ⅲ期临床试验中不常发生的长期或急性不良反应事件的途径。为收集安全性数据,可采用主动或被动监控,可针对全部或分组人群。

4. 疫苗群体保护效果评价　随机、对照Ⅲ期临床试验有效性评价后,应确定新疫苗常规应用的有效性,包括直接和间接保护。随访时限与流行病学调查应在计划草案中明确上市后对接种者跟踪时间的期限,有利于长时期的观察和发现目标人群中疾病流行病学变化。Ⅳ期临床试验样本量应参照国家药品监督管理局(National Medical Products Administration,NMPA)对药物的规定,预防用疫苗应至少几千例,甚至几万例。

第四节　疫苗的质量控制与管理

从疫苗的研究和开发、加工、批准上市,到运输、储存和使用,以及接种后针头及其他设备的销毁等全过程,必须保持很高的安全标准并进行质量监督管理。

一、疫苗研究与开发的质量管理

首先要仔细评价疫苗在生物体外和动物中的有效性及潜在有害影响,如果在安全性方面取得良好结果,则开始进行对人体的分期试验。

Ⅰ期临床试验检查候选疫苗的安全性和免疫反应。一般由 20 人参与,通常是健康的成人。试验的意图是确认任何明显或常见不良反应。

Ⅱ期试验可由 50 至数百人参与,帮助研究人员在确保安全性的同时确定实现保护作用的最佳疫苗成分。

Ⅲ期试验的目的是检查疫苗是否能按原意图真正预防疾病,并提供进一步的安全信息。这种试验在疫苗开始广泛使用于一般人群之前起到最后把关的作用,Ⅲ期试验涉及目标年龄的成千至成万人。一般来说,Ⅲ期试验包括一个接受安慰剂的对照组。Ⅵ期试验是对疫苗的有效性和安全性追踪评价,应由数千人参与。

二、批准上市疫苗的安全监测

一旦疫苗批准上市为大批人群接种,应继续进行监测,以确认较不常见的不良事件、长时间之后可能发生的事件或可能在目标人群特定小范围内发生的事件。监测批准上市的疫苗通常是通过自报系统进行的,免疫接种后的不良事件上报卫健委。

三、疫苗生产的质量管理

1. 实验室研究阶段　包括生产用菌毒种或细胞株的构建、选育、培养、遗传稳定性,生物组织选择,有效成分的提取、纯化及其理化特性、生物特性的分析等研究,取得制造和质量检定的基本条件和方法。

2. 小量试制阶段　确定配方、建立制备工艺和检定方法,试制小批量样品,进行临床前安全性和有效性的实验,并制定制造与检定基本要求。

3. 中间试制阶段　生产工艺基本定型,产品质量和产率相对稳定,并能放大生产,并有测定效价用的参考品或对照品。提供自检和中国药品生物制品检定所复检合格,并能满足临床研究用量的连续三批产品,有较完善的制造检定试行规程和产品使用说明书。

4. 试生产阶段　完善生产工艺和质量标准及其检定方法并按有关规定完成第Ⅳ期临床试验、制品长期稳定性研究和国家药品监督管理局要求进行的其他工作。

5. 正式生产阶段　按要求完成试生产期工作后,经 NMPA 批准转入正式生产。

数量众多的规定能确保疫苗的安全性和质量,其中包括精确地识别起始材料(确定特性),遵守生产操作规范的原则,使用具体的控制措施,以及由 NMPA 以批为基础分别允许疫苗出厂。质量和安全责任,在生产国内由 NMPA 负责,在出口时由进口国的国家管制当局负责。

联合国各机构提供的疫苗由 WHO 进行资格预审。只有在经 WHO 确认国家管制当局有效履行要求的所有监控责任的国家内生产的疫苗才有可能通过资格预审。制造厂商需提交产品概要档案,详细介绍诸如生产方法、疫苗成分和质量控制措施等情况。

四、疫苗运输与储存的质量管理与预防接种的质量管理

详见本书第三章和《疫苗管理法》。

第五节　疫苗的注册管理及要求

NMPA 根据《中华人民共和国药品管理法》《中华人民共和国药品管理法实施办法》和中华人民共和国《疫苗管理法》，并在《药品注册管理办法》基础上制定颁布了《新生物制品审批办法》，以加强新生物制品研制和审批的管理。

新疫苗的注册管理应遵守《新生物制品审批办法》和《疫苗管理法》。

（一）新疫苗研制的要求

依据《新生物制品审批办法》和《疫苗管理法》，新生物制品研制包括生产用菌毒种、细胞株、生物组织、生产工艺和产品质量标准、检定方法、保存条件、稳定性以及与制品安全性、有效性有关的免疫学、药理学、毒理学、药代动力学等临床前的研究工作和临床研究。新生物制品研制和生产要分别符合我国《优良实验室操作规范》（GLP）、《药品生产质量管理规范》（GMP）的有关规定。

（二）新生物制品临床研究申报与审批

申报新生物制品临床研究、研制的单位要填写申请表，提交规定的有关申报材料（其中保密资料按保密有关规定办理），送所在省、自治区、直辖市药品监督管理部门。省级药品监督管理部门对申报材料进行形式审查提出意见后，报送 NMPA 审批。

生物制品临床研究须经 NMPA 审评、批准后方可进行，临床研究用药的生产工艺和质量标准应与临床前研究用药一致。预防用新生物制品临床研究工作，由 NMPA 指定的单位按规定的技术要求和程序组织实施。

Ⅰ、Ⅱ、Ⅲ期临床试验用药由研制单位无偿提供并承担研究费用，Ⅳ期临床试验用药研究费用由生产单位与承担单位双方商定或按有关规定执行。

（三）新生物制品生产的申报和审批

新生物制品Ⅲ期临床试验结束后，研制单位填写申请表，提交规定的有关申报资料，报送 NMPA 审批，批准后发给新药证书。多家联合研制的新生物制品，NMPA 批准后，给每个单位颁发研制单位联合署名的新药证书。申报生产新生物制品的企业，在经过国家验收符合 GMP 要求的车间内连续生产三批，经中国药品生物制品检定所抽样检定合格，填报申请表，提交新药证书、生产车间验收文件、中国药品生物制品检定所的检定报告复印件，报 NMPA 审批，批准后发给批准文号。第一类为"国药试字 S×××××××"，其中"S"代表生物制品。

国药试字新生物制品试生产期两年。试生产期满 3 个月前，生产单位填写申请表，提交规定的有关申报资料报 NMPA 审批；审批期间其试生产批准文号仍然有效。逾期未提出转正式生产申请或试产期满未批准转正式生产的产品，原批准文号取消。

（四）新生物制品制造检定规程的转正

新生物制品生产批准后，其制造检定规程为试行规程。第一类疫苗试行期为三年（含试生产期），其他类别为两年。NMPA 责成中国生物制品标准化委员会对试行规程按规定的要求和程序进行审查，提出制造检定规程，报 NMPA 审批发布。规程试行期满，未提出转正申请或未按要求补充材料的生产企业，NMPA 取消其产品的批准文号。

思考题

1. 疫苗研制过程包括哪些环节？
2. 疫苗临床研究的分期及要求有哪些？

（窦骏）

第七章 实验动物的管理

实验动物学是一门与实验医学相关的学科。任何用于人的医学产品在初次使用之前,都需在动物身上做各种体内实验以证明其安全性和有效性。通过建立各种动物模型,可以广泛应用于生命科学的研究。与其他医疗产品相比,疫苗是数量最大的用于人体的产品。虽然近年来开发了大量的治疗性疫苗,但绝大多数疫苗还是用于健康人,因此对于其安全性和预防效果的检测要求极其严格。新疫苗的研制过程中,在进入Ⅰ期临床试验前,必须有动物实验的数据。

第一节 实验动物管理的组织机构

在疫苗及其他医药事业发展的历史过程中,由使用天然的动物逐渐发展出人工饲养和控制的实验动物,这些实验动物除了包括天然状态下的动物以外,还包括自然界中不存在的、用人工手段培养出来的各种纯品系动物、无致病原动物、无菌动物以及近年来开发的基因敲除动物和转基因动物。在美国,任何使用动物的研究都有特定的申请程序,必须符合一定的要求,还有很多机构可以对实验动物的使用、试验和研究进行管理与监督。在中国欲进行相关的动物实验,要填写实验动物许可证申请书,包括申请许可的项目、实验动物生产许可证、实验动物使用许可证等,经批准备案后方可使用。对申领许可证的单位和个人,在向各省、市、自治区科学技术厅提出申请的同时,应提交国家或省实验动物质量检测机构出具的检测报告,检测内容须符合相关规定。

美国实验动物管理及使用协会(institutional animal care and use committee,IACUC)是由动物学家、使用动物作研究的科学家和兽医组成。其主要任务是审查研究项目中的动物使用方案是否符合联邦、州及当地政府的法律规定,是否遵守所在研究机构的相关政策条文。IACUC还定期检查动物房和使用实验动物的试验室,提供一些动物保健方面的信息。美国实验动物科学协会(American association for laboratory animal,AALAS)在实验动物领域里是个人与组织之间交流的一个重要机构,它通过发行科学杂志、培训技术人员以及举办一些会议的途径,达到学术交流、培养人才的目的。

美国实验动物管理审核协会(American association for the accreditation of laboratory animal care,AAALC)成立于1965年,其主要功能是对实验动物的使用和研究进行鉴定与审核,

包括对实验动物房及研究项目进行现场检查和评估,以达到优化管理的目的。

我国及各省、市、自治区科学技术行政部门主管本地区的实验动物工作,负责制定实验动物发展规划,以科技项目经费支持实验动物科学研究。实践表明,实验动物的管理应当协调统一、加强规划、合理分工、资源共享,这样才有利于环境保护,有利于市场规范,有利于实验动物的科学研究、生产和使用。

我国及各省、市、自治区科学技术厅组织对已取得实验动物许可证的单位和个人定期或不定期检查或抽检。取得许可证的单位和个人不得将许可证转借、转让、出租给他人使用,也不得代售无许可证单位或个人生产的动物及其相关产品。对于违反以上规定的单位和个人,一经核实,所持许可证予以收回。擅自翻印、伪造许可证的,予以收缴,情节恶劣、造成严重后果的,依法追究行政责任和刑事责任。

第二节　动物房的分类

动物房的设计主要取决于研究的性质和实验的对象,还必须考虑工作人员、动物及周围社区的安全问题。为此,动物房必须设有动物检验室并提供有效的动物尸体及其他垃圾处理手段。动物房在设计上可以分为三类:

一、常规动物房

常规动物房(conventional facility)只有一个门,用于干净物品、人员、动物和废弃物的出入,对人员、物品的流向和空气的流向都没有任何特殊的要求,管理上也没有明文的规定,更多是靠饲养管理人员的知识和经验。

二、清洁物与废物分离动物房

清洁物与废物分离动物房(clean/dirty facility)中每个动物房间都有进口和出口,所需物品与动物均从干净走廊和进口运进动物房间,而用过的笼具及用品、完成工作的管理人员则从出口通过不清洁走廊进入洗刷室或更衣室,以降低污染的概率。动物房的气流走向应设计为由干净走廊到动物房、再到不清洁走廊。

三、限制性动物房或屏障性动物房

限制性动物房(containment facility)是把污染源限制在一定的范围之内,而屏障性动物房(barrier facility)则是使污染源被限制于动物房之外。这两种动物房除了都具有清洁物与废物分离动物房的特点外,工作人员在和动物接触之前还必须穿上保护性的外套(长外衣、口罩、帽子、消毒的工作服、鞋套和手套等)。限制性动物房工作人员的保护性外套是保护人避免毒素及病原体的污染,而屏障性动物房工作人员保护性外套则是保护动物避免受到可能由于作人员带来的污染。在这类动物房内的所有工作,包括换笼具,都必须在超级工作台里进行,每个笼子都是一个独立的微环境,气流的出入都要通过上面的过滤层。所有饲料在进入动物房前都应高温消毒,再从清洁走廊运入,而用过的物品及垃圾则从另一个门通过脏走廊运出。周围气压始终保持在正压,以避免污染。无特定病原体(specific pathogen free,SPF)动物一般就需要这类动物房。

第三节 动物房的设备及原材料

一、笼具

实验动物大多的时间是在笼子里度过的,所以笼具应适于动物活动,方便研究者操作,防止动物外逃。笼具要经久耐用,常见的笼具材料有不锈钢、铝合金和塑料等。我国对笼具的具体要求是:无毒,耐腐蚀、耐高温,易清洗、消毒、灭菌,耐冲击,牢固,动物不易逃逸,符合动物生态及生理要求。常见的笼具主要有以下 5 种:

1. 前开门式笼具 进出笼子是从前门,多以不锈钢条或铁丝网为材料。水和料槽一般悬挂在前门上,动物排出的粪便从底部漏入接粪盘里。

2. 悬挂式笼具 用塑料或铁丝网加工而成,能够悬挂在一个不锈钢的架子上,笼子可以像抽匣一样拉进拉出。动物粪便可以从笼子底部滑入接粪盘里,只要经常换洗接粪盘和定期换洗笼子即可。

3. 鞋盒式笼具 大多是以塑料为原料,在笼具的上面加上带有过滤层的盖子,它使动物与外界环境分开,气流的出入必须经过一个过滤层。这是屏障性动物房里饲养小鼠和大鼠常见的笼具。

4. 运输笼具 是把动物从一地点运到另一地点所用的一种临时笼具。美国动物福利法对动物的运输有严格的规定,特别是对豚鼠、仓鼠、兔子、猫、狗和灵长类动物的运输要求更加严格。远距离运输一般都提供动物垫料、饲料和水,而用于近距离运输则不必配备这些条件。我国规定动物运输应配置专用车辆或专用笼具,专人负责;符合安全和微生物学等级控制要求;不同品种、品系和等级的实验动物不得混合装运。

5. 代谢式笼具 是为特定的代谢实验研究而设计的,能分别收集粪样和尿样,并可准确量出所耗水或料及所排出的粪或尿。

二、垫料

垫料(bedding)是指笼子下吸收动物排泄物的物品。很多情况下垫料是放在笼内,除吸收动物排泄的废物以保证动物的清洁外,还与动物直接接触。虽然根据不同动物、不同笼具和不同的研究性质会选择不同的垫料,但是所有的垫料都应无毒、干燥、松软以及不能食用。垫料应有良好吸湿性,粉尘少,无异味、无挥发性油脂和杂质,经灭虫、消毒灭菌后使用。

三、供料与供水及光照

根据不同实验动物的营养要求及试验目的,选择不同的饲料进行喂养。饲料槽应放在动物易取食又不易被粪便等排泄物污染的地方。饲料应保证供应,以满足幼龄动物的正常生长和成年动物繁殖和哺乳需要。动物饲料不应在动物房内加工和长期保存,买进来的饲料要存放在低于室温、没有污染、无昆虫和其他动物进入的清洁地方。用户应该了解其饲料的加工日期及有效期,过期或保存不恰当的饲料可能会使营养缺乏而不利于动物饲养。

实验动物每天应供给足够、新鲜和没有被污染的水。定期检查水源酸碱度、硬度、微生物及化学成分。一级实验动物饮用水应符合城市居民生活饮用水标准;二级以上动物饮用灭菌水。动物房不宜光照过强,要设有自动定时开关的灯光,因为动物也有昼夜光照习惯。

四、笼具洗刷设备

1. **隧道式洗刷机**　是最常见的一种洗刷机。笼具放在一个传送带上,经过一系列的工序达到洗刷和烘干的目的。这种洗刷机尤其适合于屏障性动物房的笼具洗刷。因为用过的笼具从不清洁的一侧装入隧道式洗刷机,放在传送带上,待完成整个洗刷工序后,笼具则从干净的一侧出来,等待重新组装。

2. **柜式洗刷机**　把脏的笼具放在机器中间,经过一系列的洗刷和烘干等过程,完成整个工序。

3. **笼架洗刷机**　是一个放大的柜式洗刷机,适于洗刷大的笼架。

所有的笼具洗刷设备均应控制好温床和洗刷时间,在使用此类机器时,应注意合理操作、定期检查和维修。

第四节　动物房的卫生

一、工作人员卫生

饲养人员和研究人员在做动物工作时,都应穿戴适当的工作服、手套和口罩,进入动物房时要穿上鞋套,必要时还要戴上安全眼镜。工作人员的着装根据动物房的种类与要求而不同,良好的卫生操作是必要的,一般包括:① 养成不用手摸嘴、鼻、眼、脸和头发的习惯,以免被感染;② 把个人随身用品放在指定的地方;③ 离开动物房间或笼具洗刷室前一定要洗手;④ 脱下工作服后也要洗手。

使用实验动物的科技人员必须熟悉动物的麻醉手术、各种合法的接种途径、处死动物的方式以及自身和环境的防范措施。凡是接触实验动物的人员，必须记录接触实验动物的历史及经验，包括是否被咬伤、是否过敏等。对接触动物的人员，一般应接种破伤风、乙型肝炎以及相关的实验致病原疫苗。此外，使用及饲养动物的工作人员在被雇佣之前都必须做身体检查，体检合格被雇佣后也应定期体检。任何的意外事故和特殊的疾病等都应立即报告。

对动物实验机构的负责人、专职实验动物管理技术人员及从业人员的配备都有明确要求：

1. 动物实验机构的负责人　应该热爱实验动物工作，熟悉国家和地方有关实验动物的法律、法规，由单位领导正式任命。

2. 专职实验动物管理技术人员　应具备大专以上学历、中级以上专业技术职称，具有本专业科学知识和技术能力。

3. 专职实验动物饲养人员　应具有中专或高中（或职高）及以上学历。如为初中毕业，应经过专业培训，并从事本岗位工作 3 年以上。

所有从业人员必须接受法制、职业道德和专业技术继续培训，不低于 30 学时，并取得省科学技术厅认可的实验动物从业人员岗位证书。

二、设备的卫生管理

（一）实验动物笼具的更换

美国国立卫生研究院的"实验动物的管理与使用纲要"提出，实验动物的笼子应经常换洗，以保证动物环境的干燥与清洁。换洗间隔时间应根据每笼的动物数量、笼子的大小和垫料的种类不同而适当调整。对于大型动物，如灵长类，需每天更换垫料。

（二）笼架、水瓶和饲料槽等其他设备

有规律地定期洗刷笼具设备是一个动物房减少污染的一个重要环节。水瓶和饲料槽一般都要随笼具的换洗而同时清洗。

（三）动物房间和环境的检测

饲养动物的工作人员应定期把动物运出房间，用消毒剂彻底洗刷，但所使用的清洗液因所饲养的动物不同而有不同种类；水池和垃圾桶要勤洗勤换；通风换气口要经常检查，并更换滤网，以免灰尘太多而阻碍空气流通。整个动物房都应定期（一般是每个月）抽样检查，以保证其卫生安全性。我国某些省、市、自治区对实验动物环境设施条件规定的具体要求如下：

1. 环境设施要求

（1）设施位置为远离生活区、生产区的独立场所，对原有设施，如无法与生活区、生产区分开时，应制定切实可行的补救措施。

（2）室外环境整齐、卫生，无积水、杂草、垃圾积土及蚊蝇滋生地，定期消毒、杀虫、灭鼠，附近不得饲养非实验用家畜家禽及其他动物。

（3）实验动物设施应是专用的独立设施，不得与其他机构共用。如果一个单位的实验动物设施设在不同地点时，应分别申请实验动物生产供应或动物实验许可证。

2. 建筑要求

(1) 墙内壁应耐水洗、防腐蚀、无反光、耐冲击，阴阳角为圆弧形，易清洗消毒。地面防滑、耐磨、平整、无渗漏，防腐蚀。天花板距地面不低于 2.4 米，走廊宽度不少于 1.5 米，门的宽度不小于 1.0 米。

(2) 二级及二级以上设施应有应急备用电源，内外通讯电话，有蒸汽、药物等消毒设施；笼具、饲料、饮水、垫料均应经过消毒灭菌处理；如果使用商品饲料、垫料时，应该设有洁净传递窗，保证传入时不被污染。

3. 内部环境

(1) 设施内要求人流、物流、气流组织合理，应避免交叉感染。根据需要设立隔离检疫室、办公室、维修室、库房、饲料室、更衣室、休息室、值班室等。

(2) 动物生产饲育区要求各种动物的饲养区均有独立的缓冲间、育种室、扩大群饲育室、育成室、待发室、清洁物品储藏室等。

(3) 饲养系统应设有洗刷消毒间、机械设备间、废弃物处理间及密闭式动物尸体冷藏设施。内部环境温度、湿度、洁净度、气流速度、换气次数、梯度压差、有害气体浓度、照度、噪音等技术指标达到国家标准《实验动物环境及设施(GB14925—2001)》的要求。

以上均以合法监测部门的监测报告为准。

三、管理制度

1. 工作制度　工作区域分布合理，有明确的平面布局图及控制管理制度。

2. 繁育管理规程　按不同品种品系和不同微生物学分类级别的要求制定动物繁育管理规程。

3. 规章制度和操作规程

(1) 有兽医室和基本的仪器设备，有严格的规章制度和操作规程。

(2) 有专门的实验动物微生物、环境、营养等质量检测人员及其设施设备、规章制度；具备自检能力，动物质量的自检周期不得超过半年。

(3) 供应的实验动物应保证质量，并主动向用户开具合格证和提供近期质量检验报告。饲养、繁育科学实验用犬，应向省或所在地市科委申请并应在当地公安局办理有关手续。

(4) 有工作人员岗位责任制、奖惩制度、安全保证措施。

(5) 有完整的实验动物饲养、管理，环境、饲料等工作记录和生产供应账目，发出动物档案、合格证存根、投诉记录等档案资料。

(6) 有实验室管理规章制度、仪器设备使用操作规程和动物实验操作规程，需详细记录实验动物引进单位、日期、品系名称、数量、级别、合格证和饲料、垫料等来源，资料完备。

思考题

1. 实验动物房有几类？各自要求什么？

2. 研究人员在做动物房工作时需注意哪些卫生要求？

（张莹　窦骏）

第八章　疫苗的供给和市场管理

疫苗可以防疫,市场需要疫苗供给,这种需求关系形成了经济关系,即构成了疫苗市场。您了解这种看不见的市场如何运作和管理吗? 您可进入疫苗供给市场,发现新的商机。

第一节　疫苗经济

疫苗不再仅仅用于感染性疾病的预防,也可作为新的治疗方法来对抗各种疾病,如癌症、艾滋病、阿尔茨海默病、疱疹,甚至多发性硬化症。

一、疫苗的价值和市场

疫苗的市场在发达国家已很稳定,疫苗市场的增长主要来源于新疫苗以及多价联合疫苗的上市,2018 年美国疫苗市场价值为 174 亿美元,2020 年预计将达 300 多亿美元以上。我国现有 45 家疫苗生产企业,可生产 63 种疫苗,年产能超过 10 亿剂次。预计 2020 年我国疫苗市场的规模将达到 300 多亿人民币,防控重大疾病和传染病的能力明显提高。

我国疫苗分为计划免疫疫苗与有价疫苗,前者由政府采购,价格低廉,利润不高;后者由消费者自费接种,疫苗价格高,利润也高。由于政府对疾病预防的投入不断加大,以及消费者越来越接受自费注射疫苗预防疾病的观念,考虑到我国庞大的人口基数以及国内疫苗市场正处于刚刚起步阶段,因此可以预计国内疫苗行业将会有很大的成长空间。

二、疫苗的专利

专利是由国家专利主管机关依据专利法授予申请人的一种实施其发明创造的专有权,授予专利权的发明和实用新型应当具备新颖性、创造性和实用性三个要求。我国专利法保护的发明创造分为发明专利、实用新型专利和外观设计专利三种。

三、疫苗的生产系统及成本

（一）疫苗的生产系统

1. 生产疫苗需要的时间　临床之前实验室和动物实验一般要 1～3 年的研究时间。临床有三期。疫苗生产需要微生物生长时间,疫苗生产厂家需要高新技术和大而精确的设备,如必须有核准的执照厂房和生产车间。如 OPV 要 12 个月,TP 要 6~10 个月才能生产好。

2. 疫苗的供应与平衡　　当供给生产的疫苗量超出免疫总人口量的时候,疫苗生产过剩,价格降得过低时,生产厂家就会退出市场。我国由卫健委定量要求各生物制品研究所生产并储备疫苗,几年之内几乎不变产量;而国外疫苗生产的波动性很大。

(二) 疫苗的生产成本

进行疫苗生产的主要因素在于产品开发投资来源阶段,包括制品发现、临床试验、执照申请和生产设备的投资等。这些过程的实施一般周期长,政府的监督部门应监督并督导每一阶段的质量。

每一个疫苗都从基础研究开始,先期投资多数是由政府研究经费支出,这些由政府介入的投资主要目的是降低疫苗先期研究的投资风险,同时有效诱导疫苗后期从业人才的早期教育。美国一个疫苗的早期研究一般为 10 年,约 10 亿美元,这个数字表明疫苗研制显然存在着大量的低效率运作。中国的疫苗产业在建立过程中应该吸取美国的教训。这个阶段的疫苗投资风险较大,但可回收的绝对效益也大,投资一般由生物制品风险投资商承担。政府必须制定相关法律来保障风险投资人的权利,这样才会有金融界的投资者敢冒风险而投资,同时原始发明人应该得到有法律保护的专利费用。

第二节　疫苗市场的特点

疫苗市场具有自然垄断的特点,它与人为垄断截然不同。人为垄断是不顾消费者权益而进行的商业行为;自然垄断是考虑到产品统一的要求,保障产品质量和使用安全的统一生产的良性市场行为。形成疫苗市场具有自然垄断特点的原因之一是疫苗的生产成本很高、时间长、风险大。我国人用疫苗市场管理,一般由地方政府以批发价格整批低价大量购进;医生诊所、医院一般以市场价格小批分批购进,各级政府一般以年为单位竞争购进。大都是省、市 CDC 统一从生产部门购进,再分配至县、乡 CDC。政府对疫苗的管理应包括控制市场和保护消费者的权益和安全,后者应是管理的重点。

疫苗产业的经济就是疫苗市场数量,一种传染病就是一个疫苗市场,病与病之间没有疫苗需求方面的互补性。疫苗生物制品的统一生产,便于流行病管理和监测,同时便于对产品的一系列复杂的质量控制。比如无菌体百日咳疫苗,张延龄等发明了百日咳毒素的解毒和提纯工艺之后,美国 FDA 按照他们的生产工艺,制定了这种疫苗的监控、检测和药品生产质量规范(GMP)的生产和质量标准。这些标准被统一地由政府要求生产厂家遵照使用,统一的生产工艺和质量标准保障了统一的防疫效果。在一种疫苗市场中,也有多元的疫苗剂型,多是由同一家厂商生产。同类疫苗制品中,生产厂家的单一性是健康的市场导向,应以防疫质量为基础。

当然,区域性的人为市场控制也是存在的。

疫苗制品市场需要高技术和长久的大量风险投资,这样就从资本和技术上形成了很高的竞争要求,加上各国政府的保护性法律的执行,使疫苗市场形成了目前的自然竞争之后的部分人为垄断形势。在 20 世纪 80 年代,13 家能在美国销售儿童疫苗的企业中,有 3 家国外厂商,到了 90 年代,3 家全部撤出了美国市场。15 种儿童疫苗中,10 种是独家生产,更有甚者,只有一家厂商生产所有 MMR 所需的单价和混合疫苗的抗原。2019 年度,欧美 8 家疫苗企业已控制了 40 个疫苗品牌/品种的销售。在疫苗管理上,往往是一家公司同时拥有所有疫苗的生产执照。产品虽然很单一,但推销效率并不一定高。比如某公司在拥有生产白喉和破伤风类毒素执照多年之后,于 1993 年才将制品投入市场,而同时虽然有另一国外公司有美国执照生产白喉和破伤风类毒素,但这家公司的制品从来没能在美国销售。

一个疫苗市场的垄断,一般具有以下特点:① 少数企业参与生产;② 少数企业参与购买;③ 进入市场和退出市场的自由受到限制;④ 技术信息和商业信息受到控制;⑤ 产品单一化;⑥ 没有广告、促销行为;⑦ 几个厂家协商,控制市场价格;⑧ 当供求关系变化时,没有价格的调整,往往价格只升不降。

第三节　疫苗市场的管理

一、法律制定

法律的制定和有效的执法对生物制品产业是经济利益的保障,对消费者是安全和有效性的保障。疫苗产业的市场立法、监督、执法、经营和管理必须本着最终目的是得到最高覆盖率和最佳质量的免疫。在立法方面,各疫苗生产国相差不大,差距主要在执法方面。

中国疫苗行业主要法律法规有:《药品生产质量管理规范》《药品经营质量管理规范》《中华人民共和国药品管理法》《中华人民共和国药品管理法实施条例》《中华人民共和国传染病防治法》《中华人民共和国药典(第三部)》《疫苗流通和预防接种管理条例》《疫苗储存和运输管理规范》《药品说明书和标签管理规定》《药品流通监督管理办法》《制药工业污染物排放标准》《药品GMP 认证检查评定标准》以及 2019 年 6 月 29 日全国人大常委会三审通过的《疫苗管理法》。

二、政府监控与调节

由于疫苗关系到人民的身体健康,疫苗的流通销售受到政府部门的严格管制。政府有能力和责任在市场经济中控制垄断的形成,一旦出现垄断,政府要介入并调整。国家颁布的《疫苗流通和预防接种管理条例》和《疫苗管理法》对疫苗的销售对象做出了特殊规定:对一类疫苗(政府免费提供的疫苗),由省级 CDC 做好分发组织工作,并按照使用计划组织分发到市级 CDC 或者县 CDC；对二类疫苗（由公民自费并且自愿受种的其他疫苗），疫苗生产企业可以向 CDC、接种单位、疫苗批发企业销售本企业生产的疫苗产品。

列入国家及各省市基本医疗保险和工伤保险药品目录的一类疫苗，实行政府定价或政府指导价；对二类疫苗，实行市场调节价。依法实行政府定价、政府指导价的药品，政府价格主管部门依照《中华人民共和国价格法》规定的定价原则，依据社会平均成本、市场供求状况和社会承受能力合理制定和调整价格，做到质价相符，保护用药者的正当利益。疫苗的生产企业、经营企业和医疗机构必须执行政府定价和指导价，不得以任何形式擅自提高价格。

思考题

1. 何为疫苗市场？其有什么特点？
2. 如何对疫苗市场进行有效合理的监控与调节？

（窦骏）

第九章　免疫预防在抵御生物战中的作用

您知道民间曾传说的"东死鼠西死鼠,人间死鼠如见虎"吗?您知道"白色粉末"曾对美国造成的感染吗?您知道天花病毒和鼠疫杆菌气溶胶对人类的威胁吗?为了抵御生物战可能造成的人类的恐怖袭击,请您悉知本章内容,有备无患。

第一节　生物战的历史与现状

生物战包括在战争时期将生物武器指向军队以及在和平时期将生物武器指向平民的行为,前者称生物战争,后者称生物恐怖袭击。任何人为播散感染性和传染性疾病的行为都是反科学、反人类和反社会的行为,应当受到世界各国政府和人民的一致反对。

从远古时代开始,人们在战争中就使用有毒物质污染箭头、长矛及尖竹钉投掷敌军,以后的数世纪中,人们常常通过污染水源及食物摧毁敌人或将瘟疫感染的尸体投掷到敌军阵营。通过撒布感染性污染物粉末而杀伤自然人群的行为也有,1754—1757年间英法入侵北美洲时,英军就将天花病人用过的毛毯遗弃在战场上,印第安人使用后造成天花流行。

德国科学家科赫和法国科学家巴斯德于19世纪晚期奠定了微生物学的基础,也使生物战在第一次世界大战中成为一门科学。采用感染家畜和动物饲料的手段是一战期间最主要的生物武器实施方法,但当时尚未对人群进行攻击。战后,国际联盟于1925年颁布了"日内瓦协议",禁止在战争中使用化学武器和生物武器,但该协议并未禁止研制、开发和储存这些武器。很多国家一直在从事生物武器的研制和开发,不管其是出于进攻目的或者防御目的。

生物武器的研究在第二次世界大战时期达到高度科学水平。德国、加拿大、英国、前苏联都有人集中研究属于禁止使用的生物武器,如有关动物和粮食作物疾病、口蹄疫、炭疽病等。日本于1932年开始启用生物武器。在侵华战争中,日本的生物武器研究人员多达数千人,通过直接投毒、使用气体炸弹及感染性载体,在中国浙江、湖南、云南和东北等地多处施放鼠疫、炭疽、霍乱和伤寒等传染性微生物,每次袭击致死亡人数为1 000～22 200人。日军731部队在中国哈尔滨及吉林的细菌实验室中用中国、朝鲜和前苏联人进行活体实验,犯下了反人类的滔天罪行。美国开始生物武器的研究较晚,但到1944年有3 000多人从事防御性武器研究,进行了有关病原体制备、剂量、稳定性、辅助剂、毒力增强物质、毒素纯化、免疫应答、动物模型以及植物破坏性制剂等的研究。至 1945 年二战末期,最主要的突破是开发出湿性或干燥病原体小颗粒气溶胶的投放方式。

1972 年 4 月 10 日联合国签订了《生物武器公约》,并于 1975 年 3 月 26 日正式生效。该公约禁止开发、生产和储备生物武器和毒素武器,并责令销毁生物武器。到 2019 年 7 月,已有182 个缔约国,其中 109 个为签署国。

美国在 1969 年由尼克松总统下令停止生物武器活动并销毁所有生物武器储备。与美国相反,在《生物武器公约》生效时前苏联着手扩大生物武器研究,至 1993 年涉及 40～50 个研究单位、约 6 万名研究人员从事 10～12 种生物武器开发研究,尤其值得注意的是前苏联的研制项目还包括基因改良病原体的研究。美国情报局估计,目前至少有 12 个以上的国家具有或正在积极进行进攻性生物武器的研究,新武器项目远远超过原来所认定的数目。2001 年美国发生"9.11"事件后,又发生了炭疽生物恐怖袭击事件,数十人受伤,5 人因吸入性炭疽死亡,引起美国政府和人民的恐慌,各国政府乃至整个人类对此极为关注。希望人类的科技进步只为人类的和平和进步服务,反对一切形式的生物战争和各种战争。

第二节　微生物的遗传改造与生物武器研发

微生物遗传改造的成功为生物武器的研制提供了无限的可能。细菌和病毒经过遗传改造而成生物武器的方法有:(1) 通过质粒转化或基因修饰,将抗生素抗性或药物抗性引入微生物;(2) 通过基因改造使病原体扩大宿主范围,或改变宿主以及改变宿主细胞亲向性;(3) 将共生的或弱毒性的微生物逆转成致死性的病原体;(4) 改变微生物的抗原结构,使其能逃避机体的免疫保护或疫苗的保护;(5) 整入能表达致死毒素的基因序列;(6) 整入表达不适合的细胞因子的基因片段。

通过对鼠痘病毒的基因改造,使鼠痘(传染性缺肢畸形)的毒力发生变化,可使原来的抗性品系的小鼠致死。这种改造是使鼠痘病毒表达白细胞介素-4 所致。有研究显示,骆驼痘病毒的基因序列与天花病毒密切相关,推测天花可能由骆驼痘病毒发生基因改变而产生,故而经过遗传改造后很可能就具有发生天花的危险性。目前在世界各地流行的禽流感病毒,使家禽大量死亡,也可传染人类,一旦对此进行基因改造,禽流感病毒引起人类大量死亡的可能性将非常大。

第三节　抵御生物战的方法

生物武器主要是具有传染性和致死性的微生物及其毒素,因此抵御生物武器的生物学手段主要包括三个方面:研制抗传染性微生物的预防性疫苗;研制抗毒素和抗微生物的药物以及研制具有被动保护性作用的抗微生物的中和性抗体等。

一、抗传染性制剂的预防性疫苗

表9-1列举了我国已经开发出来并常规应用的针对细菌和病毒的预防性疫苗。这些疫苗在传染病的预防和消灭中发挥了巨大的作用,大大提高了人民的健康水平。

表 9-1　我国使用的抗传染病疫苗

细菌性疫苗	种类	病毒性疫苗	种类
白喉	K	麻疹	L
百日咳	K	腮腺炎	L
破伤风	K	风疹	L
百白破联合疫苗	K	麻风腮联合疫苗	L
白破联合疫苗	K	麻风联合疫苗	L
卡介苗*	L	水痘	L
流脑疫苗及结合疫苗	K	脊髓灰质炎	L/K
霍乱*	K	甲肝	L/K
伤寒	K	乙肝	K
炭疽*	L	戊肝	K
鼠疫*	L	流感	K
布病*	L	轮状病毒	L
钩端螺旋体	K	狂犬	K
肺炎	K	乙脑*	L/K
森林脑炎疫苗	K	出血热*	K
手足口病	K	/	/

注: * 有可能成为生物武器的制剂。L表示活疫苗;K表示死疫苗或纯化疫苗

与研制成功的疫苗数相比,有无数的潜在病原体可被用于制备生物恐怖武器。澳大利亚科学家列举了65种病原体,建议将它们纳入严密控制之列。美国疾病预防与控制中心(CDC)将针对17种病原体的疫苗分为A、B、C三类,作为优先发展项目(表9-2)。在这些制剂中,有6种疫苗或抗血清在美国有正式产品。美国国立卫生研究院有关A类制剂的研究项目计划已于2002年2月制定,B类与C类制剂的研发计划则紧随其后,侧重研究微生物学特性、宿主应答、

疫苗、治疗、诊断及研究资源等。

表 9-2　美国 CDC 公布的三类可选择性作为潜在生物武器的制剂

A 类	B 类	C 类
炭疽	Q 热	Nipah 病毒
天花	布氏菌病	汉坦病毒
肉毒	马鼻疽	蜱传染性脑炎
鼠疫	蓖麻子毒素	黄热病
土拉菌病	产气荚膜梭菌毒素	多重抗药性结核杆菌
病毒性出血热	葡萄球菌肠毒素 B	

二、抗毒素和抗微生物药物

虽然疫苗在预防传染性疾病方面有巨大的潜力,但是它们在治疗方面作用很小或无用,因此必须开发抗生素、抗毒素治疗性制剂以及抗病毒、细菌等微生物的有效药物,以便对已感染或怀疑被感染的病人进行紧急预防或治疗。

长期以来,治疗细菌性感染的主要手段是抗生素,但自然界中存在很多有抗生素抗性的病原体,如近年来出现的超级细菌,抗生素对其无效。另外,这种抗生素抗性还可通过遗传改变而引入新的病原体或无毒的微生物,进行抗性的播散,因此不遗余力地研制具有新的作用方式和机理的抗生素是一项长期而艰苦的任务。

通过抗毒素进行被动治疗、中和毒素的毒性作用,也是突发事件中提供紧急治疗的有效手段。免疫球蛋白可在动物,尤其是植物中获得而降低成本,并且在植物中它们还能长期储存于转基因种子中。

三、被动保护性作用的抗体

在诱导即刻被动免疫方面,丙种球蛋白尤其是特异性丙种球蛋白的应用,为抵御传染性细菌、病毒等微生物的感染提供了重要的手段,因为中和性抗体的存在是机体抗感染免疫的重要途径。这些免疫球蛋白的成功应用也为将来开发新疫苗和抗血清提供了模式。

表 9-3　针对 A、B、C 类战剂的疫苗开发现状

疾病	现状	注释
炭疽	获许可证	需进行改良研究
天花	获许可证	需进行改良研究
鼠疫	获许可证	需进行改良研究
土拉菌病	在 IND 条件下工作人员应用	有一定希望
布氏杆菌病	正在研究	/
病毒性出血热	正在研究	/
黄热病	在美国获许可证	经验值得借鉴

疾病	现状	注释
肾肺综合征	正在研究	/
阿根廷出血热	正在研究	早期临床试验
裂谷热	正在研究	早期临床试验
埃博拉出血热	正在研究	早期研究实验
Q热	在IND条件下军队应用	多半满意
马鼻疽和类鼻疽	需要研究	有进展
蜱传染性脑炎	欧洲与亚洲获准应用	需改进纯度
结核杆菌病(BCG)	全球广泛应用	需改进效力
毒素	正在研究	/
肉毒毒素	无疫苗	正在研制多价类毒素
蓖麻毒素	无疫苗	最好研制抗血清
气性坏疽荚膜梭菌毒素	无疫苗	待开发
葡萄球菌肠毒素	无疫苗	待开发

目前对抵御生物武器的生物制剂研究已进入新的时代,应侧重考虑以下几方面的研究:① 对现有疫苗进行改良研究,确定重要的毒力和保护性抗原,使这些抗原成分可以在多价疫苗中应用,并能抵御基因改造后的攻击性微生物的感染。② 借鉴已开发出的疫苗研制经验,积极开发新型疫苗,如在出血热病毒方面,黄热病疫苗是美国唯一被批准的疫苗,而在研究埃博拉病毒疫苗中发现以重组DNA初次免疫,再经重组腺病毒载体加强免疫是一成功的新方案,为出血热疫苗的研制提供了捷径。③ 抵抗毒素的疫苗方面,应积极开展多价类毒素以及特异性抗血清研究。目前免疫球蛋白只是用来中和毒素的治疗性制剂。④ 从备战角度考虑,军队应持有多价抗毒素储备,以备突发急用,并抵御气溶胶毒素生物武器的袭击。

第四节　生物战剂的杀伤力评估

一、杀伤力生物战剂概述

30多年前,WHO顾问委员会评估了将7种生物战剂以每种50 kg从具有50万人口的城市上风向投放下来所会造成的伤害,进而根据它们的杀伤力排出次序。这一实地运用为衡量不同制剂的危险、为建立疫苗优先开发权提供了基础。

表9-4　WHO估计由生物制剂袭击所造成的意外伤害

制剂	向下风向速度/km	杀伤人数	无能力人数
裂谷热病毒	1	400	35 000
蜱传染性脑炎病毒	1	9 500	35 000
伤寒杆菌	5	19 000	85 000
布鲁氏菌	10	500	125 000
Q热柯克斯体	>20	150	125 000
土拉菌	>20	30 000	125 000
炭疽杆菌	>20	95 000	125 000

注：50 kg,2 km投递,向下走向,人群基数50万。原始资料由WHO顾问委员会报告。

二、感染性气溶胶剂量与防治

感染性气溶胶剂量的多少是评估生物武器杀伤力的一项重要指标。美国军队制备了10种生物战剂,所需的感染剂量各不相同,如表9-5所示,其预防和治疗制剂的现状也各有差异。

表9-5　美国军队列出的10种生物战剂

制剂	感染性气溶胶剂量	疫苗	有效治疗
细菌类			
炭疽	8 000～50 000个芽孢	有	抗生素
布鲁氏菌病	10 000个菌体	无	抗生素
鼠疫	100～500个菌体	有	抗生素
Q热	1～10个菌体	IND	抗生素
土拉菌病	10～50个菌体	IND	抗生素
病毒类			
天花	10～100个病毒粒子	有	特考韦瑞
脑炎 VEE			
EEE	10～100个病毒粒子	IND	无
WEE			
出血热复合体	1～10个病毒粒子	IND	
		裂谷热	
		阿根廷出血热	利巴韦林及抗体
		玻利维亚出血热	
毒素			
肉毒毒素	0.001 μg/kg	无	多价抗血清
葡萄球菌肠毒素	1.7 μg致死	无	无

第五节　应重点防御的生物战剂

一、天花

天花是由正痘病毒属家族成员的天花病毒引起，是一种古老的传染病。天花于公元2～3世纪传入我国，6世纪有天花暴发，16世纪传入美洲，18世纪传入大洋洲，几乎无一国家幸免，死亡率高达30%。

（一）天花预防接种的历史

我国是世界上最早用种人痘的方法预防天花的国家。1796年英国乡村医生爱德华·琴纳首次采用接种牛痘的方法预防天花。经过180年牛痘接种的漫长历程后，全球于1977年10月在索马里的麦卡发生最后1例自然感染天花病例，并在两年后未发现自然感染天花。1980年5月8日，第33届世界卫生大会在日内瓦宣布全球消灭天花。这是人类利用人工免疫方法在全球消灭的、危害人类最大的第一种疾病，是公共卫生史上史无前例的成就，也为控制、消灭其他传染病提供了经验。1999年5月，第52届世界卫生大会决议，批准在两个研究机构保留天花病毒，一是美国CDC，另一个是位于科尔索沃的俄罗斯国家病毒学与生物技术研究中心，同时对天花病毒进行研究，以应对不测。

（二）人类面临天花袭击的严峻形势

天花病毒是已知的最具传染性的病毒之一，在未免疫接种人群中患者死亡率至少为30%。回顾历史，将天花作为生物武器早有先例，因此在今后将天花作为生物武器的可能性仍然很大。有许多专家认为天花病毒不仅仅存在于美国CDC和俄罗斯国家病毒学与生物技术研究中心，有可能天花病毒被一些极端分子和某些国家保存于武器库。不管是由于失误还是有意，天花病毒释放于人群可能是迟早的问题。另外，对无害的鼠痘病毒的基因修饰导致本不致病的鼠痘病毒成为致死性制剂，这一探索又增加了天花病毒对人类的危险性。

自1980年WHO宣布人类消灭天花后，各国相继停止痘苗接种，目前有近半数人口无种痘史，已接种痘苗者也已近老年，抗天花的免疫力已经接近消失。在现今每小时有数万人穿越国境旅行的世界，天花病毒传播的威胁将大大加强，一旦气溶胶感染或大规模暴发，将会很快波及全球。

鉴于这些风险因素的存在，世界卫生组织开始考虑现存天花病毒的销毁时间。2013年9月，世界卫生组织天花病毒研究咨询委员会第十五次会议对此问题进行了讨论，委员会内多数成员认为不需要为进一步开发天花诊断方法或研发更安全的天花疫苗而保留活天花病毒，但是仍然需要活天花病毒来进一步开发抗天花病毒药物。而美国CDC已率先销毁了其保存的420株天花病毒中的70株，为适时销毁保存的活天花病毒样品迈出了第一步。

（三）天花预防接种

目前更安全的天花疫苗开发已经有了实质性进展。ACAM2000 疫苗于 2007 年在美国注册，LC16m8 疫苗于 1975 年在日本注册，这两类疫苗均授权在健康人中使用。此外，基于 MVA 的疫苗也已获欧盟委员会在特殊情况下的上市授权，可用于成人的主动免疫预防和免疫功能低下人士的接种。WHO 在瑞士的天花疫苗储备已达 270 万剂，估计全球储备大约在 5.7 亿～7.2 亿剂。疫苗生产企业的产能约达每年 2.55 亿剂，只是部分生产线需要重新启动。疫苗储备量的提升较大程度上降低了天花的潜在风险。

（四）天花治疗

对天花病毒治疗药物的研发已取得重大进展。FDA 已于 2018 年 7 月宣布批准 SIGA Technologies 的新药 TPOXX(tecovirimat，特考韦瑞)上市以治疗天花。这是第一种治疗天花的药物，这款新药的疗效在动物实验上得到证实，并且 359 名健康志愿者的人体试验也表明其没有严重的副作用。特考韦瑞已被采购用于美国国家战略储备。此外，西多福韦衍生物(CMX001)也非常有效，而且作用机理不同，预计将很快获得批准注册。这些新的治疗方法为防范天花用于生物武器提供了额外的选择。

二、鼠疫

（一）鼠疫流行的历史

鼠疫在人类历史上发生过三次世界性大流行。第一次发生于公元前 541 年，始于埃及并波及整个欧洲，使北非、欧洲、中亚和南亚丧失 50%～60% 的人口；第二次开始于 1364 年，使 1/3 的欧洲人(2 000 万～3 000 万)死亡；第三次在 1855 年始于中国，并播散至所有人类栖居的大陆，仅在中国和印度就死亡 1 200 万人。1900—1924 年间在中国东北两次暴发肺鼠疫，当时处于抗生素问世前期，6 万人发病，100% 死亡。

鼠疫作为生物武器见于第二次世界大战期间，日本 731 部队在中国投放染有鼠疫杆菌的跳蚤，造成多起人间鼠疫流行。冷战期间，美苏都有使用鼠疫气溶胶作为生物武器的研究计划。

（二）鼠疫疫苗

传统的鼠疫疫苗有死疫苗和活疫苗。美国和澳大利亚一直采用 195/P 强毒株生产死疫苗，经甲醛溶液灭活，初免三针，0.5 mL、1.0 mL、1.0 mL，间隔 7～14 天，3～6 个月加强 1 针。死疫苗一直被认为对腺鼠疫有效，而对肺鼠疫效果不佳。鼠疫作为生物武器应用主要通过鼠疫杆菌气溶胶而发生原发性肺鼠疫，主要临床症状有别于经跳蚤叮咬而自然感染的腺鼠疫。肺鼠疫一旦出现症状，病人很快死亡。死疫苗的缺点有：① 用强毒株生产安全性差，需严格控制管理生产条件；② 保护期短，每年需加强注射；③ 副反应率高，局部反应(红、肿、痛)发生率为 11%～24%，全身反应(头痛、不适、发热)发生率为 4%～10%；④ 价格昂贵。美国现已停止生产使用。

以前苏联为代表的部分国家主张使用活疫苗，能刺激产生细胞免疫和 F1 抗体，效果比死疫苗好。生产活疫苗使用 EV 株。通过现场试验以及对各国保存的 EV 株的系统鉴定表明：① 各国保存的 EV 免疫株，其抗原性和免疫原性已有差异；② 37 ℃培养荚膜抗原生产较好，而生产用 28 ℃培养不能充分产生保护性抗原(F1);③ 皮下注射反应率高,局部反应率为 48.96%,全身反应率为 3.13%;④ 划痕接种反应轻微,但不能保证进入体内的菌数,影响疫苗保护效果。

传统疫苗存在诸多缺陷,更新换代势在必行。近年鼠疫疫苗研究进展见相关章节。

三、炭疽

(一)炭疽生物战剂的使用历史

第一次世界大战期间,参战国已开始研制炭疽生物战剂。第二次世界大战时,侵华日军首先在中国使用了炭疽、鼠疫等生物武器,日本 731 部队用人体进行感染试验,对中、苏、朝人民犯下了滔天罪行。1940—1945 年间,日军在我国浙江、湖南、云南及东北诸地投放炭疽、鼠疫感染物,造成我国人员发病和死亡。1943—1945 年间,英国在苏格兰西海岸的 Guinard 岛进行炭疽芽孢杆菌杀伤力试验,1987 年进行土壤清除,证实芽孢可存活 45 年以上,这些实验造成羊群感染发病。1952 年侵朝美军进行细菌战,利用陶瓷四格弹释放染菌的鸡毛、棉絮、昆虫等,造成我国多起吸入性炭疽死亡。1969 年前苏联斯维尔德洛夫斯克发生炭疽芽孢实验室气溶胶泄漏事故,造成 79 人感染、68 人死亡的惨剧。2001 年 10 月,美国遭到炭疽生物恐怖袭击,利用邮件投递装有染菌的白色粉末,造成 37 人感染、14 人发病、5 人死亡。

(二)炭疽杆菌作为生物武器的特点

1. 对人和动物(牛、羊、马等家畜和草食动物)都可感染发病,有战术和战略使用价值。

2. 炭疽杆菌的芽孢抵抗力很强(在土壤中可存活数十年或更长的时间),污染外环境后难以彻底清除,可长期为患。

3. 芽孢的生命力强,适用于各种形式的投放,如液体、固体和气溶胶。

4. 培养要求不高,在普通液体和固体培养基上均可良好生长,容易大量制备。

5. 毒力强,吸入性炭疽的致死率高达 50%以上,因此吸入感染是炭疽生物恐怖袭击的主要途径。

(三)炭疽的预防接种

在 1969 年前苏联发生炭疽芽孢泄露事件和 2001 年美国遭受炭疽恐怖袭击以后,人们对炭疽疫苗有了新的认识,即现代炭疽疫苗首先应该是用于防御生物战和生物恐怖袭击,因此炭疽疫苗必须能够预防气溶胶经呼吸道感染,在使用上则需有接种方便、免疫剂量小,易于大量生产及成本低等优点。

英国目前生产的炭疽疫苗是兽用免疫菌株 34F2 在水解酪蛋白培养基上需氧培养,除菌滤液经钾明矾沉淀制成的无细胞佐剂疫苗,于 1979 年获准欧洲人用生物制品许可证。美国炭疽疫苗是 1970 年批准,由密歇根生物制品研究所生产的无细胞灭活疫苗,由不形成荚膜的减毒疫苗株培养滤液制成,目前由 Bioport Corp 生产,最近已命令美国陆军现役和预备役军职人员全部接种。

(四)炭疽疫苗的研究方向

当前的主要研究策略是使用以 DNA 为基础的疫苗进行抗炭疽免疫,其可行性仍有争议,但该方案代表着一种新的安全的生产抗高度危险性疾病的策略。美英两国趋向于开发 rPA 亚单位抗原加鲨烯佐剂疫苗,或者将炭疽杆菌的两个毒力质粒(Pxo1/Pox2)消除,再将 PA 抗原基因转入此无毒的炭疽菌株,用以生产活疫苗。

思考题

1. 常用的细菌类生物战剂有哪些?
2. 如何预防经过基因改造的生物武器袭击?

·

(陈佳林)

第十章　新型疫苗研制

　　您知道无需分离毒株和细胞培养能直接制备出成品疫苗吗？您知道吃苹果、香蕉、西红柿、菠菜、胡萝卜、马铃薯这些新鲜的水果和蔬菜可能预防传染病吗？若能从生物信息数据库中发现相应病原体基因序列再生产转基因植物疫苗，这些或许可能成为现实。

　　近年来发展的新型疫苗主要有：亚单位疫苗、合成肽疫苗、重组抗原疫苗、重组载体疫苗、核酸疫苗、转基因植物疫苗、独特型疫苗、T细胞疫苗、营养缺陷变异株疫苗及治疗性疫苗和癌症疫苗等。本章仅介绍核酸疫苗、转基因植物疫苗和T细胞疫苗，其他新型疫苗见相关章节。

第一节　核酸疫苗

一、核酸疫苗研究现状

（一）核酸疫苗概述

　　核酸免疫（nuclear acid immunization）又称基因免疫（genetic immunization），是指将含有编码抗原蛋白目的基因的质粒载体直接注入体内，通过宿主细胞的转译系统表达目的抗原并诱导机体产生免疫应答的一项新技术。该技术可在机体内选择性表达目的产物，引起类似于疫苗接种的免疫应答，故有基因免疫、DNA免疫、核酸免疫之称，其免疫物质为核酸疫苗（nuclear acid vaccine），是20世纪90年代研究开发的第三代疫苗。

　　核酸疫苗可分为DNA疫苗、病毒载体疫苗和RNA疫苗三类。病毒载体疫苗是将某些DNA病毒的核酸序列进行改造，使其失去致病性，并添加编码特异性抗原肽的基因序列而制成。目前常用的病毒载体有腺病毒和腺相关病毒载体、痘病毒载体。RNA疫苗虽然具有核酸分子并不进入细胞核以及在基因转移和特定分子表达的优势，但由于RNA酶几乎无处不在，导致其作为疫苗具有明显限制性问题。虽然病毒载体疫苗和RNA疫苗研究近年来取得较大进展，但DNA疫苗依然为核酸疫苗研究的重点，本节核酸疫苗是以DNA疫苗进行阐述。

（二）核酸疫苗发展简史

　　核酸疫苗研究是从基因治疗研究中衍生而发展的全新生物科学领域。1990年Wolff等在基因治疗的实验中意外发现,含有外源基因的质粒 DNA 不经任何处理直接注入骨骼肌,也能在体内表达外源蛋白;同年 Nabel 等将重组 β-半乳糖苷酶外源基因直接转染动物动脉血管内皮细胞和平滑肌细胞,也表达了外源基因产物。1992 年 Tang 等将人生长激素基因的质粒 DNA 导入小鼠表皮细胞,几周后小鼠产生了抗人生长激素抗体,并发现加强免疫后,抗体水平明显升高。1993 年,Wang 和 Ulmer 等先后报道,将含编码人类免疫缺陷病毒-Ⅰ型(HIV-1)包膜蛋白基因和编码流感病毒核壳蛋白基因的质粒 DNA 分别注入不同动物体内,均可诱导特异性免疫应答,并对野生型病毒的攻击具有一定的保护作用。1994 年 5 月 WHO 在日内瓦召开了核酸免疫会议,对其研究前景予以充分肯定。1995 年 4 月美国纽约科学院专门讨论了核酸免疫,被称为疫苗学研究史上的新纪元。

（三）核酸疫苗实验研究及应用前景

人们对核酸疫苗的研究方兴未艾,特别是对感染性疾病、遗传病及肿瘤等疾病治疗进行了应用尝试。主要有:病毒性疫苗,如抗流感病毒、HIV、肝炎病毒、狂犬病病毒、单纯疱疹病毒、牛疱疹病毒、轮状病毒、麻疹病毒、牛癌瘤病毒、淋巴细胞性脉络丛脑膜炎病毒;细菌性疫苗,有结核分枝杆菌、肺炎链球菌、破伤风梭菌、伤寒沙门氏菌、布鲁氏菌、幽门螺杆菌疫苗等;利什曼原虫、血吸虫、疟原虫、猪囊虫等寄生虫性疫苗;遗传疾病性疫苗,包括先天性腺苷脱氨酶缺乏、无白蛋白血症、遗传性心肌营养不良等;肿瘤疫苗,如前列腺癌、肺癌、乳腺癌等。HIV 和 T 细胞淋巴瘤等核酸疫苗已进入临床试验阶段,有的已显示出具有交叉免疫防护作用(如流感疫苗等);人乳头瘤病毒核酸疫苗在预防宫颈癌方面取得了可喜成果;乙型肝炎、结核、疟疾、血吸虫病等核酸疫苗研究正在深入展开,已显示出巨大潜力和广阔应用前景。

二、核酸疫苗研制

核酸疫苗接种前必须获得大量纯度较高的质粒 DNA,需要表达质粒的工程菌大量扩增质粒、纯化和浓缩,才能获得相应的质粒 DNA 核酸疫苗。

（一）核酸疫苗工程菌的发酵培养

依据制备量的多少采用摇瓶或发酵罐培养,一般操作方法如同质粒在大肠杆菌中大量扩增。

（二）核酸疫苗的纯化

目的是去除残余的细胞碎片、蛋白质、脂类物质和 RNA,常用方法有聚乙二醇沉淀法、氯化铯-溴乙啶平衡离心法以及柱层析法。前者方法经济简便,对碱裂解法提取的质粒纯化效果较好,但损耗偏大、产率较低;后者可一次处理较大量的样本,获得纯度较高的质粒,适用于较大规模的质粒制备。近来有利用反相色谱通过不同的大小和电荷密度来达到分离的目的,用于大规模的 DNA 疫苗纯化。

（三）核酸疫苗的浓缩

经纯化后的核酸疫苗浓度较稀,需要对其进行进一步浓缩。乙醇沉淀是最有效且简便的浓缩方法,异丙醇也可使 DNA 沉淀,但由于其不易挥发,且易导致杂质的共沉淀,因此一般在核酸疫苗制备的最后一步不宜使用。

（四）核酸疫苗的质量监控

核酸疫苗生产和临床前的安全评价格外令人关注,美国 FDA 制定了核酸疫苗质量安全性评价规则:

1. **核酸疫苗构建及生产特性** 应提供和逐项检查核酸疫苗质粒载体的构建,包括插入 DNA 载体片段的来源,质粒 DNA 的来源,启动子、增强子、终止子、poly(A)位点、抗性标记、克隆的方法、限制性酶切分析和序列测定等全部信息。应避免使用与人基因组已知序列同源性高的质粒 DNA,抗性选择标记应避免使用引起过敏反应的青霉素和其他内酰胺类抗生素,而采用类似卡那霉素或者新霉素之类的抗生素。同时还应提供质粒 DNA 的工程宿主菌的来源、基因型、表型、产生克隆的方法及菌种的稳定性资料,是否有细菌噬菌体等污染,对质粒 DNA 生产过程应有详细记录,以便对产品安全性作出评价。

2. **核酸疫苗质量检测** 用于临床研究的核酸疫苗应检测其浓度、含量、纯度、无菌性、安全性及效力等。有必要对产品进行无菌性检测,以确定是否被有氧和厌氧菌污染。应该在体内外检测其影响免疫反应的能力,如在小鼠中的免疫反应和在一个转染细胞系中表达的相关抗原性。安全性实验应该用小鼠和豚鼠检测每一批核酸疫苗在生产时是否有外源有毒污染物。RNA、蛋白和细菌基因组 DNA 是质粒生产过程中可能的污染物。由于松弛环状和线状的 DNA 在表达外源抗原基因时效率较低,所以要限定超螺旋 DNA 在终产品中的最低含量。

3. **核酸疫苗特性**

（1）质粒的载体结构:在 DNA 质粒控制区,一个碱基对的改变可能会影响其安全性,载体变动则是一个新的产品,需要在临床前研究中进行所有的安全性评价。核酸疫苗载体不变而只改变插入基因,一般认为是一种修饰,只需要一些补充的实验,而临床前的实验如组织定位、菌系变化的评价和动物药理毒理等研究不需要重复。

（2）质粒 DNA 序列要求:应检测每一个质粒组构体的全部 DNA 序列,最初的 I 期临床研究可以用质粒载体的完全限制性内切酶分析。

（3）脂质体、微球体包裹和细胞因子:用新的成分和传递系统,如在鼻腔免疫中用新的阳离子脂质体提高质粒 DNA 的吸收和表达,可能需要特殊的临床前评价以确保其安全性。用特殊的传递系统如纳米多聚甲基丙烯酸酯(PLC)微球包裹核酸疫苗等,都需要临床前评价,用细胞因子也是如此。

表 10 - 1 核酸疫苗研究步骤和方法

研究步骤	方法和注意事项
1. 选择要表达的基因	真核或原核生物的基因 基因密码子,引物设计和 Taq 酶
2. 载体的选择	启动子、CpG、选择标记和复制基因
3. 质粒抽提和疫苗制备	去除大肠杆菌的内毒素
4. 体外真核细胞的转染	用免疫印迹证明基因的表达
5. 测定体内的抗体反应	用 ELISA 证明基因在体内的表达

研究步骤	方法和注意事项
6. 实验动物模型	小鼠、豚鼠和灵长类动物等 无动物模型者可用中和抗体或 ELISA 等指标
7. 免疫途径	肌内、皮内、鼻内、口服和基因枪等 免疫途径对 Th1 和 Th2 反应的导向
8. 免疫程序	剂量、间隔和接种次数
9. 攻击和免疫保护力检定	攻击的时间、途径和剂量、死亡率、存活时间、体重脏器中细菌数和组织病理改变
10. 保护力的相关性指标	IL - 2、IL - 12 和 IFN - γ 等细胞因子 IgG1a 和 IgG2a 以及两者的比例
11. 安全性评价	局部反应原性和系统毒性、遗传毒性、致瘤性等

三、核酸疫苗组成与免疫方法及途径

（一）核酸疫苗组成

1. 编码特异抗原基因　　可以是完整的一组基因或单个基因的 DNA，也可以是编码一个或多个抗原表位的核酸序列，其表达产物可以引发宿主保护性免疫反应。

2. 质粒骨架部分　　带有细菌复制子（ori），能在大肠杆菌内高效稳定地复制，但不能在哺乳动物细胞内复制，并带有抗生素抗性基因，作为在细菌内生长的抗性选择。在质粒骨架部分含有未甲基化的胞嘧啶鸟嘌呤二核苷酸序列（CpG）序列，其具有增强免疫应答的特性，可以作为核酸疫苗内在佐剂。

3. 调控基因部分　　含有启动子，大多使用病毒的启动子，如人巨细胞病毒早期启动子（CMV/Ⅲ）、劳氏肉瘤病毒（RSV）、长末端重复（LTR）启动子、猿猴病毒（SV40）早期启动子，使其在多种细胞中组成性表达抗原，也有采用来自哺乳动物的启动子为主要组织相容性复合体（MHC）Ⅰ或Ⅱ的启动子，以及人的 β-肌球蛋白启动子、人的肌间蛋白启动子等。调控基因部分大多数还含有增强子、内含子，以增强抗原基因的表达。

（二）核酸疫苗的免疫方法与途径

核酸疫苗免疫的常规途径有两种：① 注射免疫法，包括肌内注射、静脉注射、腹腔注射、皮内皮下注射；② 非注射免疫法，包括基因枪法（微弹轰击法）、表皮划痕法、黏膜免疫法等。肌内注射是 DNA 疫苗免疫的一种简便有效的方法，该法显示对外源 DNA 的摄取能力高，表达水平也高，是目前应用广泛且十分有效的免疫途径。为提高肌肉细胞对 DNA 的摄入率，常用 25% 高渗蔗糖溶液或心肌毒素预注射处理，也可用局部麻醉剂布比卡因预处理，均可提高 DNA 摄入率。DNA 疫苗经呼吸道、消化道或生殖道黏膜接种，可诱发局部及全身性免疫应答，但较皮肤、肌内注射的免疫反应略低，不过应用 CpG、霍乱毒素（CT）或大肠杆菌不耐热肠毒素（LT）、阳离子脂质体等佐剂，可增强其免疫效果。以 PLG 将质粒 DNA 包被成微粒或微束，经口服可避免在胃内降解，可诱发特异的 IgG 和 sIgA 抗体的产生，也可用减毒的沙门氏菌、志贺氏菌和李斯特菌作为核酸疫苗的载体，经口服产生有效的黏膜免疫应答。由于其免疫途径简便快速，适合于群体核酸疫苗免疫接种，将成为很有前景和广泛应用的免疫接种方法。另外，基因枪法

接种比直接注射 DNA 疫苗效果好,但操作相对烦琐,不适宜于临床应用。

四、核酸疫苗机制及特点

(一)免疫机制

核酸疫苗能引起长期有效的免疫反应,包括抗体、Th 和 CTL 参与,但对其确切的机制还不十分清楚。已有的资料表明,核酸疫苗是将编码外源蛋白的基因片段插入带有真核启动子的不复制载体上。以构建好的重组质粒作为核酸疫苗直接注入肌肉或皮肤黏膜后,由接种部位的肌细胞或 DC 摄取质粒 DNA,外源基因在质粒 DNA 启动子作用下,通过抗原基因的转录和翻译,表达的抗原蛋白被蛋白水解酶降解为含不同抗原表位的短肽分子,再分别与细胞内的 MHC-Ⅰ类或 MHC-Ⅱ类分子结合,转移到细胞表面,与 B7 共刺激分子一起,诱导 CD8[+]、CD4[+] T 细胞的激活,从而引起机体产生体液和细胞免疫应答(见图 10-1)。

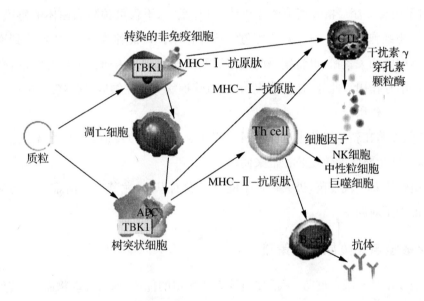

图 10-1 核酸疫苗免疫效应机制(引自:Cevayir C,2008)

TBK1,TRAF-family-member-associated NFkB activator(TANK)binding kinase 1,为胞内衔接蛋白分子,髓系细胞活化与分化往往经 MyD88 为胞内衔接信号分子,但双链 DNA 分子对于转染的非免疫细胞或 DC 的表达,通常要在Ⅰ型干扰素调节下,必须经 TLR3/TLR4 及 TBK1 信号转导衔接蛋白作用而活化表达。MHC-Ⅰ/Ⅱ:主要组织相容性复合体Ⅰ类/Ⅱ类分子。

(二)作用特点

在核酸疫苗免疫中,外源质粒 DNA 编码蛋白过程能模拟病原体胞内自然感染,使表达的蛋白以自然加工形式经 APC 递呈给免疫细胞识别,从而有效地诱导免疫应答。因此核酸疫苗与传统的疫苗相比,具有以下特点:

1. 免疫原性良好、效果持久及交叉免疫防护 核酸疫苗兼有重组亚单位疫苗的安全性和减毒活疫苗诱导机体产生体液和细胞免疫双重性,特别能有效地激活 CTL 的杀伤活性,这对清除病毒等胞内感染病原体起着重要作用。此外,用针对编码病毒保守区的核酸序列作为目的基因,其变异可能性小,可对多型别病毒株产生交叉免疫防护,所以核酸疫苗特别适用于预防流感病毒、HIV、HCV 等多基因型、易变异病毒的免疫防护。

2. 便于设计与制备 利用基因工程方法对某个特异基因进行修饰,甚至简化到编码某个单一抗原表位的基因,或将抗原位点不同的基因装配在一起;也可在含有核酸疫苗的质粒载体上再连接特定的细胞因子或免疫增强剂基因。核酸疫苗生产便捷,提纯简单,易于质控,还可制成粉剂,不需低温保存,储存运输方便,大大降低了疫苗成本。

3. 能制备联合疫苗,质粒载体可重复使用 核酸疫苗的载体具有共同理化性质,在同一载体上能携带多种病原体 DNA 序列,为联合疫苗研制提供了可能性;同时,质粒载体没有免疫原性,核酸疫苗接种后不会诱发针对载体的免疫反应。同一载体能运载不同的靶基因,可重复使用。

4. 可用于免疫治疗 核酸疫苗诱导机体 CTL 激活,不仅可预防病原体的感染,还可对已感染病原体的靶细胞产生免疫攻击,发挥免疫治疗作用。在抗肿瘤方面,如能找到逆转细胞在恶变转化过程中的相关蛋白,可将编码此蛋白的基因作为靶基因研制成抗肿瘤的核酸疫苗,同样能起到免疫治疗作用。此外,在遗传疾病、心血管疾病等研究领域,核酸疫苗的应用均显示了其独特的免疫治疗作用。

此外,核酸疫苗在新生婴儿中也容易引起 T、B 细胞的免疫反应,并不受出生已携带母体抗体的影响,这给新生婴儿的免疫防护带来便捷。

核酸疫苗作为新一代疫苗,极大拓宽了疫苗研发的思路,尤其对目前难以取得突破性的疾病疫苗研发带来了新的曙光。

五、增强核酸疫苗免疫原性的策略

虽然核酸疫苗具有减毒疫苗、灭活疫苗等无法比拟的优点,但对大动物而言,其免疫效果却并不理想。因此,如何增强核酸疫苗在人体内的免疫原性成为核酸疫苗研究的重点。

(一) 核酸序列的优化

在 DNA 疫苗构建中,常选择病原体的结构蛋白和保守蛋白编码基因作为靶基因序列,诱导保护性免疫应答,以避免病毒变异产生免疫逃逸。对于易变异或者血清型较多的病原体,开发联合表位核酸疫苗是一种有效对策。目的基因的选择是 DNA 疫苗能否获得良好免疫原性的关键,通过核酸序列的优化可使 DNA 疫苗的免疫效果得到增强。

(二) 佐剂的合理应用

1. 细胞因子佐剂 细胞因子作为佐剂,可增强疫苗的效果。IL-2 可促进 T 细胞生长分化,促进 B 细胞分泌抗体,增强 NK 和 CTL 的杀伤能力,因而适宜作为一种免疫佐剂分子来使用。此外,GM-CSF、IL-4、IL-12、IL-21、TGF-β、CD40L 等也有佐剂作用。

2. DNA 佐剂 如免疫刺激序列(ISS),CpG,寡脱氧核苷酸(ODN)等。CpG 是以未甲基化的 CpG 为核心的回文序列,脊椎动物的免疫系统正是通过识别未甲基化的 CpG 而产生免疫反应。CpG 佐剂的毒性远低于完全福氏佐剂。

3. 免疫增强剂　常用的是脂质体,包括阳离子脂质体和由阴离子磷脂螺旋双层构成的螺旋体等。

4. 生物黏附性多聚物、CT 和 LT、细菌脂多糖等黏膜免疫佐剂　可提高黏膜 DNA 疫苗的免疫原性。

（三）免疫途径优化

核酸疫苗的主要免疫途径有肌内注射、黏膜免疫、基因枪及腹腔注射等。肌肉被认为是最有效摄取外源基因的组织,是目前应用最广泛的核酸免疫途径。肌细胞可以通过 T 小管或沟隙摄取外源 DNA 分子,能够长期表达外源基因。由于肌肉中缺少 Mφ 细胞等 APC,其抗原提呈能力差,致使其免疫原性偏低,但肌肉接种获得的免疫力通常随免疫次数的增多而增强。黏膜免疫途径主要包括滴鼻、吸入、口服、直肠给药等,这种非侵入的免疫方式操作简便,无创伤,用药安全。近年来,黏膜免疫途径逐渐引起人们的高度重视。

基因枪又称微弹轰击法,把含有目标基因的质粒包裹在金或钨颗粒上,利用高压加速装置将颗粒直接射入靶细胞内,从而实现基因转移。与肌内注射法相比,基因枪所需 DNA 量要少得多,但是由于基因枪对设备要求比较高,因而难以广泛运用。腹腔注入疫苗后可迅速引起免疫应答,但是由于应答维持时间较短,转染效率低,获得的免疫保护效果也比较差。有人研究发现,多种途径联合免疫获得的免疫效果大于仅使用一种途径免疫,如核酸疫苗初免、蛋白疫苗加强等策略。

六、核酸疫苗的应用安全性

在核酸疫苗的应用安全性评价上,除常规对生物技术制剂的质量及安全性要求外,主要集中在对宿主细胞基因组的整合、产生自身免疫反应及产生免疫耐受。

（一）核酸疫苗整合至宿主细胞基因组的可能性

安全性方面首先是担心核酸疫苗整合至宿主基因组,产生插入性突变,继而激活肿瘤基因或抑制肿瘤抑制基因。研究证实,通过同源重组获得整合的最佳条件是宿主细胞正在复制且其基因组 DNA 和质粒 DNA 两者间有大于 600 bp 高度同源的片段。可采取防范措施有:在构建核酸疫苗时避免使用逆转录病毒或去除能引起插入的已知重组序列;其次,采用肌内注射,因随机整合可能只在复制再生的细胞中发生,而肌肉细胞则处于分裂后期。在选择抗原基因时要确认抗原基因不具有转化作用。

对于核酸疫苗注射后能否整合,许多研究者进行了观察和研究,通过质粒 DNA 肌内注射后对 1 800 个重新克隆的质粒检测,没有检测到整合的证据。

（二）核酸疫苗能否诱导产生抗 DNA 抗体或自身免疫反应

有研究发现,细菌 DNA 可刺激小鼠产生抗 DNA 抗体 IgG 及形成肾小球肾炎,也可在易患狼疮倾向 B/W 小鼠加速其自身抗体的产生。人体实验收集的 12 份正常人血清和 8 份 SLE 病人血清,用 ELISA 检测,结果显示正常人的血清中含有抗部分细菌 ss‐DNA 抗体,这些抗体是特异性地与特定细菌种类的 DNA 发生反应,它们不与哺乳动物 DNA 发生交叉反应。动物及人体试验结果显示,质粒 DNA 不会诱导自身免疫病。

核酸疫苗是否可介导表达靶抗原的细胞破坏而引起自身免疫病?临床前期研究证实,经肌内注射核酸疫苗后,DNA 转染肌管的数目只占肌管总数目的 1%~5%。这些被破坏的肌细胞很快被周围的卫星细胞以迁移或融合的方式替换掉,被损伤的肌纤维也会很快修复,不会引起注射部位的肌肉任何明显的临床症状和自身免疫病。

(三)外源抗原持续表达能否产生免疫耐受

在成年动物中至今尚未观察到因接种核酸疫苗而诱发特异耐受状态。实验资料表明,免疫耐受的产生与实验动物的种类、年龄以及接种的抗原种类和方法以及接种的剂量有密切关系,核酸疫苗接种产生免疫耐受的可能性很低,但应避免低表达或弱抗原的情况发生。有关核酸疫苗在传染病及其他疾病中预防和治疗中的应用,见相关章节。

第二节 转基因植物疫苗

一、转基因植物疫苗的研究现状

转基因植物疫苗是将编码免疫原的基因导入可食用植物细胞的基因组中,免疫原即可在植物的可食用部分稳定表达,人类和动物通过摄食而启动保护性免疫反应,达到免疫接种的目的。这是一种较为经济且有巨大潜力的基因工程产品,已被用作生产蛋白、糖类和脂类的生物反应器。利用转基因植物生产医药已取得了一系列成果,科学家们正进一步研究利用转基因植物作为食用疫苗。

1990 年 Curtiss 等报道,利用转基因烟草表达链球菌变异株 SPA 蛋白,经口服后在唾液中发现 sIgA,拉开了利用转基因植物生产疫苗的序幕。

1991 年美国得克萨斯州农工大学生物科学技术研究所成功地把大肠杆菌的抗原基因导入烟草和马铃薯,经检测这两种作物表达了大肠杆菌的抗原蛋白,且食用马铃薯的小白鼠血液和胃肠黏膜中都存在大肠杆菌的抗体。随后,美国 Scripps 研究所 MitchHein 利用土壤农杆菌把霍乱毒素的无毒性 B 链基因转移到苜蓿细胞,再将其培养成苗。食用这种苜蓿苗的动物,机体内霍乱毒素 B 链特异性抗体很快在喉、胃肠等部位大量分泌,获得对霍乱的免疫力。华盛顿大学 RoyCurtis 成功地开发出一种转基因烟草,能生产抗龋齿细菌的疫苗。

目前,有关转基因植物研究较多的是口服乙型肝炎疫苗。Mason 等于 1992 年首次报道用农杆菌 LBA4404 介导的方法在烟草中表达重组 HBsAg,经检测发现,从转基因植株中纯化的 HBsAg 与乙肝病人血清中小球形颗粒类似。1995 年 Mason 等又将 HBsAg 基因转入马铃薯中得到表达,用这种马铃薯喂养小鼠,其体内检测到保护性抗原以及黏膜抗体与循环抗体,这些抗体能抵御病毒的侵染。实验也一再表明,转基因植物中的抗原在动物消化道不会很快被蛋白酶降解,可以有效诱导黏膜免疫,只需口服少量的乙肝表面抗原蛋白就可产生良好的免疫反应。利用烟草和马铃薯只是为了研究工作的方便,真正要使转基因植物成为口服疫苗而推广应用,必须考虑选择在生食或只需简单加工的植物,如蔬菜、水果上大量表达抗原蛋白。1996 年,Mason 等利用基因枪将含 HBsAg 的 DNA 导入香蕉进行了有关研究。

迄今,国内外在转基因植物中表达的已有几十种细菌或病毒疫苗,如大肠杆菌热敏肠毒素 B 亚单位(LT - B)、HBsAg、诺瓦克病毒外壳蛋白(NVCP)、口蹄疫病毒(FMDV)、狂犬病病毒 G 糖蛋白、变异链球菌表面蛋白、霍乱毒素 B 亚单位(CT - B)、传染性胃肠炎病毒(TGEV)、兔出血病病毒(RHDV)、流感病毒血凝素和 HIV 抗原等,所涉及的宿主植物主要有马铃薯、烟草、莴苣、香蕉、番茄等。

二、转基因植物疫苗的优势

与目前的细菌、酵母及哺乳动物细胞等传统疫苗生产系统相比,用转基因植物生产基因工程疫苗具有其独特的优势,体现在:

1. 植物细胞的全能性　植物的组织或原生质体在适当的条件下经培养能得到一株完整可育的植物,且遗传稳定,可通过田间种植大量生产制备。

2. 完整的真核细胞表达系统　有利于重组蛋白的正确装配和表达,完成如糖基化、酰胺化、磷酸化、亚基的正确装配等翻译后加工修饰,使其三维空间结构趋于自然状态,使表达产物具有与高等动物一致的免疫原性和生物活性。而微生物系统不能对真核蛋白质进行准确的翻译后加工。

3. 生产简便、成本低廉　用动物、微生物生产的疫苗需要特殊的条件和设备,且运输需要低温冷藏。植物种植是最经济的蛋白质生产系统,因植物能进行光合作用,仅需要较少的养料便可生产出大量的基因产物,不需要冷藏和低温运输,非常适合发展中国家的需要。

4. 诱导黏膜免疫反应　主要是刺激黏膜免疫系统产生 sIgA 抗体,可阻止病原体黏附到细胞表面,从而在局部抗感染中发挥重要作用,特别是对黏膜部位感染的病原体。

5. 生物胶囊屏障作用　可使细胞内的疫苗抵抗消化道的酸性环境和各种酶类的降解,使表达的疫苗在小肠内释放,从而诱导出消化道的黏膜免疫以及全身免疫。

6. 安全性好　植物疫苗在本质上属人类食品,无外源性病原污染、无毒副作用、无潜在的致癌作用等。动物细胞或微生物生产重组蛋白可能污染病毒,对人类造成潜在的危险,而植物病毒不能感染人类,因此使用植物细胞生产的疫苗蛋白相对更加安全。

目前,转基因植物疫苗的研究主要是利用植物生产大量的蛋白质抗原,经分离和提纯再制备成疫苗;另外,不需要分离和提纯,将植物或其某部分作为可以直接口服的疫苗。

三、转基因植物疫苗的制备

（一）利用植物生产转基因疫苗的一般程序

① 克隆特异中和抗原的编码基因;② 构建植物表达载体,把基因整合到植物表达载体上,或利用重组病毒作为载体;③ 利用各种转基因方法将抗原基因转入植物体,使植物带有编码抗原的基因;④ 进行愈伤组织的诱导和分化及转基因植物的表达与再生;⑤ 进行表达水平的检测和免疫原性的测定;⑥ 进行安全性评价、检测。

（二）转基因植物疫苗的表达系统

1. 稳定表达系统　将外源抗原基因稳定整合到植物染色体基因组中,含外源基因染色体的植物细胞在一定条件下可以生长成新生的植株,且在生长过程中不断表达外源基因蛋白,并将此性状传给子代,成为表达疫苗的植物品系。

核表达系统主要是通过根瘤农杆菌介导,将外源基因插入植物细胞核基因组中。其优点是:① 抗原蛋白的表达能稳定传递给后代,易获得大量转基因植株;② 通过有性杂交的方法,可以获得多价复合疫苗;③ 转基因植株表达的抗原可不经纯化直接口服,大大降低生产成本。

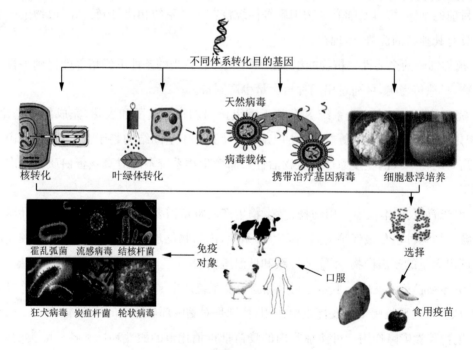

图 10－2　转基因植物疫苗的生产方法

(引自:Shakoor,S,2019)

叶绿体表达系统则是利用基因枪法将外源基因打入叶绿体中,使外源基因在叶绿体基因组中整合。目前,叶绿体转化法得到了广泛研究和高度重视,其有诸多优势:① 便于外源基因定位整合;② 基因为多拷贝,表达量高。每个细胞大约具有 10～100 个叶绿体,每个叶绿体具有

10～100 个质体基因组,若将外源基因导入叶绿体基因组,在植物达到同质化后,外源基因在每个细胞中都具有 100～10 000 个拷贝;叶绿体基因组是严格的母系遗传,可避免外源基因在植物传粉过程中发生基因漂移,生物安全性高,且不会出现基因沉默问题。

2. 瞬时表达系统　瞬时表达系统分为两种方式:①将抗原基因置于病毒基因组启动子之下;② 将抗原基因与病毒外壳蛋白基因融合,这种表达方式使靶抗原更具免疫原性。最常用的两种宿主植物与病毒载体是烟草和烟草花叶病毒(TMV)及豇豆与豇豆花叶病毒(CPMV)。利用瞬时表达系统表达的外源蛋白产量高,植物病毒不易传染给动物,无交叉感染危险,但不能稳定遗传。

从病原菌分离的免疫原基因通过核转化、叶绿体转化、细胞悬浮培养、瞬时表达等方法导入植物。人类和动物摄入植物疫苗后诱导机体免疫,产生对特异性病原体感染的免疫反应。

四、转基因植物疫苗的作用机制

1992 年 Mason 等将 HBsAg 转基因烟草生产乙型肝炎疫苗的研究证明,在转基因植物中表达的蛋白不仅可保持蛋白的天然构象,还保留了激发 B 细胞和 T 细胞免疫反应的抗原决定簇,首次提出可食疫苗的概念。

黏膜免疫系统(mucosal immune system,MIS)包括消化道、呼吸道和泌尿生殖系统,是病原体感染人和动物时的重要门户。转基因植物疫苗必须能诱导 MIS 反应。口服疫苗到肠内黏膜诱导部位之前要经过胃内的酸性不利环境,而植物细胞壁作为天然的生物胶囊,可使细胞内的疫苗抵抗消化道的酸性环境和各种酶类的降解,使表达的疫苗在小肠内释放,引起消化道的黏膜免疫反应,淋巴细胞产生的免疫活性物质进入消化道、血液及呼吸道中,发挥对机体的全面保护作用。疫苗通过胃进入肠相关淋巴组织,刺激 sIgA 产生,达到防治疾病目的。

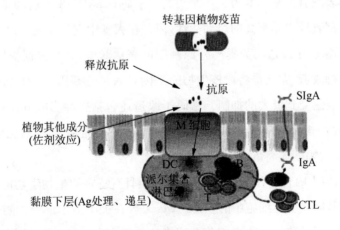

图 10-3　转基因植物疫苗免疫机制

(引自:Rosales-Mendoza,S. et al,2017)

五、转基因植物疫苗的表达策略

转基因技术自 1983 年诞生以来,广泛地应用于农业生产、生物制药等各个领域,尤其在转基因作物育种方面已取得长足的进展,如今已经实现了玉米、棉花、大豆、油菜等转基因作物的商业化种植。研究者在多年的实践经验积累基础上,提出了如下增强外源基因表达效率的策略:

(一)外源基因的整合

1. 叶绿体转化　叶绿体转化系统是由 Svab 等于 20 世纪 90 年代初期建立的。由于叶绿体基因组具很高的拷贝数(1 900～5 000 个/成熟植物叶细胞),且作为产能细胞器能为蛋白终产物的超量合成创造条件。叶绿体对物质的积累有较强的承受能力,所以往往能适应外源基因大量表达。此外,叶绿体转化以位点特异重组方式可以消除位置效应导致的基因沉默。研究发现,基因枪轰击法中的叶绿体转化法能明显增强外源基因的表达。

2. 核基质附着区序列　核基质附着区(matrix attachment region,MAR)是指真核生物基因组中能特异与核基质结合并富含 AT 的 DNA 序列。这些序列常常在含有 loop 结构的基部有规律地出现,推测 MAR 序列在形成 loop 结构过程中和内源基因的表达密切相关。具有代表性的有 MAR 序列终止模型可能出现在基因的两侧,可以提供一个强终止作用,从而避免由转录干涉以及转录产物积累而产生的基因沉默。构建在基因两侧的 MAR 序列可能以某种方式提高外源基因的整合效率,并且能在一定程度上消除位置效应。

(二)转录水平的调节

1. 启动子的选择　启动子是提高基因转录效率的关键因素,对增强外源基因的表达至关重要。由于单子叶植物与双子叶植物之间生物学性质有较大差异,使得不同来源的启动子在异源植株中不一定就表现有强驱动能力。花椰菜花叶病毒(CaMV)35S 启动子在烟草、拟南芥等双子叶植物体系中都表现出非常高的启动活性,但是在大麦中则几乎没有启动活性。

2. 目的基因的密码子改造　为提高外源基因的表达效率,必须根据受体生物的密码子偏爱性对目的基因进行改造,尤其是将原核生物的基因导入植物基因组,而使用频率低的密码子往往会使目的基因表达受到极大的抑制。密码子改造还包括去除影响 mRNA 稳定性的序列,原核生物和原生动物一般都含有较高频率的 AU 和许多不稳定信号,通过去除基因编码序列中的不稳定信号,可以大幅度提高蛋白的表达产量。

3. 内含子的添加　内含子并不参与编码多肽,但具有特定的生物学功能,其中一个重要的功能就是增强外源基因在受体细胞中的表达。Maas 等在关于玉米蔗糖合酶基因(Sh1)的第一内含子增强氯霉素乙酰转移酶(CAT)报告基因表达的研究中,通过 Sh1 的第一外显子和第一内含子的共同作用,使 CAT 的表达量提高了近 1 000 倍。

4. 增强子的应用　增强子所在位置及增强作用的方向均具有不确定性,可位于基因的任何位置,但具有组织细胞特异性。Lee 等用四个 35S 增强子串联在一起,使 OsNAS3 基因的转录本与野生型相比增加了 30～60 倍。

5. Kozak 序列与 Ω 序列 Kozak 序列实际当于原核生物中的 S-D 序列,转录起始复合物结合 5'帽子结构并沿着 mRNA 扫描,在 Kozak 序列介导下寻找第一个起始密码子,从而提高转录的起始效率;Ω 序列是位于 mRNA 起始密码子之前的一段 67 bp 左右的非翻译序列,因其独特的迁移属性被 Mandeles 称为 Ω 序列。在 Daniel 等进行的各项添加 Ω 序列的实验中均表现出增强报告基因表达在 2～10 倍。

(三)外源基因翻译后的蛋白分布

植物细胞中自身表达的各种蛋白都会经过分选途径到达不同的细胞器或留在细胞质溶胶里或分泌到细胞外。

1. 在细胞质中游离的核糖体完成多肽链的合成后,在信号肽的作用下,转运到一些细胞器中,如线粒体、叶绿体、过氧化物酶体、细胞核和细胞质等特定部位。

2. 多肽链在游离的核糖体里合成起始后,在位于 N 端的信号肽的作用下多肽链暂时停止合成并且转移到内质网表面,到达内质网表面后多肽链继续合成并最终进入内质网腔或留在内质网膜中形成跨膜蛋白,进而经高尔基体转运至溶酶体、细胞膜或分泌到细胞外。

当外源基因在植物细胞内大量表达时,细胞内的蛋白酶系统就会降解这些外源蛋白,使其维持在一个较低积累水平。因此,利用亚细胞定位信号肽将外源蛋白引导到特定的亚细胞或植物细胞外,从而减少或避免植物细胞酶系统的降解作用,提高外源蛋白的含量,且有利于表达的外源蛋白行使应有的功能。叶绿体导肽是一种引导蛋白进入叶绿体的信号肽,可利用其将外源蛋白贮存在叶绿体中,以提高蛋白含量。

六、转基因植物疫苗的应用与面临问题

(一)转基因植物疫苗的应用前景

1. 控制感染性疾病 迄今为止,已成功在植物中表达 HBsAg、大肠杆菌 LT-B、狂犬病病毒糖蛋白、口蹄疫病毒 VP1、轮状病毒等蛋白,通过口服疫苗后在动物体内均产生了明显的免疫效果。

2. 控制生殖 Fitchen 等将小鼠卵细胞识别透明带糖蛋白 ZP3 的一个含有 13 个氨基酸残基的基因转化到烟草花叶病毒的衣壳蛋白中,利用其作载体感染植物获得转基因植物,用此转基因植物免疫小鼠,其体内产生了抗 ZP3 的特异性血清;还发现透明带聚集了抗 ZP3 抗体,可阻止精子与透明带结合,证明利用转基因植物可生产避孕疫苗以控制生殖。

3. 治疗自身免疫疾病 将霍乱肠毒素 CTB 与胰岛素原基因在马铃薯中融合表达并喂食非肥胖性糖尿病鼠,结果发现小鼠体内胰岛炎症减轻,表明喂食 CTB 与胰岛素原诱导的免疫耐受能够减轻这种 T 细胞介导的自身免疫疾病。

4. 癌症治疗 Warzecha 等于 2003 年将 Ⅱ 型人乳头瘤病毒(human papillomavirus virus,

HPV)的 Ll 基因转人马铃薯,当大鼠摄人含 Ll 基因的马铃薯后,激活了大鼠潜在的保护措施并引起体液免疫应答。这些事例表明,利用植物诱导仅存在于癌症细胞中的特殊肿瘤抗原,然后让动物口服,可以在一定程度上降低癌症的发病率。

目前,转基因植物疫苗的研制尚处于初级阶段,虽还未培育出成熟的转基因植物疫苗品种,但相关研究已取得较大进展。植物系统生产的抗原疫苗可保持天然免疫原的形式,使大规模生产抗原疫苗成为可能;利用植物基因工程疫苗技术生产畜禽疫苗也更具有现实意义和发展潜力。

(二)面临的问题

1. 转基因植物疫苗的表达效率及稳定性 疫苗在植物中的产量取决于编码抗原蛋白的基因序列的利用率,以及构建合适的植物转化表达元件。研究显示,外源基因所表达的重组抗原蛋白大约只占植物可溶蛋白的 $0.01\%\sim0.37\%$。

2. 转基因植物疫苗的生物安全性 用于筛选转基因植株的抗生素基因,可能对环境安全和人体健康产生潜在的危害。释放到环境中的转基因植物,对环境中的许多有益生物也将产生直接或间接的不利影响。人或动物口服转基因植物后还可能对机体产生某些毒理作用或引起过敏反应,这些不良作用在进行临床试验前必须进行充分的验证,以确保植物疫苗的安全性。

3. 转基因植物疫苗的耐受性 有些植物疫苗的抗原蛋白含量较低,口服这种疫苗后是否会诱导免疫耐受,目前还没有定论。因此,有必要对转基因植物疫苗进行免疫耐受方面的实验,从而确定避免口服免疫耐受的最佳免疫方案。

七、展望

虽然转基因植物生产基因工程疫苗取得了可喜成果,但对它的研究还处于初期,历史较短,仍存在很多问题,如"口服耐受"问题,重组蛋白的理化特性和生物活性以及动物和细菌来源的蛋白之间存在的差异性问题,如何使外源抗原基因在植物中高水平表达、进行重组蛋白的大规模提取和纯化、如何克服在哺乳类细胞表达的蛋白与植物细胞表达的蛋白在的糖链的差异及产物不均一问题,如何将植物疫苗实际应用于人群以及安全性问题,植物疫苗的稳定性问题,无抗生素抗性的转基因植物的精选等等,这些都需要深入研究。随着分子生物学、细胞生物学、育种学、栽培学、人体免疫学、动物免疫学等多学科不断发展与相互协作,相信采用转基因植物生产基因工程疫苗的研究必将会取得巨大成功,为各种廉价疫苗的生产、运输和最终应用开拓更广阔的前景。

第三节　T 细胞疫苗

一、概述

1981 年 Ben-Nun 等对 Lewis 大鼠实验性自身免疫性脑脊髓膜炎（experimental autoimmune Encephalomyelitis, EAE）进行研究，从病鼠淋巴组织中分离到一株髓鞘碱性蛋白（myelin basic protein, MBP）特异性自身反应性 T 细胞，而这些自身反应性 T 细胞转输给正常大鼠后可诱发大鼠 EAE，但若在转输前用放射线照射或丝裂霉素处理以灭活自身反应性 T 细胞，则受鼠反而可以获得对 MBP 免疫诱导的 EAE 的抵抗力。T 细胞疫苗（T cell vaccination, TCV）的概念正是在此基础上被提出。随后，Ben-Nun 等使用类似的方法证实 T 细胞疫苗接种可减轻佐剂性关节炎的症状并阻止其进展。之后，Lider 等更进一步证实了 T 细胞疫苗在 EAE 中的治疗作用，并且发现接种后的小鼠不但恢复健康，并且具备对 EAE 的免疫力。

TCV 是基于独特型-抗独特型免疫调节基础理论而发展起来的，其应用原理与传统的微生物类疫苗相似。T 细胞介导的自身免疫疾病中，致病的自身反应性 T 细胞可以看成是病原体，经同位素照射或化学物质处理后可以作为疫苗用于对它们所诱发疾病的治疗。TCV 的研究为阐明自身反应性 T 细胞的体内调节机制提供了重要线索，特别是在临床试验中，可用 TCV 来剔除自身免疫状态下的自身反应性 T 细胞。本章以多发性硬化症为例，回顾近年来有关 TCV 的研究动态。

（一）髓鞘反应性 T 细胞在多发性硬化发病中所扮演的角色

多发性硬化（multiple selerosis, MS）是一种涉及中枢神经系统白质的炎性脱髓鞘性疾病，主要累及中枢神经系统，以小静脉周围炎症为特征并累及髓鞘。临床症状可见于疾病早期阶段，表现有麻痹、感觉障碍、不协调及视觉困难等常见症状。疾病常从恶化期开始，随后缓解，再进入数年的慢性发展期。其确切病因未明。

MS 作为自身免疫性疾病的理论已经被大众接受，髓鞘蛋白特异性的 T 细胞被认为在 MS 发病中扮演重要角色。在 MS 中与发病有关的髓鞘蛋白有几种，包括 MBP、蛋白脂质蛋白（PLP）和髓质少突神经胶质细胞糖蛋白（MOG）。其中 MBP 在免疫系统发育时及成年期均表达于胸腺，MBP、PLP 以及一些其他髓鞘质抗原也表达于 M 以及健康成人的脾脏。在中枢神经系统之外也有髓鞘质蛋白的表达，因此针对 MBP、PLP 或 MOG 等组分反应特异性的 T 细胞也会存在于正常人的外周血中。实验研究证实，MBP 反应性 T 细胞在 MS 病人中的异常激活与病理组织学改变的密切相关。

（二）髓鞘反应性 T 细胞受体的结构特性

了解 MS 患者中髓鞘反应性 T 细胞表面受体（TCR）的结构特征，对于针对 TCR 结构的免疫治疗设计极为重要。尽管 MBP 反应性 T 细胞的 TCR V 和 V 基因取用在 MS 患者中有差异，但是它们的基因重排还是高度限制的，这与 MS 病人的 MBP 反应性 T 细胞在体内的克隆扩增是一致的。CDR3 的 DNA 序列编码 V 链的 VJ 连接区和 V 链的 VDJ 连接区，两者对于抗原的识别尤为重要。虽然在 MBP 反应性 T 细胞克隆中相同的和相关的 CDR3 基序已报道，由于体内的克隆扩增，对于同一个体也存在特异性限制，CDR3 基序研究中很大部分还有待研究。有研究证明，在相同的 MHC 限制下识别单一肽段，如 MBP83-99 的 T 细胞的 TCR 结构上存在某些共性。

二、T 细胞疫苗的免疫调节机制

（一）TCV 对 MS 的治疗机理和临床效果

TCV 已被证实可对很多实验性自身免疫性疾病，如 EAE、自身免疫性葡萄膜炎（Experimental Autoimmune Uveitis，EAU）等提供较好的预防和治疗效果，尤其是在对 MS 患者进行的临床试验中取得了切实可靠的疗效。由于 MBP 反应性 T 细胞的体内扩增来自有限克隆，其 T 细胞库是以一种"患者依赖"的形式存在，因此，特异性免疫治疗可以对致病的自身反应性 T 细胞与已存在的独特型网络进行再调节，以减低自身反应性 T 细胞。

被选择的 T 细胞克隆，先在体外被激活，再用照射的方法使其失去增殖的能力而成为 TCV。每位受试者接受 3 次皮下注射，每次注射 2～4 个克隆，间隔 2～4 个月。临床结果提示该接种方法安全可行。自体克隆的皮下注射耐受性好，除注射部位变红外，并未产生任何副作用，这被认为是接种照射后的 MBP 反应性 T 细胞引起的 T 细胞应答；同时，在所有被接种的病人中，MBP 自身反应性 T 细胞频率进行性降低。在三次接种以后，在受者体内不再有循环性 MBP 反应性 T 细胞的存在，提示自身反应性 T 细胞被清除。

临床试验结果显示，接种 TCV 后病人 MBP 反应性 T 细胞的减少与临床恢复相一致，治疗组和对照组病人被继续观察 2～3 年，比较一些临床指标，如恶化率以及 EDSS（Expanded disability status scale）评分系统和核磁共振成像（magnetic resonance imaging，MRI）监测脑部损害等。对复发缓解型 MS 病人，先期临床试验提示接种了经照射的 MBP 反应性 T 细胞可以获得一定的临床改善，表现为恶化率的降低、EDSS 和脑损病况的稳定等。由于 MS 病人的脑部损害一般以每年 8%～10% 的速度递增，接种 TCV 患者的脑损状况稳定，应是一个很大的进步。

（二）TCV 的免疫调节机制

1. 抗独特型 T 细胞调节　TCV 在体内的调节机理涉及克隆型调节网络。疫苗接种后体内存在有一群称为抗克隆型的调节性 T 细胞，可通过识别靶细胞上的 TCR 中决定簇来调节自身反应性 T 细胞数量。这些专一化的调节性 T 细胞和它们的靶细胞即自身反应性 T 细胞被认为是免疫系统内影像的构成部分。调节性 T 细胞可称为抗克隆型 T 细胞,T 细胞接种可诱导或增强抗克隆型 T 细胞,这些抗克隆型 T 细胞可使循环中自身反应性 T 细胞消失或不反应。一般认为是直接作用于 TCR 的超变区、抗克隆型 T 细胞认识自身免疫性 TCR 的 Vβ 链的抗原决定簇,导致自身反应性 T 细胞的清除。

2. 抗独特型抗体反应　除了抗独特型 T 细胞反应外,TCV 还可以诱导抗独特型抗体对免疫性 T 细胞克隆发生反应。在接种过 TCV 的 MS 病人血液中,存在能产生独特型抗体的 B 细胞,并以一种升高的频率出现。它们能与 CDR3 肽发生特异性反应,并附在表达 CDR3 序列的免疫性 MBP 反应 T 细胞上,起抑制作用。抗独特型抗体可能是特异性结合靶 T 细胞的独特型决定簇,以封闭自身反应性 T 细胞对 MBP 肽的识别。

3. Th2 免疫偏移　TCV 除了诱导 CD8[+] 抗独特型 T 细胞反应外,还可以诱导 CD4[+] 的 Th2 调节反应。尽管在抑制 MBP 反应性 T 细胞上,CD4[+] 调节细胞与 CD8[+] 抗独特型 T 细胞具有相同的调节功能,但在细胞因子种类、识别方式及 MHC 限制性方面仍有区别。前者以 Th2 的细胞因子为主,可以产生大量与照射的免疫性 T 细胞克隆反应的 IL-4 和 IL-10;后者选择性分泌 TNF-α 和 IFN-γ。在大多数被免疫的病人中,其第二次或第三次免疫后的血清样本中,循环 IL-4 和 IL-10 的水平都比基准值高,而 TNF-α 和 IFN-γ 的水平则无显著变化,这提示一种系统性的 Th2 免疫偏移。

(三) TCV 的潜在性限制因素

1. 克隆变化和表位扩增　接种 TCV 后,随时间延长免疫反应性降低以及克隆发生变化,MBP 反应性 T 细胞可能在 T 细胞库中重新出现,但这可以通过加强免疫来增强已减弱的免疫性。还可能隐藏的更大问题是 MS 病人中潜在的克隆变化和髓磷脂反应性 T 细胞的表位扩展。当占优势地位的自身免疫性 T 细胞克隆被去除后,其他未被用于免疫但能识别 MBP 的 T 细胞克隆可以替代和恢复对 TCV 治疗病人中 MBP 的自身免疫性,有不到 10% 的被免疫病人呈现这样的迹象。

2. TCV 的来源　在选择最适合用于免疫的 T 细胞的来源上仍需推敲。脑脊液中可能含有与疾病在中枢神经系统进程中高度相关的病原性 T 淋巴细胞群,这是由于它们邻近病变区。相反,来自血液中鞘磷脂反应性 T 细胞则不可能有类似的病原相关性。确定这两种不同来源制备的 TCV 在免疫调节中的内在区别以及治疗效果是非常重要的。另外,TCV 制作技术复杂,受 MHC 限制,所制备的 TCV 只能应用于每个病人自身。换言之,每个病人的 TCV 必须单独制作,无法批量生产,因而也限制了临床推广应用。

3. T 细胞受体疫苗及其应用　以自身反应 T 细胞受体(TCR)片段制成多肽疫苗,接种诱发机体针对致病性 T 细胞表面 TCR 的特异免疫应答,从而选择性地杀伤致病性 T 细胞或使其失活而达到治疗自身免疫病的目的。Vandenbark 等曾经用这一方法在 EAE 治疗上获得了成功。TCR 疫苗应用较安全,无不良反应,且外源基因很容易克隆入表达载体,易于进行大量生产。但在临床试验中观察到，TCR疫苗存在的主要问题是免疫原性较低，临床接种仅对50％的病人有效，而且即使有效但该患者的实验室指标(ESR、CRP)无显著改变。近年来关于TCR疫苗的研究仍处在试验阶段。

思考题

1. 核酸疫苗与传统疫苗相比有哪些特点？
2. 转基因植物疫苗研制面临的问题有哪些？如何解决？
3. 简述T细胞疫苗潜在的临床应用。

（余方流　窦骏）

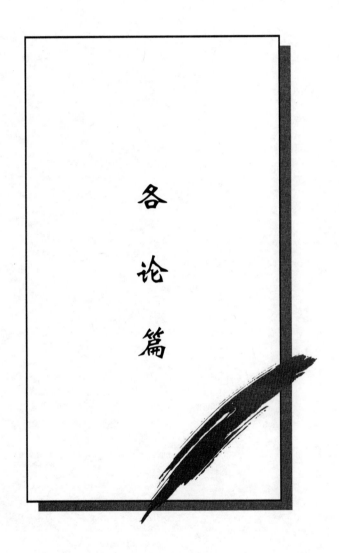

各论篇

第十一章 细菌类疫苗（一）
消化道传播的细菌疫苗

剧烈的"米泔水样"吐泻是霍乱的典型临床特征,若治疗不及时可致患者死亡,故又称"2号病"。您知道"肠穿孔""脓血黏液便""里急后重"这些可怕的症状如何引起的、又该怎样预防吗?您知道70%～80%的胃溃疡、95%十二指肠溃疡与幽门螺杆菌感染密切相关吗? 本章的描述将向您详细介绍。

第一节 霍乱疫苗

一、引言

霍乱弧菌(*V. cholerae*)是引起烈性传染病霍乱的病原体。霍乱发病急,患者出现剧烈的"米泔水样"吐泻是其典型临床特征,传播快,波及面广且危害严重,若治疗不及时可致患者死亡,属三大国际检疫传染病之一,也是我国法定管理的甲类传染病,俗称"2号病"。由于霍乱的感染与传播主要是因为饮用被污染的水引起,而在许多发展中国家,饮水与卫生条件一时或长期都不可能得到根本改善,在此状况下,疫苗的特异性免疫预防则是一种可行的措施。随着生物技术相关学科的迅速发展,尤其是2000年美国科学家成功完成了霍乱基因组的测序工作,使从分子水平上阐明霍乱的发病机制成为可能,并为进一步研制一种更有效、更安全的霍乱疫苗奠定了基础。

二、病原学与流行病学

(一)病原学

霍乱弧菌有耐热的O抗原和不耐热的H抗原。根据O抗原不同,现已有155个血清群。截至目前,能引发流行性霍乱的菌株就只有O1群和O139群霍乱弧菌两种,其余的血清群仅引起人类胃肠炎等疾病。O1群霍乱弧菌菌体抗原含有三种抗原因子——A、B以及C,根据所含抗原因子的不同可分为三个血清型:小川型(Ogawa)、稻叶型(Inaba)和彦岛型(Hikojima)。在霍乱流行中,常见的是小川型和稻叶型。根据表型差异,O1群霍乱弧菌分为两个生物型,即古典生物型(classical biotype)和埃尔托生物型(El Tor biotype)。

（二）流行病学

1. 传染源、传播途径　人是霍乱的主要传染源,其传播主要是通过食用被污染的食物和水而发生的。

2. 流行概况　1817年,霍乱从印度次大陆蔓延到世界其他地方,开启了霍乱第一次世界性大流行。在1817—1923年,世界性霍乱大流行发生了6次,都是由霍乱弧菌古典生物型引起。1961年开始的第7次霍乱大流行由印度尼西亚蔓延到亚洲的其他地方、非洲、欧洲以及拉丁美洲,这次是由霍乱弧菌埃尔托(El Tor)生物型引起。1992年开始的第8次大流行是由非O1群霍乱弧菌O139引起。目前在全球的存在情况为:除在印度次大陆和东南亚地区存在着O1群埃尔托生物型和O139群霍乱弧菌并发或交替存在的特征外,在其他大多数霍乱流行区主要是埃尔托生物型菌株占优势,但古典生物型菌株并没有完全消失。

19世纪90年代以来全球霍乱流行进入高峰,每年报告的霍乱死亡人数约有10万人。由于当今世界旅游业迅速发展,在旅游黄金期平均每月感染霍乱的旅游人口占比率为0.001%～0.01%,霍乱弧菌被认为是引起旅游者腹泻的主要病原菌。

三、致病机制与保护性抗原

霍乱弧菌感染的特点是非侵袭性,即对人体小肠上皮细胞没有侵袭力,其致病具有先黏附定居、后产肠毒素两大环节,即未被胃酸杀死的霍乱弧菌进入小肠碱性环境中,依靠其表面菌毛,主要是毒素共调菌毛A的介导,黏附于宿主上皮细胞的刷状缘,以便抵抗肠道蠕动,继而定居繁殖,产生肠毒素致病。保护性抗体可通过干扰霍乱定居或中和霍乱毒素等机制而保护机体免受霍乱的侵袭。霍乱疫苗的研制和发展都是基于这些保护性抗原成分而设计的。

（一）霍乱肠毒素

1. 霍乱毒素(cholera toxin,CT)　由一个A亚单位(由ctxA基因编码)和5个相同的B亚单(由ctxB基因编码)位构成的一个热不稳定性多聚体蛋白。A亚单位的活化可使细胞内cAMP水平升高,主动分泌Na^+、K^+、HCO_3^-和水,导致严重的腹泻与呕吐。B亚单位可与小肠黏膜上皮细胞GM1神经节苷脂受体结合,介导A亚单位进入细胞(图11-1)。CTB又是一个重要的保护性抗原,是一公认的良好黏膜免疫佐剂。

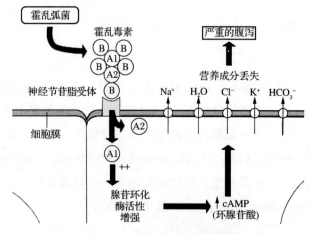

　　　　　　　　　　图11-1　霍乱毒素作用机理

2. 小带连结毒素(zonula occludens toxin,ZOT)　该毒素可使细胞之间连结区的结构发生改变,从而使小肠黏膜上皮细胞的通透性增加,水、电解质向肠道扩散,导致腹泻。

3. 辅助霍乱肠毒素(accessory cholera enterotoxin,ACE)基因　ACE 使结扎的回肠段中液体聚积。根据 ace 基因 DNA 同源性和蛋白结构分析,ACE 可能参与离子通道的形成。志愿者口服 ctxAB 缺失的基因工程变异株产生轻度腹泻,可能与这个毒性基因有关。

(二)黏附作用

霍乱弧菌之所以能够快速穿过肠黏膜表面的黏液层、接近肠壁上皮细胞,是因为细菌具有活泼的鞭毛运动。细菌要想定居于小肠而后致病,细菌普通鞭毛的存在必不可少,因为它是细菌黏附在小肠上所必需的"元素"。经研究发现,基因 acf 和 tcpA 都与此相关。

1. 定居因子(accessory colonization factor,ACF)编码黏附素;毒素共调菌毛(toxin coregulated pilus A,tcpA)编码菌毛蛋白中一个重要的亚单位,使 tcpA 失活,变异株即失去定居功能和致泻特性。两种菌毛的表达都受毒素调节基因(toxR)的调控。另外,还有其他毒力因子的存在,如核心编码菌毛(CEP)。

2. 血凝素有多种,但与黏附定居有关的是:① 血凝素(hemagglutinin,HAP),该基因编码的产物有助于细菌从死亡细胞上解离;② 甘露糖敏感血凝素(MHA);③甘露糖和海藻糖抗性血凝素(MFRHA)。

3. 菌体多糖(LPS)和荚膜多糖(CPS),均系保护性抗原,有助于菌体的黏附定居。

(1) 菌体多糖:是指细菌细胞壁脂多糖(LPS)中的 O 特异性多糖成分,该 O 抗原(又称菌体抗原)结构的差异导致霍乱弧菌的分群,O1 群和 O139 群流行株有完全不同的抗原表位,在血清型上完全不同而没有交叉保护作用。

(2) 荚膜多糖:仅 O139 菌株中有。由于 O139 菌体表面大量覆盖着的荚膜多糖的遮蔽作用,使其对许多抗生素和体内杀菌物质有很强的抵抗力,因而其毒力较 O1 菌株明显增强且耐药性范围也较广。

(3) 外膜蛋白:有很多种,其中主要的具保护作用的有:OmpU、OmpV 和 OmpT,有助于菌体的黏附定居。

上述所有具保护性作用的抗原刺激机体产生的免疫应答归纳起来有两大类,即霍乱弧菌的保护性抗原最主要的就是抗菌免疫的菌体多糖抗原和抗毒免疫 CTB 亚单位抗原。在霍乱的预防上,两者若联合起来同时作用则能最佳地发挥保护性免疫作用,也就能更有效地防止霍乱感染。

四、霍乱疫苗

(一)O1 群霍乱疫苗

O1 霍乱疫苗(O1 cholera vaccine)可基本对应地分为三大类:非口服疫苗、口服死疫苗和口服减毒活疫苗。

1. 非口服的 O1 霍乱疫苗

(1) 全菌体死疫苗：注射用霍乱死疫苗的制备，通常采用化学或物理加热方法灭活，常采用多价混合的原则。该疫苗能产生约 50% 的保护力，仅能维持 3～6 个月，同时其接种后的不良反应较强。除了军队和外出旅行者以外，已很少有人接种该疫苗。

(2) 多糖-蛋白质结合疫苗：通常 LPS 抗原有效的保护性抗原成分主要为 O-SP，霍乱弧菌的 O-SP 仅 4～5 kDa，空间结构也简单，因此属 T 细胞不依赖性抗原（TI-Ag），刺激机体产生的免疫应答弱，且抗体仅为 IgM。将 O-SP 和载体蛋白用化学的方法共价结合，制备成多糖-蛋白质结合疫苗，其免疫原性显著增强，成为一种 T 细胞依赖性抗原（TD-Ag），能刺激机体产生保护性水平的免疫应答。多糖-蛋白质结合疫苗已处于 III 期临床观察中。

2. 口服全菌体死疫苗

(1) 口服灭活全菌体加 B 亚单位（WC/BS）和口服灭活全菌体加重组 B 亚单位（WC/rBS）：对霍乱口服死疫苗研究的重视，是人们认识到霍乱毒素 B 亚单位所具有的黏膜免疫佐剂特性和进入人体后诱导产生的抗毒免疫活性。人们先后研制出了全菌体加霍乱毒素 B 亚单位疫苗和霍乱灭活全菌体加重组 B 亚单位疫苗。前者因为从霍乱弧菌培养物中直接提取 B 亚单位，工艺复杂且产量低，所以疫苗成本高；而后者由于采用基因重组技术制备了霍乱毒素 B 亚单位，所以其价格低廉。WC/rBS 是由多种生物型/血清型的 O1 群霍乱弧菌（已灭活）和重组霍乱毒素 B 亚单位组成的。WC/rBS 已通过了临床试验，并获得了商业销售许可证。WC/rBS 的优点是能用于感染 HIV 的病人接种。WC/rBS 的缺点是：对 O139 群霍乱弧菌没有保护作用，并且不能使接种者在短时间内很快地获得免疫力，因此也就无法适用于军人和旅游者进行霍乱的应急预防接种，同时也无法预防紧急情况下（如水灾、台风、饥荒和战争造成的灾害）霍乱暴发流行。

(2) 外膜蛋白（OMP）微胶囊疫苗：生物缓释材料把 OMP 包裹在其中，制备成口服霍乱微胶囊疫苗。该高分子材料有抗酸作用，微球疫苗在局部降解的过程中，可缓释出疫苗抗原，不断地刺激免疫细胞产生免疫应答，起到缓释长效的疫苗作用，从而达到单剂刺激却多次免疫的效果。小鼠动物实验初步证实口服微球疫苗的保护率高达 80%～90%，而单独口服 OMP 的保护效果仅为 10%，同时口服微球疫苗小鼠粪便中 SIgA 水平高、持续时间长。

(3) 其他改进口服全菌体死疫苗：埃尔托型和 O139 双价死疫苗中，增加埃尔托型的混合比例；改进培养条件，以增加埃尔托型甘露糖敏感性血凝菌毛蛋白的表达，以及古典生物型毒素共调菌毛蛋白的表达。这种疫苗的特点是：不在疫苗中人为加入霍乱毒素 B 亚单位，目前这种疫苗在市场上较常见。

3. 口服减毒活疫苗　口服减毒活疫苗研制的思路是模拟自然感染途径。目前世界上研究较深入的口服减毒活疫苗是 CVD103-HgR 和 Peru-1515。

(1) CVD103-HgR：是在美国马里兰州大学疫苗发展中心（Centre of Vaccine Development，CVD）Kaper 教授领导下研制的。其母株是古典生物型 569B（稻叶），用基因工程重组的方法，去除霍乱毒素 A 亚单位，保留霍乱毒素 B 亚单位和菌体 O 抗原的基因片段而构建成 CVD103 株，再通过引入了用于区分疫苗株和野毒株的标志性抗性基因（HgR）发展成

CVD103-HgR 株。经在不同地区和国家的多次现场试验考核,认为 CVD103-HgR 减毒活疫苗株安全性高。在美国志愿者中研究发现,它预防同源古典生物型霍乱的能力强于预防埃尔托生物型霍乱,保护效果分别为 80%～100% 和 50%～60%,而在发展中国家保护效果很低。在经济较发达的国家和发展中国家免疫保护效果的差异,和人群的免疫背景有关。

(2) Peru-1515 株:是美国哈佛大学 Mekalanos 博士团队研制的。以埃尔托生物型秘鲁株 C6709(稻叶)为母本,其特性表现为除 ctxB 外的所有毒性基因全部缺失,同时也保留了 O1 霍乱弧菌菌体抗原的表达和细菌黏附肠黏膜上皮细胞的能力。该疫苗株安全性和免疫保护效果都较好。

(3) IEM101 株:是由中国预防医学科学院流行病学微生物学研究所高守一院士、刘延清研究员领导的团队,从自然界河水中筛选的一株不含 CT 基因的埃尔托型无毒株菌(原菌号为 7743),并将保护性基因 ctxB 等克隆于质粒上,并转入 IEM101,陆续研制出了命名为 IEM 的一系列霍乱弧菌减毒株。

总之,单剂口服霍乱减毒株疫苗虽具有应急预防的优点,使接种者在 8 天内产生免疫应答,但稳定性较差。若其中活菌数减少,则势必影响到免疫效果,因而导致其服苗程序复杂,需同时服用一种能有效中和胃酸的缓冲剂。该疫苗的贮存和运输冷链条件等要求很高,故而在经济不发达地区较难推广使用。

(二) O139 霍乱疫苗

O139 霍乱疫苗(O139 cholera vaccine)的研制自 1992 年印度首次发生 O139 群霍乱流行后就迅速开展,完全遵循 O1 霍乱疫苗研制路线,不同的是 O139 霍乱弧菌菌体的脂多糖抗原和荚膜多糖抗原均为重要的保护性抗原。同 O1 霍乱疫苗一样,O139 霍乱疫苗同样包括非口服的全菌体灭活疫苗和纯化的 O 特异性多糖和蛋白质结合疫苗,以及口服灭活全菌体加重组 B 亚单位疫苗和口服的基因工程减毒活疫苗。

由于 O139 菌株和 O1 群埃尔托菌株有着非常密切的分子遗传学关系,因而美国马里兰州大学疫苗发展中心的研究人员研制口服 O139 基因工程减毒活疫苗,采用同 O1 群埃尔托型减毒株 CVD110 和 CVD111 相同的构建方法,以 O139 野生株 A11837 为母本株,构建成口服 O139 减毒活疫苗 CVD112,其基因构建后的特征表现为 $ctxA^-$、zot^-、ace^-、$hlyA^-$、$ctxB^+$、HgR^+。另一种 O139 减毒株是由美国哈佛医学院的研究人员研制的 Bengal-15,其构建方法与埃尔托减毒株 Peru-1515 基本相同,母本株为 O139 野毒株 M010。经初步的人群试验证实安全性和保护率良好,这两种疫苗均可作为理想的 O139 疫苗候选株而做进一步的流行病学保护效果评估。

因为 O139 菌株特有的荚膜多糖结构及其具有的保护性抗原特性,同时也受伤寒 Vi 荚膜多糖疫苗研制成功的启示,所以科学家们正在考虑进行 O139 荚膜多糖疫苗的研制。O139 霍乱弧菌的荚膜多糖和蛋白质的结合疫苗有望成为新一代的疫苗。

研究发现 O22 群霍乱弧菌与 O139 群霍乱弧菌的脂多糖(LPS)组成和结构相同,并且它的抗血清对 O139 菌株有特异性的免疫保护作用;另外,O22 菌株不表达分泌型霍乱毒力因子 Zot

和 Ace,对人小肠黏膜定居能力强,且对常用抗菌药物敏感。以上特性表明 O22 菌株安全无毒,具有口服活疫苗候选株的特性。因此,可以考虑将 O22 菌株作为预防 O139 霍乱的口服活疫苗候选株;同时也可考虑将其用作制备 O139 和 O1 双价基因工程疫苗的载体菌株。

因霍乱流行区可能存在着 O1 群霍乱和 O139 群霍乱同时流行的情况,有人将 Bengal-15 和 Peru-1515(O139/O1)减毒株混合后同时接种使用,结果发现这两种疫苗同时接种后可产生协同增强效应,因而对这两种霍乱弧菌的感染能同时提供较强的免疫保护力。

（三）DNA 疫苗

DNA 疫苗是一种新型疫苗技术,不但可以诱导细胞免疫应答,而且可以诱导很好的体液免疫应答。虽然细菌的 DNA 疫苗研究相对较少,但是近年来的研究结果显示,针对细菌特异抗原制备的 DNA 疫苗可以产生较好的体液免疫应答,而这种保护性抗体预防急性细菌感染的研究也逐渐受到关注。一些研究发现,DNA 疫苗对系统免疫应答有很好的初免作用,经蛋白疫苗加强后可显著提高体液和细胞免疫水平,同时这种 DNA 初免-蛋白加强的联合免疫策略在人体内也诱导产生较强的免疫应答。用于加强的成分可以是纯化的重组蛋白,也可以是完整的病原体。

DNA 疫苗和口服霍乱疫苗的联合免疫策略,有可能比任何一种疫苗单独免疫诱导更好的系统和黏膜免疫反应。通过新型疫苗的联合免疫为霍乱免疫预防提供新的研究思路,建立能诱导针对多种抗原的系统和黏膜保护性抗体的霍乱疫苗免疫策略,为肠道感染性疾病疫苗的研究提供理论基础。

五、问题与展望

虽然我们的科研在不断推进,但至今人们对霍乱的流行规律还不甚了解,希望在今后的工作中,能够借助数学建模的手段来准确预测霍乱的流行和暴发,这样就能对即将流行地区的人口提前接种疫苗,使他们避免霍乱的危害。另外,新流行株的发生和变异规律仍不清楚,所以我们不能预测今后可能出现的新变异。每次霍乱大流行虽然表现为优势流行株的特点,但前一次的流行株并没有被新的流行株取代,因此对设计新型疫苗而言,除了针对新的流行株,还应包括以往的流行株。对现场分离株除了常规的检测外,我们应该利用现代分子生物学手段,如多位点电泳(MEE)、核糖体基因型(ribotype)、16S DNA 序列分析或 16S DNA 限制性内切片段长度多态性(RFLP)等进行分析,及时预测新的变异株,并迅速研制出相应的疫苗,达到控制霍乱流行和传播目的。尽管霍乱疫苗研究和应用取得了可喜的成绩,但无论是哪种霍乱疫苗都不能达到 100％的保护力,其中一个重要的原因是我们人为地干扰了细菌的自然感染途径,如使细菌不能表达 A 亚单位。在今后的工作中,可以考虑研制某种灭活细菌疫苗,让它们能像野生型细菌一样自然感染人类,这样就有可能使机体产生 100％的免疫力。但要注意的是,必须利用基因工程手段改变这种活细菌的 ctxA 基因,使得进入宿主细胞的 A 亚单位不会产生毒性。

理想的疫苗是安全性好,并对各种血清型和生物型霍乱弧菌都提供 100％的保护力。另外,这种疫苗还要方便储存和运输,并且方便接种,单剂量即可。可以预见,霍乱弧菌基因组测序的完成有助于进一步识别和发现所有霍乱致病基因并明确其功能,尤其对进一步阐明霍乱弧菌的毒力因子和保护性抗原的遗传背景有极大帮助。在此基础上,研制发展一种理想的疫苗是完全有可能的。

(高大庆 严春光)

第二节 伤寒疫苗

一、引言

伤寒又称肠热症(enteric fever),是一种全身性的急性细菌感染。细菌主要感染肠道淋巴组织及胆囊,引起伤寒的病原体是伤寒沙门氏菌(*Salmonella typhi*)。通过改善环境、加强水与食品的管理等综合措施可以预防伤寒,但这些措施受经济条件的制约,加上多重性耐药菌株的出现,因此伤寒疫苗的研究,尤其是在发展中国家,对预防伤寒的发生具有特别重要的意义。

二、病原学与流行病学

(一)病原学

伤寒沙门菌属于肠杆菌科(*Enterobacteriaceae*)沙门菌属(*Salmonella*)。伤寒沙门氏菌(简称沙门菌)有 D 群菌体 O、周鞭毛 H 及毒力(virulence,Vi)抗原。

沙门菌是胞内寄生菌,进入机体后经 M 细胞被巨噬细胞(Mφ)吞噬,在 Mφ 内存活并繁殖。这是研究伤寒发病机制和机体免疫调节机制的中心环节。随着分子生物学的发展,人们发现了沙门菌中许多与致病有关的基因——phoP/phoQ 基因(参与调节酸性磷酸酶的合成),cya 基因(编码腺苷酸环化酶),cry 基因(编码 1-磷酸腺苷受体蛋白),可调控许多基因的转录,是重要的致病因子。另外,参与细菌必需营养成分合成代谢的基因也与细菌致病力有关,如 aroA、aroB、aroC、purA。人是沙门菌的唯一天然宿主,目前仍没有一个合适的沙门菌的动物模型。

(二)流行病学

伤寒感染是一个全球性的公共卫生问题,每年大约有 2 200 万伤寒病例,其中死亡病例超过 22 万。但在世界不同地方,伤寒的发病率有显著差异,主要高发区为东南亚、非洲及拉丁美洲国家。中国伤寒病人主要是学龄儿童(5~19 岁)和年轻人,大于 35 岁的成人和老年人发病率低。伤寒传播方式主要通过饮食和粪口途径,水源污染是造成流行的主要原因,慢性带菌者是主要传染源。

(三)免疫学

伤寒感染后,宿主的主要免疫防御机制为局部(分泌型抗体)和全身免疫反应,有效的免疫反应可以阻止细菌进入黏膜固有层,进而阻断其后的感染阶段。对于胞外菌的免疫反应主要包括抗脂多糖抗体(O 抗体)、荚膜抗体(Vi 抗体)、鞭毛抗体(H 抗体)等。但伤寒病愈后产生的获得性免疫,并不能绝对防止复发和再感染。事实上,伤寒感染者会有 5%～20%的复发率,还有一定比例的病人感染后产生不了任何可检测的免疫反应,说明伤寒沙门菌可能有免疫抑制的特性。

三、伤寒疫苗的研制进展

(一) 灭活全菌体疫苗

1896 年 Pfeiffer 和 Kolle 等在德国、1897 年 Wright 等在英国,开始了伤寒疫苗的使用。他们使用了加热杀菌石炭酸防腐的灭活伤寒疫苗。在制备过程中,某些不耐热抗原受到破坏,从而降低热灭活疫苗的免疫效果。采用热酚灭活或者丙酮灭活的全细胞灭活疫苗,针对儿童和年轻人的保护率为 51%～88%不等,保护时间可以持续 7 年以上。然而尽管有效,此类疫苗的不良反应却很严重,使其应用受到了限制。

(二) 伤寒 Vi 多糖疫苗

1. **伤寒 Vi 多糖疫苗** 该疫苗是采用纯化的伤寒沙门菌 Vi 荚膜多糖制成,Vi 多糖由 2-脱氧-2-N-乙酰半乳糖醛酸组成。研究显示,用荚膜多糖抗原免疫可刺激机体产生针对伤寒沙门菌的保护性抗体,而且效果较好。

Vi 亚单位疫苗是从伤寒沙门菌 Ty2 野生株中纯化得到的,制备时首先规模化培养 Ty2 株细菌,从培养上清中沉淀荚膜多糖,进而纯化和真空干燥。Vi 亚单位疫苗获准用于 5 岁以上人群,具有很好的保护性和安全性。Vi 亚单位疫苗的主要缺陷在于其无法诱导黏膜免疫,并且再次接种没有加强作用。另外,该疫苗对 5 岁以下儿童效果不佳。

2. **伤寒 Vi 多糖结合疫苗** Vi 抗原是一线性 N-乙酰-D-半乳糖醛酸的同种多聚体,它是非 T 细胞依赖性抗原。为了使疫苗能诱导 T 细胞依赖性的免疫反应,近年来很多科研工作者尝试将 Vi 抗原与 T 细胞依赖性的载体蛋白连接,如破伤风类毒素(TT)、白喉类毒素(DT)、霍乱肠毒素 B 亚单位、铜绿假单胞菌外毒素 A 亚单位,以期获得良好的免疫原性、增强免疫记忆,从而产生长久的免疫保护效果。虽然这种改进的疫苗能很好地引起免疫记忆,但工艺复杂、成本高,在发展中国家推广有一定的技术和经济困难。

(三) 减毒活疫苗

减毒活疫苗可以经口服这一天然感染途径进行免疫,从而可以诱导黏膜免疫和系统免疫。

1. **伤寒的链霉素依赖突变株** 首次进行人体试验的减毒活疫苗是伤寒沙门菌的链霉素依赖突变株,口服全菌体死疫苗的保护率在 80%左右。但是当采用冻干菌苗接种时,免疫原性较差,没有显示出任何保护效果。

2. **口服化学诱导减毒活疫苗** 1975 年瑞士 Germanier 等以 Ty21 伤寒毒株作为出发株,用亚硝基胍诱变得到了缺少尿苷二磷酸-半乳糖-4-异构酶(UDP-Gal-4-epimerase)的突变株(Ty21a),并将其作为疫苗。这种疫苗不能合成半乳糖,在外部无半乳糖供给时,其正常细胞壁脂多糖合成受阻,没有足够的免疫原性。同时,由于形成的尿苷二磷酸-半乳糖不能逆转为尿苷二磷酸葡萄糖而储留,导致菌苗溶解。这种代谢调控特征使 Ty21a 株的毒力明显下降,有很好的安全性。与野生株 Ty21 相比,Ty21a 株生长缓慢,营养要求苛刻,产量很低,不易批量生产;同时,因为它是用强诱变剂处理而得,基因背景不够清楚,因此这种疫苗在体内有可能恢复毒力。

3. 口服基因工程减毒疫苗　利用基因工程方法在沙门菌染色体基因组上随机插入一个转座子或删除一段或几段基因,以改变其编码毒力因子或编码关键代谢途径的酶基因的序列,以及控制菌株在体内生存的调节基因等,均可使其减毒,但仍保留高度的免疫原性。目前大多数沙门菌减毒株都是通过此法获得的。主要的减毒基因有以下几种:

(1) aro 基因:aroA 基因编码 5 -烯醇丙酮酰莽草酸- 3 -磷酸合成酶,该酶催化对氨基苯甲酸和 2,4 -二羟基苯甲酸盐的分支酸途径的中间反应,产生芳香族氨基酸。当 aroA 基因缺失,该菌在无此合成途径的哺乳动物体内因无法获得这些化合物,生长受到限制而被减毒。为了加强安全性,人们又创造出了 aroA 和 aroC 或 aroD 等双基因突变减毒株。与 aro 基因缺失有关的减毒菌株有 GID101、GID105、BRD509、SL3235 等。

(2) cya 和 crp 基因:cya 基因编码腺苷酸环化酶,crp 基因编码环腺苷酸(cAMP)受体蛋白。1987 年,Curtiss 等构建了 cya 和 crp 双基因突变株,因该菌缺失 crp 基因,不能合成 cAMP 受体蛋白,又缺失 cya 基因,亦不能从宿主体内摄取 cAMP 以供己用,所以它在宿主体内返祖的可能性很小。常见的 cya 和 crp 基因缺失突变株有 X4064、X4989 等。

(3) dam 基因:dam 基因编码 DNA 腺苷酸甲基化酶,此酶调节的基因在其启动子或上游调节序列中都含有 GATC 位点,这些位点的甲基化可以控制 RNA 聚合酶和调节蛋白的相互作用。此外,dam 基因还调节其他毒力相关基因的表达,并通过调节亮氨酸反应调节蛋白和菌毛基因 DNA 序列的结合来控制菌毛的表达。所以,一旦缺失 dam 基因,细菌基因组突变率会明显增高,进而达到减毒的目的。ZJⅢ就是缺失 dam 基因的突变株。

(4) phoP/phoQ 基因:phoP 基因编码转录激活因子,phoQ 基因编码传感器激酶,它们主要调节酸性磷酸酶的合成。此外,phoP 蛋白可激活多种基因表达,而 phoP 蛋白可在 GATC 位点封闭 dam 的甲基化,还有人认为 phoP 蛋白调节的一个基因可能编码细菌在巨噬细胞中存活所必需的一种分泌蛋白。phoP 基因的突变会减弱鼠伤寒沙门菌在巨噬细胞中的存活力,Ty800、X4632、ZJⅢ都是缺失 phoP/phoQ 的变株。

(5) asd 基因:asd 基因编码的酶可催化细菌合成二氨基庚二酸(diaminopimelic acid,DAP)的中间步骤。DAP 是革兰阴性菌细胞壁的一个重要组分,合成受阻时会导致细菌死亡。有人将 asd 基因连接到相关质粒上后导入 asd 突变株中,构成载体-宿主平衡致死系统,既保证了质粒的稳定,又提供了细菌细胞壁合成所需的 DAP。此系统因不含耐药基因,被广泛应用于临床实验中。常见菌株有 X3730、X4072 等。

(6) 其他减毒基因:除上述常见减毒株外,还有通过突变以下基因获得的减毒株,如:突变热休克蛋白(htrA)、外膜蛋白 R(ompR)、编码丙酮酸氧化酶的 poxA 基因、编码肽酰脯氨酸顺反异构酶的 surA 基因等。

（四）减毒沙门菌载体疫苗

以减毒沙门菌为载体的疫苗已经在很多领域内获得应用，尤其是载体-宿主平衡致死系统构建成功以来，减毒沙门菌载体疫苗的研究更受关注。有人用营养缺陷型沙门氏菌突变株 SL7207，运送 gp100DNA 载体疫苗来抵抗恶性黑素瘤病，有人用 X4072（asd⁻、cya⁻ 和 crp⁻）构建表达幽门杆菌黏附素的减毒疫苗。

减毒沙门菌载体疫苗的优点：简单易行，一般一次口服免疫即可诱导较强的免疫保护反应，有利于大规模接种，而且减毒沙门菌既是外源抗原的载体，又可作为疫苗佐剂；以减毒沙门菌载体疫苗免疫具有持续性和多联性，即可将若干种抗原克隆到同一质粒上进行联合免疫；减毒沙门菌载体疫苗制备简单，易储存运输，能激发比较全面的体液免疫、细胞免疫和黏膜免疫反应，而且它的抗原递呈效率也高于以往其他的 DNA 疫苗等。

减毒沙门菌载体疫苗的缺点：制备疫苗使用的菌株尽管是减毒株，可能仍存在微弱的致病性，且对革兰阴性菌而言还要考虑 LPS 的毒性效应。革兰阴性菌在体内表达的脂多糖可能对宿主细胞有毒性，还可能会干扰编码基因在宿主细胞中的正确表达和合成，但目前还没有发现沙门菌载体有毒副作用。

四、问题与展望

以预防沙门菌感染为目的伤寒疫苗的研究和开发，经历了一百多年的沧桑，到现在已经取得了巨大的成就。现在使用的疫苗被证明是有效的，新的研究工作主要是着眼于现有疫苗的改进。目前已在现场中使用的伤寒疫苗主要有三种：灭活全菌体疫苗、Vi 多糖疫苗以及 Ty21a 减毒活疫苗。国内外已开始研制结合疫苗，将载体蛋白如破伤风类毒素（TT）、DT 和霍乱肠毒素 B 亚单位等与抗原偶联在一起，以期能消除全菌体疫苗带来的副作用，并解决多次接种的弊端。这种研制疫苗的新思路具有很大的潜力。由于 Ty21a 株不表达 Vi 多糖抗原，为克服这一不足之处，研究人员将 Vi 多糖基因（viaB）引入 Ty21a 株的 aroC、htrA 及 aroD 三基因缺失突变体 CVD908 - htrA 株中，构建出 Vi 表达株 CVD909。该疫苗可表达 Vi 多糖抗原，因此能诱导较强的 Vi 血清抗体和细胞免疫，但尚未进入临床试验阶段。另外，人们将都柏林沙门菌的毒力质粒转入 CVD908 - htrA 株中，就能得到双重疫苗候选株。

目前在沙门菌研究领域中有一引人注意的结果，即沙门菌被宿主 Mφ 吞噬后，早期可滞留在吞噬小体内，细胞凋亡后其抗原经加工释放出来，传递给免疫活性细胞而诱导体液及细胞免疫反应。人们利用这一新进展，开展了用沙门菌携带的 DNA 疫苗进行黏膜免疫接种的试验，如用该细菌作为载体携带霍乱弧菌 B 亚单位的 DNA 片段制成二价疫苗。另外，人们发现沙门菌的毒力岛 2 和侵袭相关，缺失 Ty2 aroC（-）ZH9 株中基因 ssaV，可构建成 M01ZH09 疫苗候选株。该 M01ZH09 株经口服后，有很强的免疫原性，无需加服碳酸盐。该疫苗正计划进行保护性实验。

现在伤寒、副伤寒的流行出现了新的趋势。国内甲型副伤寒近几年来的发病率明显上升，在一些地方，它已经代替了沙门菌成为优势菌种，因此，副伤寒疫苗的研发也是必要的。因为甲型与乙型副伤寒沙门菌没有 Vi 多糖抗原，所以现在流行的针对沙门菌 Vi 抗原的疫苗对它们引起的疾病没有保护作用。另外,虽然副伤寒沙门菌和沙门菌具有相同的 O 抗原,但针对沙门菌的减毒活疫苗对副伤寒沙门菌引起的疾病只具有很小的保护力。在不久的将来,科研工作者将能研发出安全、可靠、经济的疫苗,它不仅能针对沙门菌,而且能针对副伤寒沙门菌。近年来,随着分子生物学的发展,人们对沙门菌保护性抗原以及刺激免疫反应的过程及其致病机制有了较深的了解,这些对研制新型伤寒疫苗将提供有用的帮助。

(高大庆　严春光)

第三节　痢疾疫苗

一、概述

引发人类杆菌性痢疾的病原菌通称痢疾杆菌(dysentery bacterium)。痢疾(Shigellosis)又称杆菌性痢疾或菌痢(bacillary dysentery)。菌痢是一种卫生病,随着人们生活水平的提高和卫生意识的增强,其发病率有逐渐降低的趋势。在 20 世纪 90 年代以后,我国菌痢的发病率已显著下降,但每年仍有超过 60 万的患者。要控制该病的流行还应从多个方面入手,疫苗就是控制该病的有效途径之一。由于近年流行菌株都带有多重耐药性质粒,这使得临床上多重耐药性痢疾杆菌日益增加,因而对痢疾疫苗的研究已成为当前迫切的任务。

二、病原学及流行病学

(一)病原学

痢疾杆菌属肠杆菌科(*Enterobacteriaceae*)志贺氏菌属(*Shigella*),分为四个血清群:A 群痢疾志贺氏菌(*S. dysenteriae*),B 群福氏志贺氏菌(*S. flexneri*),C 群鲍氏志贺氏菌(*S. boidii*)和 D 群宋内氏志贺氏菌(*S. sonnei*)。痢疾杆菌无鞭毛,主要以 O 抗原作为血清学分类的依据。

(二)流行病学

菌痢极易传播,可引起暴发流行。其主要传播途径为粪-口途径,经食物和水传播的方式也很普遍,当然,也可通过人-人接触的方式,特别是经由携带细菌的手。另外,苍蝇也可能是一种重要的媒介物。低剂量痢疾杆菌即可引起感染,一般毒力较强的痢疾志贺氏菌Ⅰ型,10～100个细菌即可引起典型的菌痢,发病和死亡通常发生在 6 个月到 10 岁的人群中,尤以 5 岁以下者为高,人是其主要的寄主。

目前,我国菌痢的血清群分布:福氏志贺氏菌占 70%,宋内氏志贺氏菌占 20%,其他血清型占 10%,但在一些发达地区,如上海,宋内氏志贺氏菌所占比例逐渐升高,有成为优势流行株的趋势。数据表明,在我国流行的主要是福氏和宋内氏痢疾,只要控制住这两种血清型,就能控制90% 的菌痢发病率。

三、致病机制

决定志贺菌黏附、侵袭、胞内繁殖、细胞间扩散等能力的基因,存在于一个 140 MDa 的大质粒上。例如,志贺菌穿透上皮细胞的能力是由质粒携带的 ipaB、ipaC 和 ipaD 基因所决定的,而病菌在邻近细胞间的扩散则由质粒携带的 icsA 和 icsB 基因所控制。

志贺菌内毒素可破坏肠黏膜,形成炎症、溃疡,使宿主出现典型的脓血黏液便。另外,志贺菌Ⅰ型和Ⅱ型还能产生志贺毒素(shiga toxin,ST),为一种外毒素。当它们侵入宿主后,机体内的 IL-1、IL6、TNF-α 和 INF-γ 等细胞因子将增多。IL-1 和 TNF-α 可提高 ST 受体在血管内皮细胞中的表达。ST 和内毒素通过协同作用,加重对人肾小球内皮细胞的损伤。这可能是志贺菌感染引起的溶血性尿毒综合征(HUS)等并发症的重要原因。而志贺菌脂多糖(LPS)、O 抗原发生突变形成的粗糙型菌则没有毒力。

四、痢疾疫苗

痢杆菌疫苗研究主要经历了三个阶段:一是全细胞死疫苗;二是减毒活疫苗;三是亚单位疫苗。由于口服减毒痢疾活疫苗能侵入上皮细胞中刺激机体产生强烈的黏膜免疫应答,并能产生一定的免疫保护效果,因此以它们为载体将其他抗原运送到肠道相关的淋巴组织,对防止其他肠道病原菌的感染将很有意义。减毒活疫苗是目前痢疾疫苗研究的主要方向,除我国已有两种疫苗获得上市许可外,还有其他几种进入了临床试验阶段。亚单位疫苗是一种化学组分疫苗,此疫苗由菌体的抗原经过纯化得来,它可以免去活疫苗带来的安全问题,是研究痢疾疫苗的一种新思路,也是近年来着力研究的一类疫苗。

(一)全细胞死疫苗

早期痢疾杆菌疫苗主要是灭活疫苗。从上个世纪四五十年代开始,医学科研工作者就用灭活的菌体全细胞制成疫苗,通过两种途径接种人体:一种是胃肠途径,口服,但免疫效果并不理想;一种是非胃肠途径,皮下免疫接种,这种死菌虽能刺激机体产生高效价的抗 LPS 特异性抗体,但未能诱导胃肠道保护性免疫应答,并且有较强的不良反应。

(二)减毒活疫苗

1. 链霉素依赖株(streptomycin dependent strain,Sd) 链霉素依赖株是指一簇来源于不同血清型的痢疾链霉素依赖型菌株,是由核糖体亚单位基因缺失造成的,它只有在有链霉素存在时才能生长繁殖,又称依链株。依链株在肠道内无侵袭力,不能在肠上皮细胞内繁殖,但也不会立即死亡。经志愿者口服后,有些会产生一定程度的局部免疫应答,产生 SIgA。依链株作为疫苗有其自身的缺陷:减毒过程借助培养条件变换使弱毒株变成优势株,有毒力返祖和保护效果不均一性的现象;服用需要大剂量、多次。因此依赖株不是一个理想的疫苗候选株。

2. T32 福氏 2a 减毒株 T32 是 Istraiti 等将福氏 2a 野毒株在营养琼脂上连续传代 32 代而挑选出的一株豚鼠角结膜试验阴性菌株,不具侵袭力。研究证明,T32 在其 140 MDa 的侵袭性大质粒上发生了约 32 MDa 片段的缺失,包括 ipaABCD、invA 和 virG 等与侵袭相关的毒力基因。该疫苗可在人群中产生对福氏 2a 型和其他血清型的保护作用,但必须高剂量多次接种,这就限制了它的推广使用。

3. 缺失痢疾杆菌毒力基因的减毒活疫苗

(1) CVD 痢疾疫苗候选株:美国马里兰州大学医学院疫苗发展中心(Center Vaccine Development,CVD)的 Levine 等多年来对福氏 2a 株的毒力相关基因进行了系列突变研究。Noriega 等于 1994 年构建成了 aroA/virG 双突变株 CVD1203。CVD1203 具有一定的上皮细胞侵袭能力,但细胞内增殖和细胞间扩散的能力有限,志愿者口服后有腹泻、发热等不良反应。Noriega 等通过精确缺失 guaB-A(与嘌呤核苷的生物合成有关)和 virG 基因构建成了突变株 CVD1205,豚鼠角结膜试验证明 CVD1205 高度减毒。CVD1207 即是在缺失了 guaB-A 和 virG 基因的前体下,又突变了表达肠毒素 ShET1 和 ShET2 的 set 和 sen 基因。CVD1207 具有一定的上皮细胞侵袭能力,但没有肠毒素活性,不会诱导菌痢、发热,可以诱导较好的免疫应答,但在高剂量组,个别接种者出现了严重腹泻。

(2) 痢疾疫苗候选株 SFL:瑞典卡洛林斯卡研究所(Karolinska Institute)的 Lindberg 等以 aroD 基因(参与芳香族氨基酸的合成)突变为基础构建了一系列痢疾疫苗候选株 SFL。如 SFL114 来源于福氏 Y 变种 SFL1 株,是芳香族依赖型。构建成的 SFL1425 是多价福氏痢疾疫苗候选株。

(3) 痢疾疫苗候选株 SC:法国巴斯德研究所的科学家 Sansonetti 等对福氏 5a 株的 virG 及 iuc 基因进行点突变,构建了一组减毒口服痢疾活疫苗 SC。iucABCD 的产物与铁离子的吸收有关,iuc 的突变株在侵入肠上皮以后能捕获一定量的铁离子,进行有限繁殖。

(4) 痢疾疫苗候选株 DOM3:国内徐建国等人通过突变 aroC 和 thyA 基因,构建了福氏 2a 减毒株 DOM2,并进一步引入了表达志贺氏 I 型 LPS 的基因,从而构建成了 DOM3。

4. 多价痢疾杆菌的减毒活疫苗

(1) 福氏、宋内氏痢疾双价活疫苗:国内王秉瑞等构建一株能同时表达福氏 2a 和宋内氏 O 抗原的双价减毒活疫苗 FS,它缺失了调控细菌穿透上皮细胞能力的宋内氏侵袭性质粒的 ipa 基因片段。在两次大规模的现场观察中,FS 疫苗对福氏 2a 菌和宋内氏菌分别提供 60% 和 70% 以上的保护,未见一例严重不良反应者。该疫苗不仅较安全,而且还对其他型的痢疾菌有一定的交叉保护。另外,国内高杰英等也开发出了福氏、宋内氏痢疾双价活疫苗 FSM-2117。

(2) 多价痢疾基因工程口服活疫苗 FSDV031:我国苏国富等人先构建了福氏 2a 株 asd 基因突变体,把宋内 I 相 O 抗原基因、志贺氏毒素 B 亚单位基因、革兰阳性链球菌的 asd 基因和霍乱毒素 B 亚单位基因克隆至表达质粒,并把表达载体转化至 asd 基因突变菌株,构建成了 FSDV031。这是一个载体-宿主平衡致死系统。经动物实验观察,该疫苗株对福氏 2a、宋内氏、志贺氏 I 型和霍乱有较好的保护作用,猴体安全试验也未见毒副反应。

5. 用其他细菌为载体的减毒活疫苗

(1) 以伤寒 Ty21a 为载体表达宋内氏菌 O 抗原的双价杂交疫苗株:Ty21a 菌株不但可以侵入小肠集合淋巴结,还可以诱导体液和细胞免疫,所以将宋内氏菌表达 O 抗原的 120MDa 的侵袭性大质粒,转移进入伤寒沙门氏菌 Ty21a 内,就能构建成伤寒沙门氏-宋内氏双价疫苗株 5076－1C。该质粒在沙门菌内不表达 Ipa 蛋白,因而该疫苗也就丧失了野生痢疾杆菌的侵袭力。但该质粒在 Ty21a 菌表面上能很好地表达痢疾杆菌保护性抗原——O 抗原。动物攻击试验表明,该菌株对野毒株的攻击可提供近 100% 的保护,同时,大量的临床试验也证明了该减毒株的安全性和有效性。但该疫苗稳定性不佳,易丧失 O 抗原。最近,美国 NIH 的学者通过去掉该质粒的插入序列,使其能较稳定地表达 O 抗原。

(2)以大肠杆菌 K－12 为载体表达福氏菌抗原的杂交疫苗株:20 世纪 80 年代早期,Formal 等依次将福氏 5 型 140 MDa 侵袭性大质粒、福氏 2a 菌群抗原和型抗原的基因转入大肠杆菌 K－12 中,构建出具有侵袭力、能表达福氏 2a 菌体 O 抗原的大肠杆菌 K－12-福氏痢疾菌杂交株 EcSf 2a－1。人们将 aroD 基因进行缺失,构建成了营养缺陷株 EcSf 2a－2。virG 是决定细菌在细胞间和细胞内运动的关键基因,William 等直接缺失 virG 基因构建成了新菌株 EcSf 2a－3。肠毒素或细胞毒素 arg 基因的缺失则形成 EcSf 2a－5 菌株。这两个菌株与 EcSf 2a－2 相比,免疫保护特性未发生明显变化,但毒力却大大降低。由于交换的福氏 2a 相关基因也存在具体交换物质不明确的缺陷,这些都成为问题,影响着该疫苗的进一步开发和应用。

6. 痢疾减毒活疫苗作为载体的疫苗

(1)美国 CVD 的研究人员以痢疾福氏 2a 减毒活疫苗 CVD1203 为载体,将产肠毒素大肠杆菌(ETEC)的定居因子抗原克隆到载体上,并以痢疾福氏 2a 减毒株 CVD1204 为载体,将 ETEC 的定居因子抗原 I(CFAI)和突变的热不稳定肠毒素的基因转入。这样获得的杂交株不仅能稳定表达外源性抗原,而且免疫动物后能产生针对痢疾和异源性抗原的应答。

(2)法国的 Sansonetti 等发现了分泌性蛋白 IpaC 是个良好的载体,在其不同位点插入外源基因都不影响其表达蛋白的稳定性和分泌性。将脊髓灰质炎病毒 VPl 蛋白的 C3 中和表位分别插入到福氏 2a 痢疾疫苗候选株 SC602 的 IpaC 的 8 个不同位点,均能得到 IpaC－C3 杂交蛋白,并能诱导小鼠产生相应的血清及黏膜免疫应答,但会产生一定的不良反应。在此基础上又构建了 WRSF2G11,以进一步减少疫苗的不良反应。

(3)Fennelly 等以减毒痢疾活疫苗为载体研究出了 DNA 疫苗。将含有 CMV 启动子及 β－半乳糖苷酶基因的、表达麻疹病毒外膜蛋白及核衣壳蛋白抗原的质粒转移到福氏痢疾减毒株内形成 DNA 疫苗。由于该疫苗为 2-氨基庚二酸缺失菌株,使得细菌不能合成细胞壁,最终导致细菌溶解死亡,释放出含有编码目的基因的 DNA 质粒。释放出的质粒可在细胞内表达外源蛋白,因此可刺激机体产生特异性抗体及 T 细胞增殖反应。Anderson 等也构建了 DNA 疫苗,以福氏痢疾候选株 CVD1204 为载体,以含真核细胞 hCMV 启动子的质粒 pcDNA 表达 TT 的 C 片段,也取得了良好的效果。

(三)亚单位疫苗

1. 痢疾多糖-蛋白结合疫苗 是以去除类脂 A 的痢疾 LPS 作为疫苗的多糖抗原部分;载体蛋白有多种,如 TT、重组绿脓杆菌外毒素、交叉反应物质。美国 NIH Robbins 等首先提出以多糖-蛋白结合疫苗刺激机体产生高水平抗 LPS 的血清 IgG 抗体,IgG 抗体的出现意味着机体对多糖结合疫苗产生了加强免疫应答反应。另外,肠道内也可以检测到 IgG,这对防止致病菌对肠道黏膜的侵染起到了关键作用。疫苗刺激产生的 IgG 还可以通过母婴途径对新生儿和婴幼儿产生保护。

2. 痢疾核蛋白亚单位疫苗　又称核糖体疫苗,是核糖体颗粒与无类脂 A 的 O 特异性多糖形成的结合疫苗。试验证明,痢疾核糖体疫苗肠道外免疫可同时刺激血清 IgG 和黏膜 IgA 的产生,并在豚鼠角结膜攻击模型和猴体攻击模型中显示出了较好的保护效果。

3. 痢疾蛋白疫苗　使用奈瑟氏脑膜炎双球菌的外膜蛋白体作为载体,呈递福氏 2a 或痢疾其他血清型的 LPS 抗原,以期提高多肽和其他复合抗原的免疫原性。在大规模疫苗现场观察中,该疫苗显示出了良好的安全性和免疫学效果。口-鼻联合接种既能刺激产生全身性的免疫应答,又能使局部获得黏膜免疫应答,而且大剂量的 LPS 仍然安全。

4. Invaplex　Invaplex 是一种 LPS 和 IpaB 蛋白、IpaC 蛋白的复合物,这些蛋白取自有毒性的志贺菌株的水溶性提取物,并通过阴离子交换色谱分析法纯化。第二代 Invaplex 疫苗已经通过 FPLC(快速蛋白液相色谱)的尺寸排阻液相色谱方法得到了进一步的开发。由于 LPS 和 Ipa 蛋白之间的复合物似乎为抗原有效提呈到黏膜免疫系统提供了一个更好的环境,因此,在通过鼻内途径给药一定剂量后,这种复合物能在小鼠和豚鼠体内刺激一种保护性应答。

5. 外膜囊泡(OMVs)　OMV 疫苗含有 LPS 和 Ipa 蛋白质,以及其他作为免疫原的外膜成分,如孔蛋白和其他外膜蛋白。由宋内志贺菌和福氏志氏菌-2a 得到的 OMVs,通过黏膜途径赋予了的交叉保护作用。

五、问题与展望

痢疾菌发现至今已超过百年,但截至目前还没有一个特别理想的疫苗。痢疾的减毒活疫苗是当前开发痢疾疫苗候选株的主流。除了疫苗开发不容易外,用来评估疫苗的动物模型的建立也很困难,近年人们发现豚鼠感染痢疾菌后发生急性肠道炎症,接种痢疾菌疫苗后,能产生 SIgA,这是个值得关注的动物模型。

从痢疾杆菌疫苗的研究历史来看,从肠道外注射疫苗到减毒活疫苗,再到具侵袭力减毒活疫苗和化学组分疫苗,每个历史阶段都反映出对痢疾病原菌的发病及保护机制的进一步认识。不具侵袭力的减毒活疫苗经多个现场被证实是安全、有效的,但存在服苗剂量大和服苗次数多的缺陷。具侵袭力的减毒活疫苗的研制以美国 CVD 和法国巴斯德研究所最有潜力,但获得的疫苗候选株目前还未找到效果和安全性之间的平衡点。

痢疾杆菌不稳定的遗传特征,使得现有的各种减毒活疫苗都存在遗传不稳定性的问题。除了研究针对痢疾杆菌的疫苗外,还应从宿主的角度来考虑怎样缓解菌痢。例如,减少宿主 $M\phi$ 释放炎症因子或者中性粒细胞招募可以缓解细菌感染。

(严春光　高大庆)

第四节 幽门螺杆菌疫苗

一、概述

幽门螺杆菌(*Helicobacter pylori*,Hp)于 1983 年发现,是胃炎、胃溃疡、十二指肠溃疡等多种上消化道疾病的主要致病因子。多年前,WHO 就把 Hp 确定为与胃癌相关的一类致癌因子。虽然根除 Hp 有多种药物治疗,但费用昂贵,易产生耐药性,因此开发有效的 Hp 疫苗是十分重要的预防措施。

二、流行病学

Hp 最重要的传染源是人 Hp 排出,它主要通过粪-口途径或口-口途径传播。唾液是 Hp 传播的重要媒介,母亲将食物嚼碎后再喂孩子、共用食具、接吻等都与 Hp 的高感染率相关。Hp 也可从粪便排出体外,通过污染水源及食物而传播。发展中国家的 Hp 感染率高于发达国家,这与其经济状况和生存卫生状况有关。医务人员如消毒不严或不按规章操作,常可引起 Hp 经内窥镜在病人与病人以及病人与医护人员间传播。Hp 感染分布于世界各地,多数地区感染率在 50% 左右。通过对我国大量人群调查发现,Hp 感染率平均为 60%。另外,不同的民族在同一国家内部有不同的 Hp 感染率。Hp 感染率虽然高,但只有少数人发病,这与 Hp 菌株存在多态性密切相关,因此,研制 Hp 疫苗要注意选择在人群流行中占优势的 Hp 菌株的保守抗原为靶点。

三、致病机理

(一) 毒力因子

Hp 感染并定居于胃上皮细胞的黏液层,导致胃上皮细胞非侵入性浅表性感染。它的螺旋形、鞭毛、黏附素及尿素酶等毒力因子能够帮助 Hp 克服胃的蠕动排空作用、胃内的低 pH 值,以及胃黏膜表面的稠厚黏度等不利于定居的因素。

Hp 产生的空泡毒素可导致胃上皮细胞空泡变性和损伤,从而引起胃、十二指肠溃疡。Hp 所具有的多种酶对胃黏膜上皮有直接损伤作用,其中氧化酶、过氧化氢酶等有助于 Hp 抵抗机体的免疫监视作用。Hp 的热休克蛋白、趋化因子及 LPS 等能刺激机体引起炎症反应而产生免疫损伤。

(二) 宿主因素

从慢性胃炎到溃疡或胃萎缩、胃癌前病变的演变过程中,Hp 起重要作用。另外,宿主很多因素和 Hp 感染造成胃黏膜损伤的程度也有关。除了宿主本身的修复能力、胃酸分泌失调外,

Hp 感染造成的炎症反应强弱和胃黏膜的损伤程度也有关。

人体对 Hp 自然感染虽然产生高水平的抗 Hp 抗体,但却不足以控制和清除 Hp 的感染,也不足以预防 Hp 的再次感染,反而会加重疾病。现在,检测 Hp 特异性抗体仅仅作为诊断 Hp 感染的主要方法。Hp 疫苗的保护作用和胃部炎症的减轻,与从 Th1 应答到 Th2 应答的转变相关。如何激发保护性免疫反应——Th2 型反应,是研制 Hp 疫苗的关键。

四、动物模型

研制菌苗的必要条件是需有能模拟人类疾病的合适动物模型。Hp 是一种在人胃中寄生的细菌,在动物中不容易群集繁殖,但是许多动物消化道自然寄存着类似 Hp 的细菌。

(一)雪貂模型

其主要优点在于它是唯一的螺杆菌自然感染动物模型。和人类一样,雪貂也是在幼年(即断奶后)获得鼬鼠 Hm(*H. mustelae*)自然感染。*H. mustelae* 的生物学特性与 Hp 近似,其自然感染和溃疡的特殊关系,与 Hp 在人体中自然感染是相同的。另外,雪貂的胃解剖生理学特征与人类相似,且饲养较为方便,价格也便宜。

(二)小鼠模型

1. Hp 小鼠模型　1995 年初首次发表了用 Hp 小鼠模型进行疫苗研究,但这株 Hp 在胃内的计数很低,不能引起典型的急性或慢性胃炎。由于 Hp 各菌株在鼠胃的群集繁殖能力具有明显差异,这就使得不同研究资料间的比较十分困难。可喜的是,1996 年的瑞士洛桑会议上确定了"洛桑标准",推荐了悉尼株。该株对小鼠有很高的感染率,能特异地黏附于小鼠胃黏膜上皮且引起的病理变化类似于人。

2. 猫胃螺杆菌小鼠模型　猫胃螺杆菌(*H. felis*,Hf)和 Hp 的 16S 核糖体 DNA 序列具有 96％的同源性,并且宿主的免疫反应都不能清除寄居的这两种细菌。所以,Hf 的小鼠模型可用于研究 Hp 的发病机制和 Hp 抗原的免疫原性,并可以用来评估疫苗应用于人体后引起的免疫反应。

目前,许多国内外学者致力于研究转基因小鼠和靶基因"敲除"小鼠,将其作为研究 Hp 感染的动物模型。但这个模型也具有一些缺憾,如胃部病理改变均不具有人胃的典型病理学特征。

五、Hp 疫苗研制

Hp 全菌体超声波粗提物制备的疫苗,可能含有内毒素及其他潜在的细菌毒素,所以尽管它生产方便、成本低,能使动物获得完全的保护力,但引起的副反应严重。因此从这些抗原混合物中分离出具有疫苗保护性作用的纯抗原,可避免粗抗原与胃黏膜存在交叉反应而引起的一系列不良反应的问题。由于 Hp 生长缓慢,培养基需要加入动物血清,这给纯化带来困难。用大肠杆菌表达重组蛋白的方法可以解决这个问题,但基因工程的产物和 Hp 蛋白的自然结构有些差异。目前在小鼠模型上已证实多种 Hp 抗原,包括 VacA、CagA、HspA、HspB、尿素酶和过氧化氢酶等都可诱导针对 Hp 的保护性免疫应答。但 Hp 抗原必须与佐剂共同使用才有效。

（一）Hp 的有效抗原成分

1. 尿素酶　在菌株中含量丰富（占可溶性蛋白总量的 6%），广泛表达于细菌间隙和外膜、高度保守，并在 Hp 致病机制中占有重要的地位。它的大分子质量和颗粒状结构有利于黏膜免疫接种，并被证实为一种有效的保护性抗原。用尿素酶 B 亚单位和 A 亚单位重组蛋白分别加霍乱毒素佐剂免疫小鼠，前者获得 50% 的保护力，能自动清除胃黏膜上已感染的 Hp，后者无保护力。目前 DNA 重组尿素酶疫苗已进入 I 期临床试验。

2. 热休克蛋白（heat shock protein，Hsp）　Hp 的 HspA 及 HspB 均具有免疫原性，并定位于细菌表位，因此可作为候选疫苗之一。

3. 空泡毒素（vacuolating cytotoxin，VacA）和细胞毒素相关蛋白（cytotoxin associated protein，CagA）　由于 VacA 和 CagA 与胃十二指肠疾病有密切关系，Marchetti 等用纯化的 VacA 加上大肠杆菌热不稳定毒素的减毒突变体（LTK63）免疫小鼠，他们发现该疫苗能根除小鼠 Hp 的慢性感染，且有效地保护小鼠免于再感染，保护率达 79.7%。

4. 黏附素（HpaA）　HpaA 基因为 Hp 所特有，其编码的蛋白能与多种胃上皮细胞表面受体结合。HpaA 与 CT 的两个亚单位（A2 和 B）在大肠杆菌中能表达出嵌合蛋白，经口服能诱发较高的 SIgA 和血清 IgG，防止 Hp 黏附到胃黏膜表面，使免疫小鼠获得 62.5% 的保护率。

5. 其他抗原　多型核白细胞激活蛋白有刺激多型核白细胞黏附到内皮细胞的作用，用其与 LTK63 免疫小鼠，可使小鼠获得了 80% 的保护率。另外，脂蛋白 Lpp20 是一种外膜抗原，定位于 Hp 表面，用抗 Lpp20 的单抗杂交瘤细胞被动免疫小鼠，明显降低了 Hp 在小鼠胃黏膜的定殖。

（二）Hp 活疫苗

减毒活疫苗优点是：免疫次数少，不良反应小，接种后在体内可持续刺激机体产生保护性免疫反应。但是 Hp 生长缓慢，培养困难，所以现在人们将表达 Hp 有效抗原的载体转入其他菌的减毒株中，形成减毒活疫苗。目前，主要研究的减毒活疫苗载体为减毒沙门氏菌载体，它能诱发系统免疫和黏膜免疫。另外，还有用减毒脊髓灰质炎病毒、乳酸杆菌作为活疫苗载体的，也都取得了较好的效果。

1. 德国 Duarte 等将尿素酶 A 和 B 亚单位在减毒沙门氏菌 SL3261 株中表达，构建成了既保持天然载体菌株特性，又具有高度免疫原性的重组菌株。该活的减毒沙门菌能够耐受胃酸、穿透上皮障碍、表达尿素酶 A 和 B 亚单位，从而诱导产生特异性的针对 Hp 尿素酶的体液和黏膜免疫反应，避免 Hp 在小鼠胃黏膜定植。该重组菌株安全廉价，是很有前途的可供选择的疫苗。

2. Novak 等构建了表达 Hp 尿素酶 B 亚单位的脊髓灰质炎病毒复制子。肌内注射含脊髓灰质炎病毒受体的转基因小鼠，结果显示编码 UreB 的脊髓灰质炎病毒复制子具有免疫原性。小鼠免疫后虽然不能诱导明显的体液免疫反应，但能够诱导细胞免疫反应。

3. Hp DNA 疫苗　Corthsy-Tbeulaz 等将含有 Hp 尿素酶 B 基因的质粒 DNA 肌内注射免疫小鼠，结果证明尿素酶 B 亚单位 DNA 疫苗能保护轻度的 Hp 感染。因此，人们认为 DNA 疫苗免疫可以作为口服免疫的一种辅助。另外,Xu 等将含有 Hp 尿素酶 B 基因和 IL-2 基因的质粒转入伤寒减毒活疫苗中,构建出了新的疫苗,动物实验显示该疫苗对机体有保护作用。

4. Hp 治疗性疫苗　Doidge 等把超声波处理的 Hp 全菌体与霍乱毒素的菌苗作为疫苗,可以消除胃黏膜中螺杆菌的感染。Michetti 等则将应用基因重组技术产生的尿素酶与羟基磷灰石结合,并加上 CT 构建了新疫苗。利用该疫苗免疫已感染动物,结果显示 48% 的动物清除了感染。Paolo 等证实以 CagA 和 VacA 为基础的疫苗对小鼠慢性 Hp 感染的治疗作用是确切的。目前 Hp 疫苗对已感染病人的治疗作用越来越引起人们的关注,国内外各大医药集团纷纷投入巨资,准备研制一种既安全又有效的疫苗,希望能控制乃至消灭 Hp 的感染。

5. 口服重组 Hp 疫苗　据国家科技部 2009 年公布,由第三军医大学邹全明教授领衔的科研团队,历经 15 年的攻关,在世界上率先研制成功口服重组 Hp 疫苗,已获得国家食品药品监督管理局颁发的国家一类新药证书,是一项具有完全自主知识产权的新发明。该课题组首创分子内佐剂黏膜疫苗理论,采取独特的基因工程疫苗分子构建模式和特殊工艺剂型,克服了胃酸、胃蛋白酶对疫苗的破坏作用,提高了疫苗的有效性和稳定性,使其在黏膜表面产生免疫力,解决了 Hp 在黏膜表面感染而难以防治的难题。临床试验表明,Hp 疫苗具有良好的安全性,预防 Hp 感染的保护率为 72.1%,并具有良好的安全性。

六、问题与展望

(一) 多种抗原组合的问题

至今没有一种单一的纯化 Hp 抗原(保护率为 30%~90%)能使动物获得完全的保护效果。要想获得较高的保护率或治愈率,我们可能面临多种抗原组合的问题。Odenbreit 等用基因融合技术筛选可能定位于 Hp 表面的抗原。蛋白组学可以帮助我们确定多种编码表面蛋白的 Hp 基因,免疫蛋白组学可以帮助确定人用疫苗中的最佳抗原或抗原组合。

(二) Hp 疫苗接种的安全性

由于 Hp 的 Hsp 与人的 Hsp 具有高度同源性,因此 Hp 疫苗可能诱导接种者产生自身免疫疾病。所以,选择 Hsp 接种要注意疫苗接种者的遗传背景。

(三) 有效无毒的黏膜免疫佐剂

单纯接种疫苗而不加佐剂时,虽可诱导血清 IgG 产生,但 IgA 很少,亦无保护作用,只有当疫苗与佐剂一起黏膜接种时才具有显著的保护作用。在小鼠模型中,Hp 疫苗的保护作用和胃部炎症的减轻,与从 Th1 应答到 Th2 应答的转变相关,黏膜佐剂可刺激机体产生 Th2 型免疫应答。常用佐剂有 CT、大肠杆菌热不稳定毒素(LT)、LTK63。目前还常用 LTK63 作为佐剂,它在动物模型和人体上都能诱导出特异性的体液和细胞免疫反应。

聚合物微粒疫苗用于黏膜免疫,具有简便、安全和可以耐受的特点。它可呈递于胃肠道黏膜表面,产生较好的免疫效果。表达 Hp 相关抗原的活疫苗载体也能发挥佐剂效应,诱导机体产生更好的免疫保护作用,但大多数载体疫苗都存在着载体本身具有免疫原性和疫苗抗原表达量不足的问题,在一定程度上限制了其在临床上的应用。

（四）接种途径

通过口服、肌注及两种途径组合分别给小鼠接种，观察不同途径接种疫苗的保护性效果，结果提示保护性效果取决于给药途径。

虽然人们越来越意识到疫苗在治疗 Hp 感染方面的重要作用，但如何研制出一种既安全有效，又能大规模生产、储存运输并适合于发展中国家运用的理想疫苗，是疫苗研制者面临的一个瓶颈。随着对 Hp 基因组学、蛋白组学及其致病机制的深入了解和认识，以及对 Hp 有效抗原成分和疫苗免疫机制研究的深入，相信科学家一定能寻找到安全、有效、用于防治 Hp 的疫苗。

（严春光　高大庆）

第五节　产肠毒素大肠杆菌疫苗

肠毒素大肠杆菌(Enterotoxigenic *Escherichia coli*，ETEC)是引起世界上发展中国家婴幼儿及到这些国家旅游者腹泻的主要致病菌，每年可导致数亿人次腹泻，数十万 5 岁以下儿童死亡。尽管在发达国家中 ETEC 的感染并不多见，但是去发展中国家旅游的人员中，几乎半数以上的旅游者腹泻是由 ETEC 引起的。中国流行病调查资料表明，肠道大肠杆菌占腹泻病原菌之首，ETEC 所占比例最大，产生的毒性分泌蛋白，有不耐热肠毒素(Heat labile enterotoxin，LT)和耐热肠毒素(Heat stable enterotoxin，ST)。WHO 把预防 ETEC 的感染视为主要的全球性健康问题，并把研制 ETEC 疫苗列入优先开发的项目。

一、肠毒素大肠杆菌疫苗

（一）灭活全菌疫苗

灭活的 ETEC 定居因子(Colonization factor antigens，CFA)在 4℃ 下至少可稳定 8 个月，而在酸性胃液中也有一定的稳定性。这些灭活菌株在免疫原型上主要表达 CFA/I、CFA/II 或 CFA/IV。用低浓度福尔马林处理可使细菌全部死亡，但仍能保留 50%～100% 不同 CFA 的抗原性，而使肠毒素的生物活性丧失。

由瑞典哥德堡大学研制的霍乱毒素 rBS 与产生不同定居因子(CFA/I、CFA/II 和 CFA/IV)的 5 株 ETEC 相结合菌苗。在埃及，对成人、学龄儿童、学步儿童、婴儿进行了几项连续的 II 期研究，不同年龄组接种 2 剂或 3 剂菌苗，间隔 2 周，可诱生抗体分泌细胞(ASC)应答。试验结果表明菌苗安全，血清 IgG 和 IgA 抗体应答可作为 ASC 应答的合理替代物，避免了不能从婴儿获得足量血液的困难。

（二）减毒活疫苗

根据黏膜免疫原理，预防肠道疾病的疫苗应采用活菌苗口服途径。口服途径与自然感染途径相同，有利于促进黏膜免疫应答。尽管口服途径所需要的抗原较其他免疫途径多，因为只有少量抗原能到达肠道免疫系统,再加上抗原的相对分子质量大,只能部分吸收,当细胞回归肠固有层后,如无抗原的进一步刺激,不再合成产生 sIgA。但是,活菌苗能够在体内存活一定的时间,不断繁殖扩增产生抗原,反复刺激。这种多次重复的抗原刺激有利于免疫反应和免疫记忆,而免疫记忆是理想疫苗的重要环节。

有学者用野生株 E1392/75(CFA/Ⅱ、ST、LT)在自然界可自发突变失去表达 ST、LT 能力,仅有 CFA/Ⅱ活性,定名为 E1392/7522A。对其Ⅰ期临床评价的结果显示,每种重组株的最高剂量都诱导产生了高于基础水平的抗 CFA/ⅡIgA,表明口服活疫苗在宿主的小肠近端刺激诱发的抗 CFAs 抗体阻止了攻击 ETEC 菌在小肠定居,起到有效的免疫保护作用。

（三）类毒素疫苗

较早研制的类毒素疫苗只由 LT 或 LT2B 组成,免疫人体后能产生显著的抗 LT 黏膜 sIgA和体液 IgG,但在攻毒实验中不能对含 LT 的异源 ETEC 野生株产生免疫保护。因初次感染ETEC 的 5 岁以下婴幼儿,即使产生高滴度的抗 LT 抗体,也未能幸免 ETEC 的再次感染。在发展中国家的 3 岁婴幼儿中,每年平均感染 1~2 次。采用分子生物学手段,将 CTB 或 LTB 与ST 的基因融合来制备疫苗候选株已成为现实。单独使用 ETEC 的类毒素疫苗似乎免疫效果不甚理想,若类毒素抗原与菌毛抗原一起使用,对宿主的免疫保护有一定的协同作用。ETEC的 LT 或 LTB 是一类很有潜能的刺激口服黏膜免疫的佐剂。

（四）纯化定居因子疫苗

用人源 ETEC 的Ⅰ型菌毛作为疫苗的启发是来自对动物的研究,在引起幼畜腹泻的 ETEC菌株中纯化Ⅰ型菌毛免疫仔猪后,用产肠毒素大肠杆菌攻击时,有显著的免疫保护作用。但纯化的人源 ETEC 菌株 H10407 的Ⅰ型菌毛给志愿者肌内注射,尽管血清中已产生了抗Ⅰ型菌毛抗原的 IgC,并没有诱发保护作用。以后的纯化菌毛疫苗的研制主要集中在定居因子抗原,多次研究表明,纯化的菌毛抗原并不能激发宿主有效的免疫应答。Levine 等人尝试将 CSl/CS3菌毛疫苗用肠道导管绕过胃而直接输送到肠道。通过此种免疫方法,在 5 位志愿者中,有 4 人表现出肠液中相应 sIgA 抗体的显著升高。尽管这种免疫方法难以推广,但该结果提示,必须设计更有效的疫苗免疫接种方法才能保证疫苗的免疫原性,发挥其免疫保护作用。为了避免疫苗中抗原类物质在口服投递过程中降解和破坏,研究人员设计出可生物降解的聚酯类微球作为疫苗的缓释投递系统,这更有前途。

（五）载体疫苗

载体疫苗多为口服活菌苗,是利用微生物作载体,将保护性抗原基因重组到质粒上,通过平衡致死系统使其稳定存在于微生物中,表达保护性抗原。特点是用量少,勿纯化,免疫接种后靠重组体在机体内繁殖产生保护性抗原,载体还可起佐剂作用加强免疫。以减毒沙门氏菌为载体可有效递呈抗原到肠道免疫系统,诱导黏膜免疫。美国马里兰大学疫苗开发中心研究人员运用表达抗原 CFA/I 减毒沙门氏菌△aro、△asd H683 免疫小鼠,诱生了 105 倍 IgG,并显著提高肝、脾等组织的 B 细胞分泌 IgA。徐兵等将 CS3 和无毒融合基因 LTB2ST 构建在同一质粒上,在减毒沙门氏菌中表达,免疫小鼠后诱生了特异的抗 LT、ST 和 CS3 抗体应答,该质粒无抗生素基因,是适合人用的载体疫苗。

(六) DNA 疫苗

巴西学者 Alves 等,1998 年将 ETEC CFA/I 菌毛的编码基因(cfaB)与单纯疱疹病毒(HSV21)糖蛋白 D(gD)基因融合,克隆入真核表达载体。用重组质粒肌肉接种的 BALB/c 小鼠,不仅对分离的 CFA/I 亚基和同表位的 ETEC 菌毛产生抗体应答,而且所产生的抗体与抗完整 CFA/Ⅰ的抗体不同,似有不同的表位特异性和功能特性。用纯化的编码 CFA/Ⅰ的三个不同质粒肌内注射 BALB/c 小鼠,使表达的抗原定位在细胞的质膜、胞质和周质区,都产生了抗 CFA/I 的特异免疫应答,同时表明质粒在细胞内的不同定位对免疫应答似乎起着重要作用。

(七) 植物疫苗

Amtzen 等研究小组将 LTB 基因与羧基末端由 4 个氨基酸构成的微体保留信号序列(KDEL)融合,在转基因烟草和马铃薯中都获得表达;对 LTB 密码子进行改造,使用植物偏爱的密码子后,增强了翻译效率,使 LTB 在马铃薯中的表达明显提高。小鼠口服实验表明,植物来源的 LTB 能够刺激小鼠产生体液和黏膜免疫,诱导的抗体能中和天然 LT 的生物活性。在人的志愿者试验中,每人每次吃 50~100 g 生的马铃薯茎块(大约含 0.4~1.1 mg LTB),间隔为 1 周,共口服 3 次,结果表明能诱发黏膜和血清抗体的产生。

二、问题及展望

尽管 ETEC 疫苗研制有多年,但至今还没有一款疫苗可应用于人体。现代分子生物学和免疫学的进一步发展,为研制安全有效的 ETEC 多价疫苗提供了先进的理论和技术支持。如新 CFAs 的发现提供了更多的抗原种类;ETEC 基因组、蛋白质组的深入了解提供了更多的减毒基因和抗原表位的选择;黏膜免疫将能为 ETEC 疫苗发展开辟新的路径。

第六节 肉毒中毒及其生物制品

一、肉毒梭菌与肉毒中毒

肉毒毒素(botulism neurotoxins,BoNT)是肉毒梭状芽孢杆菌(Clostridium botulinum)在厌氧环境中产生的一种外毒素,是人类已知的生物和化学毒物中毒力最强的,其致死性高于白喉毒素等多种毒素,比氰化物高 1×10^{11} 倍。肉毒梭菌广泛分布于自然界,主要有四种类型人类肉毒中毒:① 食物性肉毒中毒。由于进食了含有肉毒毒素的食品引起,也是人类肉毒中毒最普遍的一种形式。② 婴儿肉毒中毒。由于新生儿正常肠道菌群缺乏,其食入的肉毒梭菌芽孢可以萌发、繁殖、产毒,引起婴儿中毒。③ 吸入型肉毒中毒。空气污染的肉毒毒素被吸入而侵染呼吸器官黏膜,或者毒素侵染眼黏膜引起中毒。所以吸入型能以肉毒毒素气溶胶等手段施放而作为生物战剂。④ 创伤性肉毒中毒,类似于破伤风。美国"9·11"事件后,全世界加强了对肉毒毒素疫苗的探索和研究。

肉毒毒素的前体毒素、基因序列和三维结构以及其作用机理和过程等均已明确。肉毒毒素有 7 种血清型(A~G),其中 A、B 和 E 与人类肉毒中毒相关,各型肉毒毒素分子在结构和功能相似,主要特点是具有锌肽链内切酶活性,作用于神经细胞。

肉毒梭菌最初产生的毒素是无活性的单肽链,随后经细菌本身的内源蛋白酶作用分解为两条链(H 链和 L 链),从而激活其活性。单链神经毒素转化为双链,提高了毒素的毒力。但产 BoNT/E 的肉毒梭菌缺少内源蛋白酶,因而 E 型肉毒毒素是以单链形式存在的,只有在被宿主组织吸收后,在宿主蛋白酶作用下单链毒素活性才能被激活。

二、肉毒毒素生物制品

(一)肉毒类毒素疫苗

经甲醛、戊二醛等解毒处理后,肉毒毒素可丧失其毒性,但仍能保留其抗原(免疫原)性,变成类毒素,可用于人畜自动免疫。但由于肉毒毒素型别复杂,目前尚未在群众中施行普种。

日本曾经小量制备了 A、B、E、F 四型吸附精制混合肉毒类毒素,并给专业人员进行了预防接种。结果表明,5 次以上接种者的 A、B、E、F 型最高效价分别达到了 1.0 IU/mL、2.0 IU/mL、16.0 IU/mL、5.6 IU/mL,与破伤风类毒素的免疫效果相仿。

研究表明,甲醛、戊二醛等解毒处理可能导致毒素的表位,尤其是对抗体识别和中和作用至关重要的表位,发生改变。Heimsch 等用毒素和福尔马林灭活的 A 型毒素分别免疫家兔产生的抗体,可以用类毒素完全中和,但类毒素不能完全中和由毒素免疫产生的抗体,表明 BoNT 类毒素与毒素之间都存在显著差异,限制了类毒素疫苗的应用与发展。

(二)肉毒毒素亚单位疫苗

BoNT - Hc 片段包含保护性抗原基本决定簇,作为免疫原能引发显著保护性免疫应答。Dertzbaugh 等的研究将能引发显著保护性免疫的片段进一步缩小至 BoNT/A 的 H1150~1289 的 139 个氨基酸残基范围内,其他类型 BoNT 的 Hc 片段 C 端的 150 个氨基酸残基也具有免疫保护性作用。用毒素三个功能区的不同片段免疫小鼠,只有一个区域中的片段可对小鼠起到显著保护作用,而这些片段位于毒素重链的羧基末端,这为发展 Hc 亚单位疫苗提供了有力依据。

10 mg F 型肉毒毒素的 Hc 融合蛋白免疫小鼠三次,抗 Hc 的滴度可达 1:12 800,抗融合蛋白的抗体滴度可达 1:125 600,但不足之处是重组蛋白的表达量较低。令人庆幸的是,近年来研究者已经在酵母系统中高效表达了与肉毒杆菌同属的破伤风杆菌毒素的相关蛋白,其 Hc 蛋白的表达量约为 12 g/L。A 和 B 型毒素 Hc 重组蛋白的高效表达也有一定的进展。

Amersdorfer 用 A 型毒素 Hc 片段免疫小鼠,诱导产生大量的单克隆抗体后,获取免疫小鼠的脾脏,构建了 Ig 的 VH 和 VK 基因,用噬菌体展示技术筛选到了上百万个有结合力的抗体,对其中的 28 个单链单克隆抗体进行分析,找到了与 4 个不同表位结合的单链抗体,其中 2 个表位有一定程度的保护性。

（三）肉毒毒素的 DNA 疫苗

Alice 等认为,与 DNA 疫苗或 Hc 亚单位疫苗单独免疫的方法相比,采用 DNA 疫苗初次免疫小鼠后经单价重组蛋白加强免疫,可以大大提高抗毒素的水平。用重组 DNA 免疫动物后,细胞可以表达蛋白,刺激免疫系统产生抗体或是 T 细胞介导的免疫应答。

（四）肉毒抗毒素

进入体内的肉毒毒素很快经过血液循环到达神经-肌肉接合点而被结合,血流中的毒素量亦将随着骤减,输入的抗毒素只能中和残余的游离毒素,而对于已被结合的毒素无能为力,所以应尽早地采用捷径注入足量的相应型抗毒素,阻止毒素流向靶点。肉毒抗毒素在中国抢救肉毒中毒确实起到了明显的作用,使用和不使用的情况下病死率分别为 7.6% 与 50%。

迄今供应的肉毒抗毒素是用类毒素或毒素免疫马匹,所取血浆经多步处理成更加纯净的免疫球蛋白精制品,对人体的过敏反应明显减轻。但由于马的种属特异性,仍有微量的变态反应原可引起人的血清反应。即使平时,肉毒中毒的发生也不可能完全制止,抢救药物是必不可少的。为摆脱马血清成分引起人的血清反应,美国早已开始制造人免疫球蛋白,以供肉毒中毒的抢救,但血源有限,难以满足需要。日本与中国正在合作研究开发人源单克隆抗毒素,日方一个研究组已将该单克隆抗毒素基因转入大肠杆菌,见到可能批量生产的苗头。

目前研究者正致力于小分子的研究,其优点是:可在大肠杆菌等原核细胞表达体系中表达;易于穿过血管壁或组织屏障进入病灶部位;不含 Fc 段,从而减少因广泛分布的 Fc 受体所带来的不利影响。但小分子抗体易于被机体清除,代谢较快,相关研究还仅限于试验阶段。

作为重要生物战剂之一的肉毒毒素的检测和预防至关重要,而疫苗是预防肉毒中毒的最有效方法。国外使用五价类毒素疫苗,但费用高,操作危险;重组亚单位疫苗可以有效地预防肉毒中毒,但重组蛋白的低表达量和低纯化率,限制了亚单位疫苗的大规模应用。亚单位疫苗和 DNA 疫苗的联合应用为肉毒中毒预防带来了希望。

思考题

1. 霍乱弧菌疫苗、伤寒杆菌疫苗、痢疾杆菌疫苗、幽门螺杆菌疫苗有哪几类,各自有何特点?

2. 有哪些策略可提高霍乱弧菌疫苗、伤寒杆菌疫苗、痢疾杆菌疫苗、幽门螺杆菌疫苗的免疫效应?

3. 产肠毒素大肠杆菌的主要致病物质是什么?

4. 肉毒毒素生物制品主要有哪些,在肉毒中毒的防治中分别起何作用?

（窦骏）

第十二章 细菌类疫苗(二)
呼吸道传播的细菌疫苗

第一节 结核病疫苗

您知道曾经盘旋于地球上空、夺去了数亿人生命的"白色瘟疫"吗? 20 世纪 70 年代发现的中国长沙马王堆汉墓中,女尸肺部 X 射线胸片就显示残留的结核病钙化病灶。这种可致灭门之灾的"痨病",使每个人都面临结核病的威胁。卡介苗的预防能奏效吗? 本文将逐一为您介绍。

一、概述

(一) 对结核病的认识

结核病是一种非常古老的疾病,至今已有几千年历史。考古学家从新石器时代人类的骨化石以及金字塔时期埃及第 24 王朝的木乃伊上,就发现了脊柱结核病。我国最早的医书《黄帝内经·素问》所载"传乘",其症状有"大骨枯槁,大肉陷下。胸中气满,喘息不便,内痛引肩项,身热,脱肉破䐃"等,中医界认为这些正是肺结核(Pulmonary tuberculosis)相关症状。古希腊医生希波克拉底在公元前就详细记载了肺结核病,确认肺结核是当时最流行的疾病,具有很高的传染率和死亡率。由此可见,结核病不但古老,而且是在世界范围内广泛流行的传染病。结核病曾经是盘旋于地球上空的"恶魔",夺去了数亿人的生命,对人类健康造成了巨大威胁。结核病又称痨病和"白色瘟疫",经解剖发现患者的肺内有一个个坚实的团块,摸上去好像土豆等植物的根上块茎,故称此病为结核(Tuberculosis),即结节的意思,这就是结核病命名的由来。

结核病是一种顽固的慢性消耗性疾病,一旦感染发病,若不及时、不规范、不彻底治疗,容易复发与恶化,且易于产生耐药而形成难治性肺结核,患者最终因反复发作致多种并发症而死亡。自上世纪 90 年代以来,不少国家基于对结核病疫情的乐观分析而减少了财政投入,再加上世界人口流动且不断增加、人免疫缺陷病毒(Human immunodeficiency virus,HIV)感染的蔓延以及耐药结核菌株的大量涌现,使得结核病又死灰复燃。

(二) 对结核病病原体的认识

意大利人 K·Marten 于 1720 年就提出了肺结核的病因是由眼睛看不见的小生物引起;

1751年西班牙就开始实行结核病预防法,规定结核病要求报告,并要烧毁病人使用的衣物、家具等,实施结核病隔离消毒制度以控制结核病流行。1843年,法国的Klenke首次进行结核病感染的动物实验,将肺结核痰标本经家兔耳静脉内注入,结果在兔肺、肝内发现结核结节;法国的Villemin同样进行了结核病的家兔感染试验,3个半月后在兔腹腔发现黄色小结节点,肺内也出现结核样病变。各种动物实验均表明患病动物痰中有病原体。德国学者Robert Koch于1882年通过抗酸染色法首先发现了结核分枝杆菌,并在1882年3月24日发表了这一成果。为了纪念Koch的伟大发现,WHO与国际预防结核病和肺部疾病联盟联合决定,将每年的3月24日确定为世界防治结核病日,以警醒公众要加强对结核病的防治。

结核分枝杆菌(Mycobacterium tuberculosis,Mtb)简称结核杆菌,是家畜、野生动物及人类结核病的病原菌。在动物病灶内的结核杆菌为正直或微弯曲形态,有时菌体末端具有不同的分枝,无鞭毛和芽胞,电镜下观察发现菌体细胞壁外有一层微荚膜。因其细胞壁脂质含量较高,一般染色方法不易着色,常用齐尼抗酸染色法使结核杆菌染成红色,而其他细菌和背景呈蓝色。结核杆菌的菌体成分复杂,尤其是脂质成分,包括分枝菌酸、蜡质和磷脂等,常与蛋白质和多糖结合形成复合物,也是结核杆菌致病的重要物质基础。90%以上肺结核病是通过呼吸道传播,主要由患者通过咳嗽、打喷嚏等,使带有Mtb的飞沫(也称气溶胶)喷出体外,健康人吸入后而被感染。

现代医学认为,结核感染与发病除与病原体、机体免疫以及环境和社会经济等因素外,宿主的遗传背景在结核病的发生发展中扮演着重要角色,个体对结核病易感性或抗性与宿主某些基因相关。在机体抵抗力低下的情况下,入侵的结核菌不被机体防御系统消灭而不断繁殖,继而会引起结核病。

(三)国内外结核流行概况

结核病是由Mtb感染引起的传染病。在我国法定甲、乙类传染病中,结核病的发病率与死亡率近年来均位居第二位。尽管大规模卡介苗(bacille Calmette-Guerin,BCG)预防接种以及抗结核药物不断在发展,但结核病发病率仍居高不下。我国结核病疫情呈现以下特点:① 感染人数多,我国约有5.5亿人感染了Mtb,高于全球平均感染水平。② 现有患病总人数多,全国有活动性肺结核患者数达523万,是全球30个结核病高负担国家之一,肺结核患者人数位居全球第二位,仅次于印度。③ 新发病人数多,全国每年新发生活动性肺结核患者约90万,6岁以下儿童的发病率是成人的3倍。④ 患病死亡人数多,全国每年约近20万人死于结核病。⑤ 耐药菌株感染发病人数多,每年新发耐多药肺结核患者约12万。⑥ 农村结核病患者多,全国约80%的结核病患者集中在农村,而且主要在经济不发达的中西部地区。目前,由于没有有效方法控制潜伏性感染,人群中源源不断有新结核病发生。结核菌株耐药性是我国未来控制结核病急需关注的重点问题。目前调查发现结核获得性耐药率为46.5%,但通过抗结核药物的压力选择,结核菌株耐药性正不断蔓延,这就构成了我国结核病疫情日趋严重的重要因素。

全球结核病疫情也十分严重。据WHO报道,目前全球感染Mtb人数达20亿,有活动性肺结核患者约2 000万。2017年,估计有1 000万有人患上肺结核,160万人死于该疾病。

WHO 提出在 2035 年全球终止结核病流行的目标:相比 2015 年结核病死亡率降低 95%,结核病感染率降低 90%。结核病已成为传染病病死率高的主要疾病之一。全球结核病防治工作受到多种因素制约而进展缓慢,其中包括耐多药结核病患者正在增多、结核病与艾滋病相互作用、防治资金不足等。多重耐药菌株的出现是近年来全球结核病疫情肆虐的主要原因之一。有效预防和控制结核病的根本途径是努力研制和积极寻求优于 BCG 的新型疫苗。结核病防控依然是全世界人民共同关注的公共卫生问题。

（四）结核杆菌致病与免疫机制

Mtb 经呼吸道被吸入后,通常约 30% 的个体会发生感染,而在感染个体中,约 90% 的人常处于潜伏期,约不到 10% 会直接演变为活动性结核病。对于潜伏感染状态的个体,不到 10% 的人在其一生中会发展为活动性结核病。Mtb 感染与发病的危险因素包括:菌株的毒力与数量,宿主的易感性以及因年老、贫困与某些免疫抑制药物应用而导致的免疫力低下等。

Mtb 感染和发病的生物学过程大体上可分为起始期、反应期、共生期和细胞外传播期。经呼吸道吸入的 Mtb 首先被肺泡内巨噬细胞(Mφ)吞噬。众所周知,Mφ 是杀伤侵入机体病原菌的主要效应细胞之一,也是阻挡 Mtb 在体内播散的第一道屏障。但由于 Mtb 结构的特殊性,Mφ 往往不能有效清除病原菌而造成细菌在体内滞留,并成为 Mtb 生长繁殖的重要场所。经过在肺泡 Mφ 内繁殖,细菌接着便扩散至邻近非活化的肺泡 Mφ 并形成早期感染灶。在感染的反应期,结核菌经 Mφ 内的生长繁殖后,引起局部炎症,最终形成中心呈干酪坏死的结核结节病灶(见图 12-1)。Mtb 属于兼性细胞内寄生菌,机体抗感染免疫主要靠细胞免疫,T 细胞介导的细胞免疫(cell mediated immunity,CMI)和迟发性超敏反应(delayed-type hypersensitivity,DTH)同时建立、伴随存在。T 细胞介导的免疫是形成结核病灶的主要原因,并对结核病发病、演变及转归产生决定性影响。大部分感染者 Mtb 可以持续在体内存活,细菌与宿主免疫处在平衡阶段,即共生状态。此时,肺内纤维包裹的干酪样坏死灶成为细菌持续存在的重要场所,而病灶内由于缺氧、强酸性和抑制性脂肪酸等存在,细菌多处于休眠或静止状态。当然,宿主的免疫功能也一定程度上抑制了细菌增殖。在随后的生活中,当感染机体在长期过度疲劳、病毒感染或患有其他疾病等因素影响下可导致免疫功能下降,便可再引起肉芽肿内 Mtb 的重新活动和增殖,大量 Mtb 从坏死、液化的干酪灶释放向外周扩散,导致疾病传播(见图 12-2)。

在感染机体,Mtb 感染与 Mφ 间存在着及其复杂的相互作用,作用的结果决定着结核病的发生、发展及预后。多数学者认为结核杆菌与 Mφ 之间的相互作用是长期的相互适应,自然进化的结果。

Mtb 通过 Mφ 表面的模式识别受体(pattern recognition receptor,PRR)而被吞噬,形成吞噬体,继而与溶酶体融合形成吞噬溶酶体,溶酶体中的各种水解酶再降解 Mtb 的菌体成分,最终彻底清除细菌,即为固有抗感染免疫的重要形式。Mφ 吞噬结核杆菌后的早期活化并分泌细胞因子反应主要由类 Toll 受体(Toll-like receptors,TLR)介导,如菌体成分脂阿拉伯甘露糖(lipoarabinomannan,LAM)等以 TLR2 及 TLR4 依赖方式激活 Mφ,产生 TNF-α 等细胞因子的抗结核免疫反应。另外,感染 Mtb 的 Mφ 亦可通过一系列机制提高自身的凋亡率以应对感染并清除 Mtb。研究表明：Mtb 感染后，有多种促凋亡因子参与了诱导 Mφ 凋亡过程。其中，TNF-α 途径介导的 Mφ 凋亡是 Mφ 提高其凋亡水平的重要机制。

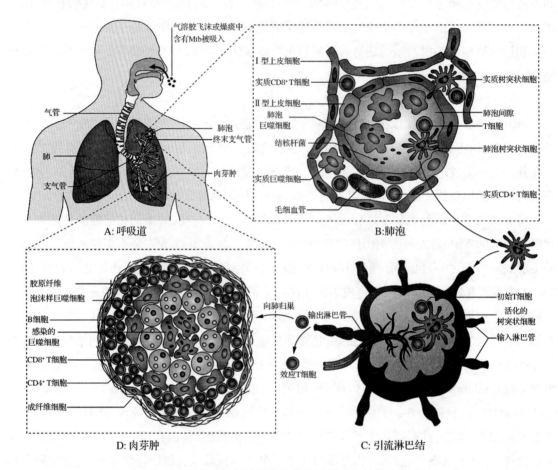

图 12-1　结核分枝杆菌感染和肉芽肿形成的结核结节病灶

(引自：Griffiths G,et al,2010)

A：结核分枝杆菌(Mtb)感染始于吸入细菌或结核病人咳嗽产生的气溶胶、飞沫或煤痰中含有 Mtb 的灰尘微粒，吸入后细菌沉积在肺泡腔，经复杂过程形成肺结核。肺的黏膜组织内衬形成的传导气道和肺实质细胞包绕在肺泡外形成的肺泡壁，其内是肺泡用作气体交换。

B：由 Ⅰ 和 Ⅱ 型上皮细胞包绕形成的肺泡，由含有肺毛细血管的实质组织形成的薄壁将各肺泡分隔开。肺泡腔内含有 Mtb 和吞噬 Mtb 的泡沫 Mφs。起初 Mtb 在肺泡 Mφs 中繁殖后释放出来被 DCs 吞入，再带入胸腔引流淋巴结。此外，肺泡黏膜的 DCs 也可携带 Mtb 到肺间质，形成最初的局部炎性结节。

C：在引流淋巴结，携带 Mtb 的 DCs 经历着凋亡，居留在淋巴结活化的 DCs 所释放的分枝杆菌抗原肽，通过交叉递呈给特异性的初始 T 细胞，然后活化 T 细胞，使其增殖成效应 T 细胞，经输出淋巴管和胸导管离开淋巴结达到血循环。

D：引流淋巴管来源的效应 T 细胞经血循环通过肺毛细血管，在趋化因子和其他介质的影响下达到炎症部位。渗出的单核细胞开始形成肉芽肿。典型的肉芽肿组成中间是受染的 Mφs 被上皮样和泡沫状 Mφs 包绕，周边是 B 细胞、CD4+T、CD8+T 细胞，外围由成纤维细胞构成细胞外基质而形成的纤维囊套。在感染部位形成的肉芽肿限制了感染向周边扩散。

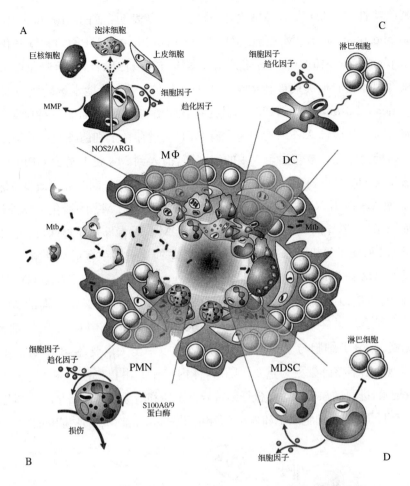

图 12-2 不同髓样细胞在结核肉芽肿中的特异性活化模式图

(引自:Dorhoi A,et al,2015)

干酪样肉芽肿中心呈典型样坏死,周围包裹着 MPs,包括不同活化和转化阶段的 Mφ 和 DC、PMP、MDSC 或髓样调节细胞和淋巴细胞。

A:Mφ 是肉芽肿中主要的代表性的髓样细胞群,其内含有 Mtb。Mφ 在感染或活化后释放多种介质,包括细胞因子、趋化因子、NOS2 或精氨酸酶-1 下游的酶产物。Mφ 产生的基质金属蛋白促成肉芽肿空洞形成和重塑。

B:来源于 PMN 的颗粒蛋白水解酶除了参与组织熔解外,还可通过趋化因子浓度梯度或自身含有的颗粒蛋白(S100A8/9)招募到肉芽肿,有助于肉芽肿空洞形成,而呈现出组织损伤特征,导致疾病恶化和结核传播。

C:DC 释放细胞因子和趋化因子,在肉芽肿局部加速了炎症进展。肉芽肿内 DC 是高度活化的,在刺激抗原特异性的淋巴细胞活化中起到关键作用。

D:相反,MDSC 在结核病中,抑制 T 细胞增殖和细胞因子释放。MDSC 含有 Mtb,并能选择性产生促炎和调节性细胞因子和 Mtb 相互作用。髓样细胞群数量、活化模式、分泌能力、在肉芽肿中定位以及相对于其他类型细胞等综合因素,决定了结核病肉芽肿的命运,即影响着疾病的结局和传播。

Mtb:结核分枝杆菌;MP:单核吞噬细胞;Mφ:巨噬细胞;DC:树突状细胞;PMN:多形核中性白细胞;MDSC:髓样来源的抑制细胞;NOS2:一氧化氮合酶 2;ARG1:精氨酸酶 1。

Mtb 能够在 Mφ 中长期存活并繁殖,显示 Mtb 为致病性强的微生物,能够成功躲避 Mφ 的杀伤并能积极适应 Mφ 内环境。甚至有人认为,Mtb 还能通过微小 RNA(miRNA)等方式主动地调节 Mφ 某些特性,有利于其在 Mφ 生长繁殖。研究表明:活的 Mtb 可分泌酸性磷酸酶(secreted acid phosphatase,SapM)、蛋白激酶 G(protein kinase G,PKG)和糖基化磷脂酰肌醇(glycosyl phosphatidylinositol,GPI)等来抑制吞噬体与溶酶体融合,从而避免被杀伤清除。而死的结核杆菌吞噬体却能很快地被转运至 Mφ 的溶酶体。SapM 能水解磷脂酰肌醇-3-磷酸(phosphatidylinositol-3-phosphate,PI3P),其为存在于吞噬体膜表面的一种脂类,为吞噬体与溶酶体融合所必需。其次,LAM 结构中包含有 GPI,大量存在于细菌细胞壁。Mtb 的 LAM 可经 Mφ 上的甘露糖受体介导被转运至 Mφ 的细胞膜,插入到 Mφ 膜上富含 GPI 的区域,且插入的 LAM 可以改变 Mφ 的膜表面标记,抑制 Mφ 递呈抗原的功能;同时亦可改变 Mφ 膜上 IFN-γ 受体的结构,使 Mφ 对 IFN-γ 刺激的敏感性降低,从而抑制 Mφ 的活化。体外研究还发现,Mtb 毒力株如 H37Rv 诱导的 Mφ 凋亡水平明显低于 Mtb 减毒株及无毒株,毒力株能通过高表达抑凋亡分子如 MCl-1 等机制来抑制 Mφ 的凋亡,从而促进细菌存活与繁殖。

通常情况下,Mφ 作为重要的抗原递呈细胞(antigen presenting cells,APC),在吞噬结核杆菌后,将结核杆菌的蛋白降解为短肽,这些片段抗原可分别与外泌体表面的 MHC-Ⅰ类及 MHC-Ⅱ类分子结合后被转运至 Mφ 表面,从而分别激活 CD8$^+$、CD4$^+$ T 淋巴细胞,产生 Mtb 特异性细胞免疫。α/β T 细胞与 γ/δT 细胞在抗 M 免疫中至关重要,感染早期 α/β T 细胞数量有限,γ/δT 细胞控制结核感染更为重要。随后,体内 α/β T 淋巴细胞不断增殖即促进了 γ/δT 淋巴细胞大量增殖,进而增强机体对结核杆菌特异性杀伤和清除,同时,活化的 T 淋巴细胞可分泌 IFN-γ、IL-12、TNF-α 等细胞因子和表达 CD40L,进一步增强 Mφ 的功能(见图 12-3)。

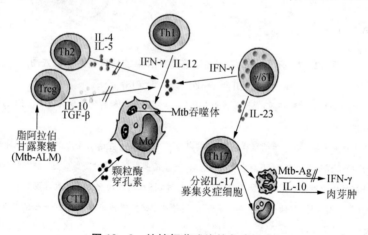

图 12-3 结核杆菌感染的免疫反应

蛋白质组学研究发现,Mφ 感染 Mtb 后分泌的外泌体包含了 Mtb 众多已知的特异性抗原如 85A、85B 和 85C(Rv3804c,Rv1886c,Rv0129c),MPT64(Rv1980c)和 ESAT-6(Rv3875)等,其中 85A 抗原又是临床试验疫苗的一种重要靶蛋白。

二、人用预防疫苗——卡介苗

(一)卡介苗的应用历史、现状

1908 年,法国巴斯德研究所的两位细菌学家 Albert Calmette 和 Camille Guerin 开始试制预防结核杆菌的人工疫苗,后被人称为"BCG"。疫苗菌株来自患乳腺炎母牛牛乳中分离而来的牛分枝杆菌(Mycobacterium bovis,M. bovis),他们随后将菌株在含甘油、胆汁、马铃薯的培养基中经过历时13年、230次传代培养后得到减毒分枝杆菌。BCG是目前应用最广泛、也是全球唯一人用的结核病疫苗,迄今应用达99年,接种人数达40多亿,现在每年仍有1亿多新生儿接种BCG。BCG对初生婴儿接种具有显著效果,大大降低小儿患结核性脑膜炎及粟粒型肺结核的风险,但其对成人保护力不稳定,效果较差。临床调查发现,在南印度地区,BCG的保护率为0;而在英国学龄儿童中其保护率可高达80%。尽管BCG得到了广泛应用,但仍然不能有效遏制全球结核病疫情的蔓延。

1921年,BCG菌株第一次被成功接种后,随之迅速被分发到世界各地,几十年来一直在不同地区的实验室中进行反复传代。比较基因组学研究发现,如今BCG株与原始亲本株相比,表型和基因型均有显著差异,正说明了BCG在随后的传代过程仍然不断发生着基因变异。BCG的免疫效率日趋下降可能与其传代过程中丢失了更多的保护性功能基因有关。BCG接种免疫保护的局限性以及结核病疫情的严峻形势迫切需求研制高效、廉价、安全的新型抗结核病疫苗,这也是疫苗学研究领域的一大重点。

(二) BCG的应用与预防效果

1. 应用范围

(1) 主要针对3个月以内的婴儿及用5IU结核菌素纯蛋白衍化物(tuberculin purified protein derivative,PPD)或5IU稀释的旧结核菌素(old tuberculin,OT)试验阴性的儿童,皮内接种以预防结核病。

(2) 临床上可用于某些恶性肿瘤的辅助治疗药物,如针对恶性黑色素瘤、肺癌、膀胱癌等手术或化疗后的治疗。

(3) BCG还可用于预防小儿感冒、治疗小儿哮喘性支气管炎以及成人慢性气管炎(一般PPD试验呈阴性者方可使用BCG)。

2. 预防效果　BCG预防结核病,尤其对危及儿童生命的结核性脑膜炎、粟粒性结核病等方面具有明显作用。WHO研究证实,接种BCG预防结核性脑膜炎和播散性结核病的平均有效率为86%。多年来,BCG接种已挽救了数万人的生命。

(三) 禁忌人群与不良反应

1. 禁忌人群

(1) 早产、难产、低体重儿,伴有明显的先天性畸形的新生儿。

(2) 发热、腹泻等急性传染病的患儿。

(3) 心、肺、肾等慢性疾病,严重皮肤病,过敏性皮肤病,神经系统疾病的患者,以及对预防接种有过敏反应者。

2. 不良反应　接种2周左右出现局部红肿、化脓,并形成小溃疡,严重者宜采取适当治疗处理。BCG接种后偶尔会出现下列反应:

(1) 淋巴结炎症:接种后1~2个月左右,颈部、腋下、锁骨上下等淋巴结肿大(常大于

1cm)。反应过强者,淋巴结肿大明显,可形成脓疡或破溃,或在接种处有小脓疱。皮内注射者反应往往较划痕法者强。另外,OT 试验呈阳性者,接种后也可出现较强反应。

(2)类狼疮反应:可能与 BCG 菌株残余毒力有关:

(3)瘢痕:接种 BCG 者因接种部位出现丰富的肉芽组织而形成瘢痕突起,甚至瘢痕瘤,多见于不做 PPD(或 OT)试验而直接皮上划痕接种者。

(四)BCG 存在的问题

作为一种预防性疫苗,它不能有效阻止 Mtb 的潜伏感染。此外,由于 BCG 仍存在一定毒力,免疫力低下的儿童接种 BCG 后可引起全身播散而致死亡。目前,BCG 缺乏有效性的确切机制尚不清楚,可能与以下因素有关。

1. BCG 疫苗株复杂多样　一开始针对肺结核预防非常有效的 BCG 亲本株在当今已不复存在。在冻干粉技术发明前,人们采用传统细菌培养传代和保存,使得其免疫保护效率日渐降低。

2. BCG 菌株某些保护性抗原的丢失　相对于致病性人型 Mtb,比较基因组学已鉴定出包括 RD1~RD16 以及 129 个开放读码框架,在 BCG 体外反复培养中而造成缺失。其中 RD1 区为 BCG 最具特征性的基因缺失区域,该基因片段在 Mtb 复合群的各菌株中均存在,内含一些毒力因子基因,如 Esat-6 恰是最重要的免疫保护抗原基因。另外,BCG 中某些诱导 T 细胞应答的休眠期抗原基因缺失,致使其不能预防 Mtb 内源性的复燃。

3. 宿主的遗传因素　接种人群个体差异以及种族差异,遗传背景不同导致对 BCG 免疫反应的不同,因而各地临床调查得出 BCG 对成人肺结核保护效率差异较大(0~80%)。

4. 环境中分枝杆菌的感染降低了 BCG 接种的保护力　环境中分枝杆菌感染也诱导产生一定程度的免疫力,但同时减弱了 BCG 的免疫保护效率。

5. Mtb 野生株有差异　不同地区人群感染的 Mtb 菌株在基因、毒力蛋白表达等方面亦存在差异,直接影响到对 BCG 诱导的免疫反应。如 BCG 对流行的北京 Mtb 菌株缺乏有效抗感染保护作用。

6. 某些地区寄生虫等感染与流行　寄生虫感染可能增强 Th2 细胞反应以及刺激 Treg 分化发育,减弱了 BCG 诱导的细胞免疫反应。

7. 临床研究标准不一　不同国家和地区进行的 BCG 保护效率研究试验,在实施方法、评价指标等方面亦不完全一致,也影响到整体评价。

三、结核疫苗研究现状

(一)理想的结核病疫苗应具备的条件

1. 免疫保护效率优于 BCG,免疫稳定、持久、价格低廉。

2. 疫苗株毒力完全减弱,不良反应少,达到疫苗生物安全性标准。

3. 疫苗对成年人也有效,可通过加强免疫延长保护期。

4. 对潜伏感染者有保护效率。

5. 具有快速有效鉴别诊断方法,以区分自然感染和疫苗免疫。

6. 能构建与免疫保护相关的评价指标体系。

虽然迄今为止尚未研制出能达到以上标准的新型结核疫苗,但随着生物信息学的迅猛发展和基因工程技术的日臻完善,结核疫苗的研究必将会有所突破。

(二)结核疫苗的基本种类

1. 活载体疫苗,包括重组 BCG(rBCG)、病毒载体疫苗及活菌载体疫苗。

2. 重组蛋白疫苗,即亚单位疫苗,由结核杆菌特异性抗原加佐剂组成。

3. 灭活的分枝杆菌疫苗。

4. DNA 疫苗,即基因疫苗。

5. Mtb 减毒活疫苗或其他弱毒或无毒分枝杆菌活菌苗。

表 12 - 1　进入临床试验的大部分结核疫苗

类　型	候选疫苗	特　点	临床试验阶段
减毒活疫苗:初始免疫/加强	rBCG30	过表达 Ag85B	Ⅰ期完成并终止
	rBCG△ure-Hly(VPM1002)	表达 listeriolysin O,缺失尿素酶	Ⅱ期完成;新生儿Ⅲ期试验开始
	Aeras-422	表达 perfringolysin, Ag85A, 85B 和 Rv3407	Ⅰ期完成并终止
	MTBVAC	稳定删除 Mtb 的 phoP 和 fadD26 两个毒力基因	Ⅱ期试验(成人、新生儿)在进行
病毒载体疫苗:加强免疫	MVA85A(Aeras-485)	过表达 Ag85A,重组牛痘安卡拉病毒	Ⅱ期气溶胶管理试验在进行
	Crucell Ad35(Aeras-402)	过表达 Ag85A,85B 和 TB10.4 融合蛋白,复制缺陷腺病毒 35 型载体	Ⅱ期完成
	AdAg85A	表达 Ag85A;复制缺陷腺病毒 5 型载体	Ⅰ/Ⅱ期试验在进行
亚单位疫苗:加强免疫	Aeras-404/H4:IC31	Ag85B 和 TB10.4 融合蛋白;IC31 佐剂	Ⅱb 期试验完成
	H1:IC31	Ag85B 与 ESAT - 6 融合蛋白;IC31 佐剂	Ⅱ期试验完成
	H56:IC31	Ag85B, ESAT - 6 与 Rv2660c;IC31 佐剂	Ⅱ期预防结核病复发试验在进行
	H1:CAF01	Ag85B 与 ESAT - 6 融合蛋白;CAF01 佐剂	Ⅰ期试验完成
	Mtb72F	Mtb32a 和 Mtb39a 融合蛋白;AS01E(或 AS02A)	Ⅱb 期试验完成
	ID93+GLA - SE	Rv2608 - Rv3619 - Rv3620 - Rv1813 融合蛋白;GLA - SE 佐剂	Ⅱb 期试验完成
DNA 疫苗:治疗性疫苗	GX - 70	结核分枝杆菌四种抗原及 Flt3 配体质粒	Ⅰ期试验尚未开始
灭活分枝杆菌疫苗:治疗性疫苗	RUTI	脂质体包裹 Mtb 片段	Ⅱ期完成
	M. vaccae	热灭活母牛分枝杆菌	Ⅲ期完成
	DAR - 901	热灭活的奥布分枝杆菌	Ⅱ期; Ⅱb 预防感染试验在进行
	MIP/Mw	热灭活的鸟分枝杆菌	Ⅲ期完成

引自:Pete Andersen. Nature Reviews Immunology, 2019 年; Xueqiong Wu. Human Vaccines & Immunotherapeutics, 2018 年。

（三）新型结核疫苗研究方向

新结核疫苗研究正由早期单一寻找优于 BCG 的替代疫苗，逐渐过渡到针对不同人群以预防与治疗为需求的不同类型组合疫苗，大体可分三个方面：

1. 初免疫苗　替代 BCG 高效疫苗，预防外源性结核杆菌原发感染为目的，最终遏制结核病疫情。

2. 初免-加强疫苗　用一种疫苗进行初始免疫（prime），接着用相同或不同类型的疫苗进行加强免疫（boost），被称为"prime-boost"策略，通常免疫效果比初免更好。同源加强，即反复使用同一种疫苗进行免疫，对于蛋白疫苗使用这种同源加强免疫，往往能有效增强体液免疫，而对细胞免疫水平无明显改变。但异源初始-加强免疫策略则能显著增强细胞免疫水平，并维持相对较长时间。目前，大多学者认为较理想的策略应该以 BCG 或重组 BCG 进行初免，再运用其他形式疫苗以加强免疫，有望解决当今 BCG 免疫效率低下的问题。

3. 潜伏感染或患病人群治疗性疫苗　针对潜伏感染者预防 Mtb 发生结核病或作为活动性结核病的辅助治疗为目的，以利于在短期内对结核病控制产生明显作用。

根据疫苗的用途可将其大致分为预防性疫苗与治疗性疫苗两类。预防性疫苗主要应用于新生儿和未感染的正常人群，保护易感者不被 Mtb 感染；治疗性疫苗则主要应用于已感染 Mtb 或无症状的细菌携带者，保护其不发病或促使已发病患者早日痊愈。

（四）新型疫苗的生物学基础

1. 新型疫苗研发的技术基础　伴随着免疫学理论研究与实验技术的不断进步以及生物化学、物理化学、分子生物学等学科的发展，疫苗学研究如虎添翼。依托免疫学知识解析抗原的结构，利用亚单位疫苗（病原体有效抗原成分）免疫机体，以获得相同的免疫应答这一理念很快形成。借助有机化学和物理化学的层析技术、生物化学的多糖分离技术、电泳和裂解技术、微生物学与基因工程学中的发酵技术、DNA 重组技术等，研究者可设计获得既定的病原体抗原成分，用实验动物技术去检测其免疫原性，这是疫苗研究的基本思路。近年来一系列的新型疫苗相继问世，形成了疫苗研究继传统疫苗之后的第二次革命。新型疫苗的推广应用，前提条件是要有良好的免疫原性和较高的生物安全性，最重要的是能提供较传统疫苗更好的免疫保护力。

2. 新型疫苗设计的生物学要求

（1）设计抗感染新型疫苗，应对特定病原体自然感染过程与获得性免疫有全面的认识，即对病原体的致病过程与免疫机理要深入了解。

（2）对所要研发疫苗的病原体的生物学性状，包括基因结构、生化及抗原特征等有清晰的认识，并能找到该病原体感染的接近于人体病理过程的疾病动物模型。

（3）有技术支持，可获得病原体的特定抗原结构及非结构组分或是编码这些组分的基因片段，包括可控性操作以纯化或表达这些组分。

（4）在动物实验中，必须具有评判疫苗所诱导保护性免疫的具体指标体系。

（5）必须具有安全性试验指标体系，确保疫苗所诱导的免疫反应对机体不具有任何副作用，或是除免疫反应之外的其他毒副作用。

四、新型结核疫苗研究进展

目前世界范围内正在开发的结核疫苗包括活载体疫苗、亚单位疫苗、全菌体灭活疫苗、DNA 疫苗以及 Mtb 减毒活疫苗或其他弱毒或无毒分枝杆菌活菌苗等。

（一）活载体疫苗

表达分枝杆菌抗原的重组活载体疫苗是利用基因工程技术将外源基因导入弱毒/无毒分枝杆菌（如 BCG、耻垢分枝杆菌、母牛分枝杆菌等）、活细菌（如李斯特菌、沙门菌）及活病毒（如牛痘苗病毒、腺病毒或仙台病毒等）中，依靠细菌或病毒在宿主细胞内的复制并表达外源抗原，进而诱导机体产生特异性的体液和细胞免疫。带有细胞因子外源基因表达（如 IFN - γ、IL - 2、GM - CSF、IL - 18 等）的活载体疫苗将会使免疫原性大大增强。这些基因工程活载体疫苗不仅具有表达多种外源抗原，同时具备佐剂活性的优点，一次接种即可获得强而持久的特异性免疫。

1. 重组 BCG 疫苗　重组 BCG 疫苗（recombinant BCG，rBCG）是以 BCG 为载体，以基因导入或基因敲除的方式对其进行改造，在最大限度降低 BCG 毒力同时，达到增强 BCG 免疫效果。重组 BCG 是研制新结核疫苗的重要方向之一。BCG 和致病的人型结核杆菌基因组比较，已缺失 129 个编码基因，其中一些基因不但与毒力相关，也是抗结核感染重要的免疫原。大多研究者是将外源 DNA 引入 BCG，主要插入免疫优势抗原或细胞因子的编码基因，从而更有效地激发机体免疫应答。重组 BCG 疫苗具以下优点：① 活菌接种能在机体内繁殖，产生相对持久的免疫应答并长期存活；② 不需要进行蛋白纯化；③ BCG 本身是一种有效的免疫佐剂；④ 价格低廉，可大量生产且易于保存。

目前，构建重组 BCG 主要有以下几种策略：

（1）插入某种功能蛋白基因，同时敲除其某些毒力或代谢相关基因，以优化 BCG，增强细胞免疫力。如 VPMl002（rBCG△Aure-hly）疫苗，将单核细胞增多性李斯特菌素（1isteriolysin O，LLO）基因 hly 整合入 BCG，同时敲除了 BCG 中的尿素酶基因，以构建重组 BCG 疫苗。表达的李斯特菌溶解素，是一种结合胆固醇、活化硫基的细胞溶解素，可以改变吞噬体膜通透性，使 BCG 及其抗原在吞噬体中释放，经由胞质蛋白酶体降解成抗原肽并与 MHC - Ⅰ 分子结合，从而激发 CD8$^+$T 细胞活化。另外，重组 BCG 疫苗可引起 Mφ 凋亡，释放的抗原可再经树突状细胞（dendritic cell，DC）呈递给 CD4$^+$T 淋巴细胞并致活化，增强 BCG 的免疫效力。

（2）优化传统的 BCG，使其表达更充分的抗原成分，以提高免疫效果。有研究小组构建了过表达 Ag85B 蛋白的重组 BCG（rBCG30），在小鼠和豚鼠试验中均显现比 BCG 更为有效的抗结核保护作用。Ag85B 是结核分枝杆菌和 BCG 培养过程中可分泌的蛋白质，也是重要的 Mtb 抗原之一，能诱导 Th1 型免疫保护反应。rBCG30 疫苗经过合理设计，使其在天然启动子的作用下 Ag85B 的表达量可显著提高。该疫苗在动物实验中已取得明显的抗结核保护效果，并在免疫缺陷小鼠体内不会引起播散性 BCG 血症，提示 rBCG30 可能会成为包括人 HIV 感染人群应用的结核新疫苗。rBCG30 已通过临床 I 期试验。

优化 BCG 疫苗抗原研究还涉及 Ag85A、TB10.4 等抗原和 BCG 缺失的保护性抗原，如

ESAT-6、CFP-10 以及 IL-2、IL-4、IL-15、GM-CSF 等。ESAT-6 和 CFP-10 由 Mtb 基因组中的 RDl 基因区编码,目前所有 BCG 疫苗株均缺失该基因。有人构建了 BCG:RD1-2F9 疫苗株,将 RDl 基因区中两种免疫原性蛋白,即 esxA 编码的 ESAT6 和 esxB 编码的 CFP-10 的基因导入 BCG 后,rBCG 在免疫小鼠和豚鼠试验中显示较强的抗结核感染保护力。另外,向 BCG 引入细胞因子等调节分子,以此增强免疫系统对 BCG 抗原的应答强度以及促进应答类型向 Th1 型分化。融合表达 IL-15 和 Ag85B 的 rBCG 相对于单独表达抗原 Ag85B 的 rBCG,在小鼠免疫实验中表现出更强的 $CD4^+$ T 和 $CD8^+$ T 细胞免疫活性。在 BCG 中重组入 IFN-γ 和 IL-12 基因,可明显增强此 rBCG 诱导的细胞免疫反应。IFN-γ 和 IL-12 的分泌可调节 Th0 向 Thl 分化,是诱导细胞免疫活性的关键调节因子。

2. 病毒活载体疫苗　利用病毒来表达 Mtb 的保护性抗原,诱导产生抗原特异性免疫反应,实现在初免-加强免疫策略中增强 BCG 免疫防护作用。Ag85A 是 Mtb 的一个主要保护性抗原,且在所有的 Mtb 菌群成员中存在。目前,用于疫苗设计的病毒载体主要包括痘苗病毒与腺病毒。利用改良的痘苗病毒(MVA)表达 Ag85A 病毒载体疫苗已经进入 Ⅱb 期临床试验。在 BCG 初免后用 MVA85A 加强免疫,可以产生比单独 BCG 更强的抗结核感染保护力。腺病毒有强烈的免疫原性及佐剂特性,且对呼吸道上皮细胞有天然的高亲和力,可作为呼吸道黏膜抗结核感染的疫苗理想载体。腺病毒载体疫苗一般用于 BCG 活疫苗初免之后的加强免疫,但其应用亦存在较大局限性,如腺病毒频繁感染或某型腺病毒流行区人群,机体将会产生相应抗体,预先存在腺病毒抗体必然会影响基于腺病毒载体疫苗的免疫效率。在美国,腺病毒载体结核疫苗 Ⅱ 期临床试验安全性及保护性已经在未接种 BCG 的健康成人和接受过 BCG 初始-加强免疫方案的成人中获得较高评价。Crucell Ad35 是融合蛋白 Ag85A、Ag85B 和 TB10.4 通过腺病毒 35 型来表达的活载体疫苗,作为正常 BCG 的异源加强疫苗,目前已完成 Ⅱ 期临床试验。

3. 重组细菌载体疫苗　有研究报道,构建含 Ag85A 和 Ag85B 的重组减毒李斯特菌载体疫苗以及结核 Ag85B 重组沙门菌疫苗,在动物实验中均能够诱导出比 BCG 更强的免疫保护反应;此外,藉人肠道自然宿主菌成功构建了含 Mtb MPT64 基因重组双歧杆菌疫苗,其具有表达靶抗原不需纯化、只需单次免疫接种等优点,成为新结核疫苗候选对象,但插入基因对双歧杆菌体外生长及是否产生毒性等问题有待进一步研究。

(二)亚单位疫苗

亚单位疫苗是去除病原体内与诱导保护性免疫无关的甚至有害的成分,但保留其中有效免疫原成分,用化学方法提取或经基因工程技术生产的疫苗。亚单位疫苗主要包含一种或几种 Mtb 蛋白组分与免疫佐剂两部分,一般应用生物安全性好,是理想的疫苗类型之一。疫苗接种后,由 APC 经 MHC 分子递呈并激活 T 细胞,随之发挥免疫保护作用。而人群中 MHC 呈现遗传多态性,单个抗原由于抗原谱窄,不足以引起群体有效的免疫反应,通常在研制疫苗时将多个抗原或多肽融合表达,有助于增强疫苗的免疫保护效率。已知 Mtb 的有效保护抗原和佐剂的类型很多,结核亚单位疫苗研制的关键在于筛选保护性抗原以及佐剂类型。选择抗原主要基于能否诱导保护性 T 细胞反应,而佐剂选择主要看能否提高免疫应答强度、延长免疫持续时间以及促 Th1 应答类型分化等。亚单位疫苗一般仅含病原体成分,并不是可增殖的活菌,因而人群应用生物安全性相对比较高。只要其动物实验中保护效力与 BCG 相当,将更容易被接受而用于人类临床试验。

结核亚单位疫苗研究中受到密切关注的分泌蛋白主要有:Ag85、ESAT - 6、MPT - 32、MPT - 64 以及热休克蛋白 HSP65、HSP70 等,其中 Ag85 和 ESAT - 6 两种分泌型蛋白因免疫原性强且具有其他多种活性,已成为研究的重点靶抗原。

Ag85 是结核杆菌主要的分泌性蛋白复合物,由 Ag85A、Ag85B 和 Ag85C 三个组分组成,在细菌培养液中含量十分丰富。Ag85 也是合成结核菌酸的酶类物质,其参与分枝菌酸的合成过程并影响细菌细胞壁的组装,具有补体受体而介导结核杆菌吞噬作用。Ag85A 和 Ag85B 都是重要的免疫保护性抗原。以 Ag85A 为基础的亚单位疫苗能成功增强 BCG 接种后的加强免疫效应。ESAT - 6 是结核杆菌在感染早期的分泌性蛋白质,由 RD1 基因区域编码。ESAT - 6 具有多个 T、B 细胞表位,且能广泛被不同种属动物及不同遗传背景的免疫细胞所识别,产生较强的细胞免疫反应。若 ESAT - 6 配以合适的佐剂,能诱导高水平保护作用。用 Ag85B 和 ESAT - 6 融合蛋白的亚单位疫苗免疫小鼠,诱导的保护水平优于单个组分,并在豚鼠结核攻击实验中显示与 BCG 同样的抗感染保护效力。

亚单位疫苗的优点是安全性好,但缺点也很明显,主要有:① 免疫原性弱,需添加合适佐剂和投递系统;② 主要以诱导体液免疫应答为主;③ 制备蛋白质亚单位疫苗过程复杂,构建的蛋白可能与天然蛋白还存在差异;④ 需多次接种且免疫持续期短。

对于预防结核的亚单位疫苗研究,通常要选择促 Th1 细胞分化的佐剂才可能实现较强的抗结核保护免疫,如去酰基单磷酸类脂(MPL)、二甲基三十六烷基铵氯化物(DDA)、含 CpG 基序的寡聚脱氧核苷酸(CpG ODN)等。佐剂 IC31®,包含了阳离子抗生物肽(KLKLKLK)和寡聚脱氧核苷酸,能抑制 Toll 样受体 9(TLR9),阻止结核杆菌入侵宿主细胞。阳离子肽可促进 APC 对抗原的摄取并延缓抗原释放。AS01 和 AS02 佐剂也被应用到结核疫苗中,这两种佐剂都包含了单磷酸类脂 A(MPLA),MPLA 主要经 TLR4 信号肽和表面活性复合物 QS - 21 激活 Th1 细胞和 Th17 细胞;另外,佐剂 CAF01 能刺激 APC 成熟以及缓控抗原的释放。

丹麦国立血清研究所研制的 Ag85B - ESAT - 6 融合蛋白疫苗以 IC31® 作为佐剂,在小鼠和灵长类动物中的实验结果令人惊喜,目前已完成 II 期临床试验。美国葛兰素公司研制 Mtb72F 嵌合蛋白疫苗,是由具较强免疫原性的 Mtb39a 和 Mtb32a 基因重组构建的融合蛋白,以 AS01E(AS02A)作为佐剂,前期在豚鼠和猴子动物实验中显示,能显著增强 BCG 初免的免疫保护效力,目前该融合蛋白疫苗在肯尼亚完成 IIb 期临床试验。

(三)全菌体灭活疫苗

全菌体灭活疫苗为传统制备的死疫苗,是采用物理、化学等方法杀死病原微生物,但保留其免疫原性的一种生物制剂。如临床所用伤寒、霍乱及流脑等菌体灭活疫苗。M. vaccae 是一种腐生性环境分枝杆菌,它具有 Mtb 与非 Mtb 的许多重要抗原,故又称为交叉反应性分枝杆菌。M. vaccae 全菌体灭活疫苗由我国武汉生物制品研究所研发,目前已完成 III 期临床试验,是进展最快的一种结核新疫苗。该疫苗用于结核免疫治疗取得了显著临床疗效,能提高痰培养试验阳性患者的治愈率,包括多重耐药结核患者;疫苗还能够明显减少合并 HIV 感染患者结核的发病率。全菌体灭活疫苗还包括 RUTI、M. smegmatis 等。目前,脂质体包裹的 Mtb 片段 RUTI 疫苗已完成 Ⅱ 期临床试验。灭活疫苗的最大优点是生物安全性高,但由于不能复制,因而需反复接种,且接种剂量大,可能会出现一定的接种后副反应。

(四)Mtb 减毒活疫苗或其他弱毒或无毒分枝杆菌活菌苗

这是利用 Mtb 或牛分枝杆菌等野生株,应用基因敲除方法除去菌体内毒力基因来获得减毒活疫苗。其基本原理是最大限度保留 Mtb 所表达的多种保护性抗原,以此抗原刺激不同 T 细胞亚群,从而激发强烈的免疫保护反应。

减毒活疫苗主要包括毒力因子缺陷型和营养缺陷型两种。毒力因子缺陷型减毒活疫苗通过敲除 Mtb 基因组中与毒力相关的基因,使其致病性降低或消除,但最大化保留免疫原性较强的抗原基因,以产生有效的免疫保护作用。营养缺陷型减毒活疫苗通过突变野生菌与蛋白合成有关的基因,使突变株生长代谢发生改变,在宿主体内仅存活较短时间而不会引起典型的病理反应,但可刺激机体产生免疫保护作用。已经研究证实:PhoP/PhoR 基因与 Mtb 毒力作用密切相关,而 fad 基因是 Mtb 和牛分枝杆菌的重要致病基因,主要与细胞壁脂质层的合成有关。构建的双基因缺失突变减毒活疫苗 Mtb△PhoP△fad 在动物实验中显示出诱导较强的保护性反应,针对成人和新生儿的临床试验正在进行。结核杆菌氨基酸如甲硫氨酸、亮氨酸等营养缺陷株疫苗可保护小鼠抵抗结核菌的攻击,保护效力与 BCG 相当。如 Hondalus 等研究报道的亮氨酸营养缺陷株在小鼠 Mφ 中不能生长,且在严重联合免疫缺陷(Severe Combined Immunodeficiency,SCID)小鼠中毒力也明显减弱,具有一定的抗结核保护效率。

基因缺失疫苗与其他弱毒或无毒株疫苗研发的关键是必须考虑实际应用中的生物安全性。因为疫苗株在接种后可能会与野毒株发生重组,使疫苗株本来缺失的基因重新获得而恢复毒力。目前减毒活疫苗的研究尚无明确的基因删除选择标准,也无法判断减毒株最终在人体应用的安全性。虽然减毒活疫苗的免疫保护效力与 BCG 相似甚至优于 BCG,但依然存在诸多弊端,如免疫保护持续时间短及存在毒力回复等问题,从而限制了其人群应用研究。

(五)DNA 疫苗

近年来,结核 DNA 疫苗研究方兴未艾。用于研究 DNA 疫苗的 Mtb 靶基因抗原多达 30 多种,如:Hsp65,Ag85B,Ag85A,Mtb8.4,Mtb41、PPT39、MPT51、MPT63、MPT64、ESAT - 6 等,其中 Ag85B 和 Ag85A 的 DNA 疫苗诱导的免疫反应和免疫保护作用相对较强。但一般情况下,单个基因片段似乎达不到与 BCG 完全相同的免疫效果,因而寻求组合编码多个蛋白质抗原的 DNA 片段,构建融合表达抗原的 DNA 疫苗才有可能获得较好的免疫保护作用。虽然 DNA 疫苗在体内表达的微量抗原蛋白能够激发个体的免疫反应,但通常其应答强度仍弱于活疫苗。DNA 疫苗面临的一大障碍就是在较大哺乳动物体内缺乏免疫原性,其原因可能是质粒在体内转染效率低。为了解决这一问题,应用体内电击法或者能表达结核保护性抗原的活病毒载体来增强 DNA 疫苗的免疫原性。另外,寻找合适的免疫佐剂是增强 DNA 疫苗免疫活性的重要手段,某些细胞因子能提高 DNA 疫苗的免疫应答水平,如 IL-2、IL-12、IL-21 等。常将能表达某些细胞因子的重组质粒与结核病 DNA 疫苗联合免疫,可明显提高免疫保护效果。部分 DNA 疫苗在小动物模型上的效果比在人体内更有效,可能是由于小动物和人类理想的免疫刺激寡聚核苷酸不同所致。研究同时表明,优化免疫策略对提高疫苗效率也很重要。Ag85B-DNA 疫苗初免、BCG 加强免疫的免疫效果优于 BCG 单独免疫,这在小鼠、豚鼠、牛等动物实验中均得到证实。此外,合适的投递系统如脂质体、活病毒载体等能增强 DNA 疫苗的免疫效果。

目前,大部分结核 DNA 疫苗在临床前动物实验主要集中对疫苗免疫性、保护性或治疗效应研究,包括有热休克蛋白 65(hsp65)、hsp70、Ag85A、Ag85B、Ag85A/TB10.4、磷酸盐特异转运系统(pstS)、mpt64、pIRES-IL21-Ag85A-ESAT-6 等 DNA 疫苗。在已知并得以实验研究的 11 种 DNA 疫苗中,Ag85A/B 嵌合 DNA 疫苗显示最佳免疫保护效应。这些 DNA 疫苗主要诱导出 Th1 型免疫反应,特异性抗体水平通常在第二次接种后开始升高,第三或四次免疫后达高峰,在最后一次免疫 3 个月后开始下降。值得一提的是,DNA 疫苗对多重耐药结核菌感染同样具有保护效应,提示 DNA 疫苗可能通过增强免疫反应来杀死耐药菌,因此其可潜在用于对多重耐药结核菌感染辅助治疗。如今,含 Mtb 四种抗原与 Flt3 配体 GX-70 的 DNA 疫苗,在前期动物实验中均显示出较强的免疫保护与治疗效应。GX-70 疫苗在韩国 Yonsei 大学针对治疗失败或复发高危因素的肺结核患者进行了临床耐受性、安全性及免疫性评估,也是唯一进入临床试验的 DNA 疫苗。

结核病 DNA 疫苗不仅可作为预防性疫苗,也可作为治疗性疫苗。由于 DNA 疫苗制备简便,对于免疫低下者应用比 BCG 更安全,且 DNA 疫苗易于保存,运输无需冷链系统,因而其开发应用前景与经济价值很大。尽管如此,在后期 DNA 结核疫苗研究中,安全性问题依然是首要问题,只有不断深入探究疫苗的效应机制,才可能清楚阐释 DNA 疫苗安全性问题。

(六)抗结核植物转基因疫苗

1992 年,C. J. Arntzen 和 H. S. Madon 首次提出了用转基因植物生产疫苗的新思路。由于植物细胞易于转化并具有完整的真核表达系统,因此转基因植物可作为人类和动物疫苗的较好生产形式,也开启了基因疫苗研究的新方向。

抗结核植物转基因疫苗研究进展:Rigano 等首次构建了拟南芥转化表达 Mtb 的 ESAT-6 与大肠埃希菌不耐热肠毒素 B 亚单位(LTB)融合蛋白的抗结核植物转基因疫苗,经动物食用诱导产生了较强的 Th1 型反应,即出现了抗原特异性 $CD4^+$ 和 $CD8^+$ 增殖活性以及 IFNγ 分泌,但最终在 Mtb 攻击试验中未呈现有效的抗感染保护性。Zhang 等报道了土豆被转染 Mtb 的 MPT83-MPT64-Ag85B-ESAT-6 融合基因结核疫苗,在动物免疫后刺激产生了强烈的 Th1 型效应,同时增强了黏膜 SIgA 和血清 IgG 的分泌。随后,Uvarova 等研究了表达 Mtb 的 ESAT-6 与 CFP10 融合蛋白的转胡萝卜抗结核疫苗,尽管疫苗显示了具有一定的免疫原性,但实验中 ESAT-6 抗原却反映出诱发动物毒性以及改变植物生长等问题。近来,Lakshmi 等首次利用烟草和莴苣植物叶绿体来进行位点特异性的基因转染,导入 Mtb 的 ESAT6-Mtb32-Mtb39 与霍乱肠毒素 B 亚单位以及细胞壁蛋白 LipY 的融合基因,构建抗结核疫苗。

研究结果表明,利用叶绿体表达外源蛋白具有很多优点:① 表达量可显著提高,由于每个植物细胞存在多至 10 000 个拷贝的叶绿体 DNA 分子,表达蛋白量累积最高能达到可溶性蛋白总量的 46%。② 外源基因通过同源重组整合入叶绿体基因组的 Spacer 区,无位置效应,可消除基因表达的不稳定性和基因沉默,同时还可插入大片段或多个基因。③ 叶绿体转化的植物花粉中不表达重组蛋白,避免了花粉介导的基因污染,不影响生物多样性。但是也发现叶绿体转基因植物存在缺陷:叶绿体中合成的蛋白无法进行糖基化,因而不适合病原体糖蛋白的表达。

植物转基因疫苗面临的问题:① 疫苗基因或载体骨架序列导入植物基因组后,可能会干扰目的基因的转录,也可能会引起植株生长异常或长势不佳。② 外源基因在植物中表达量比较低,一般占可溶性蛋白总量的 0.01%~0.40%。③ 植物转细菌基因疫苗还存在着转录后基因沉默与失活以及被转基因扩散等许多问题。

尽管转基因植物疫苗面临的问题还很多,但随着基因工程以及分子生物学技术的不断发展,抗结核植物转基因疫苗的生产技术势必会逐渐成熟,也最终会成为人类预防并战胜结核病的重要武器。

(七)纳米疫苗

纳米运载工具有不同的理化性质,可增强或调节免疫反应。纳米粒子作为一种新型的免疫治疗试剂有以下优点:① 纳米粒子可以封装高密度的生物活性物质,增强机体免疫力以防止感染;② 可以缓控释放达数天至数月;③ 具有靶向作用,以提高其生物活性;④ 封装的纳米粒子药物可以通过在极端温度环境中运输,以提高其稳定性。一些冻干纳米载体制剂可以在 0~40 ℃长期储存。

BCG 喷雾干燥纳米气溶胶是一种干纳米微粒疫苗,对疫苗颗粒雾化有更好的效果。用 BCG 干燥纳米微粒的气溶胶免疫接种正常豚鼠,六周后暴露于毒力强的结核杆菌环境中,与未经处理的动物以及注射相同剂量传统疫苗的动物相比,BCG 喷雾干燥纳米微粒的气溶胶表现出高效率的运输能力和对肺的靶向效应能力。可见,使用纳米粒子载体为结核病新疫苗研发提供了新思路。

五、结核疫苗免疫策略研究

从目前正研究的各种结核疫苗的免疫保护效果来看,新型疫苗的研发大致应遵循以下四种免疫策略:

(1)感染前免疫策略:出生后尽快接种,让疫苗接种发生在分枝杆菌感染之前。

(2)预防性加强免疫策略:开发一种新型结核病苗,在新生儿初免 BCG 后的定期进行加强免疫。

(3)感染后免疫策略:开发新型疫苗可增强免疫力或诱导 BCG 再次反应,防止感染者发生结核病。这是一个非常值得期待的免疫策略,因为全球有 1/3 以上的人感染了 Mtb,都具有发生结核病的风险。

(4)治疗性疫苗策略:疫苗和药物治疗联合使用将缩短治疗期,减少复发率,对耐多药患者尤为重要。

初免结合加强免疫的策略研究较多,在 BCG 或重组 BCG 所引发的免疫保护水平下降时,运用 DNA 疫苗或者亚单位疫苗等其他形式疫苗进行加强免疫,使保护水平能够抵御结核分枝杆菌感染。早期研究中,对小鼠初始免疫 BCG,当 BCG 诱导的免疫力逐渐减弱时,Ag85A 蛋白加强免疫,然后进行 Mtb 攻击试验,结果发现加强免疫要比单独 BCG 免疫具有更强的保护效果。

迄今,WHO 一直推荐皮内接种 BCG 来预防结核病。皮内接种虽然可以引起系统性免疫反应,但对肺脏不能诱导最佳的抗感染保护性,而且皮肤接种处会留下瘢痕,甚至有使用不洁注射器而传播疾病的风险。人们依然在积极探索更为合适有效的疫苗接种途径。

目前有研究的黏膜免疫主要包括胃肠道途径和上呼吸道途径。胃肠道途径主要有口服接种、胃内接种、十二指肠途径以及直肠途径。1921 年,BCG 通过对婴幼儿口服接种,有效地降低了婴幼儿结核性脑膜炎与粟粒性肺结核的发病率。口服接种具有易于操作、成本低及减少疾病的传播等优点,但口服 BCG 用量大,且可能附着于咽喉部而导致耳炎、腮腺炎与后咽脓肿等。胃内接种,因接种菌量大、操作麻烦、接种者多不大愿意接受,因而推广应用较难。十二指肠途径可能比胃内途径显现出更好的抗感染免疫保护性,但操作麻烦。直肠接种无疼痛,经济实用,且能降低因使用注射器而带来疾病传播的风险,可能成为新生儿疫苗接种的较好方式。上呼吸道途径包括气雾吸入与鼻内免疫等。气雾吸入途径能诱导抗结核的细胞免疫,但保护效果不大一致,推测与动物吸入菌量不易达到一致及动物模型应用有关,此免疫途径还需进一步深入研究。鼻内免疫途径对预防许多呼吸道感染疾病已显示积极意义。鼻腔中生理环境温和、抗原诱导免疫反应的阈值较低,加上鼻腔内含有丰富的血管,故鼻内免疫所需的疫苗和佐剂的量较少,而且模拟病原体的天然感染,同时又能够避免胃肠道的酸性环境及酶的作用对疫苗造成的破坏。鼻内接种操作简单,且有关研究指出鼻内接种保护效应优于皮下接种。因此。从疫苗接种剂量、免疫效果以及接种者可接受性来看,鼻内免疫是控制人类和动物结核病的一条比较理想的接种途径。

六、问题与展望

近年来,尽管结核病疫苗的研究有了很大的进展,但目前还没有一种疫苗的免疫效果能超过 BCG。鉴于一些候选疫苗能增强 BCG 免疫后的效果,大部分人群都已接种过 BCG,因此易于接受的方案是增强现有的免疫应答,即与 BCG 进行联合免疫。随着分子生物学的发展,未来通过比较基因组学能找出既不影响免疫学反应又优于 BCG 的结核杆菌候选抗原基因,并能人工合成用于制备结核疫苗。

(一)结核疫苗发展面临的挑战

结核病疫苗的发展面临诸多挑战,如缺乏预测临床保护效果的替代指标,这将是疫苗研发的巨大障碍。Ⅲ期临床试验需花费很长时间(3~4 年,甚至更长)和试验大量患者,成本昂贵,更重要的是缺乏临床试验场所。好在最近全球结核病疫苗基金会(Aeras)正在印度、南非、肯尼亚和乌干达等地建立试验场地(http://www.aeras.org),包括欧洲和发展中国家的合伙人也正在增建临床试验场地,这些举措将为新结核疫苗的研发奠定试验基础。

(二)展望

众所周知,结核分枝杆菌表达约 4 000 个抗原,与其免疫反应相关的抗原包括 ESAT - 6、CFP - 10 和 Ag85 家族等,它们是早期分泌的分枝杆菌抗原。目前尚不清楚哪种结核抗原对人类结核病产生最佳的免疫保护反应,因此,建立一种系统的 Mtb 抗原筛查方法对未来结核疫苗研发将非常重要。例如,利用 Mtb 全基因组基因表达方法鉴定肺感染期间有关抗原表达。

此外,有充足证据表明,抗体限制了结核分枝杆菌感染。肺结核患者的组织病理学研究显示肺肉芽肿附近有 B 细胞聚集,而且用 Mtb 阿拉伯脂蛋白单抗进行被动转移实验可导致肺结核菌负荷减轻。另外,抗体的同种型在 Mtb 免疫反应中起着重要作用,且 IgA 型单克隆抗体比 IgG1 型作用更大。抗体可通过其分子 Fc 结构域上的糖基化模式发送信号来杀伤 Mtb 感染细胞,这在抗结核感染免疫中起着关键作用。因此,鉴定新型疫苗诱导的抗体产物谱与 Fc 糖基化模式将成为今后结核疫苗研究的努力方向。

随着蛋白质组学和转录组学技术的发展,识别免疫保护特征对于阻止活动性结核病发展至关重要。结核疫苗未来的免疫学研究应着眼于免疫细胞的额外效应功能、分化状态、T 细胞的长期存活能力与免疫保护的组织归巢潜能。青少年和成人接种疫苗是预防结核传播的最有效方式,因此,在今后结核病疫苗发展的战略方向上,必须考虑这些目标人群。此外,还必须考虑新型疫苗接种途径,包括气溶胶方法。

全球结核病疫苗基金会受比尔·盖茨及梅林达·盖茨基金会资助,将在肺结核病防治以及疫苗研发中发挥重要作用。随着生物科学技术快速发展以及通过全球性合作和广泛免疫接种,有理由相信结核病将会在全世界得到控制,并会像天花病一样在地球上灭绝。

(余方流　窦骏)

第二节　百日咳与白喉疫苗简介

百日咳疫苗有百日咳全菌体疫苗(WPV/wP)和无细胞百日咳疫苗(APV/aP)。WPV 生产工艺较成熟,价格低廉,是我国主要使用的百日咳疫苗;APV 的免疫效果好、副反应小等优点决定着无细胞百日咳疫苗将逐渐替代全细胞疫苗。以百日咳毒素为基础的基因工程疫苗正在研制中。

白喉疫苗均以白喉类毒素为基础,主要有吸附精制白喉类毒素;人用吸附精制白喉类毒素;吸附精制白喉、破伤风二联类毒素;吸附百日咳疫苗、白喉和破伤风类毒素混合制剂;吸附无细胞百日咳、白喉和破伤风类毒素混合制剂;成人用吸附精制白喉、破伤风二联类毒素和吸附百日咳疫苗、白喉类毒素混合制剂等。各种制剂的接种对象有所不同。

第三节　脑膜炎球菌疫苗

　　脑膜炎球菌性脑膜炎又称流行性脑脊髓膜炎,简称流脑,是人类主要急性呼吸道传染病之一,由奈瑟菌属的脑膜炎奈瑟菌引起。脑膜炎球菌是世界上细菌性脑膜炎最常见的病因之一,是唯一能引起脑膜炎大规模流行的细菌。流脑的预防主要采取以疫苗接种为主的综合措施。

　　根据荚膜多糖的不同,脑膜炎球菌至少有 13 个血清群;约 90％的脑膜炎球菌病由 A、B 和 C 群引起。脑膜炎球菌的致病性与许多毒力因子有关,主要有脂多糖、荚膜多糖、菌毛、外膜蛋白和调节性铁蛋白等。

　　脑膜炎球菌是通过气雾或直接接触病人或健康带菌者的呼吸道分泌物而传播的。新生儿在出生头几个月免患脑膜炎球菌感染,而 6～12 月龄组报道发病率很高,2～12 岁年龄组有抗体的儿童比例逐渐增加,与流脑病发病率降低相符。该病潜伏期一般为 2～3 天,从鼻咽部感染开始到血行播散需 1～7 天。流脑的病情复杂多变,轻重不一。按病情通常可分为普通型:约占全部病例的 90％;暴发型:多见于儿童,病人起病急骤,病情凶险,如不及时抢救,常在 24 h 内危及生命,病死率可达 40％～60％。

一、脑膜炎球菌疫苗

(一) 纯荚膜多糖疫苗

　　脑膜炎球菌多糖疫苗有两价(A 和 C 群)或四价(A、C、Y 和 W135 群)两种。该疫苗是从各血清群脑膜炎球菌提纯的耐热冻干荚膜多糖。疫苗比较安全,常见不良反应是注射部位红晕和轻微疼痛 1～2 天。1％～4％的疫苗接种者可出现超过 38.5 ℃发热。两价或四价脑膜炎球菌疫苗之间安全性和反应原性没有明显差别。

　　A 群和 C 群多糖疫苗对 85％～100％的 2 岁以上儿童和成人有短期效果。对 3 月龄婴儿,两种多糖疫苗都不能可靠地诱导出保护性抗体。用 A 群脑膜炎球菌多糖疫苗重复接种婴幼儿,可诱生相应的抗体;而 C 群多糖疫苗对 2 岁以下儿童没有可靠的免疫原性。Y 和 W135 群多糖疫苗证明仅对 2 岁以上儿童是安全和有免疫原性的。A 和 C 群多糖或 A,C,Y 和 W135群多糖作为两价或四价疫苗一起接种时,可获得单独的群特异性免疫应答。在疫苗接种后 10～14 天内产生保护性抗体应答。对学龄儿童和成人接种 1 剂 A 和 C 群多糖疫苗,可提供保护作用至少 3 年;对 4 岁以下儿童,接种 1 剂疫苗后 2～3 年内临床保护作用迅速下降。

(二) 荚膜多糖-蛋白质结合疫苗

　　多糖和蛋白质结合能够使多糖成为 T 细胞依赖性抗原(TD‑Ag),能诱导婴儿较强的免疫应答和免疫记忆,追加接种能产生加强应答。国际上批准三种 C 群脑膜炎球菌结合(MCC)疫苗,两种是多糖与白喉毒素的无毒性突变体(CRM197)结合;第三种疫苗是破伤风类毒素用作载体蛋白。两种结合疫苗可提高 IgG 抗荚膜抗体和记忆 B 细胞的水平。1999 年底,免疫接种 MCC 疫苗预防 C 群脑膜炎球菌病成为英国国家免疫规划的一部分,当时英国 C 群脑膜炎球菌病发病率约为 2/10 万。对 2～4 月龄婴儿接种疫苗,4～13 月龄儿童和 13～19 岁少年进行补种。

（三）B 群外膜蛋白疫苗的研制

B 群病脑膜炎球菌(MenB)曾流行于荷兰、德国和丹麦等国。B 群多糖疫苗甚至与蛋白载体结合时,免疫原性还是很弱,只能诱导出短暂的、达不到保护水平的 IgM 抗体,但 B 群 NM 的外膜蛋白(OMP)有良好的免疫原性。

脑膜炎球菌和其他革兰阴性菌能不断释放含外膜蛋白、脂多糖和周质蛋白形成细菌外膜(outer membrane vesicle,OMV)。用去污剂抽提法制备的脑膜炎球菌 OMV 能用作疫苗抗原。MenB OMV 疫苗已成功用于控制疾病暴发,但其有效性仅限于控制同种 MenB 病暴发。

当流行病由单一血清亚型引起且研制的 MenB OMV 疫苗恰好与之相匹配时,该疫苗可能有用。由于 MenB 流行能持续 10 年以上,在这种情况下研制匹配的疫苗是可行的。然而,OMV 疫苗不能用于常规免疫接种,因为在许多流行区 MenB 病可能是由表达不同 PorA 变体的异源菌群引起的。例如在美国,需要研制包含 16 种 MenB 血清亚型的 MenB OMV 疫苗,才能预防 80% 的流行性 MenB 病。我国目前使用的是 A 群流脑多糖疫苗(MPSV－A)于 6 月龄和 9 月龄婴幼儿分别接种两次,MPSV－AC 于 3 岁和 6 岁儿童再分别接种两次,安全有效。

二、WHO 对脑膜炎球菌疫苗的意见

不论两价还是四价疫苗,对成人和 2 岁以上儿童是安全有效的,与 C 群结合疫苗相比,这些疫苗价格较低。A 群多糖对幼儿可免疫记忆,但要接种 2 剂才能诱生足够的抗体滴度;18 个月内抗体滴度降至控制水平时无需再加强接种。5 岁内至少需要做 4 次免疫接种,以保证保护性抗体水平。C 群脑膜炎球菌多糖对 2 岁以下儿童无效,Y 和 W135 群多糖的免疫学特性与 C 群多糖相似。因此,目前使用的多糖疫苗的一些特性限制其在婴儿常规免疫规划中的应用。

脑膜炎球菌病暴发往往影响特定年龄组,建议用 A 和 C 群多糖疫苗或 A、C、Y 和 W135 群多糖疫苗作应急免疫接种,控制该病暴发。由于在大多数情况下应急接种是由 A 群暴发引起的,联合多糖疫苗也可提供给 2 岁以下儿童。如证明是 C 群暴发时,可考虑用 C 群结合疫苗来保护该年龄组。除了疫苗在大规模应急接种过程中使用外,还推荐该疫苗用于已知高危人群(例如部队、训练营或寄宿学校和到流行区的旅游者)和易患脑膜炎球菌病的免疫缺陷者(例如无脾者和遗传性免疫缺陷者)。

在大流行易于发生地区,脑膜炎球菌疫苗应有足够的应急贮量。与现行多糖疫苗相比,未来的 A 群结合疫苗应更有效,特别是对婴儿,可减少鼻咽部携带状态并诱导更长时间的保护作用。结合疫苗的价格可能限制其在许多脑膜炎球菌病流行国家中使用,少数疫苗制造厂商和脑膜炎球菌疫苗产品将减少竞争和提高疫苗价格。因此,WHO 鼓励不同流行地区优化现行脑膜炎球菌多糖疫苗使用的研究。

第四节　肺炎链球菌疫苗

肺炎链球菌是革兰氏阳性双球菌,主要引起肺炎、脑膜炎、中耳炎和败血症等疾病,这些是人类的常见病,且仍是重要的全球性疾病,老人和儿童是感染的高危人群。除了疫苗外,没有公共卫生方法对肺炎球菌病发病率有明显影响。

一、肺炎链球菌疫苗

(一)全菌体疫苗

1880 年美国 Sternberg 和法国 Pasteur 最先分离出肺炎球菌,1882 年实验后提出预防接种具有抗肺炎球菌感染可能性,1911 年开始试用全菌体疫苗来预防肺炎球菌感染。1914 年南非金矿矿工不断发生大叶性肺炎,采用加热死菌菌体免疫来控制该病流行。1915 年用五价疫苗免疫人体,但接种部位副反应强、效果差。1937 年研究证明,人的生命早期对多糖抗原的应答性达不到最佳程度,因而全菌体疫苗逐渐被淘汰。

(二)肺炎球菌荚膜多糖疫苗

1927 年研究发现给小鼠注射肺炎球菌荚膜多糖(PNCPS)能和死菌全菌疫苗一样得到免疫保护。1930 年报道 PNCPS 对人的免疫原性,特异性荚膜多糖的免疫原性也得到了证实。1938 年研究者用 1 型和 2 型 PNCPS 两价疫苗,给 4 万名受试者大规模接种现场试验,接种组的发病率低于对照组,但由于细菌学检验不够完善,对免疫效果未作出完全肯定。1945 年有报道肯定了 4 价 PNCPS 疫苗的效果。1947 年有人报道了含 1~3 型 PNCPS 的 2 价和 3 价疫苗对以 50 岁以上为主的人群免疫效果的研究。1950—1960 年代,肺炎球菌病的病死率仍居高不下,耐药菌株数的日益增加,PNCPS 疫苗的研发再次受到关注。

1978 年,14 价 PNCPS 疫苗在美国正式上市;1983 年 23 价 PNCPS 疫苗研制成功并投放市场。我国于 2000 年研制出 23 价 PNCPS 疫苗,并进行Ⅲ期临床试验。PNCPS 在很广的剂量范围内对人体都具有免疫原性。美国 23 个型的肺炎球菌荚膜型可覆盖 90% 的耐药菌株和 85%~90% 的流行菌株,在芬兰可覆盖 95% 的流行菌株。多次试验结果显示,初次接种 23 价 PNCPS 疫苗对人体是安全的,但再次接种的安全性仍有争议。

(三)PNCPS-蛋白结合疫苗

23 价 PNCPS 疫苗是非 TD-Ag,初次免疫能诱导产生保护水平抗体,但再次免疫不能诱导产生免疫记忆;对 2 岁以下的儿童不能引起有效的保护性抗体应答,而该年龄段人群是肺炎球菌感染的高危人群。根据流感嗜血杆菌(Hib)结合疫苗的经验,多糖与载体蛋白共价连接可增加其免疫原性,该结合疫苗能诱导婴幼儿产生较高的保护性抗体水平,且能显著降低普遍接种 Hib 国家中 Hib 相关疾病的发生率。欧美国家对 PNCPS-蛋白结合疫苗的研制已从最初的单价结合疫苗发展到 11 价结合疫苗,结合疫苗的 PNCPS 型别是综合考虑流行菌型和耐药菌型而决定的。肺炎球菌的菌型有 90 多个,但仅有少数可致病,由 7～11 个血清型组成多价疫苗可以覆盖 61%～95% 的肺炎球菌性中耳炎(AOM)。

蛋白载体的选择原则是:① 激发机体的细胞免疫,使非 TD－Ag 转化为 TD－Ag,诱导免疫记忆;② 增强 2 岁以下儿童的保护性抗体应答。常用的载体蛋白主要有破伤风类毒素(TT)、白喉类毒素(DT)、无毒性白喉毒素变异体(CRM197)、脑膜炎球菌外膜蛋白(OMP)。

多价结合疫苗的制备由各单价结合疫苗混合而成。疫苗是按每剂 0.5 mL、含各型荚膜多糖各 1～10 mg 配制成的,但结合疫苗的 PNCPS 含量大于 10 mg 时引起的抗体反应大大降低。用单价及双价结合疫苗接种成人,其免疫原性至少与 23 价 PNCPS 疫苗相当。用五价结合疫苗与 23 价 PNCPS 疫苗对 50 岁以上的健康老年人接种后,全身及局部反应均比 PNCPS 疫苗多。目前尚未得到结合疫苗对老年人的免疫原性强于 23 价 PNCPS 疫苗的可靠证据。

二、WHO 对肺炎球菌疫苗的意见

推荐多价多糖疫苗用于肺炎球菌病高危的 2 岁以上人群,包括 65 岁以上健康老年人,特别是生活在敬老院的老年人、慢性器官衰竭、糖尿病、肾病综合征和某些免疫缺陷的患者等。美国儿童期免疫规划已把 7 价肺炎球菌结合疫苗对 2 岁以下儿童免疫,有保护效果。该疫苗可纳入我国免疫规划,但该疫苗的现行价格对在发展中国家大规模使用是一个障碍。

7 价结合疫苗已被证明可降低疫苗型肺炎球菌引起的急性中耳炎发病率达 50% 以上。尚未发现由疫苗引起的流行血清型的置换成为与侵袭性疾病有关的重要问题,但监测由非疫苗血清型引起的置换疾病的发病率仍很重要。WHO 认为进一步研制安全有效和价格适当的肺炎球菌疫苗是一项重要的工作。大规模使用结合疫苗可引起临床上流行肺炎球菌血清型的重大改变,该可能性值得仔细观察。

我国自 2020 年 6 月开始,自费国产的 13 价肺炎球菌疫苗已经上市,6 周岁之前的婴幼儿都可接种。

第五节　B 族链球菌疫苗

一、B 族链球菌及其感染

B 族链球菌(GBS)已经成为发达国家引起新生儿感染的重要原因之一。新生儿感染率为 0.2%,病死率大约为 10%,至于其他受到感染以后的存活儿童,也可能会产生严重的神经系统方面受损的后遗症。美国大约有 25%～40% 的孕妇产道携带该菌,孕儿出生时接触到 GBS,可能会引发脓血症、脑膜炎或肺炎。GBS 是革兰阳性细菌,荚膜多糖是 GBS 重要的毒力因子和保护性抗原。根据 GBS 表面荚膜多糖的结构及抗原,将 GBS 分为 9 种血清类型,在北美临床上主要遇到Ⅰa、Ⅰb、Ⅱ、Ⅲ和Ⅳ型,日本或中国比较常见的是Ⅵ和Ⅷ型 GBS 感染,迄今为止,主要依靠多种抗生素治疗,有效的疫苗是减少这种疾病发生的唯一途径。婴儿能通过胎盘从母体获取保护性抗体,因此给妊娠妇女施用 GBS 疫苗可起到长久的保护作用。

二、B 族链球菌疫苗

GBS 疫苗的研究取得了一系列进展,疫苗开发策略主要集中在 GBS 的表面抗原上,除了特异性荚膜多糖外还包括大量的表面蛋白抗原。

(一) 荚膜多糖疫苗

该疫苗是 20 世纪 80 年代的第一代 GBS 疫苗。荚膜多糖是由单糖重复单位构成的位于细胞表面的多聚物,具有很强的极性和亲水性,可减弱补体介导的吞噬细胞的吞噬作用,对细菌具有保护作用。唾液酸是荚膜多糖共有结构,也是重要的毒力因子,不同血清型 GBS 的荚膜多糖唾液酸含量不同,结构亦不同,Ⅲ型荚膜多糖唾液酸含量最高、毒力最强。

荚膜多糖为非 TD - Ag,可诱导人体产生具有高度特异的保护性免疫,不同血清型免疫反应不同。GBS - Ia 型有 40% 个体、Ⅱ型有 90% 个体、Ⅲ型有 60% 个体可产生特异性抗体,而且不同血清型荚膜多糖的抗体间不产生交叉保护作用。

荚膜多糖的抗原性因其结构的不同有较大的变化,用单价荚膜多糖疫苗免疫,其预防保护范围有限,且有可能出现荚膜类型的转换,不包含在疫苗成分中的血清型可能成为主要致病类型。唾液酸含量高的,多糖免疫原性相对较差。荚膜多糖与人体某些组织结构具有同源性,可能诱导人体产生自身抗体。

(二) 荚膜多糖结合疫苗

Hunter 等使用合成的单脱氧核苷酸(包含 CpG 基序)以可降解的微球形式作为佐剂,小鼠实验结果表明,荚膜多糖的免疫原性随之提高;若使用蛋白载体,将多糖与免疫原性蛋白化学偶联以加强多糖的免疫反应,产生高水平的特异性多糖抗体,并诱导产生对多糖成分的免疫记忆。GBS 荚膜多糖-蛋白结合疫苗(第二代 GBS 疫苗),是Ⅲ型荚膜多糖- TT 结合疫苗。与未结合的多糖疫苗相比,结合疫苗的免疫原性能提高体内特异性抗体达 4 倍。Wessels 等对Ⅲ型多糖结合疫苗免疫原性和保护效力的影响因素进行研究发现:分子越大,免疫原性越强;多糖重复单位数越多,抗体反应越强;多糖与蛋白中等程度的交联(66%)免疫原性最好。

已制备的 GBS 所有 9 种血清型的结合物疫苗,其效果已在动物模型中得到了证实。大部分结合疫苗已经在健康成年人中进行了临床试验,Ⅲ型结合疫苗在孕妇中进行了试验,结果表明可良好耐受,并且抗体能较好通过胎盘传递(脐带/母体比率为 0.8),新生儿体内较高的抗体水平可维持到出生后 2 个月。Ⅴ型结合物疫苗给予老年对象进行试验,显示出良好的免疫原性。TT 是最常用的载体蛋白,对孕妇是安全和具有免疫原性的。由于人体内已经存在对 TT 的免疫,多价疫苗中过多使用 TT 载体可能会抑制机体对荚膜多糖的免疫反应。

用 GBS 表面蛋白作荚膜多糖的载体蛋白可能会更好。接种者体内对这种蛋白没有提前免疫,并且除了荚膜多糖可诱导机体产生免疫反应外,蛋白也可诱发免疫反应。对 GBS 表面蛋白进行的实验研究显示,C5a 肽酶(GBS 菌株上较保守的表面蛋白)抗体具有调理人吞噬细胞对 GBS 的吞噬作用,在人体可能具有足够免疫原性,产生交叉保护性免疫,可作为 GBS 疫苗的候选载体蛋白。

(三)蛋白疫苗

如 C5a 肽酶蛋白疫苗,C5a 除表达于 GBS 表面,还表达于几种分离于人的 β-溶血性链球菌表面,包括所有血清型的 A 族链球菌以及 C、G 族链球菌。GBS 表达的 C5a 肽酶和 A 族链球菌表达的 CSa 肽酶序列有 95%～98% 的相似性。Cheng 等研究表明,该蛋白是 GBS 重要的毒力因子,可特异裂解吞噬细胞趋化因子 C5a,从而阻断补体的替代激活途径,并证实 C5a 肽酶抗体具有调理吞噬作用,用此蛋白免疫小鼠能诱导产生不依赖血清型的保护作用。单一蛋白疫苗对预防表达该蛋白的 GBS 菌株感染不一定都起保护作用。由于没有一种蛋白质能防御所有菌株,因此,要想获得广谱效果,必须采用联合方案。

意大利和美国找到了一种四个蛋白的组合,也许能成为来抵抗多株 B 族链球菌的"通用"疫苗。为了制造新疫苗,研究人员首先测出 8 种 GBS 菌株的全部基因组序列,随后提纯出 312 种蛋白质,最后发现 4 种很有希望的蛋白质。人类 GBS 疾病主要由 12 个菌株引发,这 4 种蛋白质的混合物可以保护小鼠不受它们侵害。

(四)GBS 疫苗的黏膜免疫

如果黏膜免疫能够诱导产生黏膜或/和系统免疫清除定植的 GBS,它的保护效力就不仅仅依赖于胎盘抗体的传递。有研究者对 GBS 荚膜多糖-CTB 疫苗进行了黏膜免疫,包括经鼻、口、直肠和阴道黏膜,动物实验证实可引起较明显的系统和黏膜免疫反应,免疫反应在抗原暴露位点最强。但消化道中的各种蛋白水解酶、黏膜表面的黏液保护作用等,可能会减弱黏膜免疫应答的强度,甚至导致免疫耐受。良好的黏膜免疫佐剂能使少量的抗原诱导产生早期、高效且持久的免疫应答。较常用的黏膜佐剂是 CTB,但尚未在人群中试验,只在人群中进行过 CTB 的黏膜免疫试验,证实其能有效诱导系统和黏膜的免疫反应,提示其可作为黏膜系统免疫的一种疫苗载体蛋白。

第六节　流感嗜血杆菌疫苗

流感嗜血杆菌(Hib)曾称为流感杆菌,1892 年由波兰细菌学家 Pfemer 从流感患者鼻咽部分离得到,当时被误认为该细菌是引起流行性感冒的病原菌,直到 1933 年从流感病人鼻咽部分泌物中分离出流感病毒后,才明确 Hib 不是流行性感冒的病原体。

Hib 是引起婴幼儿呼吸系统原发性感染和病毒性感染时引起继发性感染的重要病原菌。其中绝大部分由 b 型流感嗜血杆菌(Haemophilus Influenza Type b,Hib)引起,是导致 2 岁以下婴幼儿脑膜炎和细菌性肺炎的主要病因。估计全球每年至少造成 300 万例严重疾病和 40 万～70 万人死亡,已成为全球一大公共卫生问题。WHO 正致力于推动将其纳入其他国家的计划免疫程序中。我国研究显示,Hib 脑膜炎在小儿化脓性脑膜炎中占 51.7%,其中 84% 为 2 岁以下儿童,其病死率高居全球第三。我国 3～5 岁儿童中 Hib 自然感染抗体水平低,为 Hib 感染高危人群,有使用 Hib 结合疫苗的必要。

一、流感嗜血杆菌疫苗

(一) Hib 荚膜多糖疫苗

Hib 荚膜多糖(capsular polysaccharide,CPS)是 Hib 的主要毒力因子之一,是由以磷酸多聚核糖基核糖醇(PRP)为主要成分的重复单位组成的多聚体,具有较好的免疫原性。Hib 多糖在较大儿童和成年人中诱发很高的杀菌抗体,但对 18 月龄以下婴幼儿不能诱生有效杀菌抗体,也不能诱发免疫记忆。因为多糖属非 TD-Ag,在免疫系统机能发育尚不完善的 2 岁以下婴幼儿中,多糖类抗原不能刺激机体产生有效抗体,所以 PRP 对这一高危人群不能起到有效保护作用。

上世纪 70 年代的纯化 Hib CPS,在芬兰进行的 10 万名 3～71 月龄儿的流行病学效果表明,两剂免疫后,18 月龄以上的婴幼儿可获得约 90% 的保护,而对小于 18 月龄者无保护效果。小于 18 月龄组婴幼儿血清抗体以 IgM 为主,而大于 18 月龄组抗体以 IgG 和 IgA 为主。在美国进行的另一个现场试验也获得了类似的结果,18～59 月龄婴幼儿两次免疫后对 b 型流感嗜血杆菌感染的保护效果为 50%～88%,但对 18 月龄以下 Hib 高发年龄组婴幼儿保护效果不佳,且不能预防 b 型流感嗜血杆菌的无症状携带者。该疫苗已停止使用。

(二) Hib 多糖-蛋白结合疫苗

要使 18 月龄以下婴幼儿产生保护水平的 IgG 抗体 Hib 疾病,必须将 HibCPS 从 TI-Ag 转化成 TD-Ag,即用化学的方法,将具有载体效应的蛋白质分子通过共价结合与 Hib CPS 连接起来,使 CPS 获得载体效应,刺激机体产生 IgG、IgM 和 IgA 型抗体,并使该类疫苗获得回忆反应。

目前国外被批准常规免疫接种的 PRP 结合疫苗分别是 PRP-D,PRP-OMP,Hboc 及 PRP-T 四种,这些结合疫苗的免疫原性因其各自配方形成结构的差异而有所不同。Hib PRP-蛋白结合疫苗在健康婴幼儿及年长儿童中的免疫原性普遍明显优于单纯的 Hib PRP 疫苗,均可诱生高水平抗 PRP 的 IgG 抗体及免疫回忆反应。PRP-T、PRP-OMP、Hboc 初免 2 月龄婴幼儿能诱导良好的免疫应答,PRP-D 在 18 月龄以下婴幼儿中的免疫抗体水平明显低于前三者。因此,许多国家批准前三种 Hib 结合疫苗用于 2 月龄婴儿初免,而仅批准 PRP-D 用于 18～59 月龄儿童。序贯接种不同 Hib 结合疫苗的免疫原性研究表明,PRP-OMP、PRP-T 和 Hboc 联合接种的免疫原性与使用单种疫苗相同,因而这些疫苗可交叉使用(3 针免疫接种内),其免疫原性不受影响。

我国河北省 1995 年对 48 名 6～12 月龄健康婴儿接种法国罗纳普朗克公司梅里厄尔研究

所提供的 Hib 结合疫苗(PRP-T)免疫 2 针,间隔 1 个月,1 个月后抗体水平升高 100%,第二针免疫后 1 个月,80.9%的接种者抗体含量≥10 μg/mL,抗体水平远高于欧洲国家。

临床研究证实,所有 Hib 结合疫苗对婴幼儿均有较可靠的安全性,除对该疫苗组分的超敏反应外,没有已知的禁忌证,较轻微局部反应(红斑、肿胀等)在未成年人中的发生率为 5%~15%。Hib 结合疫苗可安全地与扩大免疫规划(EPI)或相应的国家儿童免疫规划中的任何疫苗同时接种。此外,在老年人中也具有良好的耐受性和免疫原性。

二、WHO 对流感嗜血杆菌疫苗的意见

发达国家已将 Hib 结合疫苗纳入 EPI 中,WHO 正在致力于这方面工作的推进。由于制备 Hib 结合疫苗的复杂性,使其价格远高于传统的 EPI 疫苗,当今市场上应用的 Hib 结合疫苗仍是由美、英等国生产的,其他各国均无本国产品,故而使之普遍使用受到限制。

思考题

1. BCG 在相当长的一段时间内仍然在继续使用,为什么还要研制新型疫苗防治结核病?

2. 新型结核病疫苗的研制主要有哪几类,各有什么特点?

3. 我国现有的百日咳疫苗和白喉疫苗有哪些种类?

4. WHO 对脑膜炎球菌、肺炎球菌和流感嗜血杆菌疫苗研制的指导意见有哪些?

（窦骏）

第十三章　细菌类疫苗(三)
经皮肤感染的细菌疫苗

第一节　鼠疫疫苗

您听说过"红色恐怖"吗？历史上鼠疫曾造成约 2 亿人死亡,远远超过所有战争死亡人数的总和。为什么在第二次世界大战时期,鼠疫杆菌被用作细菌战,即使是目前,仍有被生物恐怖主义者用作生化武器的危险？为什么现代医疗水平提高和公共卫生条件改善的今天,曾经被控制的鼠疫疫情会有上升趋势？发展一种安全有效的鼠疫疫苗,是人们长期以来一直努力的目标。

一、概述

1. **鼠疫危害严重**　鼠疫(Plague)是由鼠疫耶尔森氏菌(*Yersinia pestis*)引发的一种甲类烈性传染病。鼠疫的危害极其严重,其传染性强,病死率高。历史上曾经发生三次人间鼠疫的世界大流行,导致约 2 亿人死亡,远远超过历史上所有战争死亡人数的总和。

2. **鼠疫菌作为生物战剂的危害**　生物武器自古至今一直是国际军事和政治斗争中一个重要而敏感的问题,历史上已有沉痛的教训。抗日战争时期和抗美援朝时期,日本军国主义者和美军对中朝人民使用了鼠疫菌细菌战,造成了很大的危害。美国在"9.11"事件以后,国防部把鼠疫菌列为现代战争生物武器和生物恐怖中的"红色恐怖"。

3. **鼠疫疫情有上升趋势**　由于抗生素的使用和卫生条件的改善,人间鼠疫多年来已经得到了有效的控制。然而 20 世纪 80 年代以来,鼠疫在全球重新进入一个活跃时期,如 1994 年印度苏拉特鼠疫暴发。我国鼠疫自然疫源地大部分分布在西部地区。如由于广西天生桥水电站合拢蓄水,导致生态变化,引起鼠疫流行的典型案例是一沉痛的教训。另外,近几年广东省的一些餐饮业把旱獭和黄鼠作为山珍野味摆上了餐桌,有可能造成非鼠疫地区人间鼠疫的传播;内蒙古自治区巴彦淖尔市 2020 年 7 月又出现确诊的腺鼠疫病例。2000 年,WHO 已经将鼠疫列为再现的传染病"reemerging diseases"。

二、流行病学和致病性及免疫性

1. **鼠疫耶尔森氏菌的流行病学**　鼠疫耶尔森氏菌天然宿主是啮齿动物。除了生物战直接通过气溶胶引发人的肺鼠疫外，鼠疫耶尔森氏菌经过带菌跳蚤对人的叮咬，经皮下途径感染，进入血液循环，在淋巴结部位引发腺鼠疫，进一步将发展为致命的败血症鼠疫和肺鼠疫。图 13-1 显示了生物战中鼠疫以及自然界中鼠间鼠疫、人间腺鼠疫和肺鼠疫的发生，以及鼠疫耶尔森氏菌在媒介（跳蚤）和自然宿主（啮齿动物）之间的循环过程。

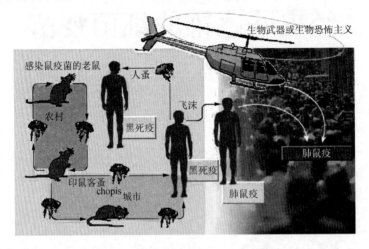

图 13-1　自然界中鼠疫及其传播途径

(引自：Parkhill，J，et al. 2001)

2. 鼠疫耶尔森氏菌的毒力因子　　大多数鼠疫耶尔森氏菌除了染色体基因组外，还有三个 6MD、45MD 和 65MD 的大质粒编码与细菌致病性相关的毒力因子。这些毒力因子帮助鼠疫菌完成跳蚤体内生存，形成菌栓，在宿主体内黏附、侵袭、抗吞噬以及宿主细胞毒性等功能，因此涉及众多的基因（如表 13-1），但是目前鼠疫菌的致病机制还有一些未能阐明的环节。

表 13-1　鼠疫菌主要的毒力决定因子及其主要功能

基因名称	基因位置	主要功能
脂多糖	染色体	菌血症时释放作为内毒素损伤宿主；可能与血清抗性有关
F1 荚膜	pMT1 质粒	干扰细胞吞噬过程的受体相互作用，减少菌体与吞噬细胞的相互作用
血红素储存位点	染色体 pgm 位点	介导血红素在外膜聚集，是菌体在蚤前胃形成血栓所必需的
低钙反应调节元件（LCRS）	pCD 质粒	能干扰信号转导，抑制细胞因子合成，削弱细胞介导的免疫反应，发挥免疫抑制作用；毒杀吞噬菌细胞作用；通过封闭凝血酶调节炎症反应等
pH6 抗原	染色体	在细菌表面形成纤维状结构，能与宿主细胞的脂蛋白结合，是可能的黏附素
PhoP/Q 调控系统	染色体	鼠疫菌在宿主巨噬细胞早期生存所必需的整体调控子
HtrA 压力反应	染色体	具有降解蛋白的活性，突变株在 39 ℃无法生长，对动物模型的毒力减弱
强毒力岛 HPI	染色体 pgm 位点	耶氏杆菌素的生物合成与转运
过氧化氢酶	染色体	可能诱导宿主红细胞的死亡
血浆酶原激活因子（Pla 蛋白酶）	pPCP 质粒	具有黏附和侵袭作用，是皮下感染的必需毒力因子
鼠毒素	pFra 质粒	表现出胞内磷脂酶活性，保护细菌免受蚤肠道内含物的细胞毒性作用，是鼠疫菌在蚤肠道中正常存活必不可少的

3. 鼠疫耶尔森氏菌的抗原　鼠疫耶尔森氏菌之所以能够在宿主体内的淋巴组织中存活并增殖,得益于菌体内存在一个 70 kb 的毒力质粒——pCD1。该质粒编码与毒力相关的Ⅲ型分泌系统分泌装置的所有组分,及一组耶尔森氏菌外膜蛋白(Yersinia outer membrane proteins, Yops)和 V 抗原(LcrV)。

(1) Ⅲ型分泌系统(T3SS):是细菌一种接触依赖性的、向宿主细胞中靶向转运毒力因子的转运机制。

(2) LcrV:一种多功能的蛋白,首先它是鼠疫菌Ⅲ型分泌系统针状体的顶端最先与真核细胞相接触的蛋白,也是 YopB 和 YopD 在真核细胞上形成孔道时的组装平台。最近研究发现 LcrV 蛋白的某些区段具有免疫抑制作用,通过诱导 IL-10 的表达而抑制前炎性因子 TNF-α 和 IFN-γ 的产生,从而抑制宿主天然免疫反应。

鼠疫耶尔森氏菌保护性抗原分子主要有两种成分,一是鼠疫菌的荚膜蛋白抗原(F1),分子量约 15.5 kDa 的多肽,在体内具有抗细胞吞噬作用;另一个是鼠疫耶尔森氏菌表面 LcrV 抗原(V 抗原),分子量约 38 kDa 的多肽,它除有抗吞噬作用外,还能促进鼠疫耶尔森氏菌在单核细胞内繁殖。

在 37 ℃,pH 为 6 时,鼠疫耶尔森氏菌还可以产生一种抗原(pH6),它是一种可能的细菌黏附因子,与细菌的定居和侵袭有关,并对巨噬细胞有细胞毒性作用。

三、鼠疫疫苗研究

作为烈性传染病,鼠疫的病死率极高,但鼠疫耶尔森氏菌感染的幸存者可以产生持久的免疫力,这为鼠疫疫苗的研究和开发提供了良好的免疫学基础。对鼠疫疫苗的研究和开发,应兼顾到体液免疫和细胞免疫力的协同保护作用。以下简介传统的鼠疫疫苗(灭活全菌疫苗和减毒活疫苗)和新型鼠疫疫苗的研究概况。

1. 灭活全菌疫苗　最初的鼠疫疫苗出自印度哈夫金研究所,他们将鼠疫患者的淋巴组织加热至 70 ℃,杀灭其中的鼠疫耶尔森氏菌,从而制成原始形态的鼠疫疫苗,称为哈夫金(Haffkine)疫苗。美国和澳大利亚分别分离出鼠疫强毒菌株 195/p,用甲醛灭活制成鼠疫耶尔森氏菌灭活全菌苗(KWC)。

在灭活全菌苗免疫中,一般要求至少 2~3 次加强免疫以诱导保护性抗体的产生,并且在其后的两年内每间隔 6 个月就需要加强免疫一次,以维持抗体效价的稳定,而且仅对腺鼠疫有保护作用,对肺鼠疫的保护作用很低。局部副反应还是会经常出现,且在 4%~10% 的接种者体内可出现全身性副反应。

2. 减毒活疫苗　前苏联的科学家曾研制出的一株突变减毒活疫苗(EV76),一般认为活菌苗在体内可以短暂繁殖,能刺激产生细胞免疫和针对荚膜蛋白抗原 F1 的抗体,皮下注射对腺鼠疫保护效果好,但不良反应较大,对疫苗接种人员约有 1% 的致死率。皮肤划痕接种活疫苗,由于受技术操作影响,活菌进入体内的数量不好控制,免疫效果有时难以确定。

3. 重组亚单位疫苗　近年来的研究证实,鼠疫耶尔森氏菌表面的荚膜蛋白抗原 F1 和参与

Ⅲ型分泌系统的 V 抗原是重要的致病因子和保护性抗原,具有种属间的保守性。由于 F1 和 V 蛋白毒性弱而抗原性强,并含有多个抗原决定簇,以及 F1-V 融合抗原分子在免疫原性和免疫保护性上具有叠加效应,已成为鼠疫新型疫苗研制中首选的保护性抗原分子靶标;并且,F1 抗原和 V 抗原都可激发良好的针对皮下感染(腺鼠疫)及呼吸道感染(肺鼠疫)的免疫力。在英国,重组 F1 与 V 蛋白联合亚单位疫苗已经完成在人类的 Ⅰ 期安全性试验,正在进行 Ⅱ 期试验。

此外,科学家们用鼠疫耶尔森氏菌外膜蛋白(Yops)和表面蛋白抗原免疫动物,可产生特异性抗体免疫反应,但是并不能保护鼠疫耶尔森氏菌的攻击。将Ⅲ型分泌系统针状体的蛋白(YscF)免疫小鼠,对腺鼠疫产生部分预防。将Ⅲ型分泌系统转位子蛋白 YopD 免疫小鼠,可对腺鼠疫有部分预防,但是对肺鼠疫无预防作用。这些亚单位抗原疫苗,通常和不同的佐剂配合使用,采用肌内或皮下注射。在动物实验中,常用的佐剂有不完全弗氏佐剂、氢氧化铝和 Ribi 等。用多聚左旋乳苷(PLLA)或多聚左旋乳糖乙醇酸(PLGA)等制作微球包裹重组 F1 和 V 抗原,进一步提高 F1 和 V 抗原亚单位疫苗的免疫原性及延长其在体内的半衰期。

4. 重组 DNA 疫苗 又称 DNA 免疫或核酸疫苗,是将含有编码抗原基因的重组真核表达质粒直接免疫机体,使载体上的基因在体内持续表达出天然抗原物质,与主要组织相容性复合物分子形成复合物并被提呈到细胞表面,诱导特异性细胞免疫和体液免疫应答。是 20 世纪 90 年代发展起来的新疫苗研究技术。Wang 等把人组织纤溶酶原激活素(tPA)信号肽序列插入到 V 抗原的 5' 端构建了鼠疫 DNA 疫苗,鼠疫耶尔森氏菌鼻内攻毒实验表明,带 tPA 信号肽序列的质粒对小鼠免疫保护效率达到80%,显著高于不带信号肽序列的20%。利用 DNA 疫苗易于构建成联合疫苗、多价疫苗或嵌合疫苗,如 Grosfeld 等分别构建了三种 DNA 疫苗——表达 F1 抗原基因全长的 DNA 疫苗、去掉信号肽的 F1 基因(deF1DNA)的 DNA 疫苗和插入病毒的 E3 信号肽(E3/F1)的 F1 抗原基因 DNA 疫苗,其中 deF1DNA 诱导的特异性抗体水平最高,对皮下注射鼠疫耶尔森氏菌能起到有效保护。此外,由于 DNA 疫苗只含部分病原体基因组序列,不会因病原体毒力回升或灭活不彻底而导致疫苗病的发生。

5. 反向疫苗学 随着基因组学和蛋白质组学技术的发展与应用,一个崭新的疫苗设计策略,即以基因组序列为基础的反向疫苗学已经形成。反向疫苗学基于将所有的蛋白质均看作是潜在的具有免疫原性的思路,利用病原菌的基因组序列和计算机预测,筛选出可能编码疫苗抗原的基因,通过高通量克隆、表达和纯化技术,从而进行保护力的测定。这种疫苗设计策略可大大缩短疫苗筛选、鉴定的时间,并且提高成功几率。

李蓓等基于六株已经测序的鼠疫菌的全基因组序列的基础上,利用生物信息学软件预测所有鼠疫菌膜相关蛋白与分泌性蛋白,结合现阶段通过比较基因组、表达谱和蛋白质组等方法对鼠疫菌研究的结果,挑选出可能编码保护性抗原的基因。将所挑选出的基因在大肠杆菌中克隆、表达,并利用重组蛋白端所带的 $6\times His$ 标签通过金属螯合层析的方法,将重组蛋白纯化。通过蛋白芯片和技术分别检测各蛋白在鼠疫菌感染或免疫过程中诱导机体产生体液免疫和细胞免疫的功能,筛选出能够产生体液免疫和或细胞免疫的蛋白,将筛选出的蛋白免疫动物,从而初步了解蛋白的免疫保护效果,挑选出可能的疫苗靶标。

四、问题与展望

迄今为止还没有一种能够在大范围内使用并且切实有效的鼠疫疫苗。灭活及减毒活疫苗在 20 世纪亚洲鼠疫流行地区中的应用十分广泛,免疫原性与反应性的变异及短期的保护力意味着通过在整个疫区接种这类疫苗来防御鼠疫并不可行。鼠疫亚单位疫苗和重组 DNA 疫苗的研究主要集中在鼠疫菌已知的两个主要保护性抗原(荚膜抗原)和(抗原)上。所以,寻找新的具有免疫保护作用的蛋白,将是未来鼠疫疫苗发展的一个重要方向。

随着基因组学和蛋白质组学技术的发展与应用,一个崭新的疫苗设计策略,即以基因组序列为基础的反向疫苗学已经形成。已有学者利用鼠疫菌反向疫苗学的思路,对 28 个能刺激体液和/或细胞免疫反应的蛋白的免疫保护性进行检测,初步证明了 9 个蛋白能够对低剂量鼠疫菌 201 株的攻击提供部分保护力,为后续鼠疫菌疫苗研究提供了靶标。

除了上述的鼠疫疫苗种类外,人们也在寻求更好的疫苗载体和免疫途径。为了有效地预防肺鼠疫,经鼻黏膜途径免疫是提高疫苗效应的有效途径。为此,疫苗常需被包入颗粒性载体,以及采用可生物降解的高分子材料包裹抗原制成微球黏膜疫苗,这是一个良好的黏膜疫苗的运载释放系统。此外,利用 Raccon 痘病毒作为载体来研制口服疫苗也在探究中。相信经过疫苗人不断努力,有效的鼠疫疫苗将很快问世。

(高大庆)

第二节 炭疽疫苗

炭疽(Anthrax)是由炭疽芽孢杆菌引起的人畜共患的急性烈性传染病,表现为皮肤溃疡、焦痂、高热、腹泻等症状,对人类和畜牧业都曾造成严重危害。人因接触病畜及其产品、食用病畜肉类、吸毒注射等发生感染,可引起皮肤炭疽、肺炭疽、肠炭疽、脑膜型炭疽及败血型炭疽等。炭疽芽孢杆菌首先由德国兽医 Pollende 于 1849 年发现,1876 年,Koch 获得炭疽杆菌纯培养物。炭疽易形成芽孢,难以彻底清除而成为顽固的疫源地。目前,全球动物炭疽时有发生,人间炭疽在发展中国家的老疫区仍有散发和地方性流行。我国 1955—2014 年期间,共有 120 111 例人感染炭疽病例和确诊病例报告,其中 4 341 例死亡,病死率为 3.6%。炭疽芽孢还是一种潜在的生物战剂和生物恐怖袭击的武器。继 2001 年 9 月 11 日受到恐怖分子袭击后,美国又遭遇炭疽攻击,有人故意使用炭疽杆菌芽孢污染邮件寄至白宫,使人们对于炭疽疫苗开发的热度提高,炭疽再度成为人们关注的焦点。

一、炭疽疫苗

(一)炭疽活疫苗

1954 年前苏联正式采用无荚膜减毒株 CTи-1(cap⁻ tox⁺)生产人用炭疽活疫苗。我国于上世纪 50 年代曾从苏联进口 STI 炭疽活疫苗,于 1958 年研制生产出 CTи 炭疽活疫苗。1963 年我国用选育的 A16R 菌株(cap^- tox^+)生产的炭疽活疫苗,经人群接种对皮肤炭疽的保护率为 80%～100%。在感染前使用,能够产生免疫和保护作用;但若个体已受感染,疫苗菌在体内的繁殖会带动强毒株的繁殖,可能加速发病甚至增加严重程度,而且由于活疫苗需要在体内经过一个短暂的增殖过程,这时服用抗菌药物会抑制疫苗菌增殖,降低免疫效果。

上世纪 70 年代初,辛钧等进行了炭疽活疫苗的气雾免疫研究,探索了单价炭疽活疫苗和鼠疫、布病、炭疽、土拉热四联活疫苗气雾免疫人体的接种反应和观察,为大集体人群的气雾免疫积累了科学资料。

(二)保护性抗原(PA)成分疫苗

1986 年庄汉澜等采用发酵罐培养,从培养物滤液中提取抗原,制成钾矾沉淀苗和 Al(OH)₃ 佐剂 PA 苗,经一系列动物安全和效力实验后进行了小量人体接种观察,结果证明反应轻微,ELISA 检测血清抗体阳转率达到 92.86%。

(三)炭疽吸附疫苗(anthrax vaccine absorbed,AVA)

炭疽吸附疫苗(anthrax vaccine absorbed,AVA)是经美国 FDA 批准的标准人用炭疽疫苗,由无荚膜的炭疽杆菌 V2770 NP1 R 菌株培养的上清液制备,原则上是减毒保护抗原和 Al(OH)₃ 的沉淀物制剂,主要免疫成分为 PA,由 Bioport(美国密歇根州立公共卫生实验室的前身)生产,常规应用于有接触炭疽芽孢的职业危险人群及士兵。AVA 的使用方法为:皮下注射,每次 0.5 mL,在第 2 周、第 4 周、第 6 个月、第 12 个月和第 18 个月各注射 1 次,然后每年加强一次。对于用抗生素预防者,可以同时应用炭疽吸附疫苗。目前人用疫苗须多次注射,有效时间短,价格也较高,因此,各国都在努力研制新一代疫苗。

(四)新一代疫苗

1. 无荚膜、无致死因子和水肿因子的炭疽菌株 最初从改造 Sterne 菌株开始,使致死因子 LF 和水肿因子失活,创造出只表达无毒性的保护性抗原,即无荚膜、无 LF 和水肿因子的炭疽菌株。一种途径是首先将一个来自载体的片段插入 cya 基因,将 EF 与 PA 结合的部分与其羧基端区段隔断。在大肠杆菌中克隆这个被修饰了的 cya 基因,再与由枯草芽孢杆菌 168 筛选而来的 pE194 质粒连接,使该质粒成为具有双复制起点、在革兰阴性和阳性细菌中都能复制的穿梭质粒。最后将此质粒电击转化入炭疽芽孢杆菌,以便与天然的 cya 基因交换。经选择后获得的菌株缺失了相应水肿因子的蛋白。另一条途径是由无荚膜、无毒素的炭疽菌株出发,导入表达 PA 的重组质粒。用豚鼠检查这种菌株的保护效果,表明保护效果与它们引起的抗 PA 抗体滴度相符合。

2. PA 重组质粒疫苗 将 PA 有效基因片段通过分子生物学手段插入载体细菌,如大肠杆菌 HB101 株、无芽孢枯草杆菌 IS53 株等。以这种重组疫苗免疫小鼠,细菌可在脾脏中至少存在 7 天,在 ELISA 反应中抗体滴度可达 1:1 280。

3. DNA 疫苗 美国 Ohio 大学研究证明,单独用 DNA 疫苗免疫即能保护小抵抗致死量炭疽毒素的攻击。将炭疽杆菌 PA 基因(编码第 175～760 氨基酸的区域)和 LF 基因(编码第 10～254

氨基酸的区域)分别插入表达质粒 pCI 中,构建了两种 DNA 疫苗质粒。用基因枪分别单独免疫小鼠和将两种质粒按 1∶1 混合免疫小鼠(免疫 3 次,每次间隔 2 周),最后一次免疫后用 5 倍 LD50 剂量的致死毒素(PA+LF)静脉注射攻毒,结果表明单独用 DNA 疫苗免疫即能给动物提供 100％的保护。

4. 抗 Id 抗体疫苗　Percival 等用 PA 特异抗 Id 单克隆抗体代替 PA 抗原免疫小鼠和家兔,证明抗 Id 单克隆抗体有 PA 抗原内影像。产生的抗体滴度(1∶2 560～1∶5 120)较 PA 疫苗免疫产生的抗体滴度(1∶10 240～1∶20 480)为低,但仍有研究开发前景。

5. 口服疫苗　用胃蛋白酶、胰蛋白酶处理炭疽杆菌,可以消除 pXO2 质粒,使具有荚膜的强毒菌株变为无荚膜的弱毒菌株。为此,荷兰的一个工作组利用乳杆菌作为受体菌表达炭疽保护性抗原,开发口服疫苗,已获得在细胞内高水平表达 PA 的 L. casei 菌株,且具有一定的保护作用。

6. 转基因植物疫苗　由于植物远离人和动物的疾病,可把抗原通过食物输入人和动物的体内,用这种方法不仅不用担心患上疾病,还可以获得有效的免疫力。Haq 等最初用转基因植物中表达的重组细菌抗原进行口服免疫,获得了成功。利用这个思路,Aziz 等把 PA 基因转到烟草中,并在烟叶中检测到具有活性的 PA 的表达,这为炭疽杆苗研究提供了新的途径。另有报道,已将 PA 基因成功转入菠菜中,并在菠菜中有表达,目前该研究正在进行中。

二、问题与展望

传统的减毒活疫苗和以 PA 为主的铝胶吸附培养上清液疫苗虽有效力,但存在效力不稳定,免疫保护的时间不能持久,局部水肿和疼痛等副作用,免疫程序复杂,保护人群受生物恐怖袭击所需的抗体水平不清楚等问题。发展提纯的 PA 疫苗并与少量 LF 肌注免疫同时进行,可以提高机体的免疫应答;炭疽荚膜与 PA 混合免疫可提高保护率;开发新型佐剂为传统疫苗的改造提供了新的帮助;应用两种或两种以上的疫苗联合,将对炭疽芽孢杆菌产生更高的保护率,同时用抗生素和单克隆抗体联合治疗感染者,其存活率提高。未来的疫苗肯定会安全、廉价、免疫程序简单并具有更高的保护率。

第三节　破伤风类毒素疫苗简介

破伤风多由伤口感染破伤风杆菌芽孢,在局部缺氧条件下可转变为能产生痉挛毒素的破伤风杆菌,毒素入血并扩散到身体的神经系统,阻断中枢神经系统的抑制性神经递质,引起肌肉强直和典型的全身痉挛。破伤风仍然是全球的公共卫生问题。

目前使用的破伤风疫苗主要有:吸附精制破伤风类毒素(吸精破类),吸附百日咳、白喉和破伤风类毒素混合制剂,吸附无细胞百日咳、白喉和破伤风类毒素混合制剂,吸附精制白喉和破伤风二联类毒素以及成人用吸附精制白喉和破伤风二联类毒素。

目前正在研制的新型疫苗主要围绕破伤风毒素 Hc 片段进行，包括细菌载体疫苗、病毒载体疫苗、DNA 疫苗、黏膜疫苗和亚单位疫苗等。

思考题

1. 鼠疫疫苗有哪些种类及其各自有什么特点？
2. 为什么成功的鼠疫疫苗应能预防肺鼠疫？
3. 正在研制的新一代炭疽活疫苗有哪些？设计原则是什么？

（窦骏）

第十四章　钩端螺旋体疫苗

当见到"寒热、酸痛、周身乏力"和"眼红、腿痛、淋巴结大"的患者时,您知道这是什么病的临床特征吗?请学习本章内容,您会从中获知致病性钩端螺旋体感染引起的全球流行的人兽共患传染病即钩端螺旋体病的概况和如何防治。

第一节　概　述

一、钩端螺旋体病

钩端螺旋体病(leptospirosis)是一类由致病性钩端螺旋体引起的自然疫源性急性传染病,是一种典型的人兽共患病(zoonosis),严重危害人类健康。该疾病的主要症状为黄疸、出血、眼结膜充血及肾功能衰竭等。

1917年,Noguchi 系统在研究了各国分离的病原体后,根据其形态称之为钩端螺旋体(Leptospira)。钩端螺旋体病广泛分布于世界各地,研究人员已至少在 77 个国家和地区分离到致病性钩端螺旋体。

二、致病与免疫

致病性钩端螺旋体经疫水和疫土通过人体正常或损伤的皮肤、鼻腔、口腔、胃肠黏膜进入机体,也可通过胎盘垂直传播感染胎儿。若侵入的钩端螺旋体数量少、毒力低,可被完全或大部分杀灭,不引起疾病。大多数情况下,钩端螺旋体侵入机体后会引起钩端螺旋体病。

钩端螺旋体首先在血液中大量繁殖,持续 1 周左右后引发毒血症,并进入身体各组织器官,使机体所有组织和器官不同程度地受到侵害,造成全身细血管、肺、肝、肾、心和中枢神经系统器官的损害。钩端螺旋体也会侵入细胞,引起细胞超微结构变化,使机体出现全身性的中毒败血症。

钩端螺旋体侵入宿主后,机体首先出现一系列固有性免疫反应,末梢血管多核型白细胞增加,白细胞不同程度吞噬钩端螺旋体,出现轻度炎症反应,但从不化脓。钩端螺旋体在组织器官内的生长、繁殖,使机体出现适应性免疫反应,从而引起发热、眼后发症或神经系统后发症的出现。这是机体在排除钩端螺旋体过程中发生的一系列损伤反应。

三、临床分型与特征

钩端螺旋体病临床表现多样,将同类有关症状与体征归纳为同一临床类型有助于系统了解钩端螺旋体病的特征、掌握具体的治疗和抢救措施。常见的临床类型有如下五种:

1. 感染中毒型 感染中毒型又称流感伤寒型。它是临床上最常见的一种类型,无明显的组织与器官损伤表现,其主要特征是具有"三症、三征"。"三症"为"寒热、酸痛、周身乏力","三征"为"眼红、腿痛、淋巴结大"。一般而言,该型病情较轻,但也可演变为重症,如肺出血型、肺弥漫出血型等。部分病人退热后可出现"眼蒙",视物模糊,甚至失明。因此,当出现"三症、三征"时,应立即就诊,早期抗菌治疗,可制止疾病的发展。

2. 肺出血与肺弥漫出血型 该型是引起钩端螺旋体病死亡的主要类型。它的主要特征仍然是"三症、三征",并有肺出血的象征,即咳嗽,痰中带有鲜血;还可出现咯血、气喘、呼吸增加。有些病人病情凶险,发展迅猛,口鼻涌血,不治身亡。由于其他疾病很少引起口鼻涌血,因此口鼻涌血是钩端螺旋体病的独特现象。

3. 黄疸出血型 该型是钩端螺旋体病中病程最长和病情最重的一型。它最先被 Weil 发现,故在以后的很长一段时间内被称为 Weil 病。该型病人全身皮肤、黏膜黄染,并伴有寒热、酸痛、周身乏力,眼红、腿痛和淋巴结肿大等症状和体征。

4. 脑膜脑炎型 该型的特点是除"三症、三征"外,同时还具有脑膜炎或脑炎的症状,患者出现剧烈头痛、频繁呕吐、颈部强直、怕光流泪等症状与体征。

5. 肾型 该特点是除"三症、三征"外,并伴有明显的蛋白尿、血尿、管型及不同程度的肾功能障碍和氮质血症等。

第二节　病原学与流行病学

一、形态与结构成分

钩端螺旋体属于螺旋体目螺旋体科钩端螺旋体属,分为两个种:问号钩体和双曲钩体。前者为寄生致病性钩体,是引起人和动物钩体病的病原体;后者为腐生性钩体,通常对人和动物不致病。钩端螺旋体是一类形体细长、柔软、弯曲、螺旋盘绕细致、规则而紧密的单细胞微生物。其直径约 $0.1~\mu m$,长度为 $6 \sim 12~\mu m$。苯胺染色不明显,常用 Fontana 镀银染色法,使钩端螺旋体被染成棕褐色。在普通显微镜下不能看见,但在暗视野或相差显微镜下能观察到。钩端螺旋体一端或两端弯曲成钩状,常使其形体呈 C 状或 S 状。钩端螺旋体运动活泼,在液体环境下,其特征运动表现为沿着长轴旋转,两端柔软,呈扭动运动。

在电子显微镜下,钩端螺旋体的基本结构自外向内,由外膜、鞭毛(轴丝)及柱形原生质体

（原生质柱）所组成。

1. 外膜

（1）超微结构：外膜位于钩端螺旋体柱形原生质体与鞭毛的最外层，相当于细菌的荚膜。外膜的层数与毒力大小有关。

（2）化学组成与理化性状：由多糖、脂类和蛋白质组成。外膜对酸、碱及热具有较强的耐受力。

（3）抗原性与免疫力：具有良好的免疫原性和抗原性。宿主免疫系统首先受到外膜的刺激，产生外膜抗体，在补体的参与下破坏外膜而杀死钩端螺旋体。

2. 鞭毛

（1）超微结构：钩端螺旋体有两根鞭毛，它们位于外膜与柱形原生质体之间。鞭毛附着在柱形原生质体近末端处，其游离端伸向细胞中段，互不重叠，可用理化方法提取。

（2）化学组成与理化性状：鞭毛仅含有 6 种不同的蛋白质，60 ℃加热 60 min 后，仅部分被破坏。钩端螺旋体鞭毛不仅在理化性状与形态结构较细菌鞭毛复杂，在功能上也与细菌鞭毛不完全相同。

（3）抗原性与免疫原性：腐生性钩端螺旋体鞭毛具有抗原性和免疫原性，可产生鞭毛抗体。该抗体在抗钩端螺旋体病中的免疫作用尚有待进一步探讨。

（4）鞭毛的功能：为运动器官。由于刺激可来自两端，所以钩端螺旋体可向两个方向运动。此外，鞭毛还有骨架作用。

3. 柱形原生质体　柱形原生质体为螺旋状圆柱形结构，与鞭毛互相缠绕，常使菌体受压部分形成凹陷。在超薄切片标本中，可见柱形原生质体由细胞壁、胞质膜及胞质内容物所组成，其细胞壁的结构与化学性质类似革兰阴性杆菌，但缺少凝集原性。

二、血清学与分子分型

根据不同钩体菌株之间的血清学关系，人们通过血清凝集试验和凝集素交叉吸收试验，将血清学关系极为密切的菌株归属于同一个血清型，又将血清学关系密切的血清型归属于同一个血清群。目前，全世界已发现了 24 个血清群 300 多种不同血清型钩体，至今仍不断有新的血清型钩体被报道。在中国，已发现的致病性钩体有 18 个血清群 76 个血清型，但目前主要流行血清群仍是黄疸出血群。

随着钩体病流行趋势的改变以及人们对该疾病研究的深入，钩体血清学分类已满足不了临床和科研的需求，而细菌分子分型方法可从遗传学和分子水平上进一步阐明不同钩体菌株的差别。自 20 世纪 90 年代起，研究人员就开始应用 DNA - DNA 杂交技术和 16S RNA 测序方法对钩体进行分子分型。近些年随着分子生物技术的发展，脉冲场凝胶电泳（pulsed-field gel electrophoresis，PFGE）、多位点序列分型（multilocus sequence typing，MLST）、多位点串联重复序列数变化分析以及扩增片段长度多态性等方法也不断被发展和应用于钩体的基因分型分析研究中，其中基于 MLST 技术的钩体基因分子分型结果便被用于不同实验室间进行比对分析。目前在 MLST 数据库中共有三套钩体 MLST 分析方案及相关基因型数据（https://pubmlst. org/leptospira/），研究人员可以自由比对和分析，有助于全球范围内进行传染病分子流行病学的研究。

三、培养特性与抵抗力

需氧或微需氧。营养要求较高，常用的培养基为含有 10%兔血清的 Korthof 培养基。兔血清除促进钩端螺旋体生长外，尚有中和代谢产物毒性的作用。适宜的生长温度为 28～30 ℃，最适 pH 为 7.2～7.4。钩端螺旋体在培养基中生长缓慢，28 ℃培养 2 周左右，可形成透明、不规则、直径约 2 mm 的扁平菌落。生长反应不活泼，不分解糖类和蛋白质。能产生过氧化氢酶，有些菌株可产生溶血素。

钩端螺旋体抵抗力弱，60 ℃ 1 分钟即死。用 0.2%甲酚皂或 1%石炭酸溶液处理 10～30 分钟即被杀灭。对青霉素敏感。

四、传播与流行特点

世界卫生组织统计报道，现在全球每年仍有约 200 万钩体感染病例，其中大多数来自一些热带及亚热带地区的发展中国家和不发达国家。即便是在一些经济发达的欧美国家，近些年报道的钩体病例数也呈现增多趋势，即所谓的"钩体病的再现"，给当地人民健康和畜牧业生产造成了严重的威胁。据统计，全世界有 200 多种动物携带钩端螺旋体，已在 170 多种动物中分离出钩端螺旋体。家畜的感染相当严重和普遍，可给畜牧业带来巨大的经济损失，其已造成一种重要的人畜共患疾病。我国已从 67 种动物中分离出钩端螺旋体，分属哺乳纲、鸟纲、爬行纲、两栖纲、鱼纲、蛛形纲 6 个纲。鼠类和家畜是主要带菌动物，有一定的地区性。鼠类主要集中分布于长江流域以南地区。东北和华北带菌动物以家畜带菌为主，西北带菌动物很少。我国目前已发现 18 个血清群 75 个血清型，31 个省份报告有病例或带菌动物，病死率约为 1%。

流行形式有稻田型、洪水型、雨水型及其他形式。钩端螺旋体在酸碱度中性的湿土或水中可存活数月，这在传播上有重要意义。主要是通过宿主动物含菌的尿液污染水源和土壤，人接触后由皮肤或黏膜，特别是破损的皮肤或黏膜侵入机体。接触疫水感染是疾病的主要感染方式，约占病人总数的 90%。直接接触感染指接触鼠及家畜尿液或其污染物引起发病，多见于饲养人员、兽医等。钩端螺旋体也可通过胎盘感染胎儿，引起流产或早产。

第三节　疫苗研制

一、疫苗设计

由于钩端螺旋体流行的血清型别十分复杂，各地流行的血清型别各不相同，所以疫苗的研制与应用应以各地流行病学和病原学调查的结果为依据,密切配合,互相协调。不同地区应选择符合当地流行的血清型菌株用于疫苗制造,以保证疫苗的免疫效果。在众多血清型感染的地区,均需采用所有的血清型别来制造多价疫苗,一般应根据当地各血清型菌株的相对检出率及各血清型钩端螺旋体在临床上所引起症状轻重的程度,或者使牲畜在经济上所造成损失的大小来确定所应选择的血清型及在疫苗研制中的合理配比,使采用的血清型数减至必要的最低限度而又可赋予人群和牲畜足够的免疫力。

二、疫苗制备及检定

(一)生产菌株选择

应选择当地主要流行血清型的钩端螺旋体菌株,且该菌株具有良好的免疫原性、抗原性和应有的毒力。具体要求如下:

1. 疫苗生产菌株应具有典型的形态、运动活泼,能在疫苗生产培养基中生长良好。

2. 疫苗生产菌株的血清型别应采用显微镜凝集试验和凝集素交叉吸收试验检定。

3. 疫苗生产菌株应具有良好的血清学特性,用标准血清做显微镜凝集试验时其凝集效价达到原血清效价的一半。

4. 疫苗生产菌株应具有良好的免疫原性。用培养 5~10 天每视野(100×)70~100 条、经 56 ℃加温 1 h 杀死的培养物,静脉免疫 2~2.5 kg 的健康家兔 3 只,各按 1 mL、2 mL 与 5 mL,共注射 3 次,间隔 5 天,末次注射后 10~15 天,取家兔血清与同株培养物做凝集反应,至少应有 2 只家兔血清效价达到 1∶10 000 以上判为合格。

5. 疫苗生产菌株还应具有良好的抗原谱。所选择的菌株不仅对用同型菌株攻击有最好的保护效果,而且该菌株具有较广的抗原谱,有一定的交叉保护。

6. 疫苗生产菌株亦应具有一定毒力。不仅因生产菌株与疫苗的效力检定需要用有一定毒力的菌株来攻击,而且 Borg-Petersen 曾证明用黄疸出血型有毒菌株制造的死疫苗,其最小保护量比用无毒力的同型菌株制造的死疫苗约高 1 000 倍。因此,菌株的毒力测定应是疫苗生产菌株选择观察的项目之一。

(二)疫苗制造

1. 应采用液体培养基来制造疫苗。该培养基应无色清澈透明,无颗粒,无沉淀,适于各型疫苗生产菌株丰盛生长。菌株形态典型,运动活泼,制成疫苗后效力稳定,经久存放也不变色或结块。

2. 可采用静止培养或深层培养。静止培养时,培养基装量不宜过多,否则生长不良。深层培养容器有立瓶和罐式两种,培养时必须适量通气才能满足钩端螺旋体对氧的需求,从而提高培养物的含菌浓度。

3. 生产疫苗时,应采用高峰生长的种子培养物接种培养基。种子培养物可由感染豚鼠心血培养物作为第一代算起,至少传 4 代方可用于接种。但也可用第一代培养物经离心分离,充分洗涤后用洗涤菌体做成种子菌液进行接种。

4. 接种后,置 28～32 ℃培育,经 4～14 天即可达到丰盛生长的程度,制造多价疫苗时,各生产菌株应分别培养。

5. 在培养过程中应定时进行菌数检查。数菌方法有玻片估测法、计数器计数法,其中以玻片估测法最为简便。

6. 培养物达到合格菌数要求时,应立即将培养物中的活菌杀死,按所需疫苗价数配制普通疫苗或留供进一步处理,制成浓缩疫苗。

7. 浓缩疫苗制造在国外通常采用高速离心分离,充分洗涤菌体,按所需浓度配制而成。我国以前也曾采用高速离心分离法制造疫苗,但近年来中空纤维超滤浓缩法已成为制造疫苗的主要方法。

(三) 疫苗检定

在疫苗制造的全过程中,应按疫苗制检规程的各项要求进行检定,以保证制品的质量、人群使用的安全与有效。因各国在疫苗的生产方式与制造条件有所不同,在检定内容与方法上也有所差别,但基本原则应是一致的。我国钩端螺旋体疫苗的检定要求简述如下:

1. 无菌试验 这是保证疫苗质量与正常生产的重要检测方法,从种子培养物开始,对用于疫苗制造的每一代培养物,半成品与成品疫苗均需持《生物制品无菌试验规程》要求进行无菌试验。

2. 理化检测 制成的成品疫苗应为微带乳光的液体,不应变色,无异臭,无摇不散的凝块及异物。pH 应为 6.4～7.4,氯化钠含量应为 7.5～9.5 g/L。苯酚含量不超过 1.5～3.5 g/L。

3. 异常毒性实验 按《生物制品异常毒性试验规程》进行。应进行小鼠和豚鼠两种动物实验。实验用的小鼠和豚鼠应达到清洁级标准。小鼠实验,采用体重 18～22 g 健康小白鼠,每批样品 5 只,每只腹腔注射疫苗 0.5 mL,观察 7 天,小鼠应全部健存,无异常反应,体重增加,判为合格;豚鼠实验,采用体重 250～350 g 健康豚鼠,每批样品 2 只,每只豚鼠腹腔注射 5 mL,观察 7 天,豚鼠应全部健存,无异常反应,体重增加,判为合格。

4. 效力试验 按成品疫苗所含菌型价数检定。用生理氯化钠溶液将疫苗稀释成每型含菌数 0.5 亿条/mL 的疫苗免疫体重 120～220 g 豚鼠 3 只(对照组 3 只应同时饲养),皮下免疫 2 次,第 1 次 0.5 mL,第 2 次 1 mL,间隔 5 天,末次注射后 10～12 天,用同株或同型异株培养 5～10 天,每视野 50～100 条,2 mL 皮下攻击。

强毒株:攻击后观察 10 天,免疫组豚鼠应健存,外观及食欲正常,不耸毛,运动活泼,体重增加,解剖无黄疸。对照组至少应有 2 只豚鼠因患钩端螺旋体病而死亡,判为合格。

弱毒株:攻击后 24 h 抽取心血,分别接种两管 5%～10%免血清培养基,每管 1～2 滴(约为 1%接种量),培养 14 天。免疫组心血培养 2/3 以上阴性,对照组均为阳性,判为合格。

5. 鉴别试验 采用反向间接凝集试验,按成品疫苗所含菌型价数与相应炭血清做炭凝集试验,应产生特异性凝集。

三、疫苗应用与评价

钩端螺旋体疫苗是供作钩端螺旋体病特异性预防的一种生物制品,其接种对象应为在流行区内有可能接触疫水或带菌动物的 7～60 岁的易感人群。接种应保证全程全量，才有较好的预防效果。全程接种 2 次，成人第 1 针 0.5 mL，第 2 针 1 mL，间隔 7～10 天。7～13 周岁儿童用量减半。必要时，7 周岁以下儿童酌量注射，不超过成人量的 1/4。一年后加强注射 1 次，剂量 1 mL。注射疫苗时必须严格掌握好禁忌证，有发热、急性传染病、严重心脏病、高血压、肝与肾疾病、神经和精神病、过敏史者等应禁忌注射，孕期、哺乳期和月经期间的妇女则暂缓注射。应备有 1∶1 000 肾上腺素，供偶有发生过敏休克时急救用。疫苗应保存于 2～8 ℃暗处，在有效期内使用。

根据钩端螺旋体病防治的实际需要，我国坚持走钩端螺旋体疫苗的发展道路，在疫苗生产、使用和研究等方面均取得了显著成绩，为世人所注目。目前，我国钩端螺旋体疫苗的生产已发生根本性变化，无论生产规模还是生产工艺均属世界一流。目前，我国生产的钩端螺旋体疫苗，虽然以普通疫苗为主，但其所含菌体浓度已达到国际浓缩疫苗的水平。尤其近年来，如武汉生物制品研究所采用中空纤维超滤纯化生产钩端螺旋体疫苗，又使疫苗质量得到提高。

新型疫苗的研制，无论是外膜疫苗还是核酸疫苗、重组蛋白疫苗及多抗原肽（multiple antigenic peptides，MAP）疫苗，均取得积极成果。其中外膜疫苗业已完成了实验研究，新药申报，现场Ⅰ、Ⅱ、Ⅲ期临床观察，获取了新药证书和生产文号。这为我国钩端螺旋体病疫苗有效预防增添了新制品。多抗原肽疫苗具有能同时提呈多种抗原表位、提呈作用强、形成共价表位提高免疫原性等优点。浙江大学研究团队筛选出了 GroEL 分子中优势 T 细胞和 B 细胞（T‐B）联合抗原表位 GroEL‐215，并证实该表位能显著促进 $CD4^+$ T 细胞增殖并使 IL‐2、IFN‐γ 和 IL‐4 水平显著升高，可以作为通用型问号钩体多价 MAP 基因工程疫苗抗原表位。

四、问题与展望

钩端螺旋体疫苗仍有一些问题尚待解决：

1. 各国现用的死菌疫苗和纯化疫苗各有特点，但其共同的弊端是免疫力不够强和不够持久，及群型的保护面不广，然而这些又是难以解决的问题。展望未来，今后唯有在阐明抗原决定簇后，从基因工程或从抗独特型抗体上才能研制出好的疫苗。

2. 家畜钩端螺旋体病的预防在我国尚未引起充分注意，至今尚无正式的钩端螺旋体兽用疫苗生产。家畜钩端螺旋体病不仅是人类钩端螺旋体病的重要传染源之一，而且在农牧业经济上也有其重要意义。可以预期，随着国民经济的发展，兽用疫苗将会受到重视，其应用范围将会得到不断扩大。

思考题

新型钩端螺旋体疫苗的研究思路有哪些？

（张莹）

第十五章 病毒类疫苗(一) 呼吸道传播的病毒疫苗

人类需要每时每刻呼吸以维持生命延续。当您吸入新鲜空气享受生活时,您可知道可能有无形的有害病毒随之而入,在呼吸道寄居伴随您一道生存? 您担心有害病毒寄居在体内后果吗? 请您阅读此章节,了解如何预防的方法。

呼吸道病毒是指以呼吸道为侵入门户,引起呼吸道局部感染或呼吸道以外组织器官病变的病毒(表 15-1)。人类在与这些病毒的斗争中,有效的手段之一是接种疫苗,如接种麻疹、腮腺炎、风疹三联疫苗(Measles Mumps and Rubella Vaccine,MMR)可以预防三种疾病,即麻疹、腮腺炎、风疹。对于容易变异的甲型流感病毒,人类的远景是研制出预防现存的或未来出现的新型流感病毒的万能疫苗。

表 15-1 主要的呼吸道病毒及其所致疾病

科	种	引起的主要疾病
正黏病毒	甲、乙、丙流感病毒	流感、禽流感
副黏病毒	副流感病毒 1~4 型	普通感冒、支气管炎
	麻疹病毒	麻疹
	腮腺炎病毒	流行性腮腺炎
	呼吸道合胞病毒	婴儿支气管炎、支气管肺炎
	偏肺病毒	下呼吸道感染
痘病毒	天花病毒	天花
	猴痘病毒	猴痘
冠状病毒	冠状病毒	普通感冒、上呼吸道感染
	SARS 冠状病毒	严重急性呼吸综合征(SARS)
披膜病毒	风疹病毒	风疹、先天性风疹综合征
小 RNA 病毒	鼻病毒	急性上呼吸道感染
	肠道病毒	上呼吸道感染
小 DNA 病毒	细小病毒 B19	感染性红斑
	博卡病毒	下呼吸道感染
疱疹病毒	单纯疱疹病毒	单纯疱疹
	水痘病毒	水痘
腺病毒	腺病毒	小儿肺炎

第一节　流行性感冒疫苗

一、概述

流行性感冒,简称流感(influenza),是由流感病毒引起的一种人、禽、畜共患的急性传染病。在病毒分类上,流感病毒属正黏病毒科,按照流感病毒感染的宿主不同,分为动物流感病毒(如禽流感病毒、猪流感病毒等)和人类流感病毒(包括甲、乙、丙三型)。

二、病原学与流行病学

(一)形态

流感病毒一般为球形(图15-1),直径为80~120 nm,初次从患者体内分离出的病毒有时呈丝状或杆状。

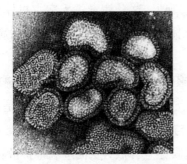

图15-1　甲型 H1N1 流感病毒的电镜检查

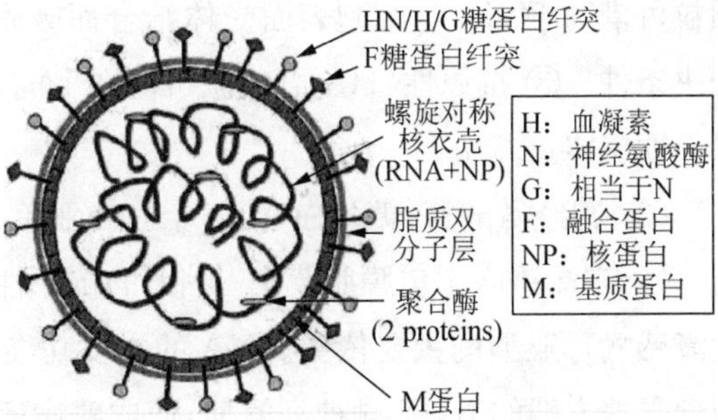

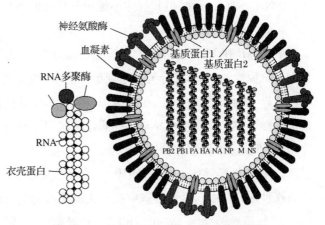

图15-2　流感病毒结构模式图

(二)结构

流感病毒属于包膜病毒,其结构包括核衣壳和包膜(图15-2)。

1. 核衣壳　病毒流感的基因组是分节段的单负链 RNA。甲型和乙型流感病毒由 8 个节段、丙型由 7 个节段构成,每个基因节段分别编码不同的蛋白质,例如甲型流感病毒第 1~6 片段分别编码 PB2、PB1、PA、HA、NP 和 NA 蛋白,第 7 片段编码 M1 和 M2 两个蛋白,第 8 片段编码 NS1 和 NS2 两个蛋

图15-3　核糖核蛋白(RNP)的结构模式图

白。其中 NP 是主要的结构蛋白(衣壳蛋白),PB1、PB2、PA 三者结合、形成 RNA 多聚酶复合

体。每个单负链 RNA 节段、NP、RNA 多聚酶复合体三者结合而形成特殊结构,即核糖核蛋白(ribonucleoprotein,RNP,图 15-3)。甲型流感病毒的核衣壳是由 8 个 RNP 构成。RNP 是流感病毒复制和转录的基本单位。

2. 包膜 脂质双层结构,其内层为基质蛋白(matrix protein,MP),MP 不仅增加了包膜的坚韧度,而且在保持病毒包膜的形状与完整性方面起重要作用。包膜外层镶嵌病毒基因编码的病毒蛋白质,构成刺突。有两种刺突,即血凝素(hemagglutinin,HA)和神经氨酸酶(neuraminidase,NA),血凝素的数量较神经氨酸酶多,两者数量之比大约为(4:1)～(5:1)。

(1) 血凝素:糖蛋白,呈三棱柱形。血凝素为三聚体,每条单体前体(HA0)由血凝素 1(HA1)和血凝素 2(HA2)通过精氨酸和二硫键连接而成。当经细胞蛋白酶水解活化,使精氨酸裂解而形成仅由二硫键连接的 HA1 和 HA2 时,病毒方有感染性。HA1 能与红细胞、宿主细胞表面的受体(唾液酸)相结合,因而与感染性有关;HA2 具有膜融合活性,促使病毒包膜与细胞膜的融合并释放核衣壳。HA 抗原结构易发生改变,一个氨基酸的置换就可能改变其抗原性,是划分甲型流感病毒亚型的主要依据。HA 的主要功能有:① 凝集红细胞:能使多种动物或人的红细胞发生凝集,这是因为 HA 与红细胞表面的糖蛋白受体结合,使红细胞发生凝集现象。血凝现象可以被特异性抗体所抑制,这种现象称为血凝抑制(HI)现象。② 吸附宿主细胞:病毒颗粒可借助于 HA 与细胞表面受体结合而吸附到宿主细胞上,这是病毒进入宿主机体细胞的先决条件。③ 抗原性:HA 可刺激机体产生抗-HA 的抗体,能抑制血凝现象并可中和病毒,为保护性抗体。

(2) 神经氨酸酶:糖蛋白,由 4 个立体亚单位组成四聚体连接成纤维状,其末端有扁球形结构,另一末端镶嵌于包膜脂膜中。NA 的抗原性也很不稳定,易发生变异,与 HA 一起是划分甲型流感病毒亚型的主要依据。NA 的主要功能有:① 参与病毒释放:NA 可水解受感染细胞表面糖蛋白末端的 N-乙酰神经氨酸,使成熟病毒体自细胞膜芽生释放;② 促进病毒扩散:NA 可破坏细胞膜上病毒特异的受体,液化细胞表面的黏液,使病毒从细胞上解离,有利于病毒的扩散;③ NA 具有抗原性,但其抗体不能中和病毒的感染性,仅能抑制该酶的水解。

(三) 分型与变异

根据 NP 和 MP 的不同,人类流感病毒分为甲、乙、丙三型。甲型流感病毒根据其表面 HA 和 NA 抗原性的不同,又分为若干亚型。乙型、丙型流感病毒未发现亚型。流感病毒变异有抗原性变异、温度敏感性变异、宿主范围以及对非特异性抑制物敏感性等方面的变异,但最主要的是抗原性变异。抗原性变异与其他病毒不同,其特点是表面抗原 HA 和 NA 易变异。变异有两种形式,即抗原性漂移和抗原性转变。

1. 抗原性漂移(antigenic drift) 变异幅度小或连续变异,属于量变,即亚型内变异。一般认为这种变异是由病毒基因点突变和人群免疫力选择所造成,所引起流行是小规模的。

2. 抗原性转变(antigenic shift) 变异幅度大,属于质变,即病毒株表面抗原结构一种或两种发生变异,与前次流行株抗原相异,形成新亚型(如 H1N1→H2N2、H2N2→H3N2),由于人群缺少对变异病毒株的免疫力,从而引起流感大流行。如果两种不同病毒同时感染同一细胞,

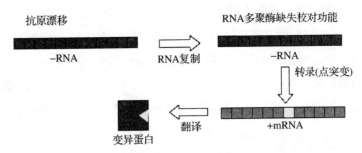

图 15－4　抗原性漂移

则可发生基因重配形成新亚型。乙型流感病毒间虽有变异大小之分,但未划分为亚型。丙型流感病毒未发现抗原变异。

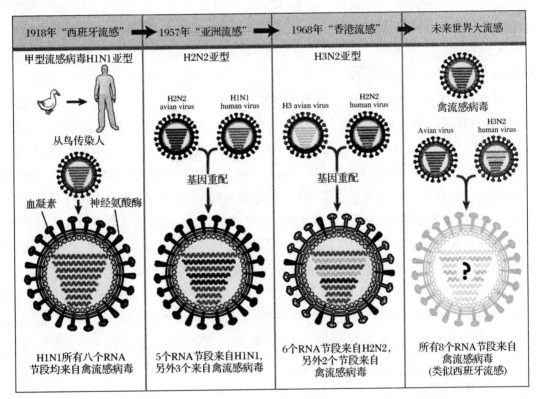

图 15－5　抗原性转变

(四)流行病学的特点

流感病毒的传染源主要是急性期患者,其次是隐性感染者,猪和禽等动物也可能成为传染源。流感病毒的传染性很强,空气传播是人流感病毒的一种传播方式,主要通过说话、咳嗽、打喷嚏等方式喷出含病毒的飞沫或气溶胶进入空气,然后被吸入易感者的呼吸道。另一种传播方式是易感者直接或间接接触含病毒的分泌物和气溶胶。流感病毒通过 HA 与呼吸道黏膜上皮细胞表面相应的病毒受体结合,并在细胞内增殖。

甲型流感病毒已在人类引起过多次世界性大流行,有数千万人死于流感。其中最严重的一次是 1918—1919 年的西班牙流感大流行,当时全世界约有 50% 的人口被流感病毒感染,导致的死亡人数超过第一次世界大战死亡的总人数。2009年3月,墨西哥暴发了由新型甲型H1N1流感病毒感染引起的新疫情,具有较强的传染性,迅速蔓延至美国及世界各地,在墨西哥造成2%的死亡率。1997年,香港地区首次出现禽流感病毒(H5N1)传染给人;2013年中国部分地区出现禽流感病毒(H7N9)传染给人,其病死率明显高于季节性流感。目前禽流感病毒对人的感染已有全球化趋势,而且人感染禽流感病毒后病死率较高,需要高度重视。

三、致病机理与保护性抗原

流感病毒的致病机理包括病毒的直接损伤作用和免疫病理损伤作用。流感病毒在呼吸道上皮细胞内增殖,引起细胞的空泡变性和纤毛丧失,并向邻近细胞扩散,最终导致上皮细胞坏死脱落,使呼吸道黏膜的屏障功能丧失。流感病毒侵入后可刺激机体产生干扰素和免疫活性细胞释放淋巴因子,引起呼吸道黏膜组织的炎症反应。此外流感病毒感染后还可降低机体免疫应答,抵抗干扰素的抗病毒作用。尤其是某些新型禽流感病毒感染,诱导剧烈的免疫病理,大量细胞因子释放,导致急性呼吸窘迫综合征(ARDS),使得人感染禽流感病毒后的病死率较高。

人体在感染流感病毒后可产生特异性的细胞免疫和体液免疫(图15-6)。流感病毒的主要抗原(蛋白)包括表面抗原和内部抗原,表面蛋白有HA(血凝素)、NA(神经氨酸酶)、M2蛋白(基质蛋白2)等;内部蛋白有NP(衣壳蛋白)、M1蛋白(基质蛋白1)、RNA多聚酶、NS1蛋白、NS2蛋白等(表15-2)。抗HA和抗NA是流感的特异性抗体。抗HA为中和抗体,因此抵抗感染的发生与抗HA有关,而减轻病情和阻止病毒传播则与抗NA有关,血清抗体和鼻腔分泌物中的sIgA抗体与保护作用有关,局部分泌性抗体可能是防止感染的最重要因素。具有一定抗体滴度的人虽可感染,但病情轻微。三个型别的流感病毒在抗原上没有联系,因此不能诱导交叉保护。当一种病毒的型别发生抗原性漂移的时候,对该株病毒具有高抗体滴度的人对新株可患轻度感染。血清抗体可持续数月至数年,而分泌性抗体存留短暂,一般只有几个月。细胞免疫应答主要是特异性$CD4^+$T淋巴细胞,它能帮助B淋巴细胞产生抗体,而$CD8^+$T细胞能溶解感染细胞,减少病灶内的病毒量,有助于疾病的恢复。值得注意的是,$CD8^+$T细胞反应是有交叉性的(能溶解任何株感染的细胞),不具有株特异性,可能主要直接作用于病毒核蛋白,而不是作用于病毒体表面糖蛋白。

表15-2 流感病毒抗原诱导的保护性免疫

HA	诱导中和抗体,抗原易变异,新亚型逃避免疫识别
NA	诱导保护抗体,抗原易变异,新亚型逃避免疫识别
M2蛋白	诱导的抗体在动物体内有保护作用,亚型交叉
NP和M1蛋白	诱导细胞免疫,亚型交叉,减轻临床症状

四、流感病毒灭活疫苗

20世纪30年代人们就开始进行流感病毒灭活疫苗的动物实验。当时用受染的小鼠肺所制成匀液中的流感病毒,经甲醛灭活接种动物,然后用流感野毒株进行皮下和腹腔内攻击,以了

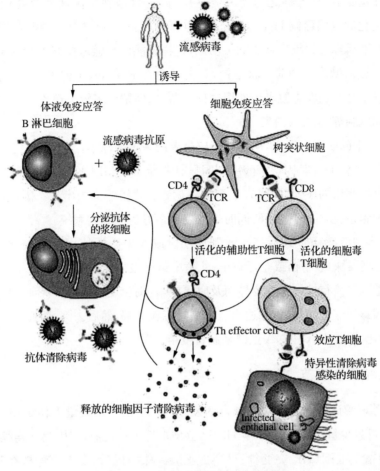

图 15 - 6　流感病毒诱导的免疫应答

解是否免疫保护,显然这种疫苗不能用于人体。1937 年鸡胚培养流感病毒获得成功,使大量生产疫苗成为可能。灭活疫苗于 1941 年在美国首次被批准使用。这种早期粗制的疫苗,使用含流感毒粒的鸡胚尿囊液,经红细胞吸附和释放,进行有限的纯化,然后加强灭活。接种疫苗后,局部和全身的反应都很强。1947 年 A/FM/1/47(H1N1)变种出现,使原先制备疫苗的保护效果大大下降,首次证实了疫苗株必须随流行株抗原性变异而更改。

20 世纪 60 年代,超速离心机和层析色谱技术的应用,使毒粒纯化操作大大提高,制成了纯化全毒粒疫苗。然而,儿童使用时仍可出现不良反应。如用裂解的纯化疫苗,不良反应就大为减少。接着就研究出多种裂解剂,如乙醚、3 - N - 丁基磷酸盐、聚梨酸酯 80、脱氧胆酸钠等,生产出了裂解疫苗,于 1968 年在美国首次被批准使用。

为了进一步提高疫苗产量,降低成本,研究出了高产的重配疫苗株。如用在实验室长期适应的 A/PR/8/34(H1N1)毒株与野毒株进行重配的疫苗株。这样重配的疫苗株不但具备野毒株的表面抗原(HA 和 NA),同时也获得 PR8 毒株在鸡胚中的复制能力。近来还应用基因克隆技术,在杆状病毒丝蚕系统中获得大量高纯度、高效价的流感毒粒 HA 亚单位(HA 效价高达 30 000 以上)。

　　MDP-微毒粒疫苗,有人称之为新的流感病毒疫苗,是利用佐剂来提高免疫效果的。用 B30-MDP 和纯化的流感毒粒 HA、NA 抗原、胆固醇及去污剂(辛基苷)相混,通过超声波使之充分混合、溶解,然后经过纤维索柱去除去污剂,这样就能使流感毒粒 HA 和 NA 亚单位内部和外表面相互附着成为微脂粒的薄片状结构,其直径约为 100 nm,类似于一个完整的流感毒粒,称为微毒粒。日本已开始在志愿者中使用这种疫苗,抗体阳转率较为理想,但有不良反应,如注射部位有轻痛和红肿等,5 天内消失。

　　在用 PCR 技术的研究中发现,从同一流感患者所采集的标本,经鸡胚和狗肾(MDCK)细胞所分离的毒株,其毒粒 HA 基因核苷酸序列明显有差异。用 MDCK 细胞所得到的序列,更接近于从患者标本直接测出的序列,同时有甲型流感病毒"O"相特征的出现。因此,分离流感病毒疫苗株应使用细胞系统,而不用鸡胚,同时生产疫苗最好也用细胞系统。

　　目前,已有多种流感病毒灭活疫苗研制成功。成人中广泛使用的为纯化三价(H3N2 和 H1N1 亚型及乙型毒株)裂解苗或全毒粒苗;儿童中试用最多的为亚单位(HA 和 NA)疫苗。疫苗株仍需随流感病毒流行株抗原性变异而及时更换,否则免疫效果很难保证,甚至无效。

　　裂解苗为病毒浓缩和纯化后,加适当裂解剂将毒粒裂解,然后去除;而亚单位疫苗为加裂解剂后,再进行纯化,回收 HA 和 NA 蛋白来制备疫苗。

五、流感病毒减毒活疫苗

　　1937 年前苏联曾试用过流感病毒减毒活疫苗,1960 年开始大量人体试用。澳大利亚、美国、日本等国进行过少量试验。1968 年 H3N2 亚型毒株出现之前,多用鸡胚连续传代法选育减毒株,现称之为宿主范围(Hr)突变株;H3N2 亚型毒株出现后,发现该毒株在鸡胚连续传 30 代,对人尚未能减毒。因此,不得不采用其他方法选育减毒株。

　　(一)冷适应减毒法

　　让流感病毒野毒株适应在较低温度下生长,使其不能在较高温度下复制,来达到减毒的目的。如前苏联将 A/Leningrad/134/17/57(H2N2)毒株在 32℃条件下让其在鸡胚传 20 代,接着又在 25℃条件下传 17 代,获得了 A/Leningrad/134/57(H2N2)冷适应株。该毒株 25 ℃条件下在鸡胚再复制良好,但在 40 ℃条件下无法复制。接着他们又将上述冷适应株在 28 ℃传 8 代、25 ℃传 22 代,获得了更加减毒的冷适应株 A/Leningrad/134/47/57(H2N2)毒株。采用相似的方法,美国也获得两株冷适应株——A/Ann Arbor/6/60(H2N2)和 B/Ann Arbor/1/66。

　　挑选温度敏感株(ts):除用上述冷适应方法来获得外,也可用化学诱变剂来诱导 ts 株产生或从自然野毒株中挑选,使选育的毒株不能在≥38 ℃条件下繁殖,而只能在<37 ℃条件下复制,其目的与冷适应株相似,使其只能在上呼吸道繁殖,以产生抗体,获得免疫,却不能在下呼吸道繁殖,以免引起流感症状。

　　(二)基因重配减毒法

　　野毒株与 PR8 毒株进行重配,如 H3N2 野毒株与长期实验室适应的 A/PR/8/34(H1N1)病毒重配株,使其 HA 和 NA 基因来自 H3N2 野毒株,而其余基因节段来自 PR8 毒株;野毒株与冷适应株重配,使其表面抗原 HA 和 NA 基因来自野毒株,其余基因节段来自冷适应株,重配株具有冷适应株的特性;野毒株与禽流感病毒株重配,除表面抗原 HA 和 NA 基因来源于野毒株外,其余基因节段均来自禽毒株。

当前国际上正在研制的流感病毒减毒活疫苗,是采用冷适应与基因重配相结合的方法。因冷适应株也具有 ts 特性,但获得它需要较长适应时间,同时需通过实验来加以证实它的遗传性是稳定的,不会出现返祖,加上流感病毒能迅速、经常、连续不断地发生抗原性变异,故常常尚未选育完毕冷适应株,其抗原性已过时。因此,近来将实验室已获得带有 ts 特性的冷适应株,如 A/Leningrad/134/47/57(H2N2)、A/AnnArbor/6/60(H2N2)和 B/Ann Arbor/1/66 病毒作为母株,让其与流行的野毒株进行基因重配,使重配株除表面 HA 和 NA 基因节段来源于野毒株外,其余基因节段均来自冷适应株,这样就能很快选育出疫苗毒株。不过必须肯定病毒粒表面的 HA 和 NA 基因在决定毒力方面不起重要作用,但事情看来并不那么简单,尤其是 HA 基因,一般认为在决定病毒粒毒力方面起重要作用。

因 PR8 毒株为实验室长期适应株,在鸡胚中具有高复制能力,所以近来在研制灭活疫苗中,常用野毒株与 PR8 毒株进行重配来获得在鸡胚具有高复制能力的疫苗株,以提高疫苗产量,降低疫苗成本。

最近发展一种基因工程减毒活疫苗,即用 DNA 转染细胞,称为转染作用。这在大多数 DNA 病毒和正链 RNA 病毒中已获得成功,然而在负链 RNA 病毒(流感、副流感、弹状、呼吸道合胞和麻疹病毒等)一直未能获得成功。这是由于负链 RNA 毒粒的裸体 RNA 导入细胞后,不具有感染性,即不能复制。对它们的基因组进行人工操作难度很大,因为,在基因组 RNA 的复制和包装中,5'和 3'端的精确序列是必需的,而在具体操作中要保证其序列的精确性则有很大的难度,必须通过反转录将病毒基因组 RNA 变成 cDNA,然后才能进行后续操作。基因组和反基因组 RNA 都必须以病毒核糖核蛋白复合体的形式存在,才能表达和包装出活病毒,而这在体外实验中是较难进行的。1988 年 Szewezyk 等报道,从聚丙烯酰胺凝胶上成功地分离出纯的三种 P 蛋白(多聚酶蛋白)和 NP 蛋白(衣壳蛋白),同时采用硫氧还原酶使上述所提取的蛋白和裸体病毒粒 RNA 复原成原来的复合物形式,即 ribonucleoprotein 简称 RNP;接着 Honda 和 Parvln 等用 CsCl-glycerol 梯度离心成功地从 RNP 核心中分离出具有多聚酶活性的复合物(不含毒粒 RNA)。紧接着 Parvin 等又用纯化的 PB1、PB2、PA 和 NP 蛋白复合物来研究多聚酶活性的启动子信号。用 T7 RNA 多聚酶从构建的质粒中转录出 30~53 个核苷酸长的 RNA。由于这些 RNA 的两端含有流感病毒 RNA5'端和 3'端的核苷酸序列,所以这些 RNA 就能用来作为从流感病毒毒粒分离出的多聚酶复合物的模板。上述这些成功导致了反基因操纵或称为反基因系统技术的出现。该技术的基本原理为:编码一个流感病毒节段的 DNA 质粒转录成负链的 RNA,RNA 与流感毒粒 PB1、PB2、PA 和 NP 蛋白一起孵育形成 RNP 复合物,RNP 转染入流感病毒(help virus)预先感染的细胞,采用适当的方法分离出带有转染节段的病毒,即转染子。

1999 年 Neumann 等用质粒 DNA 转染细胞,利用细胞中的转录和翻译机制,得到了具有感染性的,完整的流感病毒。他们建立一套系统,使得8个各含流感病毒基因组RNA一个节段互补序列的质粒,和4个编码聚合酶复合体蛋白及核蛋白的质粒,共转染宿主细胞。宿主细胞在polⅠ启动子、转录终止子及RNA聚合酶Ⅱ(polⅡ)型启动子的控制下,合成出新的RNP。整个过程未使用辅助性流感病毒。2000年Hoffmann等把原来需要12~17个质粒共转染细胞才能获得活病毒减少到仅需8个质粒进行共转染。在这个新系统中,病毒cDNA被插入polⅠ启动子和终止子序列之间,而完整的polⅠ转录单元的两侧分别是polⅡ启动子和polyA序列。这两套转录单位就使得从一个病毒cDNA模板上可以同时合成负链病毒RNA和正链mRNA,并以此为基础,利用宿主细胞的复制、转录机制,产生并释放出具有感染性的流感病毒颗粒。

反基因操作技术一建立,就开始应用于流感病毒疫苗的研究中,如Palese等用乙型流感病毒NS基因的5'和3'端非编码区替代甲型流感病毒NA基因的非编码区,制备出NA/B-NS转染子,即转染子NA基因的编码序列是甲型毒株的,而非编码序列是乙型毒株的。这种转染子能在组织培养细胞和鸡胚中生长,同时证实了在小鼠中是减毒的。这个结果显示,用反基因操作技术可使流感病毒达到快速减毒而用于疫苗生产(图15-7)。Li等将A/WSN/33(H1N1)毒粒HA蛋白分子上抗原决定簇B位点的6个氨基酸分别用A/Japan/57(H2N2)和A/HongKong/8/68(H3N2)毒株的氨基酸所替代,制备出w(H1)-H2和w(H1)-H3的转染子。血清学分析表明,用红细胞凝集抑制试验和中和方法测定,w(H1)-H3转染子与WSN和HK的抗血清都能起反应。用w(H1)-H3转染子免疫小鼠即能产生WSN,又能产生H3病毒的抗体。这些结果表明,反基因操作技术.同样有可能用于多价疫苗的制备。

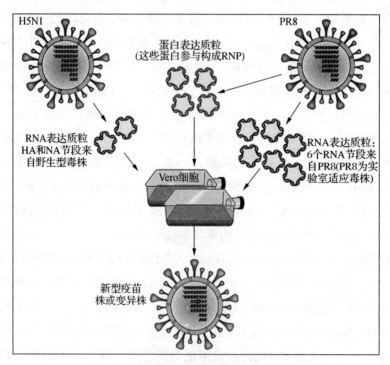

图15-7　反基因操作技术

流感病毒减毒活疫苗从问世以来,已有 70 余年的历史,但至今仍处于研制阶段,虽然它具有廉价、不必肌内注射、可应用于很小的儿童和能引起细胞免疫等优点,但仍存在一些尚未彻底解决的难题:至今尚未找到快速有效的减毒方法和准确可靠的实验室减毒指标,并且也未找到能在各年龄组通用的疫苗株,同时重配疫苗株的基因常不稳定,易出现返祖。多价疫苗使用时出现相互干扰,需冷存设备,且生产时必须用 SPF 鸡胚,因普通鸡胚中含禽各种病毒和禽白血病病毒。

我国自 1957 年 H2N2 亚型毒株出现以来,对流感病毒减毒活疫苗的研究曾做过大量工作。开始阶段采用鸡胚连续传代减毒。1968 年 H3N2 亚型毒株出现后,又采用冷适应减毒、甲醛处理减毒,接着又研究了温敏株与野毒株重配减毒,同样也未取得非常满意的效果。1980 年左右,各单位陆续停止了流感减毒活疫苗研制工作。在流感灭活疫苗方面,我国仅生产过一些灭活的纯化的全毒粒疫苗。1997 年以后,我国开始恢复多价灭活纯化的流感病毒疫苗研制工作。

六、佐剂研究

由于流感疫苗需求量大,流感病毒变异性高,因此研制抗原节约性、高效性、交叉免疫性三者并重的流感疫苗十分必要。研究中发现,使用佐剂可降低流感疫苗抗原的使用量并增强机体对该病毒的免疫应答反应,另有部分佐剂可提升机体对流感病毒其他亚型的免疫应答。下面简要介绍流感疫苗中使用的和正在研究的佐剂。

(一)氢氧化铝佐剂

作为经典的佐剂应用于人体临床已近 90 年。氢氧化铝佐剂能有效诱导体液免疫应答,但对细胞免疫不起作用;注射部位有轻度局部反应,偶有严重局部反应,出现红斑、结节、肉芽肿性炎症;能够诱导产生 IgE 抗体,引起 IgE 介导的 I 型超敏反应发生;此外,在制备与储存过程中也存在质量难控、不能冻干等缺点。

(二)乳剂类佐剂

目前应用于流感疫苗中的乳剂类佐剂主要是 MF59、AS03 等。

MF59 由可降解油类及鲨烯组成,在注射部位能够诱导局部的免疫刺激环境,可激活偏向 Th2 的强烈免疫应答,但不诱导 Th1 型免疫反应,因此更适合应用于亚单位疫苗而不适合用于介导细胞免疫的疫苗。MF59 是除氢氧化铝佐剂外首个用于人类的新型佐剂,它能增强老年人群中流感疫苗的免疫原性,于 1997 年在欧洲获得认证作为流感疫苗的佐剂。

AS03 是一种来源于维生素 E 的乳剂。AS03 与 MF59 类似,在欧洲获得认证用于流感疫苗,并在 2009 年 H1N1 流感大流行中得到广泛使用。在 H1N1 大流行暴发之前,有临床试验表明,含有乳剂的 H5N1 禽流感疫苗在诱导保护性抗体方面优于氢氧化铝佐剂或非佐剂的 H5N1 疫苗。还有研究表明,用含有 MF59 或 AS03 的禽 H5N1 疫苗对人进行初次免疫,许多年后的加强免疫可以诱导较好的记忆应答。

（三）抗原递送系统

几种研究较多的抗原递送系统佐剂包括免疫刺激复合物（ISCOMS）、病毒样颗粒（VLP）和纳米乳佐剂等。

ISCOMS 由皂角苷、胆固醇、磷脂以及抗原的磷酸盐溶液组成，它能延长抗原的存留时间，诱导活化 DCs，促进淋巴结中 DCs 摄取抗原，引起强烈的抗体和 T 细胞应答。ISCOMs 可用于黏膜免疫接种，通过口服引发黏膜免疫反应以及刺激局部 SIgA 的产生。

VLP 由病毒被膜蛋白自发组装而成，不含病毒的遗传物质。VLP 将抗原呈现给 DCs，诱发强烈的免疫应答。

纳米乳是由油相、水相、乳化剂和助乳化剂配制而成的、粒径在 $10\sim100$ nm 范围内的透明或半透明的一种载药系统。近年来，将纳米乳作为流感疫苗佐剂的研发展现出了较好的前景，Donovan 等利用大豆油、磷酸三丁酯及 TritonX-100 等，配制出纳米乳剂 8N8 和 20N10，并将其作为流感疫苗佐剂，鼻腔免疫小鼠，观察其对流感病毒感染的预防效果。结果显示，接受免疫的小鼠的临床感染症状明显减轻，为预防流感病毒感染提供了新的途径。Myc 等研制了一种油包水型纳米乳佐剂流感疫苗，通过鼻腔免疫小鼠，在免疫后 21 天进行病毒攻击试验，结果显示，接受免疫的小鼠全部得到了保护而未被感染。

七、问题与展望

流感病毒最显著的特性是病毒表面蛋白的变异性，HA、NA 不仅与病毒的感染有关，而且能够诱导保护性的免疫应答。流感病毒的重要表面蛋白（HA 或/和 NA），通过疫苗接种，产生保护性的抗流感病毒免疫应答，但这些表面蛋白如果发生变异，可以导致通过疫苗接种而获得特异性免疫力的人群对该病毒的抵抗力降低，甚至失去。

尽管接种疫苗是预防流感的有效手段，但流感疫苗的保护效果严格受到疫苗株与病毒流行株表面抗原匹配程度的影响，难以有效应对因病毒发生抗原漂移或抗原转换而产生的无法预料的流感流行或大流行。另外，流行病毒疫苗株的选育费时费力、生产周期长、成本高，也难以适应防控流感大流行的需要。因此，科学家和疫苗生产商一直努力试图研究出一种能够预防所有流感病毒毒株，并可诱导持久保护性免疫的疫苗，于是通用流感疫苗进入了人们的视野。

目前，通用流感疫苗主要基于 NP 和 M2 蛋白、保守 HA 保守序列等几方面进行开发。流感病毒 NP 蛋白非常保守，同型流感病毒 NP 蛋白的氨基酸相似性在 90% 以上，它是动物模型中研究最早的具有交叉保护效果的抗原。早在 20 世纪 80 年代，研究者就发现 NP 蛋白是 CTL 反应的主要靶抗原，在甲型流感病毒的不同亚型间具有交叉反应活性。

M2 蛋白是近年来广谱流感疫苗研究中常用的另一个抗原，它的胞外区 M2e 序列高度保守，自 1933 年分离到人甲型流感病毒株以来，M2e 的序列没有发生明显变异。甲型流感患者恢复期血清可检测到 M2 抗体，虽然没有中和活性，但小鼠实验表明，使用 M2e 的单抗 14C2 被动免疫能够明显降低小鼠鼻部和肺部的病毒滴度。M2e 抗体主要是通过抗体依赖细胞介导的细胞杀伤发挥作用。近年来，研究者构建了含 M2 抗原的多种疫苗，包括 DNA 疫苗、载体疫苗、合成肽疫苗以及在昆虫杆状病毒系统、酵母系统、真核细胞、和大肠杆菌系统中表达的基因工程亚单位疫苗,其效应还在研究中。

HA 是流感万能疫苗的最佳候选者,一方面 HA 是流感传统疫苗的主要成分,经历了长时间的人类应用的安全考验。另一方面,在 HA 的大量研究中,确定其结构分成头部和茎部,头部含有中和表位,但是易发变异;但是茎部很稳定,可诱导广泛中和效应的中和抗体、其中和作用是阻止病毒包膜与细胞膜的融合。

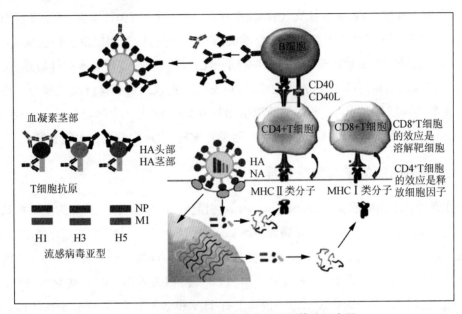

图 15-8 流感病毒万能疫苗的研制策略示意图

第二节 麻疹、腮腺炎、风疹三联活疫苗

一、麻疹病毒的病原学与致病机理

麻疹病毒(measles virus,MV)是麻疹的病原体,分类上属于副黏病毒科 MV 属。MV 为球形或丝形,直径约 120~250 nm,核心为单负链 RNA,不分节段,基因组全长约 16kb,有 N、P、M、F、H、L 6 个基因,分别编码 6 个结构和功能蛋白:核蛋白(nucleoprotein,NP)、磷酸化蛋白(phosphoprotein,P)、M 蛋白(membrane protein,M)、融合蛋白(fusion protein,F)、血凝素蛋白(hemagglutinin,H)和依赖 RNA 的 RNA 聚合酶(large polymerase,L)。核衣壳呈螺旋对称,外有包膜,表面有两种刺突,即 HA 和溶血素(haemolyxin,HL),均为糖蛋白,但性质各异。HA 只能凝集猴红细胞,还能与宿主细胞受体吸附。HL 具有溶血和使细胞发生融合形成多核巨细胞的作用。HA 和 HL 均有抗原性,产生的相应抗体具有保护作用。MV 包膜上无神经氨酸酶。

MV 经呼吸道进入机体,首先与呼吸道上皮细胞受体结合并在其中增殖,继之侵入淋巴结增殖,然后入血(在白细胞内增殖),形成第一次病毒血症。病毒到达全身淋巴组织大量增殖再次入血,形成第二次病毒血症,此时开始发热,继之由于病毒在结膜、鼻咽黏膜和呼吸道黏膜等处增殖而出现上呼吸道卡他症状。病毒也在真皮层内增殖,口腔两颊内侧黏膜出现中心灰白、周围红色的 Koplik 斑,3 天后出现特征性皮疹,主要是局部产生超敏反应。一般患儿皮疹出齐 24 小时后体温开始下降,呼吸道症状一周左右消退,皮疹变暗,有色素沉着。有些年幼体弱的患儿,易并发细菌性感染,如继发性支气管炎、中耳炎,尤其易患细菌性肺炎,这是麻疹患儿死亡的主要原因。大约有 0.1% 的患者发生脑脊髓炎,它是一种迟发型超敏反应性疾病,常于病愈 1 周后发生,呈典型的脱髓鞘病理学改变及明显的淋巴细胞浸润,常留有永久性后遗症,病死率为 15%。免疫缺陷儿童感染 MV,常无皮疹,但可发生严重致死性麻疹巨细胞肺炎。百万分之一麻疹患者在其恢复后若干年,多在学龄期前出现亚急性硬化性全脑炎(subacute sclerosing panencephalitis,SSPE)。SSPE 属急性感染的迟发并发症,表现为渐进性大脑衰退。

二、腮腺炎病毒的病原学与致病机理

流行性腮腺炎是由腮腺炎病毒(mumps virus)引起的,以腮腺肿胀、疼痛为主要症状的儿童常见病。腮腺炎病毒分类上属于副黏病毒科副黏病毒属。

病毒呈球形,直径为 100~200 nm,核酸为单负链 RNA,共编码 7 种蛋白质,即核壳蛋白(NP)、磷酸化蛋白(P)、基质蛋白(M)、融合蛋白(F)、膜相关蛋白(SH)、血凝素/神经氨酸酶(HN)和 L 蛋白(L)。衣壳为螺旋对称。包膜上有 HA 和 NA 等突起,成分是糖蛋白。病毒可在鸡胚羊膜腔内增殖,在猴肾等细胞培养中增殖能使细胞融合,出现多核巨细胞。腮腺炎病毒只有一个血清型。

人是腮腺炎病毒唯一储存宿主,病毒主要通过飞沫传播。病毒最初于鼻或呼吸道上皮细胞中增殖,随后发生病毒血症,扩散至唾液腺及其他器官,有些患者的其他腺体如胰腺、睾丸或卵巢也可发炎,严重者可并发脑炎。疾病的潜伏期为 7~25 天,平均约 18 天。排毒期为发病前 6 天到发病后 1 周,患者表现为软弱无力及食欲减退等。前驱期过后,接着出现腮腺肿大,并伴有疼痛及低热。整个病程大约持续 7~12 天。病后可获得持久免疫,被动免疫可从母体获得,因此 6 个月以内婴儿患腮腺炎者罕见。

三、风疹病毒的病原学与致病机理

风疹病毒(rubella virus,RV)属披膜病毒科,是风疹的病原体,风疹又称德国麻疹。RV 为不规则球形,直径在 50~70 nm 之间,核心为单正链 RNA,编码两种非结构蛋白(NSP)和三种结构蛋白(C、E2、E1)。核衣壳呈 20 面体立体对称。衣壳外有包膜,包膜上有 6nm 的微小刺突,刺突具有血凝和溶血活性。该病毒能在多种细胞内增殖,但不出现 CPE。风疹病毒只有一个血清型,与其他披膜病毒无抗原交叉。

RV 引起的风疹是一种以皮疹及耳后淋巴结、枕下淋巴结肿大为特征的常见儿童传染病。

潜伏期 10～21 天,症状为发热、麻疹样皮疹,并伴耳后和枕下淋巴结肿大。成人感染则症状较重,除出疹外,还有关节炎和疼痛、血小板减少、疹后脑炎等,但疾病大多预后良好。孕妇妊娠早期感染 RV,病毒可通过胎盘导致胎儿发生先天性风疹综合征(congenital rubella syndrome, CRS),引起胎儿畸形、死亡、流产或产后死亡。畸形主要表现为先天性心脏病、白内障和耳聋三大主症。CRS 出现的频率在第 1 个月感染率为 58%、第 2 个月感染率为 35%、第 3 个月感染率为 15%、第 4 个月感染率为 7%。为保证优生优育,育龄妇女和学龄儿童应接种风疹疫苗,特别是学龄女童接种更有意义。RV 自然感染和疫苗接种后可获得持久免疫力。

四、麻疹、腮腺炎、风疹三联减毒活疫苗

(一)联合疫苗概述

随着各种新疫苗的迅速发展,儿童需要接种疫苗的种类不断增加,这使受种者在经济方面和耐受力方面均成为很大负担。为了降低疫苗接种费用,减少儿童接种针次,提高免疫覆盖率,以加速实现疫苗的防病、灭病效果,发展联合疫苗是必然趋势。

联合疫苗是由两种或多种不同的免疫原按一定的比例混合而成。接受一剂联合疫苗即可对两种或多种免疫原产生免疫反应从而获得对疾病的免疫力。传统的联合疫苗多以灭活疫苗之间互相联合,如百白破、百白破乙肝或百白破和灭活脊髓灰质炎疫苗等。在减毒活疫苗之间最早发展为联合疫苗的即麻疹、腮腺炎、风疹三联活疫苗(MMR)。

(二)MMR 的发展简史

在单价麻疹、腮腺炎和风疹先后研制成功并大量推广使用后,经大量人群接种反应及效果观察证明,此三种疫苗均具有良好的可耐受性并产生牢固的免疫持久性。由于三种疫苗均系病毒在组织培养细胞上增殖而制备的减毒活疫苗,因此具备了开发联合疫苗的可能性。最早由美国 Merck Sharpe & Dohme 研究所研制的 MMR 疫苗于 1971 年被批准使用,它所含三种病毒的毒株分别为:进一步减毒的 Enders-Edmonston 麻疹毒株、Jeryl-Lynn 腮腺炎毒株和 HPV - 77 风疹毒株(第一代 MMR 疫苗、MMR - Ⅰ),随后一株风疹减毒- Wistar RA27/3 株被证明具有更好的免疫原性、安全性和可耐受性。20 世纪 80 年代将原来的 MMR 联合疫苗中的风疹毒株更换,以 RA27/3 株取代 HPV - 77 株(第二代 MMR 疫苗、MMR - Ⅱ)。MMR 疫苗接种后反应与各单价疫苗相比无明显区别,抗体的阳转率均在 95% 以上,持续达 11 年以上。

中国的北京生物制品研究所自 1997 年开始研制 MMR(北京 MMR),1999 年完成中试,2000 年完成临床研究。临床研究结果证明,北京 MMR 疫苗具有良好的安全性和免疫原性,与国外较好的 MMR 疫苗相比,接种后的反应性、抗体阳转率及抗体水平均无明显差异。该疫苗在 2002 年获正式生产文号后由北京天坛生物制品公司进行批量生产并上市销售。

(三)MMR 的免疫效果

MMR 疫苗接种,诱导的抗体滴度、临床反应与单价疫苗没有显著性差异。

1. 麻疹抗体　MMR 疫苗诱导的免疫反应接近于自然感染的免疫过程,血清的抗体阳转率为 95%～100%,抗体滴度比自然感染要低且随时间的延长而下降,为了取得更好的疫苗保护

效果以致达到消除麻疹疾病的目标,在 MMR 联合疫苗初免后间隔一定时间进行一次复种非常必要。

2. 腮腺炎抗体 MMR 疫苗接种后产生的中和抗体阳转率为 90%～98%,抗体阳性至少保持 12 年。瑞士自 1987 年开始实施 MMR 疫苗计划免疫,但在 1994 年发生的腮腺炎流行中观察到,发生的病例中,以前接过 MMR 疫苗的儿童占有相当的比例.进而对 195 名 4～12 岁患腮腺炎的儿童进行了分析,并对以前接种的含不同毒株腮腺炎疫苗的 MMR 疫苗的效果进行了评价,结果证明 Urabe 株的保护率为 75.8%,Jeryl Lynn 株为 64.7%,Rubini 株为 12.4%,由此得出结论:Urabe 株和 Jeryl Lynn 株在统计学上有明显的保护效果,而 Rubini 株的保护效果没有被证实。

3. 风疹抗体 对于易感儿童,MMR 疫苗接种后产生的中和抗体阳转率为 95%～100%,对于易感成人,接种后血清中和抗体阳转率 98%～100%。MMR 联合疫苗中所含 RA27/3 株风疹疫苗的免疫持久性经多项报道证明至少 10 年以上。

(四)疫苗免疫的不良反应

MMR 联合疫苗接种后的不良反应与各相同毒株的单价疫苗的不良反应相似,多项临床研究已证明联合疫苗没有比各单价疫苗增加不良反应的现象。不良反应包括:局部疼痛、硬结及淋巴结肿大及全身的发热反应,皮疹或偶发的过敏反应等。发热反应和麻疹成分密切相关,大约有 5% 的儿童初种后发生 38.℃5 以上的高热.多在种后 7～12 天出现,持续 1～2 天。麻疹和风疹的疫苗成分会导致少数初种儿童在种后 7～10 天出现皮疹或一过性的淋巴结肿大。

据报道极少数人在接种 MMR 疫苗后 2 个月内导致血小板减少症,发生率在 1/30 000～1/40 000,但通常发病为一过性的,症状是轻微的。在 MMR 疫苗中所含腮腺炎疫苗毒株不同,引起的无菌性脑膜炎的发生率有很大差别。多项报道指出 Urabe 株引起的无菌性脑膜炎的发生率在 1/2 000～1/28 000;而 Jeryl Lynn 株引发的脑膜炎合并症发生率为 1/100 万～1/250 万。但与疫苗有关的脑膜炎一般预后是良好的。

风疹疫苗成分对儿童会引起一定比例的发热反应和个别的发疹反应,但对成年妇女接种后会产生一定比例的关节反应(包括一过性关节痛和关节炎),RA27/3 株接种成人妇女后产生的相关关节反应率在 5%～15%。

(五)问题与展望

自 1980 年 WHO 宣布全世界消灭天花以来,人们期望着其他儿童传染病在全球相继消灭。由于 MMR 三联疫苗的发展和推广使用,这三种疾病在许多国家已经成功控制,特别是芬兰等国家,自 1982 年即开始实施两剂 MMR 联合疫苗的接种计划并保持了高免疫覆盖率,因此,目前已基本达到或即将达到在本土消除麻疹、腮腺炎和风疹三种疾病的目标。

由于病毒的传播性很强,特别是 MV,所以输入病例发生的可能性仍然存在,要达到在全球消灭上述三种疾病的目标还需长期不懈的努力。首先必须向大多数发展中国家提供一种热稳定性好的,一般经济水平家庭能承受的优质价廉的 MMR 三联疫苗。目前生产的 MMR 疫苗中除 RV 是在人二倍体细胞上培育增殖外,其余两种病毒均在 SPF 鸡胚细胞上培育增殖,因而使疫苗成本偏高。

今后为降低疫苗成本,简化生产工艺,采用同一细胞基质,即人二倍体细胞上培育上述三种病毒是比较理想可行的,因为 MV 和腮腺炎病毒对人二倍体细胞易感。在 MMR 三联疫苗的基础上加入水痘疫苗或其他病毒疫苗制成多价联合疫苗也是当今发展的必然趋势。当 MMR 疫苗在全世界推广使用并纳入各国的计划免疫后,在全世界消灭麻疹、腮腺炎和风疹三种疾病的目标才能可望实现。

第三节　呼吸道合胞病毒疫苗

一、病原学与流行病学

呼吸道合胞病毒(respiratory syncytial virus,RSV)简称合胞病毒,分类学上属于副黏病毒科肺病毒属。它是 6 个月以下婴儿患细支气管炎和肺炎等下呼吸道感染的主要病原微生物;对较大儿童和成人可引起鼻炎、感冒等上呼吸道感染。

病毒形态为球形,直径为 120～200 nm,基因组为线性、不分节段的单负链 RNA,主要编码10 种蛋白质,病毒体有包膜,膜上有刺突。在鸡胚中不生长,但可在多种细胞培养中缓慢增殖,约 2～3 周出现细胞病变。病变特点是多个细胞融合成为合胞体,内含多个胞核,胞浆内有嗜酸性包涵体。一般认为 RSV 只有一个血清型。

二、致病机理

RSV 感染流行于冬季和早春,传染性较强,也是医院内交叉感染的主要病原之一。RSV 经过飞沫传播,也能经污染的手和物体表面传播。病毒开始于鼻咽上皮细胞中增殖,进而扩散至下呼吸道,但不形成病毒血症。潜伏期 4～5 天,排毒可持续 1～5 周。RSV 对呼吸道纤毛上皮细胞的破坏轻微,但在婴幼儿,特别是 2～6 个月的婴儿却能引起严重呼吸道疾病,如细支气管炎和肺炎,其原因至今不明。一般认为除病毒直接引起破坏作用外,可能与婴幼儿呼吸道组织学特性、免疫功能发育未完善及免疫病理损伤有关。有研究认为,严重 RSV 疾病免疫病理损伤似乎与血清 IgG 抗体无关,而是机体产生特异性 IgE 与 RSV 相互作用导致 I 型超敏反应所致。从患儿鼻分泌物中检出组织胺和特异 IgE 可以证明此点。

三、呼吸道合胞病毒免疫

RSV 是副黏病毒科、肺炎病毒属的单股负链 RNA 病毒,膜表面表达的融合蛋白 F 和黏附蛋白 G 两种糖蛋白,是激发机体产生中和抗体的主要蛋白,是疫苗研究发展的重要内容。RSV 分为 A 和 B 两种亚型,差异在 G 蛋白上,且 RSV 抗原的变异也主要存在于 G 蛋白上。G 蛋白是 RSV 特有的一种高变异性蛋白,抗原区主要在胞外区,特别是 C 端部分,其 298 个氨基酸的前 230 个氨基酸足以提供对 RSV 的抗性,而前 180 个氨基酸残基则无保护作用。另一个重要的糖蛋白是 F 蛋白,能诱导强烈的保护性免疫;190～289 个氨基酸残基代表了一个主要的免疫原性区域,能诱导 Th1 细胞应答,产生高水平 IgG1 和低水平 IgG2a,显著减少病毒滴度。除了以上两个糖蛋白外,跨膜蛋白 SH 和基质蛋白 M2 为细胞免疫的保护抗原,可分别刺激机体产生 CD4$^+$ 和 CD8$^+$ T 细胞应答;M2 的 82～90 个氨基酸残基是 H-2^d 限制性表位。

四、呼吸道合胞病毒疫苗的应用

(一)活病毒疫苗

活病毒疫苗产生的免疫反应与自身感染很相似,诱导的是一个平衡的免疫应答,当野生型病毒再感染时不会加重病情。经鼻腔给予减毒 RSV 活疫苗可诱导系统和局部免疫,同时预防上、下呼吸道感染。冷传代(cp)RSV 是目前研究最成熟的活疫苗,基于多减毒突变比单突变病毒遗传上更稳定的原则,将不稳定的 cp RSV 经化学诱变剂诱变,产生了较理想的一代 RSV 活疫苗,在啮齿类、黑猩猩及人类体内遗传稳定性良好。至少有 4 个这样的突变株已经在血清阳性儿童和血清阴性较大儿童中进行了临床试验,其中 cpts 248/404 毒性很低,可以在 1～2 个月的婴儿中进行临床试验。然而大部分接种者出现鼻腔充血,说明需对该病毒进一步稀释减毒,另外,其遗传稳定性也有待进一步提高。尽管如此,这些研究还是为用活病毒疫苗免疫幼儿的可行性提供了重要证据。

(二)亚单位疫苗

已经从多种哺乳动物细胞表达系统中分离和纯化了 F 蛋白和 G 蛋白疫苗,在临床前及临床试验中被广泛评价。研究结果表明,这些蛋白制剂可能像 F1 RSV 一样引起 Th2 优势应答,在婴儿体内免疫原性很弱,但在较大儿童和成人中却有很好的耐受性和免疫原性。进入临床试验阶段的有 BBG2Na 和 PFP。BBG2Na 是一个由细菌产生的重组蛋白,由 RSVG 蛋白的 130～230 个氨基酸融合至链球菌 BB 蛋白组成;G2N 部分包括 B 细胞和 T 细胞保护性表位,BB 与 G2Na 融合增加了 G2Na 的免疫原性,诱导了更早、更强的抗体产生,但未改变其 Th2 优势应答。BBG2Na 在成人中是安全且有适度的免疫原性,该疫苗于 1998 年完成了 I 期临床试验,随后在 60 岁以上的老人中进行了随机、双盲的 II 期临床试验,结果受试者产生了有统计意义的抗 G2Na 抗体。用幼猕猴模型对 BBG2Na 进行了安全性评价显示,在 2 只猴子中均观察到低水平的肺部嗜酸性粒细胞浸润,尽管该应答水平与 F1 RSV 组相比低得多,但对 BBG2Na 仍需要做进一步的免疫病理学安全性评价,方能用于血清阴性婴儿的临床试验。

(三)质粒 DNA 疫苗

质粒 DNA 疫苗具有潜在的优势,它既能诱导中和抗体又能诱导细胞免疫。分别编码 F 和 G 蛋白的 DNA 疫苗已经构建,用 DNA 疫苗 F 经肌内注射免疫鼠,诱导了中和抗体、病毒特异性 CTL 及肺部高水平的 IFN - γmRNA 表达,并能保护动物免受 RSV 的感染;DNA 疫苗 F 还可将已经存在的 Th2 应答转变为 Th1 应答,在鼠中诱导了平衡的 Th1/Th2 和肺部细胞因子应答,同时诱导了高水平的中和抗体,并保护鼠下呼吸道免受 RSV 感染。Iqbal 等研究表明,DNA 疫苗 M2 能诱导 M2 和 RSV 特异性的 CTL 应答,RSV 攻击后能显著减少小鼠肺部的病毒滴度。但质粒 DNA 疫苗能否用于新生儿免疫还有待进一步研究。

五、问题与展望

RSV 疫苗研究的主要障碍是接种疫苗儿童出现病情加重现象;RSV 天然感染不能产生持久免疫力,反复感染常见;由于新生儿免疫系统发育不成熟,难以产生高效价及高亲和力的抗体,同时体内存在的母传抗体能介导免疫干扰或抑制作用。因此要获得能完全预防 RSV 感染的疫苗仍然面临诸多挑战。

随着人们对 RSV 致病及免疫逃逸机制的深入认识及疫苗研究方法和手段的日益丰富,RSV 疫苗研制工作已见曙光。近年亚单位疫苗及活疫苗的研究取得了有意义的进展。亚单位疫苗是指由纯化的一种或几种 RSV 病毒蛋白组成的非复制型疫苗,能产生很好的抗体应答,但对新生儿仍存在疾病增强作用的风险,仅适宜于老年人群提高免疫力。活疫苗为复制型疫苗,主要包括 RSV 减毒活疫苗及活病毒载体疫苗,后者是以活病毒作为载体构建的可表达 RSV 保护性抗原的重组病毒疫苗。活疫苗是目前唯一有望用于新生儿的 RSV 候选疫苗。

思考题

1. 简述甲型流感病毒结构与变异。如何认识病毒变异与疫苗研制的相关性?
2. 简述麻疹、腮腺炎和风疹联合疫苗的优越性,分析研制联合疫苗面临的挑战。

(赵宇)

第十六章　病毒类疫苗(二)
消化道传播的病毒疫苗

您知道"病从口入"的病毒所致的疾病吗？小儿麻痹症、蛋花汤样便的急性腹泻、尿似浓茶的甲肝、孕妇高病死率的戊肝等疾病，是因为相应病毒随患者排泄物或携带者排出体外，污染了手、水、食品和食具，经消化道吃入体内而感染。为防"病从口入"，请您进入本章，从中获取对策。

第一节　脊髓灰质炎疫苗

一、概述

脊髓灰质炎(poliomyelitis)由脊髓灰质炎病毒引起，是全球性广泛传播、危害极大的急性传染病。由于该疾病具有特异的病理变化，即脊髓前角灰白质细胞的损害，尤其在灰质区，故称脊髓灰质炎。临床特征是肌肉的弛缓性麻痹，因多见于儿童，亦称小儿麻痹症。但脊髓灰质炎病毒并非仅侵害小儿，成年人中亦多有感染发生，以隐性感染为主，发生麻痹病例只占 0.1%～2%。

二、病原学与流行病学

脊髓灰质炎病毒(poliovirus，PV)分类学上属于小 RNA 病毒科肠道病毒属。病毒为直径 27～30 nm 的球形颗粒，无包膜，呈二十面体立体对称。病毒衣壳主要由 4 种多肽(VP1～VP4)构成，其中 VP1 位于衣壳最外层，介导脊灰病毒与宿主细胞表面受体的结合，并且可诱导机体产生中和抗体。衣壳内含单股正链的 RNA 基因组。根据衣壳蛋白抗原性不同，可利用中和试验将 PV 分为 I 型、II 型、III 型三个血清型，彼此间没有交叉免疫反应。目前多采用 Mahoney(I 型)，MEF-1(II 型)及 Saukett(III 型)作为代表株或称标准强毒株。

PV 的传染源是患者或及无症状带毒者，感染者感染后几天及整个病程都有传染性，急性期最大。其粪便中含大量病毒，排毒率最高达 98%，病后 3～4 周下降至 20%～30%。另外，患者出现麻痹症状前后约一周，咽部有病毒排出，易形成接触感染。发达国家主要通过咽部复制的病毒进行口-口传播，而发展中国家因人们的卫生习惯和卫生设施较差，主要经粪-口途径传播。

　　全球流行的 PV 型别主要为Ⅰ型,约85%的脊灰患者是由Ⅰ型引起,Ⅱ、Ⅲ型呈散发流行。流行和散播程度受气候、地理、居民密度、居住环境、交通等条件影响。我国以6~9月间发病最多,占全年发病例数的70%~90%,南方流行较早,时间也较长。凡未被 PV 感染过或未接受预防接种者均易感。由于4个月以下婴儿可能保留自母体而来的抗体以及1岁后小儿活动特点,临床上以1~5岁发病最多见。

三、致病机理

　　PV 所致病症的潜伏期平均为7~14天(可3~35天)。PV 识别的受体为免疫球蛋白超家族的细胞间黏附分子(ICAM)-CD155,由于该分子仅表达在脊髓前角细胞、背根神经节细胞、运动神经元、骨骼肌细胞和淋巴细胞等少数细胞,因此限制了病毒的感染范围。

　　病毒一旦侵入机体,首先在咽部黏膜层淋巴组织、扁桃体、黏膜上皮细胞及肠道集合淋巴结中繁殖,后释放入血引起第一次病毒血症;PV 随血液扩散至带有相应受体的非神经组织,如灰脂肪、周身淋巴组织中继续繁殖,并释放入血,引起第二次病毒血症;此时若病毒浓度较高,持续时间较长,病毒即向 CNS 进犯(图16-1)。而血液中脊灰中和抗体可阻止病毒侵犯 CNS。CNS 是脊灰病毒的靶组织,病毒一旦进入即沿着神经纤维扩散。

　　根据机体免疫力及病毒毒力的强弱,感染者会有不同的临床表现。约90%以上的感染者仅表现为隐性感染;约5%的感染者发生顿挫感染,仅出现发热、头痛、乏力、咽痛和呕吐等非特异性症状,并迅速痊愈;只有1%~2%的感染者发生中枢神经系统和脑膜感染,引起非麻痹型脊髓灰质炎或无菌性脑膜炎,出现颈背强直、肌痉挛等症状,其中0.1%~2.0%的感染者发生暂时性或永久性弛缓性肢体麻痹,以四肢尤其是下肢麻痹多见,极少数患者可发生延髓麻痹,导致呼吸、心脏衰竭死亡。

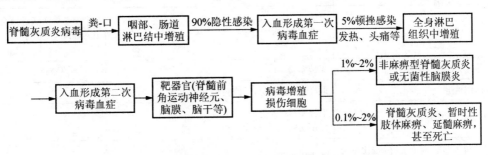

图16-1　脊髓灰质炎病毒的传播途径与致病机制示意图

　　目前,PV 的野毒株感染病例在世界范围内显著减少,仅见于部分国家;但疫苗相关麻痹型脊髓灰质炎病例仍有发生,主要发生在免疫功能低下的人群。

四、疫苗的制备及检定

　　1949年微生物学家恩德斯(John Franklin Enders)、病毒学家韦勒(Thomas H. Weller)和内科医生罗宾斯(Frederick Chapman Robbins)一起研究出一种在人组织上培养脊髓灰质炎病毒的方法,此方法为分离和制备脊灰疫苗提供了实用工具,恩德斯、韦勒和罗宾斯因此共同获得

1954 年的诺贝尔医学及生理学奖。随后人们又发现 PV 能在人和非人灵长类的各种组织来源培养细胞中生长,其中猴肾细胞成为首选。在此基础上,20 世纪 50 年代以来,灭活脊髓灰质炎疫苗(inactivated polio caccine,IPV)和口服脊髓灰质炎减毒活疫苗(live oral polio vaccine,OPV)相继问世。灭活疫苗生产用Ⅰ、Ⅱ和Ⅲ型毒株分别为 Mahoney、MEF-11 株和 Saukett 株。20 世纪 50 年代先后有三套减毒活疫苗问世,分别为 Koprowski 毒株、Cox 毒株和 Sabin 毒株。

(一)生产工艺流程

脊髓灰质炎 IPV 和 OPV 在病毒液制备工艺方面基本相同,仅后处理和检定项目有些差异,IPV 的病毒需要量比 OPV 大 10 倍以上,后处理项目多。两者的工艺流程见表 16-1。

表 16-1 脊髓灰质炎 IPV 和 OPV 生产和检定工艺流程表

IPV 处理项目	检定项目	OPV 项目
细胞培养传代增殖,数量达到生产规模	正常细胞对照培养检查,外源因子检查	细胞培养传代增殖,数量达到生产规模
细胞培养接种病毒Ⅰ、Ⅱ或Ⅲ型		细胞培养接种病毒Ⅰ、Ⅱ或Ⅲ型
37 ℃培养 3～4 天		33.5 ℃培养 3～4 天
收获病毒液,4 ℃保存	无菌实验,病毒滴定	收获病毒液,-20 ℃保存
积累到 200～1 000 L 单型批合并,4 ℃保存	无菌实验,病毒滴定,外源因子检查,定型	积累到 200～400 L 单型批合并,-20 ℃保存
病毒液浓缩前澄清过滤		
超滤器浓缩 250～500 倍	猴体安全实验	
层析柱纯化,除菌过滤(0.2 μm)		
维持液稀释到一定量过滤		
1:4 000 甲醛灭活 37 ℃培养	无菌实验,病毒滴定	3 个型单价活病毒液合并,按比率配好,送分装或-20 ℃保存
6 天过滤除去团块	无菌实验	
9 天取样作检定	取样 1 500 人份,无菌实验	
12 天灭活完了,取样检定,放 4 ℃贮存	取样 1 500 人份,无菌实验 无菌实验,猴体安全实验	
3 个型单价灭活病毒液合并,按比率配好,4 ℃保存	效力实验	
分装成品疫苗	成品各项检定	分装成品疫苗,或制糖丸

(二)疫苗检定

1. IPV 和 OPV 共同项目

(1)外源因子检查:包括无菌实验的细菌、霉菌和支原体,通过培养基进行检查。病毒检查,如猴肾原代细胞污染的猴病毒,还有其他可能污染的各种病毒。病毒检查样品包括细胞基质、病毒收获液,单型合并病毒液,三价疫苗合并液,前两项用 3～4 种最敏感的细胞培养检查;后两项用小白鼠乳鼠、成鼠、豚鼠和家兔 4 种动物和鸡胚尿囊腔接种检查。

（2）病毒含量滴定：样品有单型病毒收获液、单型合并液、浓缩、提纯的样品，OPV 3 个型合并液等的病毒含量测定。

（3）型别鉴定：各单型批都要做型别鉴定，称纯毒实验。

2. OPV 专作项目

（1）猴体毒力试验：单型合并病毒液样品做猴脊髓接种实验，或猴脑接种做临床观察、组织病理检查、评定安全性。现在可试用聚合酶链反应和限制性酶裂解突变分析和 TgPVR21 转基因小鼠做神经毒力试验。

（2）OPV 制成疫苗糖丸病毒含量滴定：OPV 3 个型别病毒总量滴定；分型滴定，意味着测定疫苗效力。

3. IPV 专作项目

（1）灭活安全试验：单型病毒合并液在灭活第 9 天和第 12 天各取样 1 500 人份剂量以上，接种大瓶细胞培养，检查活病毒。若检查出阴性，则表明灭活通过。

（2）猴体安全试验：单型批灭活 12 天样品和三个型混合后的成品 IPV 样品，接种猴脑内、脊髓内和肌肉内，检查活病毒。

（3）效力试验：测定 D 抗原含量，接种豚鼠或小鸡，采血测定抗体。

4. 人二倍体细胞和 Vero 细胞检查　染色体和肿瘤原性检查；Vero 细胞 DNA 残余量检查。

五、疫苗免疫方案及效果

（一）灭活疫苗

1952 年，Salk 开始利用猴肾组织培养方法研究甲醛灭活组织培养制备 IPV，经过 2 年大规模现场试验和改进，IPV 被证实对人体接种安全有效，能够产生较高的中和抗体，于 1955 年在美国获得批准上市。1978 年，法国开始研究改进 IPV，使用含有免疫佐剂的强效 IPV 研制成功，并于 1984 年上市使用。20 世纪 90 年代含有 IPV 成分的联合疫苗也上市使用，如 1997 年第一支吸附无细胞百白破灭活脊髓灰质炎和 b 型流感嗜血杆菌联合疫苗(IPV - DPaT - Hib)等。

以上各种灭活疫苗儿童和成年人都可免疫接种。基础免疫起始年龄在各个国家、地区有所不同，一般新生儿 2 月龄开始接种第一剂，在热带严重流行地区，婴儿 6 周龄开始。普通疫苗和联合疫苗可按 3 剂程序基础免疫，3 剂间隔至少 4～8 周。最好第 1 剂和第 2 剂间隔 2 个月，第 2 剂和第 3 剂间隔 6～12 个月，第 4 剂加强免疫在 5 年后，以后的加强免疫可每 5 年免疫 1 次。

（二）口服脊髓灰质炎减毒活疫苗

有液体和糖丸型，分：单价疫苗，即Ⅰ、Ⅱ和Ⅲ型病毒分开制成疫苗；二价疫苗，Ⅱ和Ⅲ型病毒混合制成；三价疫苗，即 3 个型混合制成。易感儿服 1 万 $CCID_{50}$，即在肠道繁殖诱发中和抗体。我国三价疫苗Ⅰ、Ⅱ、Ⅲ型各含 100 万、10 万和 30 万 $CCID_{50}$/剂，这样配比可克服病毒型间的干扰作用，达到良好的免疫效果。

基础免疫 3 次，间隔 4～6 周。我国在 1985 年全部口服三价疫苗，血清阳转表明，服两次各型抗体阳转率在 80%～100%,服 3 次后各型接近 100%,服第 3 次后抗体几何平均值仍上升。第二年或第三年加强免疫一次,学龄前儿童再加强一次免疫。

从出生时起任何年龄都可服用 OPV 且是安全无害的。一般认为 2 月龄母传抗体消失,免疫机能更趋完善,此时服 OPV 是适时的,婴儿可以获得免疫应答。由于在我国小于 1 月龄婴儿患者极少,故常规免疫定在 2 月龄开始。

口服 OPV 后形成隐性感染过程,除在肠道产生局部免疫外,一周后血液中出现中和抗体,4～5 周或更长时间达到最高水产。多年来国内外实践的材料表明,常规情况下抗体阳转率可在 85%～95%,有的低到 70% 左右。使用 TOPV 后 3 剂基础免疫可达 85%～100%。在热带一些国家抗体应答较低,阳转率仅为 30%～60%。

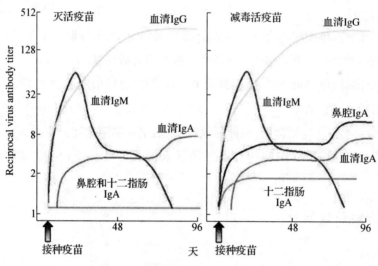

图 16-2 脊髓灰质炎病毒疫苗的免疫特征

六、问题与展望

1. IPV 和 OPV 的优缺点

(1) IPV 增效疫苗,可获得体液免疫;可与百白破联合使用;无突变及毒力回升之虑;免疫缺陷或免疫抑制治疗者及家属使用安全;经济发达人口少的国家可普遍、持久使用,能阻止病毒散播和消灭病毒。IPV 的缺点为:不能形成明显的肠道局部免疫;现今比 OPV 成本高 10 倍以上;生产量大;为注射制剂。

(2) OPV 免疫机制类似自然感染,可产生体液及肠道黏膜免疫,有效阻断脊灰野病毒传播和社区传播;免疫力持久;口服接种,无需注射,便于推广;疫苗衍生病毒从已接种者向密切接触者的二次散布可使部分未接种的密切接触者获得免疫;疫苗生产简便,成本低。但 OPV 也有其相应的缺点:疫苗病毒可能有突变、毒力回升,引起疫苗相关麻痹型脊灰(VAPP);循环疫苗衍生脊灰病毒(cVDPVs)可造成脊灰暴发;免疫缺陷者长期携带 VDPVs(iVDPVs);在某些热带地区,服苗者抗体应答较差。

2. IPV 或 OPV 的选用 绝大多数国家都用 OPV 作常规免疫,利多弊少,供需两便,符合全球消灭本病的条件。但目前有些无骨髓灰质炎发病的国家引入 IPV 作为常规免疫安全有效的替代,这些国家多采取两种方案:① 用 IPV 代替 OPV;② IPV/OPV 序贯程序,即第 1～3 剂使用 IPV,随后 2～3 剂使用 OPV。在免疫缺陷和免疫抑制者,家庭接触者和成人免疫宜用 IPV。

由于我国广泛接种脊髓灰质炎疫苗,脊髓灰质炎有可能也会像天花一样很快在我国绝迹。

第二节　轮状病毒疫苗

一、概述

轮状病毒(rotavirus,RV)是因电镜下病毒颗粒形态酷似"车轮状"而被命名(图 16 - 3)。根据病毒结构蛋白 VP6 的抗原性,将轮状病毒分为 A～G 七个组,其中 A 组轮状病毒是世界范围内婴幼儿重症腹泻最常见的病原体,也是导致婴幼儿死亡的原因之一,B 组轮状病毒引起成人腹泻,病死率低。以医院和社区为基础的研究显示,全球每年约有 1.1 亿次腹泻是由轮状病毒引起,其中约 2 500 万人次门诊,200 万人次住院,5 岁以下儿童死亡数为 35.2 万～59.2 万

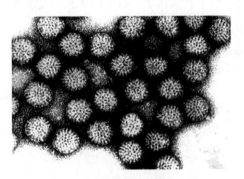

图 16 - 3　轮状病毒的电镜观察:车轮形态

人,其中 82%集中在发展中国家。有研究显示,我国 5 岁以下因急性胃肠炎(acute gastroenteritis, AGE)住院患儿中轮状病毒检出率约为 46%,门诊患儿轮状病毒检出率约为 29%。美国 5 岁以下小儿每年有 270 百万人发生轮状病毒腹泻,因轮状病毒腹泻住院的病儿达 5.5 万人,死亡数约 40 人,直接和间接经济损失达 10 亿美元。

轮状病毒感染后排毒量大、排毒时间长、感染剂量低且在室温下具有较好的稳定性,所以传染性极高。目前临床上还没有治疗轮状病毒腹泻的特效药物,只能进行对症补液治疗,而疫苗是有效防控 RV 性腹泻唯一有效且经济的手段。迅速研发安全有效的轮状病毒疫苗和积极推广应用轮状病毒疫苗势在必行,这是降低轮状病毒腹泻流行率和婴幼儿轮状病毒腹泻病死率的全球性首选对策。至 2018 年 8 月,全球已有 96 个国家引入轮状病毒疫苗(rotavirus vaccine, RVV),其中 89 个国家纳入国家免疫计划(http://rotacouncil. org/vaccine-introduction/glob-al-introduction-status/)。但是在一些轮状病毒疾病负担较重的地区,如撒哈拉以南的非洲,东南亚等仍有许多国家未引入轮状病毒疫苗,其中包括我国。

目前上市的 RV 疫苗已有多种,分别针对多个不同的血清型。然而,由于不同地区不同时

间 RV 流行株差别很大,并且一些罕见的血清型所占比例逐渐增加,甚至成为优势流行株,因此现有疫苗很难完全预防轮状病毒感染的流行。尽管医疗水平的提高使胃肠炎致死病例逐年减少,但由于医疗资源分布及地区经济发展的不均衡,RV 所致死亡病例在发展中国家及地区仍然多见。因此,RV 疫苗开发一直是 WHO 疫苗发展计划中的重要组成部分。

二、病原学

轮状病毒为双链 RNA 病毒,呈球形,无包膜,属呼肠孤病毒科。病毒颗粒直径为 60~80 nm。轮状病毒基因组包含 11 个 RNA 基因片段,长度从 680 bp 到 3 300 bp 不等,在聚丙烯酰胺凝胶电泳中各个基因片段的迁移率不同,因而呈现轮状病毒特有的电泳图谱(图 16 - 4)。这种特有电泳图形是轮状病毒鉴定、诊断和基因分析的重要标准。轮状病毒的结构蛋白包括内部核心蛋白 VP1~VP3、主要内衣壳蛋白 VP6、外衣壳蛋白 VP4 和 VP7(图 16 - 5)。其中,VP4 和 VP7 是重要的中和抗原,还是病毒血清分型的依据。A 组轮状病毒根据 VP4 的不同,分为至少 20 个 P 血清型(又叫 VP4 血清型);根据 VP7 抗原性不同,分为 14 个 G 血清型(又叫 VP7 血清型)。

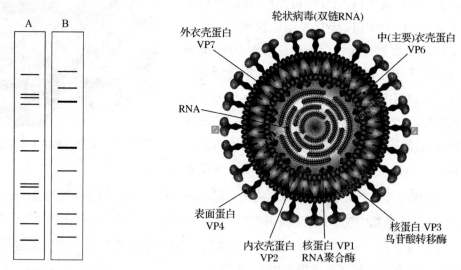

图 16 - 4 轮状病毒基因片段特征性电泳图谱
A:A 组轮状病毒;B:B 组轮状病毒

图 16 - 5 轮状病毒的结构与抗原构成

三、致病机理

轮状病毒经胃肠道侵入机体后,感染小肠前端 2/3 部分的具有吸收功能的成熟绒毛上皮细胞,大量复制后子代病毒颗粒释放入肠腔,进一步感染其他绒毛上皮细胞,并导致粪便中病毒含量很高。但该病毒感染只限于小肠黏膜,不进入血流,没有病毒血症。轮状病毒腹泻的发生机制是:① 病毒在小肠黏膜绒毛细胞中增殖,破坏细胞的转运机制与绒毛结构,造成小肠吸收障碍;② 病毒 NSP4 蛋白发挥类似肠毒素的作用,直接激活细胞内信号通路诱导肠细胞过度分泌。轮状病毒感染在婴儿的潜伏期为 24~48 h,表现为突然发病,随即出现呕吐和水样便(或有的称为蛋花汤样便和白色牛奶样便),持续 3～8 天左右,并伴有发热、腹痛和脱水等症状。对于免疫力正常患者常为自限性感染,持续数天即可痊愈;但免疫缺陷的儿童则出现严重腹泻、脱水或慢性腹泻等。致死病例的发生主要是由于严重脱水与电解质紊乱。

四、免疫与疫苗

轮状病毒感染后可引起局部肠道黏膜免疫和全身性免疫应答,产生型特异性抗体。对同型病毒感染有保护作用,尤其是 sIgA 保护作用最为显著。但是对不同型别的轮状病毒感染保护作用较弱,并且婴幼儿免疫系统尚未发育完善,肠黏膜表面 sIgA 量少,所以婴幼儿病愈后可重复感染。

轮状病毒疫苗的主要目标是预防轮状病毒自然感染婴幼儿后所引起的中度和重度疾病,减少和控制轮状病毒腹泻的流行,特别是重型脱水性急性胃肠炎。WHO 建议的轮状病毒疫苗的效果指标应该达到:在轮状病毒感染发病的 2 岁以下婴幼儿中,重型腹泻的发生数降低 80%,因重型腹泻的住院人数降低 80%,出现脱水症状的人数降低 80%。

轮状病毒疫苗在发展中国家更为急需,因为轮状病毒腹泻引起许多婴幼儿死亡,如果轮状病毒疫苗能实现上述这三个效果指标,则因轮状病毒腹泻而死亡的小儿人数有望降低 80%,即每年可挽救 50 万小儿的生命。GAVI 和 WHO 积极推荐和支持口服轮状病毒活疫苗。对轮状病毒活疫苗的研发提出如下要求:① 可用于 6 月龄以下婴幼儿;② 疫苗应安全,反应轻微;③ 接种后不得引起婴幼儿发生肠套叠;④ 疫苗对轮状病毒重型腹泻的保护率应达 80% 以上;⑤ 可大规模生产;⑥ 价格合理,可在第三世界国家推广使用。

轮状病毒疫苗的研究始于 20 世纪 70 年代中期,自 1973 年 Bishop 等通过电子显微镜首次发现轮状病毒以来,轮状病毒疫苗的研究开发取得了许多重大进展和突破。第一代 RV 疫苗主要采用动物来源的毒株,如 1982 年比利时采用牛 RIT - 4237 株研发的 RV 减毒活疫苗、美国 Kapikian 等研发的恒河猴 MMV - 18006 株 RV 疫苗、美国 Wister 研究所和法国 Meneux 研究所联合研发的单价牛 WC3 株 RV 疫苗等,由于这些疫苗在不同国家和地区保护效力存在明显差异或引起严重不良反应,应用十分有限,所以这类疫苗的研发逐渐被放弃。第二代 RV 疫苗多在动物轮状病毒的基础上采用基因重配技术,研发新的人-动物轮状病毒基因重配株多价活疫苗。由于轮状病毒表面抗原 VP7 和 VP4 是重要的中和抗原,所以基因重配株中应含有人轮状病毒常见型别的 VP7(G 型)和 VP4(P 型)的编码基因片段。

人-猴轮状病毒基因重配株四价活疫苗是第一个轮状病毒基因重配株活疫苗,于 1985 年研发。所用重配株都是单基因片段重配株,即以猴轮状病毒 RRV 株为基因组的遗传背景,通过重配换入人轮状病毒的一个基因片段,即常见 G1 型、G2 型和 G4 型的 VP7 基因片段,RRV 株本身是 G3 型。因此,人们将三个基因重配株 D×RRV(G1)、DS-1×RRV(G2)、ST-3×RRV(G4)和一个亲本株 RRV(G3)组成四价活疫苗。芬兰的临床结果表明,疫苗效果可 100% 减少轮状病毒腹泻的住院率,根据延长观察的结果,疫苗可在 3 年内保护服疫苗小儿免于发生重型腹泻。此疫苗(商品名 Rotashidd)于 1998 年 8 月经美国 FDA 批准注册,正式生产上市,由免疫接种咨询委员会、美国儿科学会和美国家庭医师学会等推荐,对 2、4、6 月龄小儿常规接种,并列入儿童常规预防接种计划。疫苗为冻干活疫苗,剂量为 4×10^5 PFU/mL。这是世界上经政府批准注册的第一个用于婴幼儿的轮状病毒基因重配株活疫苗,从 1998 年 8 月到 1999 年 6 月共接种了 150 万婴幼儿,进展是令人鼓舞的。但不幸的是,婴幼儿在口服第一次疫苗后 1～2 周内有 15 人发生肠套叠。1999 年 10 月美国政府经过认真调查后决定停止 RRV - TV 疫苗的生产和应用。根据美国医院统计资料,1 岁以下婴幼儿的肠套叠发生率为 1∶2 000,而 RRV - TV 疫苗服苗后肠套叠发生率平均为 1∶12000,低于正常发生率。至于为何集中发生在服苗后 1～2 周内以及肠套叠是否与口服疫苗有关的问题仍未解决,美国 CDC 组织专家经过两年的激烈讨论后认为两者无直接关系,随后恢复了 RRV - TV 疫苗的临床应用。除 Rotashidd 之外,目前批准上市的 RV 疫苗还有:中国兰州生物制品研究所研制 2000 年获批上市的 RV 减毒活疫苗罗特威、美国葛兰素史克公司研制 2004 年上市的单价 RV 减毒活疫苗 Rotarix、美国默沙东公司研制 2006 年上市的 RotaTeq 疫苗、越南疫苗和医用生物制品研究生产中心研发 2012 年上市的单价 RV 减毒活疫苗 RotavinM1 以及印度 Bharat 生物技术公司研发 2014 年获批上市的天然人-牛重配 116E 株单价 RV 减毒活疫苗 ROTAVAC。

近年来,RV 疫苗研究有了新思路,如研发灭活 RV 疫苗以改善安全性,利用基因工程技术的重组 RV 亚单位疫苗也因具有更好的安全性且产量较高而成为研究热点。美国疾病预防控制中心利用 Vero 细胞培养的人 CDC - 9(G1PE8 型毒株)开发的单价 RV 灭活疫苗在动物模型中取得了较大的突破,接种途径突破了传统的口服方式,不加佐剂疫苗通过微针贴片接种,加铝佐剂疫苗采用肌内注射。不同途径接种的疫苗均可诱导良好的抗体应答及保护性免疫。运用基因工程技术生产的重组亚单位疫苗中以 VP4、VP6、VP7、VP8 亚单位疫苗的研究最热。RV VP6 具有高度保守性且含量最高,约占病毒结构蛋白总量的 39%。基于 VP6 的 RV 疫苗在提供抵抗 RV 异型株的交叉保护作用方面极具潜力。鉴于 RV VP 的主要中和抗原表位存在于 vP4 和 VP7,而且天然 RV VP6 缺乏供外源抗原表位插入位点,Teng 等以 VP6 为载体,构建了含有 6 个外源抗原表位插入位点的外源表位原核表达系统 VP6F,并利用该系统构建了 3 个基于 VP6 的 VP4 抗原嵌合蛋白。用这些嵌合蛋白免疫豚鼠,可诱生抗 VP4 和 VP6 抗体应答。因此该研究对新型 RV 疫苗和疫苗载体的研发具有重要指导意义。此外,RV 病毒样颗粒(virus like particle,VLP)疫苗是通过不同组合的杆状病毒重组质粒联合感染 sD 细胞或转基因植物获得,由于 VLP 不含轮状病毒的基因,所以这种轮状病毒亚单位疫苗是安全有效的。VLP对轮状病毒临床疾病的保护效果正在观察中。

五、问题与展望

自 1973 年发现轮状病毒以来,我国即继美国后第二个研制出应用于临床预防轮状病毒性腹泻的口服活疫苗。轮状病毒疫苗临床观察在不同国家和不同地区的人群中常得到保护效果高低不同的结果,发达国家的免疫保护效果要好于发展中国家,可能与现场设计有关,如接种对象年龄、当地轮状病毒流行特征、轮状病毒流行株的血清型同疫苗型别是否一致、婴幼儿的轮状病毒感染经历等。

考虑到轮状病毒感染的特点,WHO强调轮状病毒疫苗应给6月龄以下的婴幼儿使用,对2~6月龄的婴幼儿给以高覆盖率的轮状病毒活疫苗接种,可能是控制轮状病毒感染和流行的关键,也是降低这些婴幼儿发生重型腹泻和死亡的关键。这一策略有利于降低发达国家轮状病毒腹泻发病率和降低发展中国家轮状病毒腹泻病死率。

许多人强调疫苗的同型免疫,当轮状病毒疫苗毒种型别与当时轮状病毒流行型别一致时,疫苗将产生良好的保护效果。将原来的动物轮状病毒株活疫苗改进为动物-人轮状病毒基因重配株活疫苗,装配上人轮状病毒常见型G1~G4型VP7抗原,但血清中和抗体增长率并未显著升高。从另一个角度看,也有不少动物实验和婴幼儿疫苗临床观察结果证实异型免疫保护效果,甚至提出不一定有必要研发轮状病毒四价活疫苗。VP7和VP4是重要的型抗原,可诱导中和抗体,已经肯定VP7是轮状病毒疫苗中的有效成分,但对VP4的看法不同。有人认为VP4同样重要,甚至保护效果还高于VP7,有人则认为VP4可以忽略。轮状病毒靶抗原等关键问题还有待于进一步阐明。

此外,已上市的RV疫苗均为口服疫苗,对于罹患胃肠道疾病的人群不一定适用,因此需要开发胃肠外接种途径的RV疫苗。

轮状病毒活疫苗目前尚未显示出群体免疫效果,以前的临床观察都是小规模的随机设计观察。如果轮状病毒活疫苗实现高覆盖率的大规模接种,推想轮状病毒疫苗株可能会像脊髓灰质炎活疫苗一样在社会人群中散播,自然保护那些未接种轮状病毒疫苗的儿童,有利于控制轮状病毒的感染和流行。

第三节　甲型肝炎病毒疫苗

一、概述

甲型肝炎是由甲型肝炎病毒(hepatitis A virus,HAV)引起的一种急性传染病。1973年Feinstone用免疫电镜技术在甲型肝炎(甲肝)急性期患者的粪便中首次发现HAV颗粒。1979年Provost利用传代恒河猴肾细胞(FRhk6)成功培育出病毒,为甲肝疫苗的研制奠定了基础。甲肝容易发生大规模暴发,其流行程度因世界各地卫生条件、社会经济水平不同而存在显著差异。HAV的传播在生活水平较高的国家和地区及不发达国家的城市中呈下降趋势;但是在发展中国家的农村地区,甲型肝炎仍是一项严重的传染病。我国属于病毒性肝炎高发地区,甲肝发病率为16/10万左右,仅次于乙肝,位居第二,严重威胁人民健康,影响劳动生产率。

甲肝是继乙肝之后可以通过疫苗接种进行预防和控制的传染性肝病,这得益于组织培养可大量扩增HAV,并且HAV感染的灵长类动物模型可用于测定病毒毒力和免疫力。目前,世界范围内使用最多的甲肝疫苗为甲醛灭活疫苗和减毒活疫苗,两种甲肝疫苗均有良好的接种效果。

二、病原学与流行病学

HAV属小RNA病毒科(Picornaviridae)嗜肝病毒属(hepatovirus)。HAV颗粒直径27～32 nm,无包膜,核衣壳为二十面体立体对称。电镜下HAV有实心颗粒和空心颗粒两种。前者为完整成熟的病毒体,有感染性;后者为缺少核心的空心衣壳,无感染性但有免疫原性。病毒颗粒形成两种包装形式的机制尚不清楚。HAV的核心为单正链RNA(＋ssRNA)基因组,长约7 500个核苷酸,有感染性。基因组分为5'末端非编码区、编码区、3'末端非编码区。核衣壳由60个亚单位组成,每个亚单位含有来自一个大的多聚蛋白前体剪切而成的四种衣壳蛋白,分别为VP1、VP2、VP3和VP4,其中VP1－VP3为病毒衣壳蛋白的主要成分,含相对保守的中和抗原表位,可诱导机体产生中和抗体。

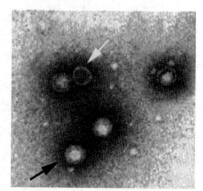

图16－6　HAV电镜图

HAV对有机溶剂和理化因素的抵抗力较强,在乙醚和酸(pH＝3)中稳定。HAV比其他小RNA病毒更耐干燥和热,60 ℃时1 h内仍可存活,Mg^{2+}和Ca^{2+}可增强其耐热性。HAV在贝类、水、土壤或海泥中能存活数天甚至数周。HAV能抵抗2％～5％的来苏水和2000 μg/g的有效氯达1h以上。但HAV对紫外线照射敏感,5％～8％的甲醛或70％的乙醇可使HAV迅速灭活,1∶4 000的甲醛72 h可使HAV失去感染性但保持免疫原性。

甲肝患者和感染后无症状的排毒者是重要的传染源。粪-口途径是最重要的传播方式。被HAV污染的水、食物及用具都是传播的媒介。人口密度较高的活动聚集区,如托幼园所、学校、兵营及监狱等,特别是卫生状况差的机构,更容易传播。HAV感染后,在潜伏期末期其血液和粪便的传染性最强。粪便是散播HAV的主要来源,患者粪便排出HAV始于发病前2～3周,出现症状转氨酶升高时排毒量减少,发病3周以后粪便中很少能检查到HAV或其RNA。因输血和使用血制品而感染甲肝的病例,在国外曾有报道。亦有从唾液和鼻咽分泌物中查出HAV的报道。感染甲肝病毒的孕产妇不会发生围产期垂直传播,也不致胎儿畸形。

HAV的宿主范围仅限于人类和几种非人类灵长类,如大的猿和某些种类的猴子。用部分减毒的HAV在人类志愿者和黑猩猩、狨猴中进行比较试验证实,人类是最敏感的。黑猩猩和某些种类的猴子是人类HAV研究最有价值的动物模型。这些动物感染后,常表现为亚临床状态,但可从其粪便中分离出病毒,在血清中测到抗-HAV。

甲肝是世界范围的常见胃肠道传染病,其感染和流行状况与各国、各地区的经济发展程度及卫生管理水平有密切关系,甲肝高流行地区通常是卫生条件很差、经济尚不发达。儿童在早年很容易被甲肝感染,常见周期性流行,但发病率相对而言不是很高,因为感染的儿童多半没有临床症状和体征,爆发流行罕见。

我国急性肝炎病例中甲肝居首位,约占 45％。在各型病毒性肝炎中发病率仅次于乙肝,位居第二,而病死率最低,表明甲肝预后良好。

甲肝的流行具有周期性发生和季节性高峰的特征。每 5～10 年呈现自然循环的流行高峰,而每年冬季前后是甲肝的高发季节。随着我国社会经济和卫生水平的提高,甲肝的流行规律在我国城市和农村发生明显变化,呈现高流行地区向中度流行地区的转化,其特点是甲肝感染向大年龄组推移,易感人群不断积累,甲肝流行的危险性因而增大,如 1988 年上海发生的甲肝大流行以青壮年为主。我们要研究在这种新形势下应采取的相应措施,其中包括推行甲肝疫苗接种的必要性。

加强疫情监测、严格管理传染源、人力推行卫生宣教、增强全民卫生和环保意识、治理环境污染、加强饮用水及食品管理,在农村尚未施行城市化改造的地区强化以水管和粪改为中心的卫生工作尤为重要。减少甲肝的水源及食源性传播是根本的防疫措施;广泛推行免疫预防,保护易感者,是防止甲肝暴发流行的重要手段。

三、致病机理与免疫性

HAV 感染有其独特的病程。自病毒侵入机体到出现临床症状,常有 4 周(2～6 周)的潜伏期,HAV 在肝细胞内繁殖逐渐增多,潜伏期末期出现病毒血症和粪便排毒高峰。急性期早期抗-HAV 开始升高,出现症状和体征,转氨酶(ALT)升高和出现黄疸。

HAV(污染水源、食物、海产品等)————→ 口咽部、唾液腺中初步增殖————→

肠黏膜或局部
淋巴结中大量增殖 ——→ 病毒血症 ——→ 肝脏 ——→ 胆汁 ——→ 粪便

图 16-7　甲肝病毒的感染过程

典型的黄疸型甲肝起病急,黄疸出现前 5～7 天的前驱期,突出症状是体温升高、明显的全身乏力、食欲高度不振、厌食、右上腹不适及吐泻等胃肠道症状。黄疸期上述症状加剧,同时巩膜黄染、尿色似浓茶、灰土色粪便、肝脏肿大有压痛、肝功能异常等,急性期持续 2～6 周,症状和体征逐渐消退而进入康复期,总病程 2～3 个月左右。

HAV 属于侵犯肝脏的小 RNA 病毒,胃肠道是常见的自然感染途径。1996 年,HAV 的细胞受体(havcr-1)在非洲绿猴肾细胞上作为附件和可能的功能性受体被发现和确认。随后,可作为急性缺血性肾损伤的标志物肾损伤分子-1(kidney injurymolecule-1,KIM-1)和基于免疫 T 细胞调节器 T 细胞的免疫球蛋白和黏蛋白域蛋白-1(T cell immunoglobulin domain and mucin domain protein-1,TIM-1)及人类同源物(hepatitis A virus cellular receptor-1,Hu-havcr-1)通过鉴定也被确定为人 HAV 受体。研究发现,HAV 感染的肝脏细胞无细胞病变(CPE),这导致了类似有包膜的病毒颗粒(enveloped HAV,eHAV)从肝细胞基底膜处释放进入体内循环,而顶端释放的病毒进入胆道系统后,经胆汁的处理,最后在粪便中变成裸露的病毒颗粒。受感染的肝细胞与浆细胞样树突状细胞(plasmacytoid dendritic cell,pDC)之间的联系

发生在 eHAV 向 pDCs 转移的过程中,并在此过程中发出对适应性免疫应答非常重要的、产生
Ⅰ型干扰素(IFN)的信号。在整个感染过程中,细胞毒性细胞,包括病毒特异性 CD8$^+$ T 细胞、
NK 细胞和 NKT 细胞等均参与了在 HAV 感染时期的急性肝损伤。因此目前普遍认为,HAV
在肝细胞内增殖缓慢,一般不直接造成肝细胞的损害,其致病机制主要与免疫病理反应有关。

HAV 显性或隐性感染后均可诱导机体产生抗- HAV IgG,并可维持多年,对 HAV 的再感
染有免疫保护作用,也是机体对 HAV 感染有免疫力的标志。

四、疫苗的制备及检定

为了更好地预防甲型肝炎,必须施行免疫预防,保护高危和易感人群。常用的疫苗有甲肝
灭活疫苗和甲肝减毒活疫苗,有时也利用免疫球蛋白进行紧急预防。2007 年,HAV 疫苗(包括
减毒活疫苗和灭活疫苗)已完全加入中国计划免疫程序中,并对 18 个月以下儿童施行免费接
种,使得甲肝在我国的传染和暴发得到了有效控制。最近研究发现,在甲肝病毒暴露后两周内
接种甲肝疫苗及免疫球蛋白,可有效阻止病毒感染。

(一) 甲肝灭活疫苗

灭活疫苗与减毒活疫苗相比,具有无潜在的毒力返祖危险、安全性高、可迅速产生保护性抗
体等优点。1978 年 Provost 和 Hilleman 用 HAV CR326 株感染的狨猴肝组织提取 HAV 抗
原,经过粗纯、加温,并以 1∶4 000 甲醛处理 4 天,制成实验批灭活的甲肝病毒疫苗,疫苗液中
富含 27 nm HAV 颗粒(1.4×10^6/mL)。动物经多次皮下注射 1 mL 疫苗都表现出甲肝抗体的
增高并且能够抵御静脉内野毒株的攻击。

原代细胞培养和人类二倍体细胞成功地用于 HAV 分离和培养增殖后,进一步带动了灭活
疫苗的研制工作,20 世纪 80 年代末和 90 年代初相继报道了灭活疫苗对人体具有良好的免疫
原性。日前,得到广泛使用的当属默沙东(MSD)和史克必成(SKB)两家公司的产品"Vaqta"和
"Havrix"(表 16 - 2)。这种疫苗 2～8 ℃储存,效期 2～3 年。严禁冻结,如疫苗已冻结应废弃。

表 16 - 2　几种甲肝灭活疫苗的特性

病毒株(商品名)	细胞	剂量	剂型	佐剂	防腐剂	给药途径	生产者
CR326(Vaqta)	MRC - 5	25U	液体	+	−	肌肉	Merck Sharp Dohme (MSD)
HM175(Havrix)	MRC - 5	720EU	液体	+	+	肌肉	Smithkline Beechan (SKB)
GBM(Avaxim)	MRC - 5	160AgU	液体	+	+	肌肉、皮下	Pasteur Merieux-Connaught
KRM003	AGMK	0.5 μg	冻干	−	−	皮下、肌肉	日本国立卫生研究所
RG-SB(Epaxal)	MRC - 5	500RIAU	液体	+	−	肌肉	瑞士血清研究所

注:MRC - 5(human diploid embryo fibroblast),人胚肺二倍体成纤维细胞;AGMK(African green Monkey kidney),原代非
　　洲绿猴肾细胞;EU:ELISA 单位;AgU:抗原单位;RIAU:RIA 单位。

在我国,与研发较早的减毒活疫苗相比,灭活疫苗直至 2002 年才获得许可。使用的毒株为
TZ84 株,用人胚肺二倍体细胞(2BS 细胞株)进行病毒增殖培养,通过纯化和甲醛灭活后,吸附
到氢氧化铝佐剂上而制成灭活疫苗。该灭活疫苗在 2002 年获得了国产灭活疫苗的自主产权。
2006 年,另一株用于生产灭活疫苗的毒株 LV - 8 株也获得了批准。该毒株同样采用人胚肺二

倍体细胞(KMB17株)培养,收获后进行纯化和灭活处理,最后吸附氢氧化铝佐剂而制成灭活疫苗。2009年,利用Vero细胞进行病毒增殖的YN5株灭活疫苗也获得了许可。

(二)甲肝减毒活疫苗

甲肝减毒活疫苗作为中国独有的生物制品,对于中国的疫苗发展具有非常重大的意义。早在20世纪80年代,中国就开始了甲肝疫苗的研究。1992年,世界上最早的甲肝减毒活疫苗在中国获得批准生产,使用的是L-A-1减毒株和H2减毒株。其中,H2减毒株从甲肝患儿粪便中分离后,于新生猴原代肾细胞PMK中35℃时传20代后适应人二倍体细胞株KMB-17,32℃时连续传5代减毒筛选出H2减毒株,用作减毒活疫苗的生产。而L-A-1株从甲肝患儿粪便中分离后,经人二倍体细胞SL7传7代后,在人二倍体细胞2BS上低温传代和终末稀释筛选,再传11~18代,并进行狨猴感染及攻击保护试验,最终得到HAV L-A-1减毒株,作为减毒活疫苗生产的候选株。随着生产工艺的提升,在2000年,为了便于运输和保存,使用L-A-1减毒株生产的甲肝减毒活疫苗的冻干制剂代替了液体疫苗。我国生产的甲肝减毒活疫苗病毒滴度均在$6.5\ lgCCID_{50}/mL$以上,且只接种1次即可模拟病毒自然感染,产生细胞免疫和体液免疫两种免疫应答,并且产生足量、体内持续存在的抗体,因此一直沿用至今。

在我国甲肝减毒活疫苗的发展是一个慎重的渐进过程,为确保其安全有效,我国开展了从动物至人体、从小量人群到大规模的现场观察,最后达到规范化的应用。以L-A-1疫苗为例,在30例人体试验的基础上扩大到350名8~11岁小学生,接种$10^{5.0}$ TCID$_{50}$活疫苗8周后,抗-HAV 100%阳转,3例出现一过性ALT轻微升高,无周身的自觉症状,未能查出粪便排毒。说明该减毒变异株在人体内复制是有限的,在易感人群中水平传播的可能性极小。H$_2$活疫苗亦是如此,1988年观察对象扩大为6~12岁儿童127名,皮下注射疫苗$10^{6.5}$TCID$_{50}$,种后24小时未见局部和周身的不良反应,4周、6周、8周ALT不升高,4周后抗-HAV 100%阳转。接种后6个月,1988年11月到次年5月甲肝流行期间对照观察的1 729名同学中,出现甲肝病例71例,而在127名疫苗接种者中无一人发病。

我国制定了"甲型肝炎减毒活疫苗制造及检定规程",成品检定包括:鉴别试验、外观、病毒滴定及热稳定性试验、无菌试验、异常毒性试验、牛血清蛋白残留量应不高于50 ng/mL。每安瓶装疫苗1.0 mL。病毒含量不低于$6.5\ lgCCID_{50}/mL$。-20℃以下保存有效期为16个月,2~8℃时保存5个月。接种对象为年龄在1周岁以上的易感者。注射丙种球蛋白者应间隔1个月以上再接种疫苗。于上臂三角肌附着处皮下注射1 mL。

注射疫苗后的不良反应轻微,少数可能出现局部疼痛、红肿,一般在72 h内自行缓解,偶有皮疹出现,不需特殊处理,必要时可对症治疗。身体不适、腋温超过37.5℃者,患有急性传染病或其他严重疾病者,免疫缺陷或接受免疫抑制剂者,过敏体质者,不宜接种。

五、疫苗接种效果评价

甲肝疫苗最重要的作用在于控制甲肝暴发和流行。美国和斯洛伐克灭活疫苗在社区儿童中施行常规接种,不仅保护易感人群,而且能起到降低总体发病率、扑灭暴发流行的作用。如

Alaska 农村,自 20 世纪 60 年代每 8～12 年出现一次大的甲肝暴发流行,经大量应用 Ig 只能暂时减少发病数。1993 年开始疫苗接种计划,对易感人群接种 Havrix 死疫苗 720 EU(1 剂)或 1 440 EU(用于大年龄组),抗体阳转率约 90%,而当疫苗接种的覆盖面达到 80% 时,在 8 周内甲肝不再出现。

我国甲肝活疫苗在计划免疫实验区中,观察 8 年,防病效果是成功的。浙江椒江城区在 1991—1992 年对 1～15 岁儿童进行活疫苗普及接种,1993 年起纳入计划免疫管理,每年对 1 岁儿童常规接种 H_2 活苗 $10^{6.5}$ $TCID_{50}$。随着疫苗接种率的不断增加,该区全人口和儿童的甲肝发病率同时不断下降,与计划免疫前形成鲜明对比(表 16 - 3)。自儿童普种疫苗后该区甲肝发病率大幅度下降,儿童发病率下降 97.76%,全人口发病率平均下降 90.04%。所有病例均发生在未接种疫苗者,而且呈散在分布,不再有流行发生。显示 H_2 活苗具有良好的长期保护效果,当儿童接种率达 80% 时,加上其他人群的隐性感染,使该群体内甲肝抗体阳性率维持在较高水下,此时甲肝将极少发生或不发生,流行即被控制。

表 16 - 3　浙江椒江某区 1～15 岁儿童普种 H_2 活苗甲肝发病率

年份	疫苗接种率/%	甲肝发病率/10 万	
		全人口	1～15 岁儿童
1983—1990	0	267.83	213.5
1991—1999	82.63	25.71	4.79

六、展望

甲肝疫苗是近十余年研制成功的新制品,不论是灭活疫苗还是国内的减毒活疫苗,都经过了大规模人体接种的现场考核,表明疫苗是安全的,免疫原性极佳,能提供可靠的保护,在甲肝的免疫防治方面显露出重要作用。但同时也存在一些问题需在应用中不断解决,日臻完善。

甲肝灭活疫苗是用减毒株灭活制成的,安全性可靠,但制备工艺复杂,价格昂贵,基础免疫需要接种两次,虽估计能维持至少十余年的免疫效果,但能否持久免疫尚待时日作出评价。假如持久的免疫效果依赖定期给予加强针来维持,势必增加大面积使用的经济负担,这就要求不断地选择病毒-细胞系统提高产量,改进生产工艺,从而降低成本。

减毒活疫苗的优势在于用量无须过大,如脊髓灰质炎疫苗,按自然感染途径免疫接种一次而获得持久的乃至终生免疫。目前,甲肝减毒活疫苗不能口服,必须以注射途径免疫,而且接种大剂量才能达到类似灭活疫苗的免疫水平。甲肝减毒活疫苗口服免疫无效是否与减毒株在体内有限的繁殖力有关? 排除可能存在的病毒间的干扰因素,筛选出的甲肝减毒变异株仍能保持良好的、在体内局部组织的繁殖力,适当调整细胞适应性、减毒和免疫原性三者的关系,也许是进一步提高甲肝活疫苗质量的探索方向。利用重组杆状病毒等新技术研制重组疫苗已成为开发 HAV 疫苗的一个新途径。

接种甲肝疫苗既可保护易感者个体,又能消除传染源,最终目标是接种疫苗消灭甲肝。世界各国,不论贫富,不再有甲肝病例发生之日,将是人类在地球上消灭甲肝之时。这个过程可能是漫长的，还会面临甲肝病毒学、疫苗学、流行病学诸多方面的新课题，等待研究解决。安全、高效、制作工艺简单、价格低廉、使用方便的甲肝疫苗，以满足世界范围大规模需求的总趋势不会改变，更须加强国际间协调与合作，努力实现消灭甲肝、造福人类的共同目标。

第四节　戊型肝炎病毒疫苗

一、概述

戊型肝炎病毒（hepatitis E virus，HEV）是戊型肝炎（hepatitis E，HE）的病原体。主要经粪-口途径传播，大多通过污染的水源导致大规模暴发流行。HE 分布于中国、印度、缅甸、尼泊尔、阿富汗、巴基斯坦、印度尼西亚、泰国、黎巴嫩、俄罗斯、阿尔及利亚、突尼斯、埃塞俄比亚、苏丹、索马里、乍得、象牙海岸和墨西哥等。在发达国家，HEV 感染主要由旅游途径传入。

HEV 不能进行组织细胞培养，针对该病毒的研究采取了自微观到宏观的方法，先利用分子生物学方法阐明其基因结构，然后再对其蛋白质进行结构功能方面的研究。

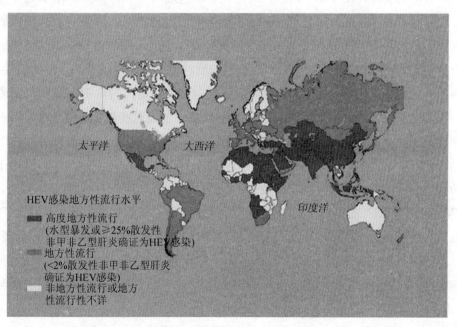

图 16-8　全球戊型肝炎流行水平分布

二、病原学与流行病学

（一）病原学

HEV 呈圆球状，无包膜，直径平均为 $32\sim34$ nm，表面有突起和刻缺，形如杯状。HEV 有空心和实心两种颗粒：实心颗粒内部致密，为完整的 HEV；空心颗粒内部含电荷透亮区，为含不完整 HEV 基因的病毒颗粒。

HEV 基因组为单正链 RNA（＋ssRNA），含有大约 7 500 个核苷酸，可直接作为模板合成蛋白质。HEV 基因组具有 3 个开放读码框架（open reading frame，ORF）。自病毒基因组的 5′末端到 3′末端依次排列着非编码区（UTR）、ORF1（编码病毒功能蛋白）、ORF3（编码病毒结构蛋白）、ORF2（编码病毒衣壳蛋白）、非编码区以及多聚腺苷酸尾（polyA）。其中 ORF3 分别与 ORF1 和 ORF2 重叠，利用 HEV RNA 分子上不同的 ATG 作为起始密码子，表现出一定的基因经济性（图 16－9）。

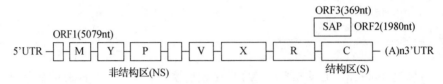

图 16－9　全球戊型肝炎流行水平分布

M：甲基转移酶；Y：Y 区；P：木瓜蛋白酶样酶；V：脯氨酸富集铰链区；X：X 区；H：RNA 解链酶；R：RNA 多聚酶；
C：衣壳蛋白；SAP：细胞骨架相关的磷酸化蛋白

HEV 功能蛋白由 ORF1 编码。ORF1 位于病毒基因 RNA 分子的 5′端，全长约 5 000 nt。在 ORF1 起始密码上游，HEV RNA 具有 28 个核苷酸组成的一个简单二级结构，这个结构可能与病毒复制起始有关。目前已知病毒基因组 ORF1 编码的产物具有多种功能。蛋白氨基末端的结构域为甲基转移酶，提示 HEV 基因组作为 mRNA，其 5′末端加甲基化帽状结构的过程是在病毒自身编码产物的作用下完成。ORF1 编码产物的第 2 个结构域具有蛋白酶活性，属于木瓜蛋白酶样半胱氨酸蛋白酶。该酶对 HEV 功能蛋白和结构蛋白的切割位置和机制尚待进一步阐明。与蛋白酶相邻的是富含脯氨酸残基的环以及一个通常在其他正链 RNA 病毒多聚蛋白酶结构域旁侧存在的 X 结构域。此外，在 ORF1 编码产物的羧基末端还有另外两个具有酶活性的结构域，一个是病毒中常见的功能蛋白（解旋酶），另一个为 RNA 合成酶，这两个酶均是病毒繁殖和复制所需的。

HEV 基因组 ORF2 的编码产物是病毒的主要结构蛋白，该蛋白质的分子量约为 70 kD，其氨基末端具有典型的信号肽结构。除 ORF1 与 ORF2，HEV 基因组还编码另外一个蛋白质，即 ORF3。ORF3 有一个核苷酸与 ORF1 重叠，328 个核苷酸与 ORF2 重叠。ORF3 编码的蛋白质氨基末端疏水，而羧基末端亲水，氨基末端的疏水结构提示 ORF3 编码的蛋白质可能与质膜相关，在病毒颗粒中是否充当结构蛋白参与病毒组装，仍不太清楚。

HEV 至少存在 8 个基因型。除 20 世纪 90 年代初发现的以缅甸株 HEV(B) 为代表的基因型Ⅰ，以及以墨西哥株 HEV(M) 为代表的基因型Ⅱ以外，随后在美国和中国分别分离到基因型Ⅲ和基因型Ⅳ。HEV 各基因型有一定的地域性分布规律。目前从我国感染人群中分离的 HEV 为基因型Ⅰ和基因型Ⅳ。

（二）流行病学

世界上首次记载的 HE 流行发生于 1955 年 12 月至 1956 年 1 月印度新德里，因自来水被粪便污染而引起 HE 流行,约 10 万人发病。由于临床症状和传播途径与甲型肝炎相似,当时被误认为是甲型肝炎。20 世纪 70 年代初 HAV 的检测方法建立后,研究者对当时新德里患者的血清重新进行了回顾性调查,结果未发现血清中抗- HAV IgM 或 IgG 效价升高,故确定为肠道传播的非甲非乙型肝炎。1986 年,前苏联 Balayan 等用免疫电镜技术,从一名志愿者急性期粪便标本中发现了本病毒。1989 年美国 Reyes 等应用分子克隆技术,获得了病毒的 cDNA 克隆,并正式命名为 HEV。

迄今为止,世界上所发生的 HE 大流行都是因水源污染造成的。HE 常以大暴发的形式流行,流行主要发生在卫生条件较差的不发达国家和地区,感染者年龄一般在 15～40 岁范围之内。HE 的流行受降雨影响,暴雨过后由于雨水冲刷将粪便带入河流和饮水井中,导致暴发。HE 流行时,孕妇病死率可高达 25%。我国新疆维吾尔自治区南部在 1986 年 9 月至 1988 年 4 月曾发生共 20 个月的 HE 流行,是迄今世界上最大的一次流行,共有 119 280 人发病,72% 为 15～44 岁的青壮年人,总发病率为 2.96%,死亡 707 例,病死率为 0.59%,其中 414 名孕妇死亡,孕妇平均死亡率 13.46%。其流行原因是 1986 年 7 月和 1987 年 6 月分别有两次暴雨,地表形成大量径流,粪便随雨水进入灌溉渠和饮用水池,当地人不但具有喝生水的习惯,而且饮用水源还兼作洗衣和排污水池使用,造成了大的暴发流行。

除暴发流行外,HE 在城市主要以散发的形式流行。我国人群 HEV 感染率为 17.2%,散发流行具有明显的春冬季高峰。

现已从猪中分离出类似于 HEV 的病毒,该毒株在抗原性和遗传性等方面与某些 HEV 毒株相同(氨基酸序列的同源性达到 97%),提示可能存在病毒在不同宿主间交叉感染的危险。

三、致病机理

HEV 的传染源为戊型肝炎患者和亚临床感染者,猪、牛、羊等啮齿类动物也可携带 HEV,成为散发性戊型肝炎的传染源。人感染 HEV 后,潜伏期约 10～60 天,平均为 40 天。病毒经胃肠道进入血液,在肝内复制后释放到血液和胆汁中,并随粪便排出体外,污染水源、食物和周围环境而发生传播。HE 的临床表现以黄疸为主,发病年龄多为 15～40 岁的青壮年。病人常伴有恶心、呕吐、上腹疼痛、全身无力,个别病人有腹泻,生化检验示病人血清转氨酶升高,免疫学检验可查出较高滴度的抗体。

HEV 的致病机制与甲肝病毒有相似的地方。病毒经胃肠道进入血液,在肝细胞内复制,再经肝细胞释放到血液和胆汁中。HE 组织病理改变主要为门脉区炎症、枯否细胞增生、肝细胞气球样变、毛细胆管胆汁瘀积、肝细胞灶状或片状坏死。

人感染 HEV 后,由于病毒对肝细胞的直接损伤和免疫病理作用,引起肝细胞的炎症或坏死,可表现为临床型和亚临床型。成人感染后以临床型多见,儿童则多为亚临床型。其中临床型表现为急性 HE(包括黄疸型和无黄疸型)、重症肝炎以及胆汁淤积型肝炎。多数患者于病后 6 周即好转痊愈,不发展为慢性肝炎。HE 的病死率较高,一般为 1%～2%,最高者达 12%,尤以孕妇严重,妊娠最后三个月者病死率可高达 10%～20%。此外,HBsAg 携带者重叠感染

HEV 后,病情也较重。

四、疫苗的制备、免疫效果及展望

HEV 流行广泛,病人发病症状重,病死率高,病情凶险,主要威胁青壮年,可引起万人发病的大流行,给社会带来恐慌和经济损失。虽然改善饮水设施是一种有效的预防手段,但常因地理位置、经济条件的限制而不能阻止大暴发流行,应在高危人群中接种疫苗和流行开始时紧急接种以降低发病率。目前疫苗的研制还处于早期阶段,主要的手段是采用基因工程的方法。基因重组疫苗有原核细胞表达产物,还有真核细胞系统包括杆状病毒、痘病毒和酵母表达系统的表达产物,每种实验疫苗均能产生保护性抗体。杆状病毒表达的 HE 重组蛋白具有良好的免疫原性,但作为疫苗受到昆虫细胞微量蛋白异质性的限制;痘病毒表达系统也存在产量和安全性问题。目前动物实验效果比较好的候选疫苗为酵母表达的候选疫苗。在国际医药界的传统认知中,疫苗研制不可以使用原核表达系统,尽管原核表达方法较真核表达方法更具优势。而厦门大学的研究人员经过努力,成功利用大肠杆菌原核表达系统表达出活性相对较好的 pORF2 蛋白并获得了大量的单克隆抗体,确定了戊肝疫苗的核心成分,为戊肝疫苗的制备奠定了坚实的基础。

HEV 的疫苗研究目前侧重于用重组 DNA 技术表达 HEV 的 ORF2 编码的蛋白。该蛋白具有中和表位。Tsarev 等用相对分子质量为 55×10^3 的 ORF-2 蛋白免疫罗猴,然后静脉注射同源或异源的 HEV 进行攻击。结果显示,如果动物预先接触过 HEV,疫苗不能保护动物发生肝炎;如果预先免疫动物,然后接种病毒,疫苗虽然不能防止感染,但能防止同源或异源 HEV 引起的肝炎疾病。

由厦门大学国家传染病诊断试剂与疫苗工程技术研究中心研制、我国首个拥有核心自主知识产权的基因工程疫苗——HE 疫苗,于 2004 年正式获准进入Ⅰ/Ⅱ期临床试验,Ⅲ期临床有近 10 万志愿者参与,获得 100% 的保护率。HE 疫苗于 2012 年 10 月在我国上市,成为世界上继乙肝疫苗之后的第二个基因工程病毒疫苗。此后该疫苗受到了世界卫生组织、盖茨基金会、克林顿基金会等多个国际组织的关注,并推动了戊肝疫苗的相关国际认证和注册程序。2017年、2018 年该戊肝疫苗先后通过泰国、巴基斯坦的药品生产质量管理规范认证。2019 年这一全球首支戊型肝炎疫苗获美国食品药品监督管理局(FDA)批准在美国开展临床试验。这是 FDA 第一次对中国疫苗进入美国临床试验"开绿灯",证明国产疫苗的质量获得了国际认可。

思考题

1. 脊髓灰质炎病毒疫苗和 HEV 疫苗研究成功的关键是什么?
2. 对比分析甲肝病毒减毒活疫苗和灭活疫苗的特性。

(张莹 赵宇)

第十七章 病毒类疫苗(三)
血源及血制品传播的肝炎病毒疫苗

中国"高产"肝炎、肝硬化、肝癌这些可怕的疾病,严重威胁着我国人民的身体健康。慢性病毒性肝炎给患者带来长期折磨,极大地影响"中国梦"的实现。开发优质疫苗,进行免疫预防,是控制这类疾病、保障人民健康的重要策略。

第一节 乙型肝炎病毒疫苗

一、概述

乙型肝炎病毒(hepatitis B virus,HBV)是乙型肝炎的病原体,主要经输血、静脉注射药品、性行为和母婴垂直传播。在已知的引起病毒性肝炎的病原体中,由 HBV 所引起的乙型肝炎是一种流行久远、传播广泛、危害严重的传染性疾病。本病起病徐缓,部分患者可转为慢性,少数还可导致肝硬化和肝癌。HBV 在全世界均有流行,据统计目前全球有 20 多亿人感染过 HBV,其中约有 2.4 亿慢性 HBV 感染者,我国属于高流行区,有 1.2 亿携带者,患病者 2 000 万以上,估计每年约有 65 万人死于乙型肝炎相关疾病,其中,患有慢性乙型肝炎的人群罹患原发性肝细胞癌的相对危险性比普通人群至少增加 300 倍。因此,对 HBV 的防治已成为我国人民健康与传染病控制中的首要问题。

二、病原学

1963 年 Blumberg 首次在澳大利亚土著人血清中发现一种新抗原,称为澳大利亚抗原。直到 1968 年才确定这种抗原与血清型肝炎密切相关,称为肝炎相关抗原(hepatitis associated antigen,HAA)。通过纯化、制备抗原,并与临床研究联系,最后确认该抗原是 HBV 的表面抗原(HBsAg)。1970 年 Dane 证实了在病人血清中存在 HBV 颗粒,即 Dane 颗粒。1983 年将 HBV 及其分子结构、生物学性状相似的土拨鼠肝炎病毒(woodchuck hepatis virus,WHV)、地松鼠肝炎病毒(ground squirrel hepatitis virus,GSHV)及鸭肝炎病毒(duck hepatitis virus,DHV)同归为嗜肝 DNA 病毒科(Hepadnaviridae)。

三、生物学性状

感染者血清中用电镜观察可见三种不同形态的 HBV 颗粒,即大球形(Dane)颗粒、小球形颗粒和管形颗粒。血清中 Dane 颗粒的检出是肝内病毒活跃复制的标志,是具有感染性的完整的 HBV,直径约 42 nm,内有一个直径 27 nm 的核心,含有双链不完全环状的 DNA 基因组和 DNA 多聚酶。病毒外层有 7 nm 厚的包膜,由来源于宿主细胞的脂质双层与病毒编码的包膜蛋白组成,包膜蛋白由 HBsAg、前 S1 抗原(PreS1 Ag)和前 S2 抗原(PreS2 Ag)共同组成。小球形颗粒的直径为 22 nm,为患者血清中最常见的形态,主要蛋白为 HBsAg。HBV 在肝细胞内复制时不配套增殖,则形成小球形颗粒,是 HBV 复制时的多余产物。正是由于 22 nm 颗粒的大量存在,可将其作为制造血源疫苗的原材料。管形颗粒的直径为 22nm,长约 50~500 nm,是由小球形颗粒"串联"而成。小球形颗粒和管形颗粒均为 HBV 过剩的包膜蛋白,不含核酸,无传染性。

四、基因结构与抗原抗体

(一)HBV 基因组

HBV 基因组具有独特的结构,是一个长约 3200 个核苷酸的不完全双链、环状 DNA,双链的长度不对称,长链(L)因与病毒 mRNA 互补,定为负链(模板链);短链(S)为正链(编码连),5'末端固定,3'末端位置不固定。长链具有固定长度(约 3200 个核苷酸),有转录和翻译蛋白的功能;短链的长度可变,约为长链的 50%~100%,只有复制功能。长链和短链的 5'端固定,以 250~300 个互补的碱基对形成和维持 HBV DNA 分子的环状结构,这一配对区域称为黏性末端。在黏性末端两侧各有 11 bp 组成的顺式序列 DR 区。黏性末端是病毒 DNA 成环与复制的关键序列。HBV 负链 DNA 有 4 个 ORF,分别称为 S、C、P 和 X 区,彼此间相互重叠,以不同的启动子编码多种蛋白。S 区基因有 3 个不同的启动子,分别形成 S 基因、PreS1、PreS2 基因,编码病毒包膜蛋白中的小蛋白(small protein,S 蛋白,HBsAg)、中蛋白(middle protein,M 蛋白,HBsAg+PreS2)和大蛋白(large protein,L 蛋白,HBsAg+PreS1+PreS2)。C 区由前 C 基因和 C 基因组成,分别编码 HBeAg 和 HBcAg。P 区基因最长,约占基因组长度的 75%,编码 HBV DNA 聚合酶。此外,HBV DNA 聚合酶具有反转录酶及 RNA 酶 H(RNase H)的活性。X 编码区是 HBV 基因组内功能重叠最明显的区域,其编码的蛋白称为 HBxAg,可反式激活 HBV 的基因,增强 HBV 基因的复制和表达;亦能反式激活宿主细胞的某些原癌基因,与肝癌的发生发展相关。

(二)抗原抗体

1. 表面抗原 HBsAg、抗-HBs 及 Pre-S 蛋白　HBsAg 由 226 个氨基酸组成,在血液中主要以 22 nm 小球形颗粒的形式存在,是 HBV 复制的主要产物,也是 HBV 感染的主要标志之一。抗-HBs 是保护性抗体,出现该抗体则能抵抗 HBV 的感染。在 HBsAg 之前还有 PreS1 和 PreS2,它们分别由 108 和 55 个氨基酸组成,与 S 一起分别组成 M 蛋白和 L 蛋白。PreS 区约占表面抗原的 25%~30%。免疫小鼠能分别产生较强的抗-PreS1 和抗-PreS2 抗体。这种

抗体出现较早,并能增强抗-HBs 的作用,使机体应答能力较差或无应答者能产生抗-HBs
抗体。

　　HBV 外膜携带的 HBsAg 的抗原性较复杂,有一个属特异性抗原决定簇"a"和至少两个亚
型决定簇"d/y"和"w/r"(两组互相排斥的抗原决定簇)。此外,有少见的 q、g、n、x 和 t 等亚型决
定簇,其中最常见的血清型为 adw、adr、ayr 和 ayw。HBV 血清型分布有明显的地区差异,并与
种族有关,如欧美主要是 adw 型,我国汉族以 adr 为多见,而新疆、西藏、内蒙古等区的少数民族
以 ayw 为主。

　　2. 核心抗原(HBcAg)和抗-HBc　　HBcAg 由 183 个氨基酸组成,它是包围在 HBV DNA
外的衣壳蛋白,当人受到 HBV 感染之后,血液中的 HBcAg 因含量较少不易查出,但抗-HBc
产生较早,易查出。抗-HBc 的存在表明该个体已受到 HBV 的感染,对机体无保护作用。

　　3. "e"抗原(HBeAg)和抗-HBe　　HBeAg 由 Pre-C 的 29 个氨基酸组成。在正常情况下,
HBV 感染者中应存在 HBeAg,而由于疾病的恢复或者核苷酸发生突变,使 HBeAg 编码终止,
则产生抗-HBe。在后一种情况下,疾病不但没有恢复而且还会加重,可能形成慢性活动性肝
炎甚至暴发性肝炎。

　　4. HBV 的酶类　　HBV DNA 聚合酶(DNAP)活性是反映 HBV 复制的一个有用指标。
DNAP 在肝炎早期即潜伏期已出现,当转氨酶升高时 DNAP 开始下降。若 DNAP 继续升高,
则可能预示 HBsAg 携毒者要变成慢性,并能预示活动性肝炎的发展。

五、流行病学

　　乙型肝炎在全世界各国均有流行,是世界性的公共卫生问题。HBV 的主要传染源是患者
或无症状 HBV 携带者。乙型肝炎的潜伏期较长(30～160 天),不论在潜伏期、急性期或慢性活
动初期,病人血清都有传染性。HBV 携带者因无症状、不易被察觉,其作为传染源的危害性比
患者更甚。

　　HBV 的传播途径主要有血液、血制品等血源性传播和母-婴垂直传播两条。HBV 在血液
中大量存在,而人又对其极易感,故只需极微量的污染血进入人体即可导致感染,所以输血、注
射、血制品、外科或牙科手术、针刺、共用剃刀或牙刷、采血针、内窥镜、皮肤黏膜的微小损伤、性
行为等均可传播。牙科医生、外科医护人员、血液化验人员、肾透析工作者易患乙型肝炎。另
外,血友病及其他免疫缺陷病人也易患乙肝。现也发现家庭聚集传播现象。母-婴垂直传播多
发生于胎儿期和围生期,HBsAg 和 HBeAg 双阳性的母亲,胎内传播率约为 10%,新生儿出生
时已呈 HBsAg 阳性。围生期感染即分娩时新生儿经产道时被感染,HBsAg 和 HBeAg 双阳性
的母亲所生的婴儿一年内 HBsAg 阳转率为 64%,说明围生期感染率也较高。此外,HBV 也可
通过哺乳传播。

　　乙型肝炎在各国流行程度并不一致,一般说来,与各国经济文化水平及生活习惯有密切关
系。按人群中 HBsAg 的带毒情况划分,分为低流行区(0.1%～2%,包括北美、西欧和大洋
洲)、中流行区(1%～8%,即东欧、俄罗斯及地中海地区)和高流行区(8%以上,即中国、东南亚

及非洲)。我国分别于 1979 年、1992 年、2006 年开展了全国范围的三次病毒性肝炎的流行病学调查,结果表明,我国 HBsAg 的携带率分别为 8.75%、9.75%、7.18%。2014 年中国疾病预防控制中心对全国 1～29 岁人群乙型肝炎血清流行病学调查显示,1～4 岁、5～14 岁和 15～29 岁人群 HBsAg 检出率分别为 0.32%、0.94%和 4.38%,总体认为接种乙型肝炎疫苗后乙型肝炎感染得到了控制。

关于亚型的地区分布:HBV 有四个主要亚型,即 adr、adw、ayr 和 ayw。由于存在交叉感染,还可出现 aydr、adyw 等。在我国北方地区以 adr 亚型分布为主,而长江以南地区以 adw 亚型分布为主,在少数民族地区如新疆、西藏等地多以 ayw 为主。

1. 流行特点　我国各省区的调查结果显示,男性带毒率高于女性。世界其他各地感染率均不相同:在中东沙特阿拉伯有 70%的人有一项或几项 HBV 感染指标,HBsAg 带毒率为 8%。在南非和南亚感染率为 50%,而在北美和欧洲感染率低于 30%。

2. 年龄特点　HBV 流行随着年龄不同而有所变化,根据我国 4 省区调查显示,1 岁以内感染率达到 15%,3 岁达到 27%,5 岁可达到 34%。在高发区,至 7 岁 HBV 感染率达到 51%,20 岁达到 60%,40 岁以上 HBsAg 感染率可达到 70%。

3. 乙肝带毒时间问题　乙肝带毒时间差异较大,有一部分人终身带毒。国外有学者对 HBsAg 带毒者随访 8 年后发现,阴转率为 2.2%(4/180)。还有国内学者对 108 名慢性带毒者随访 7～12 年,阴转率为 12.6%。总之,高滴度的 HBsAg 带毒者不易阴转,而且有一半的携带者发展成急性肝炎(26/52),并有 26.2%的人发展成肝硬化,而低水平的 HBsAg 带毒者易转阴。

关于 HBV 的持续感染问题,受许多因素的影响。新生儿感染后易长期携带病毒,而成年人感染后多为自限性。

六、致病机理

HBV 的致病机制十分复杂,除了 HBV 对肝细胞直接损害外,主要是通过宿主的免疫应答以及病毒与宿主间的相互作用引起肝细胞的病理改变所致。

1. 细胞免疫介导的免疫病理损伤　CTL 是导致肝细胞免疫损伤的主要效应细胞,靶抗原主要是 HBcAg。当 CTL 识别受染的肝细胞表面的 HBcAg 后,可以产生穿孔素和颗粒酶,使肝细胞受损破坏,或 CTL 通过表达的 Fas 配体,与感染 HBV 的肝细胞表面 Fas 结合,引发肝细胞凋亡。此外,乙型肝炎患者血清中 Th 细胞等免疫活性细胞可产生 IFN-γ、IL-1、IL-6、TNF-α 等炎性细胞因子,导致肝细胞炎症和变性坏死,加重肝细胞受损。

免疫损伤和细胞凋亡是机体清除 HBV 的一种防卫机制。通过溶解感染 HBV 的肝细胞,使 HBV 得到清除,肝细胞病变得到修复。

2. 体液免疫介导的免疫病理损伤　在急、慢性乙型肝炎患者血循环中,可检出 HBsAg 及抗 HBs 或 HBeAg 及抗 HBe 的抗原抗体复合物。这些复合物如沉积于周围组织的小血管壁,可引起Ⅲ型超敏反应,临床上出现各种相关的肝外症状,主要表现为短暂发热、膜性肾小球肾炎、皮疹、多发性关节炎及小动脉炎等。如果免疫复合物于肝内大量沉积,引起毛细血管栓塞,诱导 TNF 的产生而导致急性肝坏死,临床表现为重症肝炎。

3. 自身免疫所致的损伤　HBV 感染肝细胞后,在肝细胞表面不仅有病毒的特异性抗原表达,还会引起细胞表面自身抗原的改变,暴露出膜上肝特异性脂蛋白抗原(liver specific protein,LSP)和肝细胞膜抗原(LMAg)。LSP 和 LMAg 可作为自身抗原诱导机体产生自身抗体,通过 NK 细胞介导的 ADCC 效应引起自身免疫应答,或通过 CTL 的杀伤作用或释放细胞因子的直接或间接作用损害肝细胞。

4. 病毒致机体免疫应答低下　HBV 感染后,产生干扰素的能力下降,且使靶细胞的 MHC-Ⅰ类抗原表达低下。如靶细胞 MHC-Ⅰ类抗原表达低下,则 CTL 作用减弱。此外,感染 HBV 后机体 IL-2 产生减少,这与 HBV 可在淋巴细胞中存在有关。幼龄感染 HBV 后,因免疫系统尚未发育成熟,可对病毒形成免疫耐受,从而不出现或仅出现低度的抗病毒体液与细胞免疫,病毒可长期存在于体内。

5. 病毒发生变异　HBV 的 pre C 基因可发生变异,从而不能正确转译出 HBeAg,使病毒逃逸机体对 HBeAg 的体液与细胞免疫。近年来还发现 HBV pre C 区及 C 区的变异株可引起暴发型肝炎。

HBV 的致病机制仍有许多问题有待深入研究,如 HBV 在肝细胞内的存在方式、其不同表达产物所导致的免疫应答及对细胞内信号传导的影响、对细胞凋亡的调控作用等。

七、疫苗的制备及检定

乙肝疫苗根据用途分为预防性疫苗和治疗性疫苗。预防性乙肝疫苗免疫对象是健康人群,通过预防性疫苗的接种起到预防 HBV 感染的目的。治疗性乙肝疫苗的应用是针对慢性乙肝患者或 HBV 携带者,该类疫苗通过生物技术增强 HBV 抗原的免疫原性,从而有效刺激慢性乙肝患者或 HBV 携带者的免疫系统,打破其免疫耐受,特异性地抑制和清除病毒,达到治疗的目的。预防性乙肝疫苗包括血源疫苗、重组蛋白疫苗和 DNA 疫苗等;治疗性乙肝疫苗包括重组蛋白疫苗、DNA 疫苗和细胞类疫苗等。

20 世纪 70 年代末,Maupas 和 Hilleman 研究开发亚单位血源疫苗,而我国从 1978 年开始研究血源疫苗。美、法两国于 1982 年相继批准乙肝疫苗生产。我国于 1983 年通过了小试鉴定,1985 年批准大批量生产,疫苗质量已达到了国际先进水平。

1982 年,Summers 和 Mason 发现 HBV 聚合酶将 RNA 中间体逆转录为不完整且松弛的环状 DNA(rcDNA),随后将其转化为宿主细胞核中的 cccDNA 和模板病毒转录。这些开创性的发现将 HBV 置于实验平台上,从而开启了 HBV 分子生物学的时代,导致重组 HBV 疫苗的开发。该疫苗仅由小的(S)HBV 包膜蛋白组成,它代表了有史以来第一种基于重组 DNA 技术的疫苗。分子生物学的发展,开辟了用基因工程的方法来制备乙肝疫苗的途径。已经证明用基因工程方法制备的乙肝疫苗免疫人群,可得到与血源疫苗同样的免疫效果。

（一）乙肝血源疫苗的制备与检定

1. 乙肝疫苗的制备　采集固定献血人员的乙肝阳性血浆，供血人应为无症状携带者，经体检无严重疾病及过敏史。HBsAg 滴度应在 1∶8 以上，血浆要进行无菌试验和外源病毒检查，如 HIV、HCV 等。经过一系列检查证明安全时，该血浆才可用于制备疫苗。

第一步为乙肝抗原的粗提纯。将阳性血浆加钙脱纤维，随之加入饱和硫酸铵，当硫酸铵饱和度达到 40%～45% 时 HBsAg 和其他球蛋白盐析出来，而白蛋白不能析出，通过离心可以去除。此步骤可去除 60% 的蛋白质。

第二步为主要通过超离心技术精提纯乙肝抗原。这是乙肝疫苗制备的关键技术。超离心的基本原理是根据物质在离心场中的行为不同分离物质的。HBsAg 的纯化过程通常先用等密度区带离心，后用速率区带离心。HBsAg 通过粗提、精提之后，可去除 99.9% 的杂蛋白质，还有 0.1% 的杂蛋白可通过灭活程序去除。

第三步是灭活，除菌过滤及佐剂吸附。灭活分三步：首先胃酶消化，是去除杂蛋白及细菌的主要步骤；再进行尿素处理，该步骤可打开蛋白质分子氢键，当去除尿素后蛋白质分子即恢复，该步骤是为进一步灭活细菌和病毒；其后加入甲醛以保护抗原。除菌过滤后加 Al(OH)$_3$ 佐剂，使 HBsAg 吸附到 Al(OH)$_3$ 佐剂上，以提高免疫原性。

2. 乙肝血源疫苗的检定　血源疫苗检定项目近 40 项，包括血源、半成品及成品各部分，具体有如下内容：无菌试验、毒性试验、电镜检查、聚合酶检查、总蛋白检查(Lowry)、特异蛋白检查(HBsAg)、外源蛋白检查(PAGE)、多肽检查(SDS-PAGE)及其他化学检查等。另外还有小鼠效力试验、易感人群的免疫性及安全性检定等。

（二）酵母细胞乙肝基因工程疫苗制备与检定

1. 酵母细胞的制备　酵母重组疫苗最早由美国 Merck Sharp & Dohme(MSD)公司在 1986 年首先研究成功，亦称 HB-Vax-DNA 疫苗。其后比利时 Smith Kline Beecham(SKB) 生物制品公司在酿酒酵母中表达成功。这两种疫苗相继在市场上投入使用。另外，1991 年 Kuroda 等发展了一种含 S 和前 S2 的酵母表达系统，这个系统又叫 TGP-943 疫苗，该疫苗可使无应答者产生应答。当前我国的乙肝疫苗以国产重组酵母类型为主。酵母重组乙肝疫苗是一种包含有 HBsAg 亚单位疫苗，其采用现代生物学技术将 HBsAg 基因进行分子生物学构建，克隆进入啤酒酵母中，通过培养这种重组的酵母来表达乙肝表面抗原亚单位。

由酵母表达的 HBsAg 颗粒大小与血源疫苗一样均为 22nm，通过 SDS-PAGE 分析多肽成分，仅有 23 kDa 分子质量带。它不合成 28 kDa 的糖化带，故在电泳上仅有一条带。

2. 酵母细胞疫苗的检定　酵母细胞疫苗的检定包括种子批检定、疫苗半成品和成品检定等，有数十项。除了一般常规检查外，还有如下各项检定：① 质粒保有率试验，平板复制法测试的质粒保有率不低于 95%，生产批质粒保有率不低于 90%；② SDS-PAGE 检测主蛋白带 P24 分子质量应在 24～25 kDa 之间；③ 免疫印染法不得查出国家认可之外的酵母蛋白；④ 高压液相色谱法 HBsAg 含量不得低于 99.0%；⑤ 细菌内毒素试验应小于 10 EU/mL；⑥ 效力检定按规程计算，ED$_{50}$ 应不高于 1.5 μg；⑦ 其他还有吸附完全性试验、冰点试验等。

（三）哺乳动物（CHO）细胞基因疫苗的制备和检定

最早应用的哺乳动物表达细胞是 CHO,由猴病毒 SV40 启动子控制表达 HBsAg。CHO 细胞为哺乳动物中的中国仓鼠卵巢细胞,因该细胞分化程度较低,适于基因的表达。但哺乳动物细胞对培养条件的要求都很高,而且传代细胞在培养过程中存在着潜在的致癌因子,所以在大规模的生产中受到一定的限制。基本原理是将 HBsAg 基因片段组建到含有 SV40 早期启动子质粒中,转化 CHO 细胞得到高表达的重组体,通过培养 CHO 细胞使 HBsAg 分泌到培养液中。目前国内部分厂家使用该系统,表达量为 $2\sim5$ $\mu g/mL$。该系统的最大优点是用传代细胞可以一次培养多次收液,如能克服杂菌则可获得较多抗原。收集培养液,采用半饱和硫酸铵沉淀粗提纯,然后用溴化钾超离心,超过滤后经疏水柱层析或凝胶过柱,以获得纯化抗原。经除菌过滤后加入 $Al(OH)_3$ 佐剂。这种方法表达的 HBsAg 颗粒大小也为 22nm,在 SDS-PAGE 上有 23 kDa 和 28 kDa 两条分子质量带,有时还有 30 kDa 带,即所谓双糖化带,其意义有待研究。

关于 CHO 疫苗系统的检定,其方法基本与酵母细胞疫苗相同,但个别项目是 CHO 细胞系统独有的,如:① 牛血清残留量的检定:一般使用 RPHA 或 RIA 的方法,牛血清蛋白残留量不高于 50 ng/mL;② 检查主蛋白带:在 SDS-PAGE 中,除 23 kDa 和 27 kDa 蛋白带外,还可有 30 kDa 蛋白带及 HBsAg 二聚体蛋白。

（四）乙型肝炎 DNA 疫苗

HBV DNA 疫苗属基因疫苗,是指将编码某种抗原蛋白的重组质粒载体直接导入机体细胞后,通过宿主细胞的转录系统表达蛋白抗原,诱导相应的体液和细胞免疫应答。DNA 疫苗巨大的潜能和独特的优点使之成为新一代 HBV 疫苗。乙肝 DNA 疫苗在小动物实验中显示出理想的免疫保护效果,但是在大动物中却不能诱导出显著的免疫应答,这是 DNA 疫苗技术在当前所面临的共同的重要问题。将相关的细胞因子基因插入 HBV 的 DNA 疫苗的载体中去,可使 DNA 疫苗的免疫反应提高数十倍,这预示着乙型肝炎 DNA 疫苗有诱人的应用前景。

（五）细胞类疫苗

目前主要有树突状细胞（dendritic cell,DC）疫苗和 T 细胞疫苗。研究证实,在 HBV 感染中存在抗原提呈功能的缺陷,特别是 DC 功能的缺陷会导致感染 HBV 后成为 HBV 携带状态。在体外用抗原致敏 DC,再回输体内,或将抗原多肽基因导入 DC,可有效诱导特异性 CTL 反应。另有研究通过取 CHB 患者血液制备的 HBsAg/HBcAg-DC 细胞与自体 T 淋巴细胞共培养,以评估 DC 特异性免疫调节的能力。该试验证明,负载 HBsAg/HBcAg 抗原的 DC 疫苗能诱导 CHB 患者自体 T 淋巴细胞增殖和抗原特异性的 CTL 应答。利用 DC 的这种免疫功能或与细胞因子诱导的杀伤细胞（cytokine-induced killer cells,CIK 细胞）可有效清除 HBV,显著改善 CHB 患者的肝功能及细胞免疫功能,且联合 IFN 疗效更佳。

T 细胞疫苗是指用于治疗肿瘤、病毒性疾病和自身免疫性疾病的 CTL。近年来发展的利用基因改造技术表达特异性 CAR 的 T 细胞疫苗,因更具靶向性和杀伤活性而引人关注,可能为 CHB 治疗开创出新局面。Qasim 通过基因修饰从患者自体细胞构建了嵌合 HBsAg 修饰的 T 细胞,用于治疗 HBV 感染导致的肝癌,患者体内 HBsAg 水平显著降低,未发生肝脏炎症或其他毒性,确认了嵌合 HBsAg 受体修饰的 T 细胞疗法对肝癌治疗的可行性。

（六）其他重组乙肝疫苗

韩国绿十字公司研究生产的 Hepavax-Gene 重组 DNA 疫苗,韩国 LG 化中公司研究生产的 Envax B 重组 DNA 疫苗,均已在国内外广泛使用。古巴也研究生产了一种叫 Enivac HB 的重组 DNA 疫苗,并在古巴国内广泛使用。

北京生物制品研究所曾开发一种重组痘苗病毒乙肝基因工程疫苗,因痘苗病毒是 185 kb 的大分子 DNA 病毒,能较容易地插入外源病毒基因。重组痘苗病毒疫苗就是借助痘苗病毒这种特性,先将含有 P7.5 痘苗病毒启动基因的质粒与另一个含有 HBsAg 基因质粒重组,构建成表达载体,通过痘苗病毒在鸡胚细胞中增值,HBsAg 可分泌到细胞外,其表达量仅有 1 μg/mL。提纯工艺近似血源疫苗,表达产物与血源疫苗一致。虽然人群免疫效果较好,但由于该系统表达量较低,且工艺复杂,无法大规模生产。

用杆状病毒重组 DNA 技术表达乙肝表面抗原或 S 前体的基因也已成功,但由于表达量很高,而且是昆虫细胞培养,这种疫苗的制造成本很低。另一种途径是利用能表达重组 DNA 的 HBV 病毒抗原的减毒沙门氏杆菌来作为疫苗。

（七）疫苗免疫效果

1. 乙肝疫苗使用方法及注意事项　疫苗免疫的主要对象是婴幼儿及小学生,成年人接种疫苗,随着年龄的增长到 40 岁以上免疫效果有所下降。此外,也应用于与乙型肝炎密切接触的高危人群,如血友病患者、肾透析病人和工作人员、牙科、外科及检验室工作人员、家庭密切接触者等。

根据疫苗种类不同,一般易感人群的疫苗使用剂量为 10 μg 和 20 μg 两种,婴幼儿用量低些,成年人用量则较高。对于高危人群则需要加倍剂量。关于免疫方案一般使用 0 个月、1 个月、6 个月程序,亦有用 0 个月、1 个月、2 个月、12 个月 4 针方案者。注射部位为上臂三角肌肉内。本疫苗不宜用于有严重疾病、传染病、发热及有过敏史者,以免出现合并症。

2. 乙肝疫苗对易感人群的免疫效果　乙肝疫苗对所有易感人群均有免疫效果,根据我国和国际上使用血源疫苗和基因疫苗的免疫效果来看均十分理想。各种疫情使用 10 μg,免疫三针,抗- HBs 阳转率均可达到 93%～100%。各类基因疫苗结果也都类似。

3. 乙肝疫苗母婴阻断效果　双阳性母亲(HBsAg 和 HBeAg 阳性)对新生儿传播率是很高的,一般可达到 80%～90%,是乙型肝炎传播的主要方式之一,也是乙肝疫苗使用的主要对象。疫苗需要加大剂量到 20～30 μg,才能提高阻断率。如果第 1 针同时加入高价免疫球蛋白(HBIG)能较大地提高免疫效果。HBIG 的使用剂量一般为 100～200 IU/mL。

血源疫苗 30 μg 或 20 μg＋HBIG,或基因疫苗 5～20 μg＋HBIG,母婴阻断率均可达到 80%以上。大剂量疫苗对其他高危人群也可得到较好效果。

4. 乙肝疫苗免疫持久性　一项研究表明,婴幼儿免疫已追踪 5 年者,370 人抗- HBs 阳性率在 81%～96%之间;已追踪 6 年者 262 人抗- HBs 阳性率为 72%～74%。这 600 余人在 5～6 年中未出现一例 HBsAg 阳性。在上海市新生儿乙肝疫苗免疫 11 年后共检查 3 878 人,查出

HBsAg 阳性 25 人,平均带毒率为 0.65%,说明免疫后保护效果十分理想。对双阳性母亲的婴儿接种后已追踪 9 年的研究显示,610 人抗- HBs 阳性率 51%~59%,HBsAg 阳性者占 2.3%,说明部分接种疫苗者抗体消失后可重新感染该病毒。因此主张在常规免疫后 6~7 年加强免疫 1 针,此时抗- HBs 阳性率可以恢复到 98%,从而延长免疫保护力。

5. 关于疫苗免疫无应答反应　造成疫苗无效的原因主要有以下几方面:① 免疫因素:当前有研究发现,无或弱应答者辅助性 T 细胞与诱导性 T 细胞的比值显著降低。Th1 细胞数明显减少,导致 α 干扰素、白细胞介素- 2 分泌下降,不能介导正常的细胞免疫应答。② 疫苗因素:抗原纯度、佐剂、灭活方法、贮存条件等均会对疫苗造成影响。③ 机体因素:性别、年龄、体重和遗传等方面的因素会对疫苗造成影响。④ 接种情况:接种的时间、途径、剂量、次数等会造成免疫无效。研制新型乙肝疫苗时可以使用优化的免疫辅助因子,如干扰素、CpG、PADRE 等,与前 S 和 S 抗原联合免疫,并针对机体的遗传及免疫因素,通过研究新型佐剂,改良疫苗,调节机体免疫,增强前 S 和 S 抗原的免疫原性。HBV 易突变,其基因变异株能够逃逸机体的免疫反应,含前 S 基因在内的多个特异性表位组成的多价苗可以避免这种情况的发生。

6. 疫苗免疫的不良反应　大量资料证明乙肝疫苗接种者大部分人无症状或反应轻微,注射局部有红润、注射侧肌肉有酸痛或低热;1~2 天可消失。但也有一小部分人有较严重的不良反应。据 Grotto 等报道并综合其他材料,反应形式包括:

(1) 急性反应:在注射 30 min 内,颈、胸部出现急性荨麻疹;

(2) 皮肤反应:发生结节性红斑;

(3) 风湿性反应:发生关节炎;

(4) 其他严重不良反应:如脉管炎、系统性红斑狼疮(SLE)、血液学反应、眼科反应及神经系统脱髓鞘病等。

(八) 问题与展望

乙肝疫苗免疫各种易感人群都很有效,但在应用中仍然存在诸多问题,如 DNA 疫苗进入人体后安全的不确定性、目前乙型肝炎疫苗接种次数多所带来的不便,对于常规接种者仍有 5%~10% 无应答或弱应答者,其机制尚不明确。在婴幼儿时期,因为各种疫苗都集中在该年龄段进行免疫,儿童打针次数较多,增加了痛苦,研究口服途径的疫苗及多种疫苗联合是需要努力的研究方向。

1. 乙肝免疫治疗存在的问题及解决方案　乙型肝炎蛋白类疫苗是外源性抗原,进入机体后,大部分抗原被抗原提呈细胞摄入至细胞浆中,水解为小的抗原肽片段后与 MHC-Ⅱ类分子结合,形成稳定的抗原肽 MHC-Ⅱ类分子复合物,提呈给 CD4[+]T 淋巴细胞,诱导以 Th2 型为主的体液免疫应答,不能激发较强细胞免疫反应,故不能完全杀灭肝细胞内病毒。蛋白类疫苗还往往须借助佐剂(铝等)或多次注射来加强免疫效果,在给机体带来不良反应的同时,也会造成机体免疫耐受。

DNA 疫苗的优点在于内源性抗原的表达、修饰及合成在宿主细胞内进行,并通过 MHC-Ⅰ类抗原复合物方式提呈,能更有效诱导机体特异性 CTL 活性。但由于裸 DNA 细胞转染率低,存在免疫反应起效慢、持续时间短、效果较弱等缺点。

据报道,乙型肝炎患者体内记忆性 T 淋巴细胞,尤其是中央记忆性 T 淋巴细胞的形成和维持有利于 HBV 感染的控制和病毒清除。因此先给予 NUCs,有效降低病毒载量或体内抗原负荷,在此基础上再免疫接种治疗性 DNA 疫苗,可能有利于 T 淋巴细胞免疫抵抗细胞内感染病原体,这对于 CHB 的临床治疗具有重要的价值和广阔的应用前景。针对 HBV 治疗性疫苗的问题和技术瓶颈,可采用的解决方法如下:① 采用电脉冲技术辅助 DNA 疫苗增加质粒转染率; ② 采用细胞因子(如 IL-2、IFN γ 或 IL-12)为佐剂增强免疫效果;③ 应用有利于中央记忆性 T 淋巴细胞形成和维持的治疗性疫苗研发策略。

2. 关于口服疫苗的研究 美国 Roswell Park 癌症研究所和 Cornell 大学研究所正在试验一种新型生物工程口服乙型肝炎疫苗。这种疫苗是将 HBsAg 基因片段插入土壤杆菌质粒中,然后将重组后的土壤杆菌导入一种土豆变种(Frito lay)的基因组中,转基因土豆在表达自身蛋白时也表达 HBsAg 蛋白。这种转基因土豆经服用后进入肠道,经吸收进入淋巴结,启动免疫系统导致抗体形成。对口服疫苗进行了 I 期临床试验,评估该疫苗的免疫原性和安全性,但尚未见试验结果的报道。

此外,有报道将 HBsAg 基因经过重组导入番茄并在番茄中表达,也有人将 HBsAg 基因导入香蕉并在香蕉中进行表达,今后只要吃番茄、香蕉等便可得到乙肝免疫,是一种很理想的免疫方式,相关研究还在探索中。

重组口服腺病毒乙肝疫苗,系将 HBsAg 基因插入 7 型腺病毒(AD7)基因组的 E3 区,在人细胞 A-549 中重组并进行表达,表达产物进行纯化制成疫苗,但经口服未产生抗-HBs 抗体,可能与口服剂量不足有关。

3. 有关联合疫苗的研究

(1) 甲乙肝疫苗的联合:有人用 SKB 公司生产的 Twinrix 含甲肝苗 720 U 与乙肝苗 20 μg 制成联合疫苗,试用 0 个月、6 个月两针法免疫 1~11 岁儿童共 237 人,以抗-HAV>33 mIU/mL 和抗-HBs>10 mIU/mL 为阳性。免疫后抗-HAV2 个月时大于 90%,7 个月为 100%,抗体水平为 11 543 mIU/mL;第 7 个月抗-HBs 为 98.5%,抗体水平为 8 056 mIU/mL,免疫效果良好。

(2) 乙肝疫苗与百、白、破三联疫苗的联合:SKB 公司生产的 Trinrix-HB(DTP-HB)和 Infanrix-HB(DTaP-HB),前者为全细胞百日咳、白喉及破伤风与乙肝的四联疫苗;后者为无细胞百日咳四联疫苗。总的说来,这些疫苗是安全有效的。

(3) 以四联疫苗为基础与其他疫苗的联合:有人对易感新生儿进行试验,103 人接种 DT 和 OVP,105 人接种 DT+OVP+YHB 联合疫苗,35 人接种 YHB。免疫前与免疫后一个月检查血标本,结果表明单独接种与联合疫苗接种抗体应答无区别。1997 年 Edwards 等报道发展了 DTPa+HB+IPV 多价联合疫苗,该疫苗经人群免疫证明效果良好。其他学者还发展了 DTP-HB-Hib,DTP-HB-Hib-IPV 等联合形式。

4. 提高疫苗的免疫原性 一般认为疫苗中含有前 S1 和前 S2 可提高疫苗的免疫原性,目前在国际上出售的乙肝疫苗中除法国 Gen-HevacB 疫苗含有 S 和前 S2 之外,其他 MSD 和

SKB 公司生产的基因疫苗均不含前 S 抗原成分。人们又把含有前 S1 和 S2 的疫苗叫作第三代疫苗。

新型佐剂也是提高疫苗质量的重要途径。有人研究了 MF59 的新型佐剂,它是一种包含有沙烯与表面活性剂制成的可代谢的油水乳化剂,在乳化过程中形成了稳定的、形状一致的小滴剂。这种新型佐剂明显好于 Al(OH)$_3$ 佐剂。

虽然有效的 HBV 疫苗已经研制成功,但主要由于价格的因素,现在还不能在发展中国家普及使用。另外,目前的疫苗对于免疫治疗 HBV 长期感染者并不理想。因此,研制更加低廉而高效以及具有治疗作用的疫苗仍是一个艰巨的任务。

第二节　丙型肝炎病毒疫苗

一、概述

20 世纪 70 年代早期,丙型肝炎病毒(hepatitis C virus,HCV)被确定是一种主要的肠道外传播的非甲非乙型肝炎病原体。据估计,全球范围内约有 2 亿人感染 HCV。1989 年,Choo 等在实验感染 PT - NANBH 的黑猩猩血浆中首次应用分子克隆技术获得了本病毒的 cDNA 克隆,并测定了约 70％的基因序列,命名为丙型肝炎病毒。1991 年 HCV 被归类于黄病毒科丙型肝炎病毒属,由它引起的肝炎称为丙型肝炎。

二、基因结构与流行病学

(一)基因结构

HCV 属黄病毒科丙型肝炎病毒属,为单股正链 RNA 病毒,基因组全长 9 600 个碱基对(bp),含有 1 个开放的编码区(OFR),可编码一个多聚蛋白前体,该蛋白前体由宿主和病毒的信号肽酶剪接成 3 个结构蛋白(核心蛋白、E1、E2)和 7 个非结构蛋白(NS1、NS2、NS3、NS4A、NS4B、NS5A、NS5B),NS1～NS5 区编码非结构蛋白及酶类。不同病毒分离株的基因组长度有所差异。HCV 的 5'非编码区(5'-noncoding region,5'NCR)核苷酸序列在基因组中最保守,该区靠近启动子的上游有一个内部核糖体进入位点(internal ribosome entry site,IRES),其对病毒基因组表达起着调节作用。在非编码区之间,有一 ORF,位于基因组中央,编码一条 3 010～3 033 个氨基酸的多聚蛋白前体。该前体蛋白在翻译的同时或翻译后在病毒蛋白酶及宿主信号肽酶作用下,被切割为病毒的结构蛋白及非结构蛋白。HCV 基因组 3'端非编码区(3'NCR)核苷酸序列及长度变异较大,目前功能尚不确切。

HCV 最大特点为基因组的高度变异性,其变异主要表现在基因型、亚型、准种及株等四个层面。HCV 基因分型是根据其核苷酸序列的同源性以及彼此间的进化关系确定的。用于分型的基因区域和方法有多种,但公认的为 Simmonds 等建立的分型法。该法基于 HCV NS5 区基因序列及进化关系将 HCV 分为 6 个基因型(用阿拉伯数字表示),型内再分亚型(以英文小写字母表示),即 1a、1b、1c、2a、2b、2c、3a、3b、4a、5a 和 6a 等 11 个基因亚型。欧美流行株多为 1a、1b、2a、2b 和 3a,亚洲和我国流行的以 1b、2a 和 2b 为主。

HCV 基因组两端的非编码区及编码核心蛋白和 NS4b 的区域是 HCV 基因组中最保守的区域,而编码包膜蛋白、NS2 和 NS5a 的区域则是其基因组中变异最大的区域。HCV 基因型、基因亚型及特定基因亚型内基因组全序列的同质性分别为 65.7%～68.9%、76.9%～78.1%及 90.8%～99%。

HCV 基因组中 E1/E2 区易发生变异,特别是 E2 区 N 端 HVR1 高度变异,导致 HCV 易于逃避宿主免疫应答。E2 区内有 2 个高变区(hypervariable region,HVR),与 HCV 的免疫逃逸机制有关。由于 E2 区不断变异形成许多核酸序列不同的 HCV 变异株,表现为同一感染者体内同时存在同一基因型的不同变异株,由此形成的 HCV 同一基因型内不同基因异质性群体称为 HCV 准种(quasispecies)。这种基因变异与丙型肝炎易发展为慢性肝炎、易形成免疫逃逸株及疫苗研制困难等密切相关。

(二)流行病学

HCV 传播的主要途径是血源性感染,包括输入治疗用血液制品(输血、输血浆衍生物、注射免疫球蛋白)、吸毒者静脉注射毒品、垂直传播、性传播、在血液透析过程中院内病人间的交叉感染、在偶发事故中由于针刺导致的病人对卫生工作者的感染等。

HCV 感染可引起急性肝炎,但症状较轻,易发展为慢性肝炎,或发现时已呈慢性,部分患者可发为肝硬化或肝癌。此外,HCV 感染可能与扩张性心肌病、心肌炎以及糖尿病等发病有关。2011 年以前,丙肝的治疗主要以长效干扰素(Pegylated Interferon)和利巴韦林(Ribavirin)联合治疗为主,但效果不甚理想,仅对 50%的患者有效。虽然抑制 HCV 蛋白酶或聚合酶的小分子新型抗病毒药物(DAAs)有更好的疗效,但是其费用高。有些 HCV 感染患者无明显的临床症状,导致其病毒在高危人群中持续传播,因此,通过 HCV 疫苗的研制阻断该病毒的传播势在必行。

三、致病机理

本病潜伏期 2～17 周,平均 10 周,但输血或血制品引起的丙型肝炎潜伏期短,慢性丙型肝炎症状轻重不一,约有 20%患者可逐渐发展为肝硬化或肝癌。

目前认为 HCV 的致病机制包括病毒对肝细胞的直接损害、宿主的免疫病理损伤以及细胞凋亡导致肝细胞破坏等三个方面。HCV 直接致病作用可能是病毒在肝细胞内复制,导致肝细胞结构和功能的改变,或病毒干扰细胞蛋白质的合成,引起肝细胞变性、坏死等急性病理改变,使肝细胞膜对转氨酶的通透性增加。实验证明,免疫因素是肝细胞损伤致病的重要机制。如 CTL 攻击病毒感染的靶细胞所致的肝细胞损伤在慢性 HCV 感染中占重要的作用。另外,丙型肝炎患者血液中 TNF-α、sIL-2R 等细胞因子水平明显增高,可介导细胞受损。Fas 介导的细胞凋亡在 HCV 致病机制中也起一定的作用,可能是因为 HCV 刺激肝细胞大量表达 Fas 抗原,同时被激活的 CTL 大量表达 Fas 配体,二者结合导致肝细胞凋亡。一般情况下,这种激活引起的细胞凋亡有利于 CTL 清除 HCV 感染的细胞。但如果 Fas 基因表达过度,则会引起过多肝细胞损害,严重者可导致暴发性肝炎和急性肝坏死等。

　　HCV 感染后,患者体内先后出现抗- HCV 的 IgM 型和 IgG 型抗体,但出现时间较晚,感染后平均 82 天才出现抗- HCV 抗体。由于在同一个体内 HCV 感染存在并不断出现大量的 HCV 准种,即不断出现 HCV 的免疫逃逸株,故抗- HCV 抗体的保护作用不强。在免疫力低下人群中,HBV 和 HCV 可同时感染,常导致疾病加重。

四、疫苗研究

　　超过 75% 的急性丙肝患者会变成慢性丙肝病毒携带者,即慢性丙肝患者。10%～20% 的慢性丙肝患者会发展成为肝硬化,导致肝功能丧失。1% 的慢性丙肝患者会发展成为肝癌。在美国每年仍有 36 000～15 万经由其他途径感染的新病例产生。慢性丙肝最有效的治疗方式是 α-干扰素合并 Ribavirin 给药,然而仅有 38%～48% 的病人可以从此治疗方法中获益。因此,非常需要发展一种能够具有治疗及防护作用的疫苗。丙型肝炎的疫苗可分为预防性疫苗和治疗性疫苗。预防性丙肝疫苗包括重组蛋白疫苗、多肽疫苗和 DNA 疫苗等;治疗性丙肝疫苗包括重组蛋白疫苗、DNA 疫苗和细胞类疫苗等。

　　临床研究显示,慢性丙肝患者体内病毒的清除与其体内 CTL 频率的增加直接相关,这些结果为 HCV 疫苗的发展提供了一线希望。发展一种可以增强 HCV 特异性 Th1 免疫反应的疫苗,特别是那些 HCV 非结构蛋白特异性 Th1 疫苗,在克服丙肝感染过程中应具有优先地位。

五、疫苗种类

　　1. 重组蛋白疫苗(recombinant protein-based vaccines)　重组蛋白疫苗的原理是分离编码靶蛋白的基因并在细菌、酵母或者哺乳动物细胞中进行表达,并分离、纯化该重组蛋白。这类重组蛋白具有 HCV 特定的保护性抗原表位,可诱导机体产生中和性抗体和 T 细胞应答,是 HCV 疫苗设计的传统方法。GI 5005 是一种治疗性的蛋白疫苗产品,它是由加热灭活的酵母细胞改造而来,同时混合了 NS3 和核心蛋白,可以诱导强烈的 T 细胞应答。Torresi 等研究表明,GI 5005 具有良好的耐受性,且能诱发明显的特异性 T 细胞免疫应答。目前,GI 5005 联合标准疗法(SoC)的方案正在开展 II 期临床试验,研究结果还未见公布。

　　2. 多肽疫苗(peptide-based vaccines)　多肽疫苗是按照病原体抗原基因中已知或预测的某段抗原表位的氨基酸序列,通过化学合成技术制备的疫苗。丙肝多肽疫苗经由疫苗肽链,通过 HLA 分子识别,把信息传递给 T 细胞受体,诱导 HCV 特异性 T 细胞免疫。它能通过多个表位来诱导 CTL 和 Th 免疫应答来防止免疫逃逸。一般情况下,这些疫苗免疫原性较弱,通常需要联合佐剂来使用。IC41 是一种多肽疫苗,这种疫苗含有 5 种合成肽,包括 1 型和 2 型 HCV 核心抗原和 NS3、NS4 蛋白上的 4 个保守区,另外还包括 4 个已知的 HLA-2A 抗原表位及 3 个杂合 CD4$^+$ T 细胞表位,再配以 poly - L - arginine 作为佐剂。研究发现,接种该疫苗的慢性 HCV 感染者体内,虽然 T 细胞应答强度没有变化,但是病毒载量显著下降。

3. 细胞培养疫苗　2005 年开发的丙肝病毒感染细胞培养系统为丙肝疫苗的研究提供了很大帮助。细胞培养的选择由 HCV 复制的许可性和世界卫生组织细胞培养标准的依从性控制。因此,病毒株的选择应基于部分或全部 HCV 包膜区域保守表位的多个病毒株。保守的表位既能诱导中和抗体,又能诱导 CD4$^+$ 和 CD8$^+$ 细胞的多特异性细胞免疫反应。一个针对传染性 HCV 颗粒的细胞培养系统最近被建立。逆转录病毒 HCV 伪病毒(HCVpp)和重组细胞培养衍生 HCV(HCVcc)已被成功地用于研究该病毒的抗体功能。通过体外实验表明,抗体中和作用的发挥主要针对丙型肝炎病毒的包膜蛋白。最近,在小鼠身上的实验研究表明,免疫与细胞培养获得的丙型肝炎病毒可诱发丙型肝炎中和抗体,为丙型肝炎疫苗的生产提供了新的思路。

4. DNA 疫苗(DNA-based vaccines)　质粒 DNA 通过编码具有免疫原性的 HCV Core、E1、E2、Core/E1/E2 或 HCV - NS 蛋白,诱发机体产生特异性体液免疫应答和细胞免疫应答。针对 HCV 不同功能区基因构建 DNA 疫苗及结合不同免疫方案可达到提高免疫的效果。

用编码 HCV 被膜蛋白 E2 的质粒免疫大猩猩后,尽管大猩猩对相同 HCV 病毒株的攻击没有防护作用,但可以促进大猩猩从病毒感染中康复,而未经免疫的对照动物则发展为慢性丙肝。当用编码 HCV 核心蛋白的质粒 DNA 免疫小鼠时,单次注射产生的免疫反应可被三周后的再次注射所加强。当用编码 HCV 蛋白的质粒免疫猴子时,需要多次加强免疫注射,以获得足够的免疫反应,表明优化的免疫方案在小鼠与灵长类之间有显著的差异。

有研究显示,用编码 E2 的 DNA 进行初始免疫、用重组 E2 蛋白进行加强免疫,能成功诱发很强的 E2 特异性 IgG2a 及 CTL 反应,并对经过基因修饰、能够表达 HCV E2 蛋白的 CT26 肿瘤细胞的攻击具有防护作用。以 NS3 为靶标,DNA -蛋白质复合免疫所产生的 NS3 特异性免疫反应大大强于 DNA 单独免疫。在 Balb/c 小鼠肝内接种编码 HCV 核心蛋白和被膜蛋白的质粒,能有效诱导 HCV 特异性 CTL 反应。若用含有 HCV 核心蛋白及 E1 基因的重组腺病毒免疫小鼠,能够引起此两种蛋白特异性 CTL 并持续至少 100 天,而腺病毒的主要靶器官是肝脏。

5. 病毒载体疫苗(viral vector-based vaccines)　通常的 DNA 免疫方式是肌内注射,而肌内注射的裸露质粒 DNA 在它们进入细胞前,可被胞外的核酸酶降解,影响其免疫效果。因此,各种载体系统被尝试用来介导 DNA 免疫。

通过重组病毒载体的基因疫苗接种已被证明可诱发抗病毒 T 细胞免疫应答,其中最具发展前景之一的病毒载体疫苗为 TG4040,这是一种非复制经修饰的安卡拉牛痘病毒疫苗(MVA),主要编码 HCV 非结构蛋白 NS3、NS4、NS5B。

病毒载体能够介导高效的基因转移。经过修饰的重组病毒载体,诸如痘苗病毒、逆转录病毒、单纯疱疹病毒及腺病毒,已被证明是介导体内基因转移的强有力工具。与逆转录病毒相比,腺病毒不会整合进入宿主的染色体,并具有高水平的瞬时基因表达。已证明表达 HCV 核心蛋白和 E1 的重组缺陷型腺病毒具有介导基因转移的能力。腺相关病毒(AAV)是 DNA 疫苗的另一优良候选载体,其复制需要腺病毒或 HSV 的辅助。相对于传统病毒载体,AAV 无致病性,只有极低的免疫原性。安全性永远是使用病毒载体所需考虑的首要因素,在人体 DNA 疫苗的试验中,使用病毒载体需要进行大量的药理和毒理实验。潜在的体内重组和病毒载体与宿主基因组的整合都需要仔细考虑,任何一种可能性都将给受者带来极大的灾难。

6. 树突状细胞疫苗 树突状疫苗的原理是 HCV 抗原负载的树突状细胞能够诱导体内强烈的免疫应答。实验研究显示,NS5a mRNA 转染的树突状细胞疫苗和 NS5a 负载的树突状细胞疫苗诱导的机体 CD4$^+$ 和 CD8$^+$ T 细胞免疫反应显著强于 NS5a DNA 转染的树突状细胞疫苗和 NS5a 蛋白。另有实验证实,针对 HCV 的多表位疫苗负载的树突状细胞能够引起慢性 HCV 病人体内广泛的免疫反应并有效清除病毒载量。

7. 佐剂与 HCV 蛋白质疫苗 HCV 疫苗的发展途径之一是寻找有效的诱导 Th1 细胞反应的佐剂。ISCOM 是一种 40nm 大小的笼式结构,由来源于一种皂树属的皂苷、胆固醇和磷脂组成,抗原通常包被在笼式结构的中心。利用 ISCOM 吸附 HCV 核心蛋白,制备出大小为 1mm 的核心蛋白-ISCOM 复合体粒子,此核心蛋白-ISCOM 复合体能够在猴子体内引起强 CD4$^+$ 和 CD8$^+$ T 细胞免疫反应。此外,此核心蛋白-ISCOM 复合体可以作为 HCV 包膜蛋白 E1E2 疫苗的佐剂。有人发现将重组 HCV NS3 蛋白与 CpG 寡聚核苷酸共同包被在阳离子脂质体内形成阳离子脂质体-NS3-CpG 复合体,用此复合体免疫小鼠,能够引起很强的 NS3 特异性免疫反应,并能将免疫反应从 Th2 途径转换为 Th1 途径。

8. 适宜的免疫途径 相对于其他给药途径,尽管肌内注射产生较低的抗体反应,但使机体的免疫应答更倾向于 Th1 途径,并通过该途经阻断 HCV 的感染。

六、问题与展望

到目前为止,尚没有发现有效的 HCV 中和抗体,这为 HCV 预防疫苗的研发带来了极大的困难。HCV 非结构蛋白特异性 CD4$^+$ Th1 免疫反应和 CD8$^+$ CTL 免疫反应对于丙肝病毒的清除和 HCV 患者的康复具有决定性的作用。因此,发展能够诱发此类免疫反应的 HCV 疫苗成为目前 HCV 疫苗研发的重点。几乎所有 HCV 蛋白及其组合都被尝试作为 DNA 疫苗的目标,编码 HCV 蛋白的质粒 DNA 可使受试动物既产生 HCV 特异性体液免疫反应,也可产生 HCV 特异性细胞免疫反应。然而,HCV DNA 疫苗是否能够诱发足够的免疫反应强度日益引起人们的怀疑。我们相信,随着疫苗技术的进步、检测抗体应答新手段的发展及对 HCV 免疫应答深入的认识,HCV 疫苗的成功开发将为人类战胜 HCV 提供可能。

思考题

1. HBV 疫苗有哪些? 各有哪些优缺点?
2. 试述治疗性 HBV 疫苗研究思路和可行性。
3. HCV 疫苗研究的难点和突破口是什么?

（孔凡运 汤仁仙）

第十八章　病毒类疫苗(四)
经皮肤感染的病毒疫苗

第一节　汉坦病毒疫苗

一、概述

肾综合征出血热(HFRS)在中国称为流行性出血热(EHF),是一种自然疫源性疾病,主要的传染源为鼠类,典型的临床症状为发热、休克、充血出血、急性肾功能衰竭以及免疫功能紊乱等,病原体主要是汉坦病毒(HTNV)。20世纪20年代初,该病在亚欧大陆国家陆续被发现。20世纪80年代中国HFRS流行强度加大,危害加重,被列为中国重点防治的传染病之一。目前几乎所有省市、自治区均有EHF的疫源地。2018年中国疾病预防控制中心(CCDC)发布,中国EHF发病数为11 262例,死亡人数为64人;仅2018年1~6月,中国EHF发病数就达5 993例,死亡人数为33人;中国每年新发病例数约占整个世界发病人数的90%。此外,HTNV还可引起以肺浸润及肺间质水肿,迅速导致呼吸窘迫和衰减为特征的HTNV肺综合征。

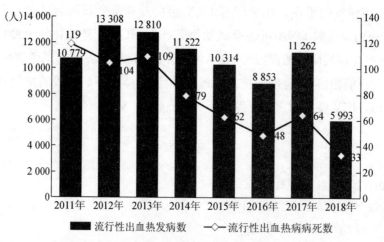

图18-1　2011—2018年中国EHF发病数及死亡数

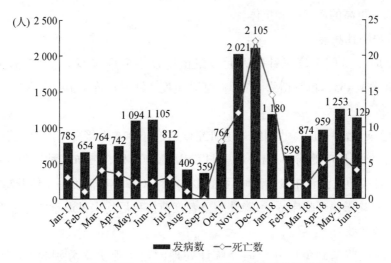

图 18‑2　2017—2018 年 6 月中国 EHF 发病数及死亡数

HTNV 于 1978 年在韩国和 1980 年在中国分别被成功分离。HTNV 在 190 多种陆栖脊椎动物中被发现,其中在鼠类发现 HTNV 的 30 个基因型。我国查出感染 HTNV 的动物 73种,证实了本病的多宿主性及明确了主要宿主和传染源的鼠种;研究肯定了 EHF 多途径传播,其中以动物源性传播为主,一些革螨和小盾纤恙螨起着媒介作用。中国 EHF 主要有Ⅰ型 HT-NV(野鼠型)和Ⅱ型 HTNV(家鼠型),在病毒毒性方面,HTNV 强于汉城病毒。此外,引起出血热的病毒还包括登革病毒和克里米亚-刚过出血热病毒等,本章不再介绍。

HTNV 直接作用于免疫细胞和免疫器官,导致免疫损伤在发病机理中起主导作用。治疗上应早期用抗病毒药病毒唑,抑制病毒复制可阻止病情恶化,减轻病理损伤。在特异性诊断方面,建立和推广了血清学方法和分子生物学技术,提高了诊断水平。在预防上,以往采取灭鼠为主的防治措施。疫苗接种也是预防 EHF 的重要方法,对高发疫区不同人群的疫苗接种工作,应根据该地区 EHF 流行趋势,在疾病流行前一个月内完成全程注射。为保证治疗效果,可在注射一年后进行加强注射。在有效疫苗接种的基础上,目前提出的"环境治理、灭鼠防鼠、预防接种、个人防护"综合防治性措施正在推广。

二、疫苗接种安全性及预防效果

根据文献检索和报道,国外只有朝鲜和韩国曾在 HFRS 疫区人群中进行过脑纯化Ⅰ型灭活疫苗的预防效果观察。中国对 HFRS 的三种单价灭活疫苗及一种双价灭活疫苗进行了全面完整的Ⅲ期临床观察,完成了 EHF 疫苗免疫(感染)增强和效果评价及免疫策略研究。

上海、兰州等生物制品研究所分别提供了基础免疫三针的单价沙鼠肾细胞Ⅰ型灭活疫苗(沙鼠苗)、乳鼠脑纯化Ⅰ型灭活疫苗(鼠脑苗)和地鼠肾细胞Ⅱ型灭活疫苗(地鼠苗)。天元公司和百奥公司分别提供了基础免疫两针的双价沙鼠庙和单价地鼠苗。韩国 1990 年 7 月研制并应用的 HTNV 疫苗(Hantavax ©,Seoul,Korea),由于存在 1∶10 中和抗体血清阳性率不高等原因,韩国食品和药物安全局于 2018 年 3 月发出通告,将该疫苗接种总次数从原来的三次增加到四次,希望能诱发更高的血清中和抗体。

(一)疫苗安全性观察

1. 不良反应　基础免疫三针的天元沙鼠苗中强不良反应率为 0.03%,上海沙鼠苗为 0.22%,地鼠苗为 1.43%,鼠脑苗为 3.61%;基础免疫 2 针的双价苗中强不良反应率为 0.00%,地鼠苗为 1.23%。

2. 免疫(感染)增强反应　我国的一项研究显示,166 016 人接种 EHF 疫苗后,6 年内均未出现免疫(感染)增强反应的病例;出血热病 HTNV 感染型别在疫苗接种组与未接种组之间无显著差异;136 名接种疫苗者在发病高峰后血清特异性 IGG 抗体滴度呈 4 倍升高或特异性 IGG 抗体由阴转阳,且均未出现临床症状;隐性感染者疫苗接种后均未见严重的异常不良反应。

(二)疫苗预防效果

Ⅰ型上海沙鼠苗基础免疫 6 年内经统计处理的逐年保护率分别为 95.55%、94.28%、93.93%、93.42%、93.36%、93.42%;Ⅰ型鼠脑苗基础免疫 6 年内经统计处理的逐年保护率分别为 89.72%、91.98%、92.33%、92.12%、92.24%、92.41%;Ⅱ型地鼠苗基础免疫 6 年内经统计处理后的逐年保护率分别为 98.15%、97.97%、97.77%、97.64%、97.57%、97.44%。然而,更多的报道表明,目前我国推广使用的 HTNV 灭活疫苗仍存在一些问题,主要是不能有效刺激细胞免疫应答,诱导的中和抗体能力也较弱、滴度不高,因而研发新型 HTNV 疫苗迫在眉睫。

三、疫苗研制

(一)鼠脑组织纯化灭活疫苗研究

韩国用分离自人血的 ROK84-105 株 HTN 型 HTNV 感染乳大白鼠脑和乳小白鼠脑,取脑悬液上清液纯化制备成灭活疫苗。朝鲜用分离自黑线姬鼠 821 株 HTNV 感染乳大白鼠和乳地鼠脑制备纯化疫苗。由于 HTNV 所致的 EHF 很难通过分离灭活注射的方法研制出安全有效的 HTNV 疫苗,因此,韩国 1990 年 7 月研发并应用的 HTNV 疫苗(Hantavax ©,Seoul,Korea)是一种减毒疫苗,现仍在应用;我国兰州生物制品研究所先前用分离自黑线姬鼠的 LR1 株感染乳小白鼠脑制成纯化疫苗用于预防,目前已研制出 HTNV 灭活疫苗,对预防 HFRS 的发生和流行起到了积极作用。

(二)组织培养疫苗

沙鼠肾细胞疫苗是用分离自 HFRS 病人血清的 HTN 型 Z10 株 HV 感染长爪沙鼠肾细胞,至产生血凝素高峰时,收集细胞,制备灭活疫苗。我国还制成地鼠肾细胞疫苗和鸡胚细胞 HTV 型疫苗。韩国和中国通过连续培养感染的细胞株而获得能在动物体内产生高滴度的抗体而不能增殖致病的弱毒株,为研究减毒活疫苗提供了重要的科学依据。

(三)基因重组疫苗

HTNV 颗粒由核心和包膜组成,其基因组位于核心部分,为单股负链 RNA。HTNV 全基因组由 11 845 个核苷酸组成,包括 M、S、L 共 3 个基因片段。M 基因全长约 3.7 kb,有一个 ORF,长度约 3.4 kb,编码前体糖蛋白中部由 5 个氨基酸残基组成的共翻译切割点,在细胞内质网内将前体蛋白切割成 Gn 和 Gc 糖蛋白(GP)。Gn 和 Gc 有诸多中和抗原位点和血凝抗原位点,能刺激机体产生中和抗体,对感染动物和 HFRS 患者有保护作用,是当前关注的疫苗研究靶点。S 基因全长约 1.7 kb,包含一个长 ORF,长度约 1.3 kb,编码非糖基化蛋白(NP),包裹病毒基因组。该蛋白 C 端的高度保守序列可识别病毒基因组非编码区基因并与之结合形成复合体,与 RNA 聚合酶一起组成病毒颗粒的核心。有人用 10 株 mAb 对 NP 做抗原位点分析时发现,NP 上至少有 12 个抗原位点,具有很强的免疫原性,可以诱导机体产生强烈的细胞和体液免疫应答,是新型基因工程疫苗研究中的重要靶抗原。L 基因全长约 6.4 kb,非编码区约为 36～43 bp,编码病毒 RNA 依赖的 RNA 聚合酶,与病毒复制和转录有关。

先前的研究显示,美国陆军传染病研究所将 HV 的 M 基因和 S 基因片段进行克隆,它们分别编码 HV 的 N 蛋白及 G1 和 G2 糖蛋白,用其构建成杆状病毒和痘苗病毒与 HV 基因的重组体疫苗。我国对 R22 株和 A9 株的 M 基因片段也进行了克隆和序列分析,已将 M 基因和 S 基因分别与地鼠卵巢细胞(CHO)、痘苗病毒和杆状病毒构建成重组体,为进一步研究基因工程疫苗奠定了基础。

目前常用的病毒载体主要包括腺病毒载体、腺相关病毒载体及痘苗病毒载体等。多项研究证实,用 HTNVGP 和 NP 的基因克隆到痘苗病毒载体中构建重组痘苗病毒,用其免疫地鼠后可产生针对 HTNV 的中和抗体并可使地鼠获得有效的保护。虽然活载体疫苗可有效刺激机体产生特异性免疫应答并保护动物免受病毒的攻击,但是其最大的缺点是接受疫苗接种的个体体内预先存在的抗病毒载体抗体会影响活载体疫苗的免疫效果。如有研究者构建含有 HT-NVGP 和 NP 的重组痘苗病毒免疫地鼠和沙鼠后取得了很好的保护效果,但后续的Ⅰ期和Ⅱ期临床试验发现,对痘苗病毒抗体阴性的志愿者接种后 100% 产生了针对 HTNV 的特异性中和抗体,但对体内存在痘苗病毒抗体的志愿者接种后仅有 50% 能产生中和抗体,再加上活载体疫苗本身潜在的副作用,使其研制工作搁浅。

（四）HTNV 亚单位疫苗

亚单位疫苗的优点是安全性和稳定好,纯度比较高,便于大规模生产。利用基因工程表达 HTNV 的 NP 或 GP 具有较强的抗原性,免疫动物后取得了良好的免疫反应和保护效果。有人通过大肠杆菌 BL21 构建了能表达 HTNV NP 的重组原核表达载体,将表达的 NP 免疫小鼠后,在其血清中可以检测到针对 NP 的特异性抗体;用酿酒酵母表达系统稳定地大量表达的 NP 用于 ELISA 检测 HFRS 患者血清中的抗 HTNV IgG 和 IgM 抗体,特异性和准确性分别达 98% 和 99%。有报道显示,用杆状病毒表达载体系统(BEVS)表达了 HTNV NP 和 GP,将表达的 NP 或 GP 免疫小鼠后收集其血清或脾细胞并注射入小白鼠乳鼠,结果发现可以部分保护乳鼠抵抗致死性的 HTNV 攻击。另有研究结果证实,全 GP 蛋白的免疫效果要强于 Gn 和 Gc 单独免疫的效果。通过表位预测和分析工具全面的集合(IEDB)选择 15 个 8 - mer 肽,用 IFN - γ ELISPOT 测定,在 HTNV 感染的小鼠的脾细胞中鉴定出新的 GP 衍生的 CTL 表位,ELISPOT 和细胞介导的细胞毒性测定显示该肽疫苗在免疫小鼠中诱导强的 IFN - γ 应答和有效的细胞毒性 H2 - Kb 限制性 CTL 表位,表明其有潜在的临床应用价值。

（五）HTNV 核酸疫苗

研究显示,将 HTNV 的 M 全长基因克隆入 pWRG7077 表达载体构建了重组核酸疫苗,用基因枪注射仓鼠后,可以有效保护其免受 HTNV 的攻击,而且免疫的仓鼠还可抵抗同样引起 HFRS 的汉坦病毒属的多布拉伐-贝尔格莱德病毒和汉城病毒的攻击;若将其免疫恒河猴,血清中能检测到高滴度的中和抗体。用真核表达载体 pcDNA3.1 构建含有 HTNV Gc 和 S0.7 kb 基因的嵌合重组核酸疫苗并用其免疫小鼠,结果在小鼠血清中可检测到针对 Gc 和 NP 的高滴度的特异性抗体以及低滴度的中和抗体,且 T 细胞增殖能力强于正常小鼠。类似的报道显示,HTNV NP 的重组核酸疫苗,可以刺激机体产生较强的细胞和体液免疫应答,保护小鼠免受 HTNV 的攻击;构建的其他核酸疫苗在仓鼠、小鼠或猕猴等实验模型中均能诱导特异性的体液免疫应答,并对动物具有保护作用。所以,有研究者试图通过将这些重组核酸疫苗进行混合来研发 HFRS 多价疫苗,然而混合疫苗产生的干扰问题有不同的报道但,在探讨中。

（六）HTNV 病毒样颗粒疫苗

病毒样颗粒(VLP)是研制 HTNV 基因工程疫苗的一种安全、高效的候选疫苗。有研究表明,利用 EVS pFastBac Dual 分别构建了含有 HTNV M 及 S 基因的 rBV,将 rBV 共感染 Sf9 昆虫细胞制备了 HTNV VLP,免疫小鼠后可刺激机体产生较高滴度的中和抗体。用真核表达载体 VH - dhfr/A9 构建了含有 HTNV M 及 S 基因的重组质粒 VH - dhfr/A9M 及 VH - dh-fr/A9S,并通过共转染 CHO 细胞方法制备的 HTNV VLP,用其免疫小鼠后可以刺激机体产生较强的体液免疫和细胞免疫应答。进一步将 GPI 锚定形式的 GM - CSF 或 CD40L 整合到 HTNV VLP 中以产生嵌合 VLP,可诱导高水平的体液和细胞免疫应答,并保护 C57BL/6 小鼠免受 HTNV 攻击。VLP 疫苗研制工作中最关键的问题在于如何大量表达和纯化 VLP,因此选择一种合适的表达系统显得尤为重要。

四、问题与展望

目前应用的细胞灭活疫苗未经浓缩和纯化,抗原含量偏低,杂有少量细胞蛋白;疫苗免疫动物和人体后不仅产生体液免疫,并能诱导细胞免疫功能,测不出中和抗体的人群和动物仍有被保护的现象,少有细胞免疫保护功能的研究;目前生产疫苗材料均来自动物,需要繁殖饲养大批动物,应直接用传代细胞为材料制备疫苗。HTNV 新型基因工程疫苗虽然有许多优势,研究取得了一些进展,但距离实际应用还相差很远。目前存在的主要问题包括:目的蛋白的表达量还不高,各表达系统(产物)刺激机体的免疫应答水平还不理想。因此,进一步筛选和优化组合有效的保护性抗原,选择合适的表达载体并优化表达系统,并联合应用免疫佐剂,以提高目的基因刺激机体免疫应答的能力,都值得深入探索。

随着高通量组学技术的发展,韩国已引入疫苗组学(也可称为系统疫苗学),这是为了产生优异的方法描绘和预测疫苗诱发的免疫反应;疫苗组学还可作为一种工具研发新的候选疫苗和个体化疫苗学探讨。我国也应考虑将疫苗组学创新性的应用到更有效安全的 HTNV 疫苗研发过程中,尽快产生新型 HTNV 疫苗,服务于健康中国战略。

第二节　狂犬病疫苗

一、概述

狂犬病又名恐水病,是由狂犬病毒感染引起的一种急性传染病。主要保毒宿主为狼、狐、犬等动物,可在家犬和野生动物中流行。50%～90%的患病动物唾液内含有狂犬病毒,甚至在发病前数日唾液内即有病毒。吸血蝙蝠也是狂犬病毒的自然宿主之一,带毒率高达 90%以上。人被疯动物咬伤后病毒经伤口入侵,以狂躁和恐水为主要临床症状,一旦发病,100%死亡。

二、人狂犬病

人被疯狗或猫咬伤或抓伤后,狂犬病潜伏期或长或短,长者可达 19 年,短者 6 天,一般平均为 15～60 天,超过 3 个月者达 15%,超过 1 年者占 1.2%。潜伏期长短与咬伤部位及深度、病毒侵入量、离大脑的距离等有关。临床症状分三期:前驱期:咬伤部位感觉麻木、刺痛、瘙痒,头痛,烦躁不安,易怒,失眠或有呕吐,体温略有升高,此后咽喉部发生紧迫感,因而厌食。兴奋期:开始出现反射性咽喉肌肉痉挛,饮水时剧烈痉挛,甚至连唾沫下咽也感到困难,呼吸困难,因此病人害怕饮水,甚至看到水或听到水声都会反射性痉挛,故成典型的"恐水病";继而怕水、怕风、怕光和怕声,不能抑制兴奋和狂躁。兴奋期维持 2～3 天,即进入麻痹期:病人由狂躁转为安静,对冷、热、痛等刺激的敏感度减退,肌肉痉挛停止。一般不超过 24 小时,很快心力衰竭,呼吸表浅,乃至潮式呼吸,最后因麻痹而死亡。

三、动物狂犬病

(一)犬狂犬病

基本分狂躁型和麻痹型。潜伏期一般为 1～2 周,长者达 1～2 月。病程也分为三个期:前驱期:1～2 天,精神抑郁,食欲减退,常躲在阴暗处,然后噬咬砖头瓦片、树棍木桩等,咽喉肌肉轻度麻痹;狂躁期:3～5 天,表现极度狂躁,常攻击人、畜。随病程发展,出现意识障碍,反射紊乱,咽喉肌肉麻痹而出现声音嘶哑,步履蹒跚;麻痹期:1～2 天,下颌麻痹,口张难闭,舌伸口外,流涎不止。由于后躯及四肢麻痹,卧地不起,最后因呼吸中枢麻痹,呼吸和心力衰竭而亡。麻痹型狂犬病无狂躁期,整个病程以麻痹症状为主。

(二)猫狂犬病

多有接触狐等野生动物而感染,表现为狂暴型,病程较短,一般为 2～4 天。开始厌食避光,伏居暗处,不被注意;1～2 天后转入兴奋期,疯狂攻击猫及其他动物。人与猫接触较多,狂犬病猫常从暗处跳出,咬伤人的头面部,对人更加危险。

四、病原学

（一）形态结构

狂犬病毒属于弹状病毒科，多为子弹状或杆状。目前狂犬病毒共有 5 个血清型，病毒大小为(75～80) nm×(170～180) nm。在电镜下观察，可见内有 40～50 nm 核心，衣壳内为核糖体蛋白，主要成分是 N 蛋白与 L 蛋白组成的核蛋白以及单股 RNA。核糖体蛋白外面包围一层外膜，外膜表面有 7～8 个血凝素刺突，排成间距行列，约有 1 000 余颗。

（二）分离培养

接种小鼠、家兔或绵羊等实验动物脑内 3～7 天，取脑组织可分离病毒。用 6～8 天龄鸡胚或鸭胚培养病毒，可接种绒毛尿囊腔内，培养 8～10 天可采集尿囊液收集病毒。用哺乳动物原代细胞(鸡胚细胞或地鼠肾细胞)或传代细胞(BHK 细胞或 Vero 细胞)均可繁殖病毒。

（三）病毒变异

狂犬病毒对理化因素较敏感，毒力也易变异。由自然感染疯动物分离的狂犬病毒，称为野毒株或"街毒"，对人的致病力强；野毒株经用实验动物连续传代，使其对人的毒力减弱，便成为"固定毒"，此概念于 1883 年由巴斯德提出。表 18－1 对街毒和固定毒株进行了比较。

表 18－1　狂犬街毒与固定毒的比较

	街毒	固定毒
潜伏期	长(15～20 天)	短(3～6 天)
动物皮下注射	易感染	不易感染
脑内注射	狂暴、兴奋、瘫痪	麻痹
唾液腺所含病毒	较多	很少
内基氏小体	多见	罕见
脑白质与灰质含毒比例	1：2	1：200
对人致病力	强	弱

（四）病毒抗原

有 5 种血清型，按组分和功能分为两类抗原：① 核衣壳抗原：有属和群抗原特异性，对病毒分类和鉴定有重要意义，同时可刺激产生 CTL 免疫反应，参与保护性免疫，并与特异性抗原识别和记忆有关；② 糖蛋白抗原：位于包膜和刺突上，是一种保护性抗原，能刺激产生中和抗体，跟病毒与宿主细胞的亲和吸附及感染力有关。

五、致病机理

狂犬病毒感染机制大致分三期：局部繁殖期、逆向侵犯和顺向侵犯期。病毒在侵入神经系统之前，可在肌肉细胞内进行繁殖，停留时间有长短，受许多因素影响。当在局部繁殖到一定程度时，可移到细胞间隙，进而侵入神经与肌肉、肌腱接头部位，随即侵犯肢体周边神经轴索，进一步繁殖后形成病毒包涵体。病毒沿神经向脑脊髓侵犯。通过轴突逆轴浆流向中枢神经系统。病毒在中枢神经系统许多部位繁殖,从神经中枢顺向轴浆流动侵袭连接各个器官的神经突触及末梢神经。

六、现用疫苗

狂犬病疫苗的创始人是巴斯德,他将街毒株在兔脑连续传代 50 代后成为固定毒株,制备成狂犬疫苗在世界各地推广应用,后其他学者又发展了许多不同的疫苗制备方法。现在使用的疫苗多以细胞疫苗为主。

(一)纯化地鼠肾细胞狂犬疫苗

由前苏联、捷克等国家用 Vnukova - 32 株固定毒感染原代地鼠肾细胞生产。我国用自己分离的 aG 株固定毒感染原代地鼠肾细胞生产人用狂犬疫苗。经推广应用,平均死亡率由未接种人群的 17% 降至 1.04%。目前我国已进行生产高纯度人用狂犬病疫苗的研究。

(二)纯化非洲绿猴肾 Vero 细胞狂犬病疫苗

1986 年,WHO 论证了传代细胞无致瘤性问题,允许使用传代细胞生产疫苗,次年颁布了使用传代细胞生产人用狂犬病疫苗规程。至 20 世纪末,我国已相继建立豚鼠脑 aG 株 Vero 细胞适应株(RFD),小鼠脑 CTN 株 Vero 细胞适应株(CTN - V),人二倍体细胞 CTN - 1 株 Vero 细胞适应株(CTN - 1 - V),兔脑北京株 Vero 细胞适应株固定毒。这些适应株所产病毒滴度均达到 WHO 规定生产法国维尔博疫苗(PVRV)的要求。目前 PVRV 就是一种纯化的 Vero 细胞狂犬病疫苗。

(三)人二倍体细胞狂犬病疫苗

人二倍体细胞(HDC)是指正常人体组织在体外培养的细胞,来源于正常人胚胎或者其他组织的细胞群体,正常情况下具有有限生命期,故属有限生命细胞株。自 1960 年以来,被国际公认的参考株有两株:WI - 38 株和 MRC - 5 人二倍体细胞株,有限生命为 48 代。还有其他一些人二倍体细胞株。我国和美国、法国都已将狂犬病固定毒在人二倍体细胞中繁殖生产疫苗。我国上市的狂犬病疫苗不高于 100 pg/剂量,相当于欧盟婴幼儿使用疫苗的要求。

(四)纯化鸡胚细胞狂犬病疫苗

利用原代鸡胚细胞培养狂犬病毒至固定毒株,生产狂犬疫苗的研究也有报道。

国产人二倍体细胞狂犬病疫苗接种后全身不良反应发生率为 2.47%,局部不良反应发生率为 4.22%,均低于国外同类疫苗。

七、正在研制的狂犬病疫苗

狂犬病疫苗研究的目标是开发一种既保留狂犬病毒的免疫原性,又不含狂犬病毒的致病性的新疫苗。近年来,研究最多的是基因工程重组狂犬病疫苗,并已取得实用性进展,包括糖蛋白亚单位疫苗、核蛋白亚单位疫苗等。另外,对合成肽疫苗、抗独特型疫苗以及核酸疫苗等也进行了探索性研究。减毒重组牛痘-狂犬病糖蛋白重组病毒疫苗是一种口服狂犬病疫苗诱饵,含有表达狂犬病病毒糖蛋白基因(V - RG),自 1987 年以来,全球共分发了约 2.5 亿剂,自第一批获得许可的重组口服狂犬病疫苗被释放到环境中,对野生动物群体进行抗狂犬病免疫以来,尚没有任何野生动物或家畜的不良反应报告。

第三节 流行性乙型脑炎疫苗

一、概述

流行性乙型脑炎在国际上通称日本脑炎,我国称流行性乙型脑炎(乙脑),是由乙脑病毒所致。该病毒属黄病毒科黄病毒属,呈球形,直径 40 nm。外有薄包膜,表面有突起,衣壳呈二十面体立体对称形,由衣壳蛋白 C 包绕 RNA 而成。基因组是单股正链 RNA,全长 10 976 个核苷酸,仅含一个开放读码框架。乙脑病毒有两个基因型、一个血清型。

乙型脑炎最早在日本发现,1935 年由日本学者确定乙脑病毒为本病的病原体,这是由媒介蚊虫传播引起人畜共患的急性传染病。我国约有 90% 的病例发生在 7、8、9 三个月里。蚊虫是乙脑的重要传播媒介。该病毒主要侵犯神经组织引起大脑炎,只有人和马受病毒自然感染后发生脑炎的临床症状,其致死率较高,可使患者出现严重的后遗症,临床上仍无治疗此病的有效方案。疾病发生有严格的季节性,一般在夏秋季节。主要流行区域在前苏联远东及亚洲的大多数国家,近年来已波及南太平洋和澳大利亚。新中国成立后,我国明确了三带吻库蚊是本病的重要传播媒介,猪是主要扩散宿主。在预防方面,对乙型脑炎的易感人群进行疫苗预防接种是应对此病的主要措施。我国独立自主研制成功灭活疫苗和减毒活疫苗,并大面积推广接种,收到明显效果。

二、乙型脑炎疫苗研究概况

(一) 鼠脑纯化疫苗

1954 年日本开始生产小白鼠脑浆灭活疫苗,后来不断改进纯化和制备工艺。1989 年以前生产用毒种是从日本病人分离的 Nak 株,后来发现 1949 年北京病人分离的 Beijing - 1 株抗原性比前者更广,因此日本改为 Nak 株和 Beijing - 1 株各一半的混合制品。目前除日本 4 个厂家外,按相同生产工艺在印度、韩国、泰国、越南和我国台湾地区均有少量生产。疫苗效果的观察有两次报道:一次在台湾,观察两年的结果为接种两针组的疫苗有效保护率为 80%;另一次在泰国,两年观察两针组的有效保护率为 91%。

(二) 地鼠肾细胞灭活疫苗

我国自 1968 年开始生产地鼠肾细胞灭活疫苗,并在全国大面积普遍应用。毒种为 1949 年分离自北京病人的乙脑病毒 P3 株,保护率在 76%~94%。

(三) 乙型脑炎减毒活疫苗

乙脑病毒是嗜神经毒力很强的病毒,以很小剂量病毒液脑内接种小鼠或猴就能引起动物发生脑炎而死亡,要把乙脑病毒毒力减弱至对以上动物脑内接种不致病,其难度极大。20 世纪

50～60年代美国、日本、前苏联曾进行过多年的研究,但均未能达到这种水平,特别是要达到减毒株病毒通过乙脑病毒敏感动物脑内返回传代,而毒力未回升返祖则更难。SA14-14-2疫苗是我国独创的一种乙脑减毒活疫苗,1989年获新药证书。经大量人群使用后表明疫苗十分安全,未发现与疫苗相关的脑炎病例,免疫效果也经国内外不同乙脑流行区证明预防效果显著,中和抗体的阳转率在91%～95%,已得到国际普遍认可,是一种高度安全有效的新一代疫苗。例如,尼泊尔2004—2014年大规模应用SA14-14-2减毒活疫苗的10年效果观察显示,较免疫前当地乙脑减少3 011例,急性脑炎综合征减少9 497例。自1988年以来已在全球发出了7亿剂SA14-14-2疫苗,对大范围年龄人群均有良好的耐受性,并且在八周婴儿接种也是安全的,在全球大规模应用后没有发生与疫苗有关的确实证据。此外,SA14-14-2株也在中国多个生物药业公司用于制备猪乙型脑炎活疫苗,在国内广泛应用于预防猪感染乙脑病毒引起的流产、死胎和睾丸炎。

三、发展中的疫苗

一些国家正在研究和发展各种安全、有效、便于生产、价廉的新疫苗,其中比较有希望的有以下几种:以Vero细胞为基质培养乙脑病毒制备灭活疫苗;以痘病毒为载体的重组疫苗;YF/SA14-14-2嵌合体减毒活疫苗;SA14-14-2/登革2型嵌合病毒疫苗;重组痘苗病毒疫苗rVTT-JEVE;SA14-2-8株、SA14-14-2PDK-CD株、H84SP12和L51P11株、鸡5-3株日本脑炎DNA疫苗等。此外有学者进行乙型脑炎减毒活疫苗和灭活疫苗对小鼠免疫效果的评价研究,结果显示,目前市场上应用的乙脑减毒活疫苗和乙脑灭活疫苗均是有效的,脑减毒活疫苗的保护效果更好,但通过接种不同的抗原量和采用不同的免疫程序,可消除免疫保护效果的差异。

四、小结与展望

新中国成立初期我国乙脑流行严重,年死亡人数高达数万之多。老一辈科学家黄祯祥、汪美先和李河民等从自然界分离到数百株乙脑病毒,进行生物学、抗原性、免疫性以及细胞培养特征和毒力变异的研究,通过动物和细胞的培养传代人工诱导病毒的毒力变异,研究成果为中国乙脑的防控以及灭活疫苗和减毒疫苗的研制和实际应用提供了重要的科学数据。

在病毒的毒力变异、减毒和减毒活疫苗研究上,中国学者做了大量的研究工作,特别是发现病毒通过实验动物体内的非神经组织传代,能够进一步降低病毒的残余毒力并提高其免疫性,并应用该创新性技术成功筛选到一株高度减毒而稳定并保持高免疫性的SA14-14-2株。用其制成减毒活疫苗,达到国际领先水平,得到WHO的认可。

在国际社会和中国政府的支持与努力下,乙脑疫苗将拯救和改善数以百万计儿童的生命。

思考题

当前研制的经皮肤感染的病毒类疫苗的主要制备方法有哪些?

(窦骏)

第十九章 病毒类疫苗(五)
HIV 疫苗

艾滋病像瘟神一样从大西洋彼岸扩散至全球,并马不停蹄地走遍中国大地。这种所谓的"爱的疾病"播散速度目前虽有减缓,却难以根治。它能像天花一样被灭绝吗?请你走进 HIV 疫苗研制章节,去寻找胜利的曙光。

第一节 概 述

获得性免疫缺陷综合征(Acquired immunodeficiency syndrome, AIDS),简称"艾滋病(AIDS)",是 20 世纪新发现的人类传染病之一。AIDS 是由人类免疫缺陷病毒(Human immunodeficiency virus, HIV)侵入机体,引起免疫功能严重缺陷,导致以机会性感染、恶性肿瘤和神经系统病变为特征的临床综合征。1981 年 6 月 5 日,美国疾病和预防控制中心(CDC)的科学家从洛杉矶男性同性恋卡氏肺囊虫肺炎中发现并报告了首个 AIDS 病例。AIDS 蔓延速度快,死亡率高,已在全球广泛流行,是目前最为严重的传染病之一,被称"20 世纪的瘟疫"。1983 年法国科学家 Luc Montagnier 和美国科学家 Robert Gallo 分别先后分离到致病病毒,分别命名为:淋巴结病变相关的病毒(lymphadenopathy-associated virus, LAV)、人类Ⅲ型嗜淋巴细胞病毒(human T-lymphotropic virus-Ⅲ, HTLV-Ⅲ)和艾滋病相关的病毒(AIDS-associated retrovirus, ARV)。经确认为同一种病毒后,1986 年国际病毒命名委员会统一命名该病毒为"Ⅰ型人类免疫缺陷病毒(HIV-Ⅰ)"。HIV 是有包膜的 RNA 病毒,基因组为两个相同的拷贝的单链、正链 RNA,归类于逆转录病毒科的慢病毒属(Lentivirus)。与其他逆转录病毒有许多共同的形态学特征和生物学属性,都会引起慢性感染。机体感染 HIV 后,病毒主要在人的淋巴细胞内复制和增殖,再释放入血液,导致人体的免疫功能严重受损,造成持续性的免疫功能低下或免疫缺陷,并引发 AIDS,最终导致死亡。

自从在美国报告首例 AIDS 患者后,其他各洲也先后发现了艾滋病患者,并迅猛蔓延,以非洲、亚洲和拉丁美洲尤为突出,许多非洲国家的人均寿命会因 AIDS 而减少近 10 年。由于该病传播途径多为不良的性行为和吸毒,所以感染者多为青壮年,对社会和经济带来了很大的冲击和危害。鉴于 HIV 感染和艾滋病流行的严峻形势,世界各国都采取了健康宣传教育措施和干预手段,来减少不良的行为。

　　科学家自确认 AIDS 的病原体以来,就开始了对 AIDS 预防与治疗研究。近年来以各种抗逆转录病毒药物为基础的联合抗逆转录病毒治疗(cART),明显降低感染者的载毒量和减缓疾病的进程,但是并不能清除患者病毒,并会出现病毒的停药反跳。此外,治疗费用昂贵、数量和效果有限,世界上许多地区的患者还无法承受,加上已出现了有抗药性的 HIV。疫苗免疫对高危人群的预防接种,是对 AIDS 预防和控制的最有效措施。由于 HIV 的复杂性和高度变异性,迄今为止仍未研制出有效疫苗。

一、HIV 的结构与分型

(一) HIV 的结构

　　HIV 为逆转录病毒科中的一员,成熟的 HIV 病毒颗粒在电镜下呈球形,类似 20 面体结构,直径约 120 nm(90～150 nm),有一致密的锥形核心,毒粒外层是由脂双层膜构成的外膜或称包膜(图 19-1)。病毒核心由以下几部分组成:两个相同拷贝的单链 RNA,由氢键连接;病毒 RNA 逆转录和复制相关的酶类;核衣壳(nucleocapsid,NC)蛋白 p7,还有 p2 和 p6 等。核衣壳蛋白与病毒基因组 RNA 紧密结合。整个病毒的核心区由核心蛋白(capsid,p24)包裹成锥形,其外

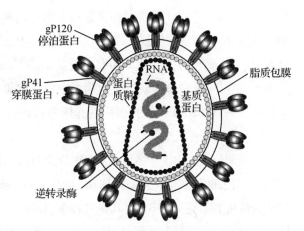

图 19-1　HIV 病毒结构示意图

层有基质蛋白(matrix,p17)包为内膜。病毒包膜由双层磷脂质膜构成,其外面有突起,由包膜糖蛋白 gp120 和 gp41 构成,插入包膜中的称跨膜糖蛋白为 gp41,gp120 在 gp41 的外围并与其非共价结合,包膜糖蛋白以非共价结合三聚体的形式存在。包膜糖蛋白在病毒吸附与穿入靶细胞中起重要作用,并且是中和抗体的主要靶抗原。包膜上还有散在的来自宿主细胞表面的蛋白抗原成分,这些抗原成分是在病毒颗粒形成时从宿主细胞膜获取的。

　　HIV 基因组 RNA 由 9 千多个核苷酸组成,包括编码病毒结构蛋白的三个基因和编码调控蛋白的六个基因以及 3' 及 5' 端的长末端重复序列(LTR)(图 19-2)。

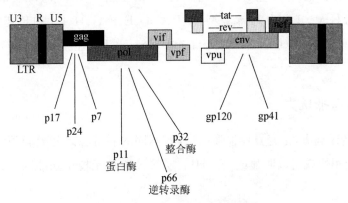

图 19-2　HIV 病毒基因组示意图

编码 HIV 结构蛋白的三个基因分别是：gag、pol 和 env。gag 基因片段约为 1.5 kb，编码病毒核心区蛋白的前体 Gag p55，经蛋白酶进一步裂解成为主要核心蛋白 p24，基质蛋白 p17，核衣壳蛋白 p7、p6 以及 p2 等。Pol 基因编码与病毒复制相关的酶类，包括逆转录酶(p66)、整合酶(p32)和蛋白酶(protease,p11)。env 基因编码包膜糖蛋白前体，一个约 90kDa 的多肽链，经糖基化后形成 gp160，进一步经蛋白酶裂解成 gp120 和 gp41，形成镶嵌于病毒外膜的糖蛋白复合体。

编码 HIV 调控蛋白的六个基因分别是：tat、rev、nef、vpr、vif 和 vpu。这些基因编码的蛋白参与病毒的转录、复制和病毒颗粒装配过程的调控，影响新病毒的产生和病毒的感染能力，与其致病性相关。tat 和 rev 基因是病毒基因复制必需的，其编码的 Tat 和 Rev 两个蛋白是反式激活因子，分别作用于病毒基因的转录复制和表达。nef 和 vpr 基因编码的 Nef 和 Vpr 蛋白分别作用于病毒基因的 LTR，抑制和促进病毒的复制和基因表达。vif 基因编码的 Vif 蛋白具有蛋白酶的活性，使糖蛋白前体裂解成 gp120 和 gp41，从而影响病毒的感染能力。vpu 基因为 HIV-1 所特有，相应的基因在 HIV-2 和猴免疫缺陷病毒(Simian immunodeficiency virus,SIV)为 vpx。其编码的 Vpu 蛋白影响新产生的病毒颗粒从感染的宿主细胞的释放。此外，3'及 5'端的长末端重复序列(LTR)作为调控蛋白的作用序列，为新病毒产生的调节开关。

（二）HIV 的分型

根据遗传学和血清学的特征，HIV 分为 HIV-1 和 HIV-2 两型，其基因序列仅约 45% 同源。HIV-1 对人的致病性和传染性均比 HIV-2 强，是引起人 AIDS 的最主要病原体。HIV-2 与 SIV 的遗传关系更为密切，对其研究较少，HIV-2 主要局限于西部非洲，其他地区很少。关于 HIV 的来源，尽管有多种假说，最被广泛接受的是"猎手"假说("Hunter" theory)，认为人在狩猎灵长类动物时被感染，HIV-1 和 HIV-2 可能是由 SIV 演化而来。对 20 多种 SIV 研究发现一些已能在人白细胞中生长，由此推测对人类致病的 HIV 可能存在比目前已知的更多。

HIV-1 根据其结构基因 gag 和 env 基因序列的差异分为四个病毒亚群：M 亚群（主要亚群）、O 亚群（外亚群）、N 亚群和 P 亚群。O 亚群感染主要局限于中西部非洲地区，1990 年在喀麦隆和加蓬始有报道，此后法国也有报道，其他国家则非常少。N 亚群 1998 年首次从喀麦隆的病人分离，是新型的 HIV-1 病毒，故称 N 亚群。P 亚群在 2009 年从一名 HIV 感染的喀麦隆妇女体中首次分离，还有待于在人群中进一步确认。N 亚群和 P 亚群感染极其少见。M 亚群是全球流行的主要亚群，90% 以上 HIV-1 感染源于 M 亚群。同样根据 gag 和 env 基因序列的变异，将 M 亚群的 HIV-1 分为 11 个亚型：A、B、C、D、E、F、G、H、I、J 和 K 亚型，同时出现了一些现有亚型的重组亚型(circulating recombinant forms,CRF 亚型)，至 2017 年已有约 89 个 CRF 亚型。

二、HIV 的变异与抵抗力

HIV 作为逆转录病毒，是变异性很强的病毒，不同的病毒株之间差异很大，甚至同一毒株在同一感染者体内很快就可以明显改变。HIV 逆转录酶是无校正功能的聚合酶，在病毒基因组的复制过程中会引起随机的基因突变。HIV 复制速度非常快,感染者体内每天可产生和清除 1 亿～10 亿的新病毒颗粒,每次复制有大约三十万分之一的机会发生突变。依此推算,每天可以产生成千上万的带有基因变异的新病毒。除了病毒自身变异外,如果两个不同毒株或不同亚型的病毒感染同一个宿主细胞,还可产生病毒之间和亚型之间的重组变异。由于每个基因所承受的宿主、药物及免疫压力的不同,其变异程度和机会也不相同。env 基因变异率最高,其次为 gag 和其他基因。env 基因中 gp120 的变异程度最高,包含有 5 个高变区:V1、V2、V3、V4 和 V5。不同 HIV - 1 亚型之间的离散率可达 35％,亚型内的离散率可达 20％,同一毒株的不同亚种之间可达 9％的离散率。

　　HIV 对热、干燥、化学品敏感,不耐酸碱,56℃下 30 分钟可被灭活,常用消毒剂如 10％漂白粉、2％戊二醛、4％福尔马林、70％乙醇、0.2％次氯酸钠等均能灭活病毒。高温及化学消毒可以达到对 HIV 污染的物品和医疗器具等消毒的目的。

三、HIV 复制周期及感染病程

　　病毒进入宿主细胞、复制和转录、装配和释放病毒颗粒是 HIV 复制和感染的三个阶段。

　　病毒进入宿主细胞:HIV 对人体免疫细胞有明显嗜性,主要感染 CD4$^+$T 细胞,树突状细胞(DC)和巨噬细胞(Mφ)。感染初始阶段,HIV 通过表面包膜蛋白 gp120 与细胞表面受体 CD4 蛋白结合,包膜蛋白构象发生变化并与趋化因子受体 CCR5 和/或 CXCR4 结合,使病毒吸附于细胞。然后通过 gp41 使病毒与宿主细胞膜融合,释放病毒的核心(包括基因组 RNA 和各种酶类)进入宿主细胞。HIV 也可以通过 CD4 - CCR5 受体结合途径或 C -型凝素素受体(例如 DC - SIGN)感染 DC。现在认为黏膜中的 DC 捕获病毒并将其转移至 T 细胞,在 HIV 通过性传播的过程中起非常重要的作用。

　　复制和转录:病毒核心进入细胞后在酶的作用下脱去核衣壳暴露出 RNA。在逆转录酶的作用下,复制出与基因组 RNA 互补的 DNA,进一步合成出大约 9kb 双股 DNA(cDNA)。通过整合酶的作用,cDNA 整合到宿主细胞的染色体,即前病毒。前病毒会随着细胞的分裂而传到子代细胞中,十分稳定,可长期潜伏。cDNA 会被进一步转录成 RNA,部分作为病毒基因组 RNA 装配到新的子代病毒,部分作为 mRNA,翻译出装配病毒所需的各种结构蛋白和酶类。

　　装配和释放病毒颗粒:在装配病毒所需的各种结构蛋白和酶类合成后,病毒颗粒的装配始于宿主细胞的胞浆膜。包膜蛋白的前体 gp160 通过内质网到高尔基体,并被蛋白酶裂解为 gp120 和 gp41,然后被传输并锚定于宿主的胞浆膜。最后核心蛋白、各种酶类和基因组 RNA 装配成核心颗粒,一起从细胞膜上出芽,形成并释放出成熟的病毒。新 HIV 病毒可以再感染其他细胞。

　　HIV 感染潜伏期长短很不同,受 HIV 感染者免疫和病毒毒力差异影响,从感染到发病可能会有几个月到十多年。由于 HIV 对人体免疫细胞的嗜性和特异地感染,造成免疫系统缺损,导致各种机会性感染和肿瘤的发生,从而引发 AIDS。

第二节 流行病学

一、全球 HIV/AIDS 流行概况

(一)传染源及传播途径

传染源是 HIV 感染者和 AIDS 患者。HIV 主要存在于 HIV 感染者和 AIDS 患者的血液、精液、阴道分泌液、乳汁、伤口渗出液等体液中。任何能够引起体液交换的行为,都有传播 HIV 的可能。HIV 有三种传播途径:经性接触传播、经血液传播及母婴垂直传播。

经性接触传播是目前全球主要的 HIV 传播途径,70%~80%的感染者是通过性接触感染 HIV,其中异性间性接触占 70%以上,而男性同性恋性接触占 5%~10%。与 HIV 感染者进行没有保护的性行为,男性同性恋中 HIV 的传染几率约为 1%,男性传给女性的几率是 0.05%~0.15%,女性传给男性的几率是 0.03%~0.09%。HIV 的性接触传播还与诸多因素有关,如性伴数、性伴的病毒载量等。

经血液传播主要为静脉注射吸毒和接受血液或血制品。静脉吸毒者共用不消毒或消毒不严的注射器,单次暴露的传染几率为 0.67%。接受含有 HIV 的血液或血制品,单次暴露的传染几率大于 90%。此外,医源性感染也有发生,如使用 HIV 污染的医疗器具等。

母婴垂直传播是造成新生儿感染的主要途径。感染 HIV 的母亲可以在妊娠期间、分娩过程中或产后哺乳时将 HIV 传染给下一代。使用干预措施会使母婴传播的发生率大大降低。

(二)流行的范围

自 1981 年发现第 1 例 HIV 感染者后至 2017 年,全球共有约 7 730 万人感染 HIV,其中约有 3 540 万人死于 AIDS 相关疾病。根据联合国艾滋病规划署(Joint United Nations Programme on HIV/AIDS,UNAIDS)统计,2017 年估计全球 HIV 感染者约 3 690 万人,其中包括约 180 万儿童。2017 年新增感染人数约 180 万,与 2016 年持平。全球 HIV 成人平均感染率达到 0.8%。撒哈拉沙漠以南的非洲地区一直是 HIV 感染的重灾区,目前有 66%的感染人群集中在此地,其中东非和南非地区有 1 960 万感染者,2017 年该地区新增感染者约 80 万人(图 19 - 3)。

全球预防和治疗 HIV 感染行动取得了一定的成功。2010—2017 年,HIV 每年新增感染人数下降 18%,较高峰年度(1996 年)HIV 年新增感染人数下降了近 50%。尽管东非和南非地区 HIV 感染得到了一定控制(新增感染人数较 2010 年下降了 30%),但在东欧、中亚、北非地区 HIV 感染却有抬头的趋势(图 19 - 4)。依照现在的减速发展趋势,联合国所预设的至 2020 年新增感染人数低于 50 万的预定目标几乎不可实现。这预示着 HIV 的防治在流行现状、预防策略以及治疗进展上仍然存在巨大挑战。

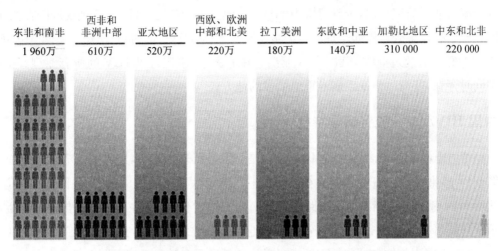

图 19-3　2017 年全球 HIV 感染者(约 3 690 万)分布示意图

(引自：UNAIDS)

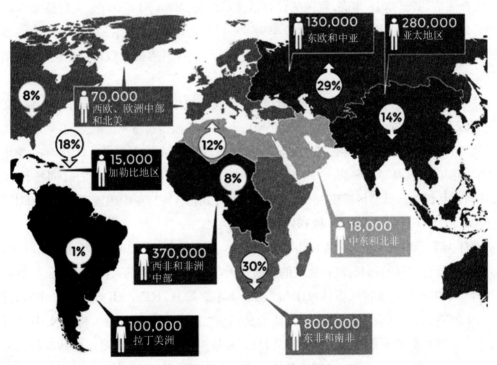

图 19-4　2017 年全球新增 HIV 感染人数分布及其较 2010 年改变示意图

(引自：UNAIDS)

归功于联合抗逆转录病毒治疗(combination antiretroviral therapy, cART)的发明与使用，2017 年约有 94 万人死于 AIDS 相关疾病，比巅峰时期(2010 年)下降了几乎 50％。2017 年约有 2 170 万 HIV 感染人群正在接受 cART 的治疗，其中最大的成效在于有 80％的 HIV 感染孕妇被纳入阻断 HIV 母婴传播的治疗(PMTCT)计划，使得将来由此产生的新生儿 HIV 感染率大大降低。

分子流行病学研究表明,全球范围内 HIV-1 流行最为广泛。HIV-2 主要局限在西非,其他地区有较少病例报告。引起全球流行的最主要亚型为 HIV-1 的 A、B、C 和 CRF02_AG,其中 C 亚型的感染者超过 50%,其次为 A 亚型。在非洲,几乎流行了 HIV 的所有亚型。由于众多亚型同时存在,非洲也是发生病毒重组最多的地方。

二、中国 HIV/AIDS 流行病学特征

1985 年中国大陆发现第一例 AIDS 患者,是一位美籍来华人员,同年浙江省在国内首次检出 4 例 HIV 感染者。1989 年云南省在吸毒者中发现 HIV 感染者 146 例,是中国首次报道的暴发。此后 HIV 感染者逐渐沿着贩毒路线从云南向周边省份扩散,并从吸毒者传播给其性伴侣和孩子。1995 年我国中东部的一些省份,在商业献血员中发现 HIV 感染暴发。HIV 感染者和 AIDS 患者在中国逐年增加,同时 HIV 也通过性传播全国各地扩散。

近 40 年来中国在应对 HIV/AIDS 流行方面取得了实质性进展。据中国 CDC、UNAIDS、WHO 联合评估,截至 2018 年底,我国估计存活艾滋病感染者约 125 万,全人群感染率约为万分之九。2017 年我国 HIV 感染治疗覆盖率为 80.4%、治疗成功率维持在 90% 以上。参照国际标准,与其他国家相比,我国艾滋病疫情处于低流行水平,但感染者数目仍然巨大,疫情分布各地区不平衡。

在 31 省份中,云南省 HIV/AIDS 患者最多,其次为四川、广西、河南、广东和新疆,艾滋病人口达到万人及以上省份多位于西南和西北地区。由于输血传播基本阻断,经注射吸毒传播和母婴传播得到有效控制,目前性传播已经成为我国 HIV 传播的主要途径。2018 年一季度新发现的 HIV 感染者以及 AIDS 病人中,异性性传播为主要传播方式,占 69%;同性性传播占 21%;注射毒品传播和母婴传播仅占 6%;其他传播方式占 4%。在中国流行的主要 HIV 亚型有 B、B'、A、C、D、E、F、G 以及 BC 和 BB 重组体等。

从总体上看,我国 AIDS 疫情较为严重的地区主要集中在上述的 6 个省份,同时,随着 AIDS 在中国流行时间的延长,流行地域的不断扩大,受 AIDS 影响的人群不断增加。近年来老年人和青年学生作为两个特殊群体,HIV 的感染率不断攀升,HIV/AIDS 防治工作形势严峻。2017 年国务院办公厅印发了《中国遏制与防治艾滋病"十三五"行动计划》,将 UNAIDS 提出的到 2020 年实现三个 90% 的全球控制艾滋病目标(经诊断发现并知晓自身感染状况的感染者和病人比例达 90% 以上,诊断发现的感染者接受抗病毒治疗比例达 90% 以上,接受抗病毒治疗的感染者和病人治疗成功率达 90% 以上)作为我国艾滋病防治的近期目标。

第三节 HIV 感染的免疫反应

HIV 感染机体后,可以诱发产生病毒特异性免疫反应,包括体液和细胞免疫反应。虽然鲜

有证据显示 HIV 感染后诱发的免疫反应可以有效清除病毒,但这些免疫反应与控制病毒在体内的复制及病程有一定的关系。

一、HIV 感染后的免疫动力学

根据 HIV 感染者早期血浆中的 HIV 病毒 RNA 变化和特异性抗体产生的动力学将急性 HIV 感染分为急性感染期和慢性感染早期(见图 19-5)。根据病毒 RNA 的聚合酶链(PCR)检测、HIV 特异性抗体的 ELISA 检测以及蛋白印迹(WB)检测,HIV 感染又可分为 Fiebig Ⅰ~Ⅵ期。在感染的不同阶段机体可能出现各种固有及适应性免疫反应(见图 19-6)。对这些免疫应答的深入了解有助于 HIV 疫苗研究。

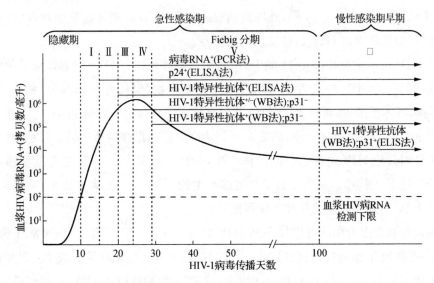

图 19-5　急性 HIV 感染的分期

(引自:McMichael,2010)

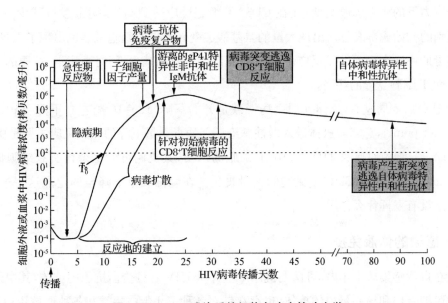

图 19-6　HIV 感染后的机体免疫应答动力学

(引自:McMichael,2010)

HIV 感染最初 10 天左右期间,感染者血浆中并不能检测到 HIV 病毒 RNA,称为隐蔽期(eclips phase),此期 HIV 主要感染表达 CCR5 的记忆性 $CD4^+$ T 细胞;黏膜下 DC 和朗汉斯细胞也可以通过 C 型凝集素(如 DC-SIGN)与 HIV 膜蛋白 gp120 结合而摄取病毒,随后 DC 迁移至淋巴结区将其递呈给 T 细胞。虽然不能检测到 HIV 的 RNA,但患者外周血中可检测到一些急性期蛋白如血清淀粉样蛋白 A 和细胞因子如 IL-1 的升高。此期间没有任何免疫应答或免疫系统成分可以对 HIV 产生抑制作用。

进入淋巴结区的 HIV 病毒不断扩增,血浆中 HIV 病毒 RNA 超越检测临界点(T0),进入 Fiebig Ⅰ 期,并在体内淋巴系统(如肠道相关淋巴组织,GALTs)进一步播散,其靶细胞同样主要是 $CCR5^+CD4^+$ 淋巴细胞。此期 HIV 呈现指数扩增,造成 20% 肠道驻留 $CD4^+$ T 细胞感染,80% 丧失。HIV 感染后 3~4 周,外周血病毒血症到达高峰(通常血浆中病毒颗粒浓度大于 $10^7/mL$),此时也是外周血 HIV 抗体检出的时间点。

最初的 HIV 抗体主要是抗 gp41 的 IgG 抗体,该抗体可以与 HIV 病毒体形成免疫复合物。在绝大多数(90%)的 HIV 感染者中可以发现免疫复合物,但仅有一小部分(约 20%)是有抗 gp41 抗体与病毒体所形成,而抗 gp41 抗体并没有病毒中和能力。除抗 gp41 抗体外,在急性感染期亦有少量的抗 gp120 抗体产生;病毒血症到达高峰后病毒载量开始呈下降趋势(Fiebig Ⅲ/Ⅳ 期),出现针对其他 HIV 病毒蛋白的抗体产生,如抗 Gag 抗体。一旦进入慢性感染期,感染者则主要产生抗 Env 抗体。从病毒载量与抗体产生的关系上看,绝大多数 HIV 感染者体内的这些抗体对 HIV 的复制和播散并没有任何抑制作用。

在外周病毒载量上升期间可以检测到 HIV 特异性 $CD8^+$ T 细胞反应,通常在病毒血症到达高峰后 1~2 周时 T 细胞反应到达高峰,而此时伴随着外周病毒载量的减少。最初的 $CD8^+$ T 细胞反应主要是靶向 HIV 的 Env 和 Nef 蛋白,这些 T 细胞反应对 HIV 复制似乎是无效或是作用有限,因为此时机体中 HIV 病毒呈现出一种初始感染病毒表型稳定的持续性表达,并没有出现免疫应力下的病毒逃逸突变;而在 $CD8^+$ T 细胞反应达到高峰,病毒载量减少时,$CD8^+$ T 细胞所识别的初始病毒表位才出现大量的氨基酸突变,$CD8^+$ T 细胞虽然也出现了大量扩增,但又由于病毒的逃逸突变而造成反应性 T 细胞克隆的失效和减少,同时高病毒/抗原的负载也促进了反应性 T 细胞克隆的耗竭。

HIV 感染后 4 周左右,机体外周血病毒载量开始下降,12~16 周左右下降至病毒调定点(virologic set point),意味着机体进入慢性感染期。病毒载量下降的免疫反应主要是由于 HIV 特异性 $CD8^+$ T 细胞对感染 HIV $CD4^+$ T 细胞的杀伤,其机制可能是杀伤所致细胞病变效应(cythopathic effect)造成 $CD4^+$ T 细胞的大量丧失。在病毒载量下降至调定点这一过程中,抗体反应似乎没有发挥什么作用。

二、HIV 感染的体液免疫

一般在自然感染后半年内,可诱发机体产生针对 HIV 各种蛋白抗原的抗体,其中最主要的是针对包膜糖蛋白和核心蛋白的抗体,也存在针对各种 Pol 蛋白酶类和各种调控蛋白(如 Nef,

Rev,Vif,Tat,Vpr 和 Vpu 等)。在 HIV 急性感染的初期,体内可出现高水平的抗核心蛋白 Gag p24 的抗体,同时也会产生抗 Gag p17 的抗体,这些抗体不具备中和病毒的能力,与 HIV 免疫保护力和对病程的控制尚无确切定论。

1. 中和抗体　HIV 中和抗体具有结合游离的病毒颗粒并降低其感染性的作用。一般认为 HIV 的中和抗体具有一定的免疫保护力。研究表明与发病进程快的 HIV 感染者相比,长期不进展者或称精英控制者(LTNPs)具有较高水平的中和抗体。机体在急性 HIV 感染期产生的抗体可以与病毒形成免疫复合物,但这些抗体的中和能力极为有限。中和抗体主要是在感染后 3 个月左右产生,往往同时出现 Env 蛋白表位的突变。中和抗体最主要的靶抗原是 HIV 包膜糖蛋白,产生中和抗体的抗原表位主要位于 gp120 和 gp41 的细胞外部分。这些抗原决定簇有连续的线性多肽区域、糖基化的成分、不连续的空间构象以及包膜糖蛋白与宿主细胞表面受体 CD4 结合后使其构象发生变化而暴露产生的。抗 gp120 或抗 gp41 中和抗体通过阻止 HIV 的 gp120 与细胞受体结合、破坏其构象、阻止 HIV 与细胞的吸附、或阻止 gp41 介导的 HIV 包膜与宿主细胞膜的融合等机制,阻断或降低 HIV 的感染。

HIV 感染者中约 20% 的个体可以在感染后 2～4 年产生广谱中和抗体(broadly neutralizing HIV - 1 antibody,bnAb),这些 bnAb 具有广泛的 HIV 病毒中和能力,但并没有证据显示 bnAb 可以有效控制病毒血症。

通过对 HIV 包膜糖蛋白的单克隆抗体的体外研究,证实包膜糖蛋白具有多种产生中和抗体的抗原表位。最主要的线性多肽抗原表位是 gp120 的 V3 高变区,多种针对 V3 环的单克隆抗体具有很好的中和活性,阻止 HIV 对细胞的感染。此外,针对 gp120 的 V1/V2、V4 和 V5 的抗体,也可能有中和活性。在 gp41 细胞外的近膜区也有两个重要的中和抗体的抗原表位,两个针对该区的单克隆抗体 2F5 和 4E10 具有很强的广谱中和活性。目前,针对 gp120 糖基化成分的中和抗体是单克隆抗体 2G12,它可以中和多种 HIV 病毒。近年研究表明,包膜糖蛋白不连续的空间构象同样是非常重要,例如针对 CD4 结合位点的单克隆抗体 b12,是很有效的中和抗体。此外,包膜糖蛋白与 CD4 结合而诱导的抗原表位(CD4i),也可刺激机体产生中和抗体,单克隆抗体 17b 就是很好的佐证。

在 HIV 暴露确未感染的个体中检测到了黏膜 HIV 特异性 IgA,提示这些 IgA 可能具有阻止 HIV 穿透上皮进入细胞的能力。在 LTNPs 中同样发现了 IgA 具有靶向 gp120 的特异性,这些都期待进一步研究。

2. 抗体被动保护作用　研究显示体内预先存在的中和抗体可以有效地预防 HIV 的感染。1992 年就证实针对 gp120 的 V3 区的单克隆抗体可以保护黑猩猩免受 HIV 的感染。此后,用多种具有中和活性的单克隆抗体的联合使用或用从 HIV 感染者血清中提取的 IgG(HIVIG),预先注射成年恒河猴和新生恒河猴后,再用人工重组的猴人免疫缺陷病毒攻击,可使其受到有效的保护。这些都提示诱导产生有效的中和抗体是发展 HIV 疫苗重要的关注点之一。此外通过抗体依赖性的细胞介导的细胞毒性(ADCC)作用,杀死病毒感染的细胞,对控制 HIV 感染有一定的意义。

三、HIV 感染的细胞免疫

非 T 细胞介导的免疫反应包括自然杀伤(NK)细胞和 DC 等,对非 MHC 限制性地清除感染的细胞有一定的作用。对 HIV 特异细胞免疫的深入研究和理解,有助于 HIV 疫苗的研发。

$CD8^+$ 细胞毒性 T 细胞(CTL)在清除感染细胞和阻止 HIV 经细胞接触扩散过程中起到重要的作用。高水平和持续性的 $CD8^+$ T 细胞免疫反应可使病程减缓或长期不恶化,如恒河猴体内特异性 T 细胞免疫反应可以控制 SIV 病毒的感染和明显降低机体的载毒量;HIV 感染者体内 $CD8^+$ T 细胞反应达到高峰时出现病毒载量的下降;HIV 暴露未感染者体内出现 HIV 特异性 $CD8^+$ 细胞反应;HIV 特异性 $CD8^+$ T 细胞反应受 HLA Ⅰ类分子限制。

对感染 HIV 的有效控制者和病情进展者的 $CD8^+$ T 细胞进行比较后显示精英控制者的 $CD8^+$ T 细胞具有很强的抗病毒潜能,其机制是多样的,精英控制者 $CD8^+$ T 细胞具有很强的多种细胞因子和趋化因子分泌功能,如 IFN-γ、IL-2 和 TNF-α等,起到杀伤清除感染的细胞和抑制病毒的作用。有效控制者 $CD8^+$ T 细胞主要表现为 Gag 抗原特异性,而 Gag 抗原特异性的 $CD8^+$ T 细胞较 Env 或 Nef 特异性 $CD8^+$ T 细胞具有更明显的抗病毒保护能力。最近甚至发现只有 Gag 特异的 $CD8^+$ T 细胞免疫反应有助于控制 HIV 的感染和病程,针对其他蛋白的 $CD8^+$ T 细胞免疫反应不仅不能有效控制 HIV 的感染和病程,有的还有助于加速病程。

记忆 $CD4^+$ T 细胞是 HIV 感染的主要靶细胞,在发病过程中该 T 细胞数量会明显减少或急剧下降,即使感染者进行了长时间 cART 也只能部分的恢复 $CD4^+$ T 细胞和 HIV 特异性记忆 $CD4^+$ T 细胞。HIV 特异性 $CD4^+$ T 细胞在功能上表现出 IL-2 分泌和增殖能力下降,同时出现抑制性分子如 PD-1、CTLA-4 等表达上调。最近发现滤泡辅助性 T 细胞(follicular helper T cells,Tfh)的功能损伤是 HIV 感染者体内 B 细胞功能不足的重要原因,而 Tfh 也是最近被认识到的 HIV 感染的主要靶细胞群。

$CD4^+$ T 细胞反应在控制 HIV 过程中的具有重要作用。在长期不进展者和有效控制者体内都出现了多功能 HIV 特异性 $CD4^+$ T 细胞的富集,这些 $CD4^+$ T 细胞不仅具有一定的增殖能力,还具有很强的 IL-2、IL-21 等细胞因子的分泌能力,它们对 $CD8^+$ T 细胞的功能维护、细胞增殖和生存极为重要),且细胞表面的 CTLA-4 等抑制性分子表达很低。

第四节　HIV 疫苗研究

一、HIV 疫苗的分类

自 1981 年发现 HIV 以来,已造成全球 6 000 多万人感染和 3 000 多万 AIDS 患者死亡。根据 2015 年的统计显示每年新增 HIV 感染者超过 2 百万人,依赖于 cART 而生存的 HIV 患者达到近 2 000 万人。AIDS 已成为严重影响全世界健康的重要卫生问题。

目前,cART 是 AIDS 治疗的主要手段。cART 将几类抗艾滋病药物(如逆转录酶抑制剂和蛋白酶抑制剂)组合使用,是目前公认疗效最佳的 AIDS 治疗方法。cART 的使用使得 AIDS 从"超级癌症"变成了可长期存活的慢性疾病,并极大地降低了 HIV 感染患者的发病率和死亡率,也在一定的程度上抑制了 HIV 的传播。但由于体内 HIV 潜伏库的存在,cART 无法完全清除患者体内病毒,患者需终生服药。高额治疗费用、治疗相关毒副作用以及耐药性等问题都亟待新的治疗方法出现。显然,HIV 疫苗是预防和控制 HIV 感染的一个有力措施。根据数学模型计算,如果在 2027 年产生一种保护力达到 70% 的疫苗,那么在 2070 年,新增 HIV 感染率即将下降到目前的 22%。这无疑是一种终结 HIV 全球感染的最佳措施。过去近四十年,HIV 疫苗研究领域一直蓬勃发展,科学家在不懈地努力以研制出具有更高保护力的 HIV 疫苗。

安全性和有效性是 HIV 疫苗设计和研制的最基本要求。在 HIV 疫苗研制初期,HIV 的灭活疫苗和减毒活疫苗在动物实验中证实可以诱导部分免疫应答,但由于这两类疫苗均含有 HIV 的遗传物质,有重新激活或是整合到宿主细胞染色体中的可能性,造成不可预知的后果,因而不能证明临床应用的安全性,这两类疫苗研究几乎处于停滞状态。唯一一种进入临床试验的 HIV 灭活疫苗"Remune"是由发明灭活脊髓灰质炎疫苗的 Jonas Salk 于 1987 年提出。Remune 由美国 BioPharma 公司生产,由去除了病毒包膜糖蛋白 gp120 的灭活病毒颗粒(经 β-丙内酯和辐照灭活)在不全 Freund 佐剂中乳化而成。因其含有灭活病毒而非病毒亚单位,故能刺激细胞免疫应答而不会刺激体液免疫应答。尽管该疫苗已被证实安全并能诱导机体产生一定的免疫反应,然而 30 年来超过 10 项临床试验的结果存在矛盾,其有效性依然有待确证。

除此之外,其他多种类型的 HIV 疫苗用于各期临床试验,包括以下几种:

1. 病毒样颗粒(virus-like particle,VLP)疫苗　VLP 疫苗利用 Gag 自身可以组装成病毒颗粒样结构的特性,在昆虫细胞-杆状病毒表达系统中表达产生 Gag、Env,但不含病毒核酸的假病毒颗粒(含有蛋白酶和逆转录酶)。VLP 疫苗可以诱导机体产生一定程度的体液和细胞免疫应答。VLP 疫苗既可以体外合成组装,也可以通过核酸疫苗和载体疫苗进行体内表达,还可以同时表达多个 HIV 结构蛋白,例如 Gag-Pol、Gag-Env 及 Gag-Pol-Env 的重组基因表达。动物免疫结果表明,VLP 疫苗可以诱导一定的体液和细胞免疫反应。但有报道显示,VLP 疫苗表达的 Env 的免疫原性并不比 Env 重组亚单位疫苗好,特别是诱导中和抗体的能力很局限,且不能通过 DNA 疫苗初免而大大增强 VLP 疫苗的免疫原性。

2. 核酸疫苗(DNA 疫苗)　核酸疫苗是近年来 HIV 疫苗研究的热点之一(优点见第十章)。核酸疫苗已被用于表达多种 HIV 抗原,例如 Env、Gag 和 Pol 等。在动物实验中,含 HIV env 及 gag-pol 基因的核酸疫苗可激发机体产生 HIV 蛋白特异性的中和抗体、CD8+ 和 CD4+ T 细胞反应。自 1995 年起,HIV 核酸疫苗已经用于多个 I 期和 II 期临床试验中。虽然 HIV 核酸疫苗在动物实验中收到良好的效果,但是在人体试验中产生的免疫水平较低。但是,核酸疫苗和其他疫苗(如活载体疫苗、蛋白亚单位疫苗)联合实用,通过初免和加强免疫,明显提高其免疫效果,具有很大的潜力。

3. 合成肽疫苗　合成肽曾用于设计以 HIV Env V3 为靶抗原的疫苗,试图诱导产生有效的中和抗体,但是免疫结果表明,并未达到预期的效果。近年来,合成多肽疫苗技术被用于研制以 MHC-Ⅰ和 MHC-Ⅱ限制性的多肽,以求产生特异性的 CD8 和 CD4 T 细胞反应。这类疫苗中比较突出的是挪威 Bionor 公司的 Vacc-4X 治疗性疫苗,Vacc-4X 是靶向 HIV 病毒蛋白 p24 保守结构域的多肽疫苗,临床研究显示 Vacc-4X 是安全的、耐受性良好、有免疫原性,最重要的是可以降低中断 cART 治疗后的病毒载量。最新研究表明 Vacc-4X 可以和 HIV 潜伏激活剂联用,用于辅助针对 HIV 潜伏库的激活后杀伤。该公司另外一个 HIV 治疗性疫苗 Vacc-C5 则靶向 HIV 包膜糖蛋白 gp120 的 C5 区和穿膜糖蛋白 gp41 的一个结构域。这两种治疗性疫苗目前主要用于辅助 cART 治疗。

重组亚单位疫苗是由一种或多种 HIV 蛋白组成的非传染性颗粒,其安全性良好,1987 年美国最早就是选用 HIV 膜蛋白 gp160 疫苗进行临床试验。由于膜蛋白 gp120 是 HIV 结合到 CD4⁺T 细胞上的配体分子,理论上靶向 gp120 分子的疫苗可以诱导中和抗体阻碍 HIV 与靶细胞的结合。但早期 VaxGen 公司的Ⅲ期临床试验就证实 gp120 疫苗不能有效预防 HIV 感染,也不能降低 HIV 病毒滴度。虽然单纯的 gp120 单体亚单位疫苗不能诱导非常有效的免疫反应,但是近年来的研究表明,在核酸疫苗初免的基础上用 gp120 亚单位疫苗进行加强免疫,可以明显提高 Env 特异的抗体水平,并能有效地增强细胞免疫反应。在核酸疫苗初免和 gp120 亚单位疫苗加强免疫的恒河猴试验中,对 SHIV 的攻击产生了良好的保护作用。

4. 活载体疫苗(live vector-based vaccines)　活载体疫苗是将 HIV 的重要抗原基因插入病毒或细菌体内进行表达。活载体疫苗在受免疫的体内表达抗原,具有良好的免疫原性,可诱导机体产生较强的免疫反应,特别是细胞免疫反应。复制型病毒载体包括:脊髓灰质炎病毒、复制型腺病毒和流行性感冒病毒。非复制型病毒载体包括:金丝雀痘苗病毒或鸡痘苗病毒、非复制型腺病毒和豇豆花叶病毒。病毒载体疫苗在健康人群中相对安全,但是在免疫力低下的人中,可引起发生痘苗病毒感染相关的疾病。因此非复制性和减毒的痘苗病毒载体受到青睐,例如改良的牛痘病毒(MVA)和金丝雀痘病毒。

二、HIV 疫苗发展历程及当前研发方向

自 1981 年发现 HIV 病毒以来,历时近 40 年的研究,研制过程遭遇了多次折戟;直至目前为止尚没有真正意义上的疫苗得以广泛应用。HIV 疫苗研究面临多种问题,如病毒复制快,高度变异,攻击免疫系统、缺乏动物模型等等,但这些并非关键问题,当今的技术足以解决。HIV 疫苗面临的最大的挑战不是技术,而是科学问题。

病原体感染人体的最终结局可分为两类,一类是针对自然感染可以诱导宿主产生保护性免疫的抗体。研制此类病原体的疫苗相对简单,只需要找出病原体、予以减毒或者灭毒,接种人体就可以达到预防该类疾病的目的。能够成功研发疫苗的病原体都属于此类,如天花、甲肝、白喉、破伤风、麻疹等等。针对这一类病原体而言自然进化的力量在人类。另一类病原体以 HIV 为代表,经自然感染后免疫系统既不能清除也无法长期控制病毒。针对这一类病原体自然进化

的力量在病原体。简而言之,目前的研究尚不确定什么样的细胞免疫和/或体液免疫能够对 HIV 感染提供有效的免疫保护。

近 40 年 HIV 疫苗研发主要经历了三个重要阶段:第一阶段以激发体液免疫为主,由 Vax-Gen 公司开发的双价 gp120 亚单位疫苗(gp120 来自不同 HIV 毒株)。尽管接种人群中出现了 gp120 抗体,但是疫苗不能预防 HIV 感染,可能是由于 gp120 的高度变异性导致抗体不能识别,不能产生有效的免疫保护。第二阶段疫苗主要研究细胞免疫,由 Merck 公司和美国 NIH 开展的代号为"STEP""phambili"和"HVTN505"临床试验。这三个试验均基于重组腺病毒 5 (rAd5)载体所构建的 HIV 疫苗,不同的是"HVTN505"用 HIV 核酸疫苗初免,再用 rAd5 载体疫苗加强免疫。尽管接种人群中出现了针对 HIV 的 $CD4^+/CD8^+$ T 细胞反应,但疫苗同样不能预防 HIV 感染,更有部分接种者 HIV 感染率增加。由于这部分接种者血清 rAd5 抗体阳性,有假说认为,该疫苗活化了接种者体内 Ad5 特异性的 $CD4^+$ T 细胞,增加了 HIV 感染的靶细胞数目,但该假说有待证实。第三阶段的疫苗开发以同时激发体液免疫和细胞免疫为目标,以 RV144 疫苗为代表。该疫苗包含了 ALVAC-HIV(重组金丝雀载体表达 HIV Gag/Pol/Env 基因)和 VaxGen 公司开发的双价 gp120 亚单位疫苗的联合免疫策略,尽管这两种疫苗的单独使用已被证明无效,但 RV144 疫苗在泰国的受试人群中达到了 31% 的有效保护率。该保护率虽未达到成功制备 HIV 疫苗的标准,但它是迄今唯一明确能够在一定比例的人群中产生有效免疫保护的疫苗。后期的研究发现,RV144 疫苗的保护性与其诱导产生的 gp120 抗体有关。与单纯的 gp120 亚单位疫苗相比,RV144 疫苗产生的抗体以 IgG3 为主,识别多个 HIV 多个亚型的共有 gp120 V1/V2 序列,通过激活补体调理作用以及 ADCC 作用等发挥抗病毒的作用。

RV144 疫苗给 HIV 疫苗研究带来了希望,目前至少有 3～4 项有关 HIV 疫苗的大规模临床Ⅱ/Ⅲ期研究在推进中。① P5 计划(Pox Protein Public Private Partnership)是基于 RV144 的成功经验,对受试者给予改造的 RV144 疫苗进行免疫,以考查是否可以诱导产生更有效的保护,希望能够实现 3 年 50% 受试人群的保护效果,从而大大减轻南非地区 HIV 的感染率。② 强森公司以非复制型 Ad26 病毒为载体的"马赛克"疫苗(利用 HIV 的多个抗原刺激机体产生更广泛的免疫应答)进行的Ⅱb 期临床试验。③ HVTN 和 HPTN 组织招募的利用广谱中和单抗(BnAb)VRC01 进行被动免疫从而预防 HIV 感染的Ⅱb 期临床试验。④ 中国 CDC 开发以复制型痘病毒为载体的 DNA-天坛痘苗复合型 HIV 疫苗Ⅱb 临床试验。上述 4 项计划将于 2020 年前后完成Ⅱb/Ⅲ期临床试验,结果将为新一代疫苗的开发提供重要的数据信息。

三、HIV 疫苗创新研究的新进展和新动向

HIV 疫苗研发领域急需突破传统疫苗开发思路,寻找新的研究方向。目前取得的突出性的进展有:

1. 超强广谱中和抗体(BnAb)的发现和应用　通过多年对 HIV 感染者的追踪分析,发现约有 10%～30% 的患者在感染 HIV 三年后可以产生广谱中和抗体。其中 1% 的患者(有效控制者)可以产生高效的 BnAb。这些中和抗体虽然不能清除患者体内已有的 HIV 病毒,但在体

外实验中可中和多种亚型 HIV-1,过继输注给动物能保护其不受 HIV-1 感染。使用单细胞分选和二代测序技术获得了以 VRC01 为代表的一系列 BnAbs,催生了大量单抗新药。BnAbs 同样也被用于被动性免疫预防研究。如前所述,由 HVTN 和 HPTN 组织招募和开展的代号为 HVTN703/704 的临床 II 期研究,旨在南非和美国的高危人群中通过多次输注 VRC01 来检验其对 HIV 感染的保护率。其他科学家则采用 AAV 病毒载体表达 VRC01 蛋白,由机体产生抗体来对抗 HIV 感染。但由于抗体药物过于昂贵,设计和制造能诱导机体产生 BnAbs 的免疫原成为 HIV 疫苗研究的关注点。

2. 反向疫苗学的兴起和在 HIV 疫苗研究中的探索　反向疫苗学即利用中和抗体的结构来设计与之结合的免疫原。结构生物学家基于 BnAb 的结构解析,设计了大量与特定结构 BnAb 结合且具有高亲和力的免疫原。然而用这些免疫原免疫动物后发现,无法诱导出同样的中和抗体,说明该免疫原的抗原性和免疫原性有一定的差异。究其原因人们发现 BnAb 一般产生于感染后 2～4 年,是体内长期免疫的结果,其中经历了漫长的抗体亲和力成熟过程。如 VRC01 抗体从最初的胚系抗体到最后的成熟抗体之间有高达 30% 的基因突变,而其他病毒的中和抗体只有 5%。

如何获得能够产生 BnAb 胚系抗体的初始 B 细胞的免疫原是目前研究的瓶颈问题。2015 年 Jardine 等设计出可以结合 VRC01 胚系抗体的免疫原 eOD-GT8 60mer,在体外实验中发现可以激活产生 VRC01 胚系抗体的 B 细胞;而在体内要最终获得 BnAb,还需设计一系列相关但又有突变的免疫原进行序贯免疫,来模拟体内抗体的成熟过程。这就是 HIV 疫苗设计与其他疫苗的截然不同之处(图 19-7)。

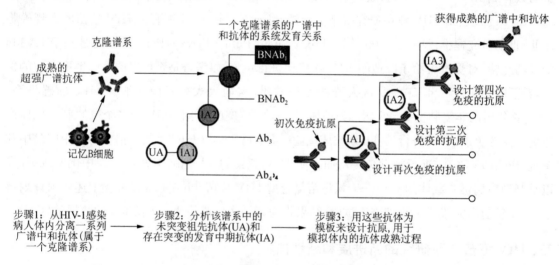

图 19-7　通过反向疫苗学设计疫苗进行序贯免疫,模拟在体抗体成熟过程

(引自:JR Mascola,2013)

3. Env 免疫原的改造和应用　BnAb 的结合靶点都是膜表面糖蛋白,且膜表面糖蛋白(刺突)是 HIV 进入靶细胞的关键蛋白分子,是 HIV 疫苗设计的首选分子。最早合成的 Env 免疫原是没有经过蛋白酶切的 gp160 前体蛋白,不能真实反映病毒颗粒表面刺突的构象,因此不能

刺激机体合成中和性抗体。近年来随着对膜表面糖蛋白三聚体结构的了解,促使人们开发天然的 HIV Env 三聚体疫苗。Sandres 等设计了一种可溶稳定的、与天然 HIV Env 三聚体非常相似的 BG505 SOSIP.664 分子,结果证明其在动物模型中能够诱导中和抗体产生。在此基础上,人们还在不断改变 BG505 SOSIP.664 分子,减少其产生非中和性抗体,增加其诱导产生保护性中和抗体的能力。

4. 疫苗接种策略的优化　目前 HIV 单一疫苗均存在其局限性,多种不同疫苗混合应用,有可能达到任何单一形式的疫苗难以达到的理想效果。例如目前唯一能产生部分保护性免疫的 RV144 试验就是采用的病毒载体初免,蛋白疫苗加强免疫的策略。此外,使用一系列突变的 Env 免疫原进行序贯免疫来模拟体内抗体的成熟过程,有效激发细胞免疫(滤泡辅助性 T 细胞对于抗体亲和力的成熟非常重要)对产生保护性中和抗体至关重要。因此,设计不同的疫苗联合免疫策略,利用不同的初次免疫和加强免疫,可产生不同疫苗的互补和协同免疫效果,从而产生具有最佳免疫效果的"疫苗组合"。初免疫苗可以是 DNA 疫苗,也可以是病毒载体疫苗;加强免疫可以选择蛋白疫苗、病毒载体疫苗等。

三、展望

AIDS 全球流行形势十分严峻,国际社会对 HIV 疫苗的研究和开发予以了更多的关注和投入。由于 HIV 疫苗的研究和发展还存在着诸多的问题,要研制出理想的疫苗还需长时间的不懈努力。随着对 HIV 和 AIDS 的致病机理和免疫学的深入研究,科学家们也逐渐对疫苗的研究和发展有了新的认识。从"有效控制者"中发现的广谱中和性抗体,为 HIV 疫苗研究领域带来了新的契机。反向疫苗学研究以及结构疫苗学研究,为设计一系列相关但又有突变的免疫原进行序贯免疫,来模拟体内抗体的成熟过程提供了可能性,但这一领域的突破还需要一定的时间。RV144 在接种人群中的 31% 保护性将各种疫苗的联合免疫策略提上新的议事日程。通过用不同类型疫苗结合的初免和加强免疫,可使机体更好地产生对 HIV 特异性免疫力,包括细胞免疫和中和抗体的免疫反应。"马赛克"多价疫苗可以诱导机体产生更广谱的中和抗体和细胞免疫力。对 Env 和 Gag 等抗原的更合理的设计,使其诱导更有效的体液和细胞免疫。一些黏膜免疫载体和佐剂的研制,可进一步提高疫苗的黏膜免疫力。过去近 40 以及未来 10 年的多次临床试验的数据,都将对今后疫苗发展提供指导性作用,也为人类深入解析何种免疫能够对 HIV 感染提供有效的免疫保护提供答案。

总之,随着对 HIV 的生物学特性和宿主对 HIV 的免疫反应的深入研究和了解,人类将不断开发出创新的、改良的新型疫苗来控制 AIDS 的传播。最理想的 HIV 疫苗是能产生有效的中和抗体和有效的细胞免疫,并且具有持久的、可以完全清除病毒的免疫力。表 19-1 是对理想的 HIV 疫苗应具备的特性予以概括总结,要达到这些要求,还有相当长的路要走。

表 19 - 1　理想的 HIV 疫苗应具备的特性

特性	理想的 HIV 疫苗的标准
安全性和耐受性	在成人和儿童中安全、耐受
效力	应保护受接种者不受所有亚型的 HIV 感染
免疫保护的持久性	应产生终身免疫
可负担性	消费者能买得起
稳定性	在室温长期稳定
生产和纯化的有效性	适宜工业化的生产和纯化
接种的简单性	只需一次或少的接种次数,不需要特殊的设备
可接受性	能被高危人群和社会接受
市场性	在经济上有吸引力,大的制药公司愿意开发和生产

思考题

1. HIV 高度变异性的病毒性基础是什么?

2. 研制出理想的 HIV 疫苗的基本策略是什么? 面临的挑战有哪些?

(沈宇清　窦骏)

第二十章　人乳头瘤病毒疫苗

宫颈癌是威胁全球女性健康最常见的恶性肿瘤之一,是目前极为少见的病因明确的癌症,也是唯一有市售疫苗预防的癌症。为什么仅有宫颈癌有预防性疫苗上市?这种疫苗又是怎么预防宫颈癌发生的?这一切要始于 1976 年德国病毒学家 Harald zur Hausen 博士提出的假说:人乳头瘤病毒(Human papillomavirus,HPV)感染与宫颈癌的发生密切相关。为什么有这么多种类型的宫颈癌疫苗?现有疫苗安全性如何?请进入本章学习。

第一节　HPV 的生物学特征

乳头瘤病毒是一类具有严格宿主范围和组织特异性的 DNA 病毒,感染人及动物的皮肤或黏膜上皮细胞。根据基因组同源性,人乳头瘤病毒(Human papillomavirus,HPV)可分为 100 多型。目前已经明确部分高危型 HPV 不仅可以引起尖锐湿疣、扁平疣,而且是绝大多数宫颈癌的罪魁祸首。HPV 属多空病毒科 A 亚群,是无包膜的小型双链环状 DNA 病毒。1949 年 Straus 等首先在电镜下从普通疣体浸出液中观察到病毒颗粒。HPV 颗粒呈球形,二十面体对称,直径约 45~55 nm。

一、HPV 的基因序列及其产物

HPV DNA 约含 7 200~8 000 个碱基对,基因组有 9 个开放解读框(ORF),分为 3 个功能区,即早期转录区(E 区)、晚期转录区(L 区)和上游调控区(URR 区,又称长控区 LCR 区)。

E 区由 4 500 bp 组成,分别编码 E1~E8 等 8 个早期蛋白,参与病毒的 DNA 复制、转录、翻译调控和细胞转化等功能。E1 涉及病毒 DNA 复制,在病毒起始复制中起关键作用。E2 是一种反式激活蛋白,涉

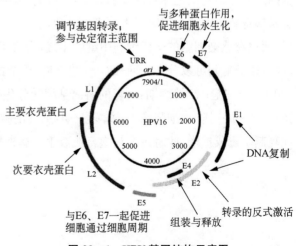

图 20-1　HPV 基因结构示意图

及病毒 DNA 转录的反式激活。E4 与病毒成熟胞浆蛋白有关。HPV 的 E5 基因位于 E2 的下游,编码一种具有转化作用的癌蛋白。E5 蛋白主要在感染细胞克隆早期的繁殖、扩张中起重要作用。它干预生长因子受体,干扰周期蛋白和周期蛋白激酶,促进病毒癌基因转化,抑制抑癌基因表达,激活启动子促进病毒繁殖,并通过多种机制促使损伤细胞通过细胞周期,使宿主细胞增殖、分化延缓、向恶性转化。在病毒生活周期中,E5、E6 和 E7 蛋白一起发挥重要作用。E6 称多功能蛋白,至少能与两种细胞蛋白(即 E6 相关蛋白 E6AP 和 E6 结合蛋白 E6BP)结合。致癌病毒的 E6 蛋白可持久存在于人类乳房原始细胞中,与 E7 蛋白作用可持久存在于人类原始角质细胞中。

L 分为 L1 和 L2 区,其功能是编码病毒的衣壳蛋白。HPV 的衣壳蛋白由 72 个壳粒组成,L1 在二十面体晶格点阵形式中呈准对称排列,为病毒的主要衣壳糖蛋白,糖基化可能对其折叠和行使功能有一定作用。L2 是核蛋白,为次要成分,与病毒 DNA 非特异结合,起组蛋白作用。

URR 区为非编码区,又称病毒长期控制区,为 400 bp 的 DNA 片段,可调节基因转录。该区有许多结合位点,可以结合转录激活物和抑制物,参与决定特定型别 HPV 的宿主范围。

二、HPV 的基因分型

HPV 型别众多,且不同型别的致病性大不相同,因此分型非常重要。目前采用基因克隆和分子杂交的方法来进行基因分型,已分出 100 余种 HPV DNA,其中 30 多种与宫颈感染和病变有关。根据 HPV 的组织嗜异性,可将其分为皮肤类和黏膜类。在黏膜类中,又根据与宫颈癌的关系将其分为低危型和高危型。低危型如 HPV - 6 型和 HPV - 11 型极少出现于宫颈恶性组织中,但常从外生殖器疣和宫颈良性病变中发现。高危型 HPV 与宫颈癌、外阴癌、肛门癌等恶性肿瘤相关,其中 HPV - 16 和 HPV - 18 是宫颈癌中最常见的亚型。

三、HPV 的复制

皮肤或黏膜的上皮细胞受轻微损伤后暴露基底细胞,病毒进入后便建立起低复制游离病毒基因组并随细胞染色体共同复制。病毒基因在被感染的基底细胞中低水平转录,而晚期基因表达及病毒颗粒的装配仅限于上层高度分化的上皮细胞核内。即病毒基因组稳定地贮存于基底层,而仅在感染细胞的子代细胞中继续生成,合成子代毒粒。

HPV 复制可以分为三期,即:① 建立期:单个或少量病毒颗粒进入细胞,很快复制至 50～100 拷贝/细胞;② 持续期:病毒的游离基因随分化基底细胞染色体同步复制,复制拷贝数仍保持在 50～100 拷贝/细胞水平;③ 第三期:感染细胞离开基底并分化,在上皮细胞的最上层生产性复制病毒或扩增,此时每个细胞合成数千个病毒拷贝。

第二节　HPV 与宫颈癌

一、HPV 基因型别与宫颈癌的关系

通过流行病学研究和病原学研究,已经明确 HPV 感染导致了宫颈癌的发生,Hausen 博士也因为发现了 HPV 导致宫颈癌而获得了 2008 年诺贝尔生理学或医学奖。根据 HPV 对细胞的转化能力可分为低危型和高危型。低危型主要引起人类多种良性皮肤和黏膜乳头状瘤或疣,如生殖道肛周皮肤和阴道下部的外生性湿疣类病变、扁平湿疣类病变和低度子宫颈上皮内瘤样变(CIN Ⅰ 级病变),儿童和青少年手足摩擦部位的皮肤疣,如掌跖疣。根据 9 个国家 11 次病例对照研究资料的分析结果,国际癌症研究协会将 HPV-6、HPV-11、HPV-40、HPV-42、HPV-43、HPV-44、HPV-54、HPV-61、HPV-70、HPV-72、HPV-81 以及 cp6108 等 12 种归为低危型。高危型则与癌症尤其是宫颈癌的发生有关,高危型主要包括 HPV-16、HPV-18、HPV-31、HPV-33、HPV-35、HPV-39、HPV-45、HPV-51、HPV-52、HPV-56、HPV-58、HPV-59、HPV-68、HPV-73、HPV-82 等 15 种,主要导致 CIN Ⅱ、Ⅲ级病变和宫颈癌的发生,其中 HPV-16、18 和 39 高度致癌,可演变为鳞状上皮细胞癌。宫颈癌病例中,尤其是侵袭性癌组织中,90% 以上可检出上述 HPV 亚型,其中 HPV-16 和 18 型的检出率可达 50%～70%。另外,宫颈癌的恶性表型也与 HPV 的类型有关,角化鳞癌与 HPV-16 型有关,而腺鳞癌与 HPV-18、HPV-45 型有关,未角化鳞癌则主要携带 HPV-16、HPV-18、HPV-33、HPV-45 和 HPV-58 型。

不同地区 HPV 的人群感染率不同,所携带的型别不同,与宫颈癌相关的型别也不尽相同。有学者曾对 22 个国家和地区 32 所医院的 1035 例宫颈癌患者用 PCR 进行检测,发现 HPV-16 阳性率为 51.5%,HPV-18 及 HPV-39、HPV-45、HPV-59、HPV-68 型阳性率位居其后。我国 HPV 感染型别有其自身的特点,有学者汇总分析了 2010 年以来国内 12 个地区的 HPV 分型感染的调查研究数据,结果与以往数据相似,HPV-16 在不同地区和不同人群中的感染率基本上都是最高的。然而在多个地区的正常女性和妇科门诊女性人群中,HPV-52 和 HPV-58 的感染率均超过 HPV-18,合计感染率占阳性感染者的 32.71%。因此一些学者已经将 HPV-52 和 HPV-58 视为国内仅次于 HPV-16 的高危型 HPV,认为它们对宫颈病变的影响已经超越了 HPV-18。有些地区,如 2015 年北京地区和上海地区的调查结果分别显示 HPV-58 和 HPV-52 是感染率最高的高危型 HPV,均高于 HPV-16 的感染率。

二、HPV 基因的存在状态与致癌

HPV DNA 可以以游离形式存在,也可整合到宿主细胞中,HPV 基因组的整合被认为是宿

主细胞恶化的一个重要环节。一般认为,HPV DNA 在良性病变中主要以游离形式存在,而在恶性肿瘤中则以单拷贝或多拷贝与宿主细胞基因整合为主,使得相应基因调控失调。HPV 繁殖停止在复制周期的某一时相,从而导致 HPV 持续感染,这种持续性或者反复性的 HPV(特别是高危型)感染可能导致细胞向恶性表型转化,使发生宫颈原位癌的危险性大大增加。

三、HPV 的致癌机制

HPV 的致癌蛋白主要是位于早期转录区的 E6 和 E7 蛋白,它们不仅表达于所有 HPV 阳性的宫颈癌细胞,而且体外可"永生化"不同的人体细胞,因此这些蛋白被认为是 HPV 的主要致癌蛋白。HPV 诱发宫颈癌的主要机制是其 E6 和 E7 基因在宫颈细胞中的表达增加,产生的 E6 和 E7 蛋白两个癌蛋白分别与抑癌蛋白 p53 和 pRb(磷酸化的 Rb 蛋白)结合而诱导后两者降解。p53 和 pRb 的失活可能是细胞"永生化"的重要原因。

一般认为 E6 蛋白主要作用于 p53。p53 是重要的肿瘤抑制蛋白,参与细胞周期 G_1 相的抑制,促进凋亡和 DNA 修复。高危型 HPV E6 蛋白与野生型 p53 具有高度亲和性,二者极易结合使 p53 快速降解,从而失去对细胞生长周期的正常调控而引起细胞无限增殖并向恶性转化,此过程依赖另一种细胞蛋白 E6 相关蛋白(E62AP)。E62AP 定位于细胞核周,p53 的降解也发生在该处,认为 E62AP 既可以介导 E6 与 p53 的特异结合,又能够介导 p53 的降解。E6 蛋白还有其他独立于 p53 降解的致瘤功能。

E7 蛋白主要作用于 pRb。pRb 是一种重要的生长抑制蛋白,在细胞周期调节中起关键作用。pRb 主要通过抑制某些转录因子(如 E2F 等)活性达到抑制细胞增殖目的。正常情况下,非磷酸化 pRb 与 E2F 特异结合,形成 pRb2E2F 复合物后抑制 E2F 对靶基因的转录,从而抑制细胞增殖。HPV E7 蛋白通过结构上的 Rb 结合位点,优先与非磷酸化的 pRb 结合,这种高亲和性使 pRb2E2F 复合物解离,E2F 游离,从而发挥其转录因子的作用,转录由 G_1 期进入 S 期所需的基因,导致细胞周期调控失控,发生"永生化"。研究发现,HPV E7 蛋白同 pRb 的结合能力与 HPV E7 蛋白的转化能力有关,高危型 HPV E7 蛋白同 pRb 的结合能力比低危型 HPV E7 蛋白高 5～10 倍。

此外,在 HPV 整合过程中,许多基因被破坏或缺失,其中以 E2 基因的破坏尤为重要。E2 基因编码的 E2 蛋白的失活会引起 E6、E7 基因过表达,使其转化能力增强。

第三节　宫颈癌的预防措施

宫颈癌的预防以一级预防和二级预防为主,即针对其发生的危险因素实施一级预防和对高危人群采取筛查的二级预防。具体包括以下几个方面:

一、行为干预

宫颈癌的发生主要与性行为、生育因素、生活习性等密切相关，因此提倡健康性行为，培养广大育龄妇女良好的文化素质和生殖健康意识，同时养成良好的生活卫生习惯，提倡戒烟，加强锻炼，合理膳食，提高机体抵抗力，对预防 HPV 感染和宫颈癌的发生具有重要意义。

二、定期筛查

实践证明，在社区人群中对育龄妇女实施宫颈癌的普查和对高危人群实施重点筛查，对于早期发现宫颈癌及其癌前病变以便采取治疗降低宫颈癌的发病率和死亡率极其重要。目前国内采取的主要筛查手段有宫颈涂片细胞检查、对可疑患者的阴道镜检查和组织活检以及在部分地区实行 HPV 感染的检测，筛查高危人群。

HPV DNA 的检测是宿主遭受 HPV 感染的主要和直接依据，也是发现宫颈癌高危人群和癌前病变的有效手段。目前较常用的实验室检测方法有核酸杂交、聚合酶链式反应（polymerase chain reaction，PCR）、杂交捕获（hybrid capture，HC）试验等。

（一）核酸杂交

核酸杂交（nucleic acid hybridization）主要包括 Southern 杂交、斑点杂交、原位杂交。核酸杂交试验具有较高的灵敏度，并可通过修饰探针对组织感染的 HPV 型别做鉴定，对感染者或患者的预后有较好的预测指导意义，但存在分型检测时随探针片段缩短而灵敏度降低的缺点。

（二）PCR

目前 PCR 是进行 HPV DNA 检测及分型的最常用方法，主要包括普通 PCR、型特异 PCR、巢式 PCR、实时荧光定量 PCR（FQ-PCR）、PCR-ELISA 检测及 PCR 结合反向点杂交技术检测等。采用 PCR 方法不仅可以对 HPV 阳性感染进行确诊，还可以对 HPV 进行分型，测定病毒载量，进行基因序列分析、发现新基因型等。但 PCR 方法的缺点为样品间易交叉污染导致假阳性，并且由于 HPV 型别太多，反应体系常常非常复杂，而且有些 HPV 基因的变异会导致 PCR 无法检出。

为了克服以上局限，以 PCR 技术为基础的新型 HPV 核酸分型检测方法逐渐开发应用，主要包括：

CervistaTM HPV 技术（hologic）：将 PCR 扩增和荧光发光相结合。目前推出了两种方法：一种方法（CervistaTM HPV HR）可同时检测 14 种 HPV 高危型别，包括 16、18、31、33、35、39、45、51、52、56、58、59、68 和 66 型，但不能确定其中某一特定型别；另一方法（CervistaTM HPV 16/18）用于检测和区分 HPV16 和 18 型。

低密度基因芯片导流杂交技术（flow-through hybridization technology，hybribio）：将 PCR 技术、导流杂交技术及传统基因芯片技术相结合。该技术将未标记的特异性寡核苷酸探针固定在尼龙膜上形成斑点，再与经 PCR 扩增的样品 DNA 序列杂交，可一次性检测 21 种 HPV 并精确分型，并能够检测出混合型感染。

（三）HC 试验

HC 试验是美国 Digene 公司新研制的一种检测 HPV DNA 的技术,基本原理是对抗体捕获信号的放大和化学发光信号的检测,包括杂交捕获管试验和第二代杂交捕获试验两种方法。前者可检测 9 个亚型的 HPV;后者扩大到 13 种,且由试管法改为平板法,提高了工作效率,降低了成本。二代杂交捕获试验更敏感,更适合于大范围人群的筛查,目前已得到世界范围的认可。

工业化国家通过实验室检测 HPV DNA,筛查高危人群定期检测,以及早期发现和治疗癌前期病变的细胞学筛检计划,已明显降低宫颈癌的死亡人数。但这些计划实施起来费用昂贵,难以在低收入国家中施行,因此预防 HPV 感染的疫苗对降低宫颈癌发病率可能是一种更为实用的方法。

三、疫苗

由于 HPV 感染已被证实为宫颈癌发生的主要因素,因此采用 HPV 疫苗预防 HPV 感染或者对 HPV 感染者进行治疗,是最根本的宫颈癌防治方法。近年 HPV 疫苗的研制开发取得了重大进展。

第四节　HPV 疫苗

2006 年 6 月 8 日,美国食品与药物管理局(FDA)宣布,世界上第一个可预防由 6 型、11 型、16 型和 18 型 HPV 引起的宫颈癌及癌前病变、生殖器疣的疫苗已获批准,随后二价疫苗和九价疫苗相继上市。疫苗的面市是宫颈癌防治方面取得的一个重大进步。目前对 HPV 疫苗的研究主要针对高危型 HPV,包括预防性疫苗和治疗性疫苗两大类,其中预防性疫苗主要通过诱导有效的体液免疫应答即中和抗体的产生来抵抗 HPV 感染,而治疗性疫苗则主要通过刺激细胞免疫应答以清除病毒感染或已变异的细胞。

一、预防性疫苗

由于抗体在其他预防性疫苗中起重要作用,所以预防性 HPV 疫苗研究方向集中于如何有效产生 HPV 抗体。由于尚无有效的培养繁殖系统,采用减毒病毒株制备 HPV 疫苗非常困难,而且使用减毒株有可能使健康人群暴露于 HPV DNA 编码的肿瘤基因,所以 HPV 预防性疫苗的研究开发主要集中在采用 L1 和/或 L2 病毒体结构蛋白来合成病毒样颗粒(virus-like particles,VLPs)上。事实上,VLPs 已经成为真正的应用性预防疫苗。

（一）VLPs 的表达系统及装配纯化

衣壳蛋白具有自行组装功能,在天然 HPV 病毒颗粒形成过程中,衣壳蛋白起包装病毒 DNA 的作用。在许多表达体系中,衣壳蛋白可以在体外组装成不含病毒 DNA 的 VLPs。这些表达系统包括哺乳细胞、昆虫细胞、酵母细胞和原核细胞系统。在原核系统中可表达高产量的晚期蛋白,却不能自动装配成 VLPs,必须通过体外变性、复性处理后才可装配成 VLPs。而通过酵母系统或重组杆状病毒-昆虫细胞系统可产生大量的 VLPs,且比哺乳细胞系统更为安全。

VLPs 结构与天然的病毒颗粒相似,L1 VLPs 是由 72 个五聚体装配成的二十面体对称的无包膜的球形结构。L1 的一级结构对 L1 蛋白的表达及自身装配效率起决定性作用,不同国家和地区所获得的 HPV-16 L1 DNA 序列存在变异,从而导致氨基酸序列不同。某些氨基酸改变甚至可导致形成的 VLPs 直径发生改变。有资料表明,L1 基因突变产生的 L1 变异体装配成 VLPs 效率不同,其中有一些变异体的自身装配效率比野生型 L1 高许多倍。VLPs 可通过 L1 主要衣壳蛋白或 L1+L2 次要衣壳蛋白装配产生,其中 L1+L2 装配成 VLPs 的效率比 L1 自装配效率高数倍。尽管 L1+L2 VLPs 空间结构更接近于天然的病毒,而且装配效率可能更高,但在预防性疫苗的进一步实验研究中并没有涉及 L2,因为 VLPs 表面的主要 B 细胞表位是 L1 构象依赖性决定簇。

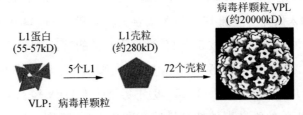

图 20-2 HPV 的病毒样颗粒结构模式图

(改自:Kimbauer R et al. Proc. Natl. Acad. Sci. USA. 1992)

(二) 预防性疫苗的有效性和安全性

目前有三种以预防宫颈癌等恶性疾病发生为目的的疫苗上市。2006 年 6 月,FDA 批准默克公司的 HPV-6、11、16、18 四价疫苗(Gardasil)上市,用于预防这四种型别 HPV 感染引起的宫颈癌、生殖道癌前病变和生殖器疣;2007 年 9 月,欧盟委员会批准葛兰素史克公司的 HPV-6、11 型二价疫苗(Cervarix)上市;2014 年,针对 HPV-6、11、16、18、31、33、45、52、58 的九价疫苗(Gardasil 9)上市。

表 20-1 已上市 HPV 疫苗相关信息

项目	Cervarix	Gardasil	Gardasil 9
生产厂家	GSK 公司	Merck 公司	Merck 公司
HPV 型别	16/11	6/11/16/18	6/11/16/18/31/33/45/52/58
表达系统	杆状病毒表达系统	酿酒酵母	酿酒酵母
免疫程序	美国: 9~25 岁:0,1,6 个月 欧盟: 9~14 岁:0,6 个月 ≥15 岁:0,1,6 个月 澳大利亚: 10~45 岁:0,1,6 个月 中国:9~25 岁:0,1,6 个月	美国: 9~26 岁:0,2,6 个月 欧盟: 9~13 岁:0,6 个月 ≥14 岁:0,2,6 个月 澳大利亚: 9~45 岁女性:0,2,6 个月 9~26 岁男性:0,2,6 个月 中国: 20~45 岁女性:0,2,6 个月	2 剂次:0,6~12 个月 3 剂次:0,2,6 个月
我国上市时间	2016 年 7 月	2017 年 5 月	2018 年 4 月

最早上市的四价疫苗已在临床应用十余年,多项随机对照临床研究评估了四联 HPV 疫苗在女性中的免疫效果。在一项Ⅲ期临床试验中,5 455 例 16～24 岁的妇女分别在第 1 天、第 2 个月和第 6 个月肌内注射预防性疫苗或安慰剂,每 6 个月进行液基细胞学检查、宫颈组织 HPV 检测、HPV 血清学检查和阴道镜检查,共随访 3 年。结果显示:在实验前被检测为 HPV 阴性且无性生活的女性中,疫苗预防癌前病变、宫颈癌、生殖器疣的效力均为 100%。2018 年发表的一项长达 12 年的随访研究显示,16～23 岁年轻女性接种四价 HPV 疫苗后,在随访期间没有发生 1 例 HPV-16、18 相关的宫颈上皮内瘤变 2 级及以上(CINⅡ＋)疾病。多项研究结果分别显示了四价 HPV 疫苗对 9～15 岁、16～23 岁以及 24～25 岁三个年龄段的女性有长达 10 年或以上的保护效力。在已上市的三种 HPV 疫苗中,只有 HPV 疫苗同时覆盖在中国女性中其他三种高危型别——HPV-58、HPV-52 和 HPV-33。2018 年发布了两项针对九价疫苗的大型随机双盲对照临床研究(V503-001[NCT00543543],V503-002[NCT00943722])结果,数据显示,九价疫苗对纳入研究的亚洲 16～26 岁女性人群 HPV-31、33、45、52、58 相关的持续感染的保护效力为 90.4%～100%,对该 5 个 HPV 型别相关的宫颈、外阴和阴道的任何级别病变的保护效力为 100%;首剂接种后的第 7 个月,9 种疫苗型别血清阳转率在 97.9% 以上,且九价 HPV 疫苗诱导的免疫应答(HPV-6、11、16、18)不劣于四价 HPV 疫苗。

人们总是对疫苗相关的不良事件特别敏感。迄今为止,四价 HPV 疫苗已经使用了十多年,全球接种超过 2.6 亿针,上市后安全性监测数据也显示,疫苗接种后安全性较好。疫苗多项临床试验结果显示,三种 HPV 疫苗的不良反应相似,最常见的是注射部位局部反应,如疼痛、红斑和肿胀等,部分伴有头痛和疲劳,这些症状一般为一过性,轻到中度,多可自然恢复,也不随注射次数的增加而加重。九价疫苗的研究结果显示,中国香港、台湾地区和日本、韩国的受试者疫苗相关全身性不良事件发生率低于整体研究人群。WHO 疫苗安全咨询委员会已经 4 次审核有关疫苗的安全数据。2017 年 WHO 再次更新了 HPV 疫苗立场文件,报道并肯定了 HPV 疫苗自上市以来对公共卫生领域的价值,同年 6 月,全球疫苗安全委员会在前期评估基础上,基于新的证据,认为 HPV 疫苗安全性良好。

（三）预防性疫苗的临床应用

2006 年,即四价疫苗被批准上市的当年,美国得克萨斯州州长签署命令,强制要求该州所有六年级女学生接种 HPV 疫苗。目前,这两种疫苗已在 100 多个国家上市,有的还纳入国家免疫规划实行免费接种,主要用于青春期女孩和年轻女性(9～26 岁)。尽管如此,在世界范围内,HPV 疫苗的接种原则尚未形成统一标准。一般认为,青春期女性是接种疫苗的首选人群,在性生活开始前接种疫苗效果较好。美国妇产科学会(American College of Obstetricians and Gynecologists,ACOG)建议,9～26 岁女性均可接种疫苗,26 岁以上男性或女性无需接种。免疫实践委员会(Advisory Committee on Immunization Practices,ACIP)推荐,11～12 岁女性均应接种疫苗,13～26 岁已有性生活的女性补种。WHO 推荐的接种人群为 9～12 岁女性。此外,对 4 065 例 16～26 岁男性的随机对照临床试验发现,接种 HPV 疫苗对预防男性持续感染 HPV 的有效率达 86%。但是,也有研究认为男性人群的 HPV 疫苗接种对预防女性宫颈癌的影响有限。因此,WHO不建议男性接种HPV疫苗。

我国大陆地区自2008年开展HPV四价和二价疫苗的Ⅲ期临床注册试验。三种疫苗分别于2016、2017和2018年被批准在国内上市。尽管如此,截至2019年9月,由于疫苗上市量、价格因素、知晓率、担心疫苗的安全性、有效性等因素,疫苗在我国适用人群中的覆盖率很低。如何扩大疫苗在适应人群的使用,将是发挥HPV疫苗更大作用应努力的方向。

二、治疗性疫苗

对于已经感染了HPV的妇女,基于VLP疫苗诱导的体液免疫不能达到治疗的目的。治疗性疫苗以能诱导肿瘤的抗原为靶标,旨在减轻或消除体内已经存在的病变。目前尚无能够用于临床的HPV治疗性疫苗,大多数均处于实验室研究阶段。对于宫颈癌来说,高危型HPV的E6和E7蛋白就是致癌蛋白,是非常特异的靶抗原。如果能破坏体内表达HPV E6和E7蛋白的细胞,就能阻止肿瘤的发生,同时破坏已经癌变的肿瘤组织,这依赖于细胞免疫的参与。

（一）镶嵌样病毒颗粒

1. 携带HPV抗原的镶嵌样病毒颗粒（cVLP）　cVLP是将HPV的非结构基因同L1或L2基因连接,表达融合蛋白并形成cVLP。实验表明给鼠注射低剂量含有HPV E7多肽的cVLP可诱导鼠的特异性细胞毒性T淋巴细胞（CTL）反应,而且可抵抗表达E7肿瘤细胞对小鼠的攻击。这种保护作用不需要辅助性T细胞,仅需要CD8限制性CTL。实验证明,镶嵌性VLPs疫苗也可使鼠体内已形成的肿瘤消退,因此携带HPV非结构蛋白的镶嵌VLPs很可能在不久的将来成为一种治疗性疫苗。然而有研究表明cVLP经首次免疫后产生的抗VLPs中和抗体将抑制cVLP的再次免疫效果,因此在以cVLP作为疫苗进行免疫时,应考虑将外源肽连接在不同的VLPs表面进行多次免疫以获得满意的细胞免疫效果。

2. 携带非HPV抗原的cVLP　携带有非HPV抗原的L1VLPs疫苗的构建及动物实验也获得了一些结果,在佐剂存在的情况下注射携带有小鼠肿瘤抗原P1A多肽VLPs后,可使已形成的肿瘤消退。P1A是一种自身的肿瘤相关抗原,当单独以游离分子存在时,即使有佐剂也只产生免疫耐受,而将肿瘤抗原构建到VLPs上再进行免疫后,免疫耐受可以消除。

有研究者将小鼠的HIV受体蛋白CCR5第一个外部环状结构的基因整合到L1,整合部位是病毒颗粒的中和表位所在区。实验结果表明:镶嵌样乳头瘤病毒VLPs可诱导机体产生强烈的针对抗原和耐受性多肽的相应抗体和CTL反应,从而可能成为一种有应用前景的针对病毒感染和肿瘤的治疗性疫苗。如果L1VLPs是安全且有效的疫苗,那么将来很可能研制含有其他性传播疾病抗原的复合镶嵌VLPs疫苗,这种新型复合疫苗的使用范围将会显著扩大。由于不增加或仅少量增加生产和免疫的成本,所以使HPV VLPs镶嵌型疫苗更具有吸引力。

（二）多肽疫苗

多肽疫苗是将病毒编码的蛋白产物直接输注到体内以促发CTL反应,从而对肿瘤细胞起杀伤作用。合成多肽疫苗安全、易储存、易处理,有理想的靶特异性,含有针对高危型HPV的E6和E7蛋白中的多个能激发CTL的抗原表位,能借助基因工程技术大量生产,是一类很有潜力的疫苗。目前已经研制出了多个肽类疫苗,有的已经进入了Ⅰ期或Ⅱ期临床试验。但是,由于受 HLA Ⅰ类分子限制性的影响,对于携带不同 HLA 等位基因遗传背景的个体需要使用与之相匹配的多肽疫苗,因而限制了多肽疫苗的使用并且提高了多肽疫苗的研制成本。

（三）重组疫苗

用重组病毒载体携带 HPV 基因感染靶细胞,可将编码病毒蛋白的基因重组到载体 DNA 中,在细胞内表达目的抗原,有正确的翻译后修饰,具有与 HPV 感染相似的抗原处理,MHC 限制性的抗原提呈,诱发机体产生抗体,淋巴细胞增殖及 CTL 反应。目前常用的表达载体包括重组痘疫苗、腺病毒、脊髓灰质炎病毒、卡介苗（BCG）、沙门氏菌疫苗株等,各有优劣。

1996 年人类首次将 HPV - 16/18 的 E6/E7 基因重组到痘苗病毒载体上研制的疫苗,接种了 8 例晚期宫颈癌患者,部分患者体内获得 HPV CTL 反应和抗体反应,其中 2 例患者肿瘤消失,显示了重组疫苗治疗宫颈癌的有效性和安全性。但是以痘苗病毒做载体有可能诱导机体产生针对痘苗病毒衣壳蛋白的中和性抗体,并有将重组基因整合到宿主细胞基因组的危险,现多采用 α-病毒克服此不足,该类病毒在细胞质中复制 RNA,可明显降低 HPV E6/E7 整合到宿主基因组的危险。此外,E6/E7 是肿瘤转化蛋白,有学者利用基因技术对 E6/E7 基因进行点突变,也能降低转化效率,提高疫苗安全性。Cassetti 等将 HPV - 16 E6/E7 基因进行点突变组装到 VEE 载体上,免疫治疗 HPV - 16 相关的肿瘤小鼠模型,结果在小鼠体内诱导出针对 E7 的 CTL 反应,并使小鼠体内肿瘤消退。

除了病毒载体外,减毒菌株也是一种良好载体,可直接激活全身和局部黏膜的免疫系统,诱导免疫反应。目前常用的载体有沙门氏菌、志贺杆菌、大肠杆菌、流感杆菌等,这些细菌载体都有较强的免疫原性,能有效地把病毒抗原传递给抗原提呈细胞（antigen presenting cell,APC）,激活机体免疫反应。Hallez 等将 HPV - 16 E7 基因进行点突变再重组到流感杆菌载体上,对 8 例 HPV 阳性的 CIN 患者进行肌肉内注射,在部分患者体内产生针对 E7 的 CTL 反应和免疫球蛋白 IgG。BCG 对外源基因容量大,接种一次即可产生终身免疫应答,但 BCG 是原核表达载体,对于表达病毒性抗原的效果不够理想。

（四）DNA 疫苗

DNA 疫苗又称基因疫苗（核酸疫苗）,是把编码特定抗原的基因克隆到真核质粒表达载体上,然后将重组的质粒 DNA 直接注射到体内,使外源基因在机体内表达,诱导机体产生抗原特性的体液及细胞免疫反应。DNA 疫苗无需用多肽、自我复制的载体、减毒的病原体,制备简单、迅速、成本低、易储存和运输、相对安全,并且诱导的免疫保护全面、保护力强、维持时间久,尤其是在宿主细胞内表达的蛋白质抗原与其自然感染相似,按正常途径加工、处理、修饰后,以天然构象递呈给宿主免疫系统,激发免疫应答。对于 HPV 这种构象型抗原引发的免疫保护尤为重要,因此 DNA 疫苗被寄予厚望。但是裸 DNA 疫苗的免疫原性并不令人满意,现有多种方法被用来增强其免疫原性。

Michel 等将 HPV - 16 E7 DNA 与单纯疱疹病毒Ⅰ型的 VP22 蛋白融合,借助 VP22 在细胞间的转移,将 HPV - 16 E7 DNA 扩散到周围细胞以增强 DNA 疫苗激发的免疫应答,在小鼠模型上产生了更强的 E7 特异的免疫反应。Kim 等同时给予编码 E7 DNA 和凋亡抑制剂(bcl-2、bcl-xl)的 DNA 疫苗增加 DC 的生存期进而提高免疫反应和治疗效果。另外,细胞因子如肿瘤坏死因子(TNF)、粒细胞巨噬细胞集落刺激因子(GM-CSF)、白细胞介素 2(IL-2)和白细胞介素 12(IL-12)等,与核酸疫苗共同接种可明显增强机体免疫反应,已成为 HPV DNA 疫苗的有效佐剂。目前 DNA 疫苗已应用于临床前期实验,在人体内的安全性及远期效果仍在观察之中,还需要进一步对其免疫途径和效果、免疫机理、载体的优化以及安全性问题进行深入研究。

（五）DC 的免疫治疗

肿瘤的细胞免疫主要是 T 细胞免疫,依赖于有效的抗原提呈,DC 是体内唯一能激活初始型 T 细胞的 APC,研究也发现在 HPV 相关肿瘤局部增加 DC 数量可明显抑制肿瘤进展,因此 DC 被广泛用于抗肿瘤疫苗研究中。

目前主要有利用载体转染 HPV 基因至 DC 以增强其免疫递呈作用,也可以在体外用病毒抗原负载 DC,再将致敏 DC 作为疫苗回输入体内,诱导出病毒抗原特异性的 CTL 反应,从而杀伤病毒感染细胞。Chiriva-Internati 等应用腺相关病毒转染编码 HPV-16 E6/E7 基因至 DC,持续表达的抗原促进 T 细胞增殖活化,在 7 天内可诱导产生显著的 CTL 抗肿瘤效应。另外,HPV-16/18 阳性肿瘤细胞的裂解产物冲击 DC,也可以诱导出明显的抗肿瘤效应。

三、问题与展望

近几十年来,人们在宫颈癌的发病机制和预防方面取得了突破性的进展,尤其是预防性 HPV 疫苗的发明,为通过接种预防宫颈癌提供了可能。但目前仍然存在很多问题:① 上市疫苗成本过高。如何开发更为经济的疫苗对于开展大规模接种具有重要的现实意义。有研究显示,将现有疫苗的接种次数从 3 次减少至 2 次并不会明显降低疫苗的效果,因此优化现有疫苗的接种剂型和程序可能为短期内降低疫苗成本提供可能。② 如何从多角度着手,扩大疫苗在适应人群的使用。HPV 疫苗上市十年有余,其有效性已得到显著验证,及时在 HPV 感染高峰年龄之前接种 HPV 疫苗可获得极佳的成本效益和预防效果,然而由于政策、渠道、认知、经济等多种因素的影响,HPV 在发展中国家的覆盖率仍然很低。③ 治疗性疫苗的研究任重道远。有报道显示,结合 DNA 疫苗和 DC 疫苗可显著提高 CTL 反应水平,提示联合使用多种治疗性疫苗可能是开发治疗性疫苗的新思路。

思考题

1. 为什么青春期女性是 HPV 预防性疫苗接种的首选人群,而且在性生活开始前接种疫苗效果较好?
2. 尽管已经过反复验证,为什么人们还是容易对预防性疫苗的安全性产生怀疑?
3. 何谓 VLP? 何谓 cVLP?

（潘宁）

第二十一章　单纯疱疹病毒疫苗

眼睛是心灵的窗户,人有百分之八十的信息是通过眼睛获取,而疱疹病毒性角膜炎(HSK)已成为首要的致盲性角膜病。单纯疱疹病毒(HSV)不仅能引起普遍的原发感染,还能引起潜伏和复发性感染,是 HSK 的病原体。您知道如何保护眼睛、不因 HSV 感染而带来致盲恐惧吗? HSV 疫苗的研制及使用,使 HSK 的预防和根治成为有可能,让您心灵的窗户永远敞开,去享受五光十色的美好生活。

第一节　单纯疱疹病毒概述

单纯疱疹病毒(Herpes Simplex Virus, HSV)属于疱疹病毒科(Herpesviri-dae)α 亚科,病毒颗粒为球形,直径为 180 nm。病毒颗粒有四种明显的形态学成分:核心、衣壳、紧密围绕着衣壳的皮层、最外面的包膜。包膜表面有多种糖蛋白(Glocoprotein)附着。其病毒结构详见图 21-1。

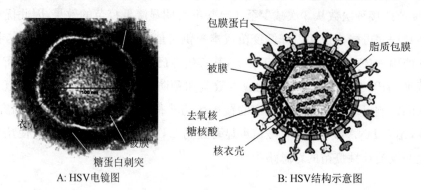

A: HSV电镜图　　　　　　　B: HSV结构示意图

图 21-1　HSV 的形态结构

HSV 核心为线状、双链、以环状形式存在的 DNA,线性的基因组两端非常靠近。根据其限制性内切酶位点不同分为单纯疱疹病毒 I 型(HSV-1)和 II 型(HSV-2),两型病毒的 DNA 有50% 的同源性。它们的基因组已测序,前者为 152261bp,后者为 154746bp,都由共价连接的长片段(L)和短片段(S)组成,每一片段由中间的独特序列(U)和两端的倒置重复序列组成,HSVs的 DNA 基因组含有约 85 个开设阅读框(ORFs),HSV-1 约一半的基因在培养细胞系是复制所必需的,而 HSV-2 的复制需要大多数 HSV-2 基因参与,与其他 RNA 病毒如人类免疫缺陷病毒(HIV-1)或丙型肝炎病毒(HCV)相比,其基因组相对稳定。包膜糖蛋白(Glycoproteins,g)定位于病毒囊膜上,均为糖基化蛋白,是病毒颗粒表面的抗原决定簇,一般都具有重要功能。目前,已发现并正式命名的单纯疱疹病毒包膜糖蛋白共有 12 个,它们参与病毒吸附/穿入过程、病毒诱导的细胞融合过程及病毒出芽、释放过程等,是 HSV 感染发病的关键所在。这些包膜糖蛋白在诱导机体的免疫应答和作为保护性免疫方面的作用也十分重要,其中以 gD 和 gB 尤为重要,它们是 HSV 主要的免疫原,能诱导细胞和体液免疫,产生高滴度中和抗体,激发迟发型超敏反应(DTH)及 T 细胞增殖反应。已有研究表明,造成现有疫苗效果不佳的原因之一,可能是病毒的免疫逃避分子对免疫系统的影响。病毒糖蛋白 C(gC)可与补体 C3b 结合,阻止补体系统的激活,糖蛋白 E(gE)和糖蛋白 I(gI)则能与抗体 IgG 的 Fc 结合,抑制补体的激活以及抗体依赖的细胞毒效应(ADCC)。所以包膜糖蛋白是研制 HSV 亚单位疫苗的主要免疫原。

HSV 是一种流行于全世界的疱疹性疾病病原体,HSV-1 主要感染人的口腔、皮肤黏膜、眼黏膜及中枢神经系统,引起龈口炎、唇疱疹、咽炎、角膜炎和疱疹性脑炎,其中,疱疹病毒性角膜炎(herpes simplex keratitis,HSK)是最常见的感染性眼病之一,是一种严重的世界性致盲性眼病。其发病机理为 HSV-1 直接感染角膜上皮细胞引起点状或树枝状角膜炎,在角膜基质内发生免疫应答,引起盘状、基质坏死性角膜炎。HSV-1 感染眼部后,病毒会在三叉神经节建立一种长久的潜伏状态,在机体免疫力低下时,潜伏感染的 HSV-1 可重新活化,引起 HSK 的复发。在发达国家 HSK 的发病率为每年$(5.9\sim20.7)/10^5$,患病率为 $149/10^5$。近年来由于抗生素和皮质类固醇的广泛应用,我国的 HSV 感染发病率迅速上升,其中 HSV-1 的感染显著增多,且由于反复发作造成视力严重损害甚至失明,已成为首位致盲性角膜病。而 HSV-2 感染通常为性传播,侵犯生殖器及生殖道黏膜,引起生殖器疱疹。病毒亦可经胎盘或产道垂直传播,孕妇生殖器疱疹可于分娩时将病毒传给新生儿。据估计,有 4.17 亿 14~49 岁年龄段人群感染了 HSV-2,每年新发 HSV-2 感染 1900 万例。另外,HSV-2 加速了 HIV 的流行,通过 HSV-2 相关的生殖器炎症,增加了 3 倍 HIV 感染的风险。HSV-1 和 HSV-2 感染都严重影响了人类的健康,尽管抗病毒治疗是有效的,但潜伏感染仍可伴随患者终生,并经常复发或导致无症状排毒。HSV 的亚临床感染率和无症状排毒率显著影响 HSV 感染的公共卫生控制能力,已成为全世界重要公共卫生问题之一。尽管现有的抗病毒药物应用能缩短疱疹病毒感染的病程,并在治疗复发性感染方面取得一些效果,但这些抗病毒药物不能有效预防疱疹病毒原发感染以及控制疱疹病毒潜伏感染和复发性感染,因此,研制和接种 HSV 疫苗是预防该病毒感染的理想方法。大量研究表明,在动物模型中,已获得 HSV 疫苗能预防病毒原发感染并能有效地控制复发感染的证据。目前 HSV 疫苗的研制日益受到人们的重视。

第二节 HSV 疫苗研究概况

从开始发现 HSV 疫苗到现在,经历了相当长的过程,根据感染特点,可将 HSV 疫苗分为抗原发性感染的预防性疫苗和抗复发性感染的治疗性疫苗。预防性疫苗的目标是阻止病毒对皮肤及黏膜表面和感觉神经节的侵入,抑制病毒复制和潜伏状态的建立,从而预防 HSV 原发感染,减少潜伏期建立;治疗性疫苗的目标是减少处于潜伏期感染者的病毒播散和临床复发,减轻临床症状。HSV-2 的治疗性疫苗发展年表见图 21-2。

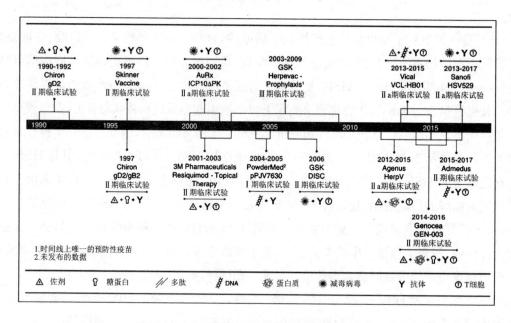

图 21-2 生殖器疱疹治疗性疫苗研制进展年表

(引自:Kaufmann JK 等,2016)

对于每一种疫苗,都列出了试验的发起人、阶段和持续时间。针对预防生殖器疱疹的三期疱疹病毒试验也包括在内。

目前,针对 HSV 的实验性疫苗可分为灭活全病毒疫苗、肽或蛋白质疫苗、减毒活疫苗、亚单位疫苗、复制缺陷型病毒、重组载体疫苗、DNA 疫苗。HSV-2 各类疫苗研发应用的发病机制和免疫应答见图 21-3。这些疫苗有各自的优缺点,但到目前为止,尚无有效疫苗应用于临床,因为:① HSV 的自然感染并不能产生清除病毒的免疫,同时也不能预防再次感染,所以现有疫苗都不能达到彻底清除 HSV 病毒的目的。② 病毒的潜伏在病毒感染机体后迅速发生,甚至不需要病毒的复制,因此,目前的疫苗都不能彻底抑制病毒潜伏。③ 疫苗的安全性。比如活病毒疫苗,目前的安全性尚无法肯定,并且 HSV 病毒在体外培养能一定程度诱导细胞癌变。但也正因为如此,有很多学者对它进行不懈的探索和追求,并且取得了一些令人振奋的疫苗研究进展。现处于临床前期和试验阶段的疫苗见图 21-4。

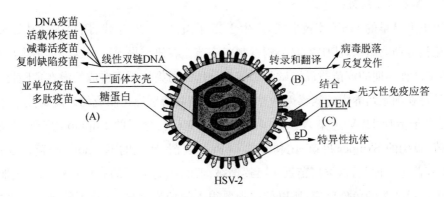

图 21-3 HSV-2 在疫苗开发的发病机制和免疫应答机理

（引自：Xiao-Peng Zhu 等，2014）

(A) HSV-2 糖蛋白，尤其是 gB 和 gD，广泛用于开发亚单位疫苗和肽疫苗。DNA 也经常用于疫苗开发；(B) 基因的转录和翻译导致 HSV-2 脱落和复发；(C) gD 诱导特异性抗体的能力最强。gD 与 HVEM 的组合触发即时的先天免疫应答，这导致随后的适应性免疫应答。

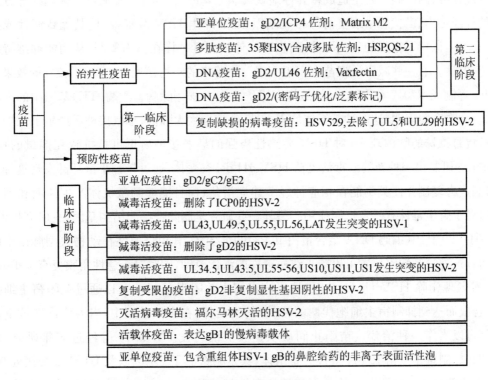

图 21-4 HSV 疫苗

（引自：李宝毅等，2017）

一、HSV 疫苗分类

（一）灭活全病毒疫苗

这是历史上最早的 HSV 疫苗形式，产生于 20 世纪 20～30 年代，用福尔马林处理被 HSV 感染过的兔脑等动物组织，从中提取全病毒制成疫苗。有研究报道证明这种灭活全病毒疫苗是有效的，但是这种早期的疫苗并没有试验细胞成分作为污染抗原而造成的潜在危险性。现在的灭活疫苗是将在细胞培养中的病毒灭活并经过一系列的特别纯化制成的。既可用于预防 HSV 感染，也可用于治疗 HSV 感染。如美国的 EliLilly 疫苗、德国的 Lupidon 疫苗、保加利亚的 Dunda 疫苗、英国的 Skinner 疫苗、比利时的 CaPpel 疫苗、捷克的 Kutnova 疫苗以及俄罗斯的 Ivanovsky 疫苗等。但是，这类疫苗近年已逐渐被淘汰，因为灭活的病毒免疫原性太低，不能诱导机体产生广泛持久的免疫反应，所以往往需要很大的免疫剂量；而且不能确定是否所有病毒均被灭活，裂解的 DNA 片段又存在潜在致癌性；同时疫苗生产费用较高。正因为以上缺点，所以至今没有一个 HSV 疫苗通过严格控制的临床试验。目前，欧美一些国家已经放弃了对这类疫苗的研制。

（二）减毒活疫苗或重组复制缺陷型疫苗

减毒活疫苗的研制主要是造成特异性地缺失病毒基因某一区段，即通过基因删除等方法将 HSV 的神经毒力、潜伏感染或复活等相关基因删除，产生 HSV 减毒株，使其无致病性或致病力低。它不但保持了很强的免疫原性，而且可以像活病毒一样在体内复制，从而能够维持疫苗的持久有效性。有一些减毒活疫苗应用于 HSV-1 感染的动物模型中，显示了较好的效果。如 Meignler 等制成 R7017 和 R7020，就是将 HSV-1 型 F 株删除胸普激酶（TK）基因中的一段而获得的。动物实验表明：这两种重组体均无毒性，致病性大大降低，小鼠接种后产生了保护性应答，可抵抗野毒株的脑内攻击，对 HSV 易感性极强的枭猴接种后也可抵抗致死剂量的攻击。Forrester 等研制出一种新的减毒活疫苗 HSV gH del 突变体，通过接种小鼠耳部发现这种疫苗可以限制病毒复制并使其不能在相应神经节建立潜伏，而且能够刺激机体产生体液和细胞免疫，所以对于野生毒株有一定抵制作用。另外一些研究是删除一些非结构基因，有研究报道，删除 HSV UL29 基因（编码 DNA 结合蛋白 ICP8）的突变体，其免疫原性在动物模型豚鼠中已经验证，而且这种复制缺陷病毒可以减小致病毒株的潜伏范围，同时对于急性角膜炎有保护效应。Keadle 等发现删除 HSV UL41 基因（编码病毒宿主关闭蛋白 vhs，可以通过关闭宿主细胞大分子的合成而达到抑制宿主细胞代谢的目的）的突变株，在小鼠模型中，当潜伏毒株被重新激活后，其可以当作一种治疗疫苗阻止间质状角膜炎的再发。Whitley 等经过多年研究，利用 HSV-1F 株制备了疫苗 R7017(TK-)重组体，其是删除了 TK 基因以及 UL/US 交接处基因，目的是去除部分编码早期蛋白的基因和神经毒性相关基因（γ34.5）片段，然后将 gD2/US6 和 gG2/US4 基因片段插入，而 R7020(TK+)是在 R7017 的基础上，重新将 TK 基因插入 UL/US 交接处。但是，制备高滴度的重组体并不容易，所以在 I 期临床试验中并没有取的令人满意的效果。另有报道，Forrester 等研制出一种新颖的 HSV 疫苗，研究者将 gH 基因从 HSV 病毒基因组中剔除出去,由于介导 HSV 进入细胞的糖蛋白是 gH,如果缺失了表面 gH 的基因后,病毒在宿主细胞中能完成一个完整的复制周期,但其释放出来的子代病毒由于缺乏 gH 而不具备感染性及进一步复制性,这种病毒称之为非感染性单周期(DISC)病毒。该种缺陷突变病毒除了不能表达 gH 蛋白以外,并不影响其他 HSV 蛋白质的表达。一项实验显示,使用 gH 缺失的 DISC 疫苗后,能预防 HSV 感染,而初次皮损后使用该种疫苗,其复发率明显降低。目前,Ⅰ期临床试验显示,这种疫苗安全,免疫原性强。基于上述,很多学者致力于用新型方法研制复制缺陷病毒。将这种不能复制的病毒制成疫苗能够集活疫苗和灭活疫苗的优点于一身,并且安全性亦较高,该类病毒免疫动物后能产生较强的免疫反应,并抵抗了 HSV 的感染,最重要的是,并没有产生病毒所导致的病理损伤。但是,减毒活疫苗或重组复制缺陷型疫苗的隐患仍然较多:一方面,重组的 HSV 病毒经过反复的细胞培养后,仍然不能获得稳定的减毒株,减毒活疫苗可能重新获得病毒毒性;另一方面,减毒的病毒可能会潜伏于病人体内,有可能会与感染的 HSV 野生病毒株重组,重新获得病毒毒性;此外,某些 HSV 基因也存在致癌的潜在可能。

（三）肽疫苗

肽疫苗又称表位疫苗,从全病毒疫苗到亚单位疫苗,再到肽疫苗,逐渐缩小能激发机体免疫应答的免疫原单位。肽疫苗可以是针对 HSV 特异性 T 细胞或 B 细胞的免疫优势表位设计的肽段,也可以是针对 HSV 蛋白抗原结构来设计短肽。这种疫苗设计灵活,使用方便,易于保存,无毒副作用。2003 年,Benmohamed 等人研究了 HSV-1F 株 gD 上的 12 个潜在的 T 细胞表位,长度为 27~34 aa,发现 4 个短肽（gD49~82、gD146~179、gD228~257 和 gD332~358）能选择性诱导强的 Th1 型 $CD4^+$ T 细胞应答,而另外 4 个短肽 gD22~52,gD77~104,gD200~234 和 gD287~317 能优先诱导 Th2 型 $CD4^+$ T 细胞应答。多年以前,就有关于 HSV-1 肽疫苗的研究,如用 4 个串联的 HSV gD 中和抗体表位肽段免疫动物后,体内能够产生足够的体液及相关免疫反应,并能抵抗病毒致死剂量的攻击;应用沙门氏菌表达的针对 gD 的 8~23 个氨基酸肽段有效抑制了病毒在局部接种部位的复制。对于肽疫苗,使用合适的、有效的佐剂至关重要。有学者用棕榈酰佐剂和 HSV-1 CTL 表位合成肽段 gB498~505,在小鼠体内诱导了明显的抗 HSV-1 眼表感染。如果再用脂质体包埋,则进一步提高了免疫原性,若再加入一种免疫调节因子,那免疫效果更佳了。Rosenthal 等利用 ICP27 的 CTL 识别表位（322~332）合成短肽 H1 与肛微球蛋白 J 片段（35~50）相连,组成 LEAPS™,免疫小鼠后启动了 DTH,可保护小鼠抵抗 HSV-1 的攻击;而单用 H1 短肽却无此效果。Koelle 等报道了一项 $CD8^+$ T 细胞表位疫苗（AG-702）的Ⅰ期临床观察,所用抗原为化学合成的 gB 糖蛋白上 442~451 位肽段,佐剂为重组人热休克蛋白 HSP70。结果表明,该疫苗有良好的安全性和耐受性,但是却未检出明确的 $CD8^+$ T 细胞免疫反应。在此基础上,第二代 T 细胞表位疫苗（AG-707）已经研制成功,该疫苗保留了原来佐剂,而将抗原改为一条 32 肽,其Ⅱ期临床研究的初步结果显示,降低了 15% 的病毒排放率,在初始疫苗免疫后可持续至 6 个月。疫苗的接种途径同样对肽疫苗的效应起着重要的作用,据 Nesburn 等报道,用 gD 肽段联合免疫增强剂 CpG 结膜下注射免疫接种小鼠,相比系统免疫接种小鼠,在眼局部产生了更强的针对 HSV-1 的特异性免疫应答。但已有研究显示，即使单一表位肽疫苗免疫小鼠后，其引起的免疫应答亦能起保护作用，但是其免疫原性较差，在体内易被降解，对单一表位的免疫应答可能因为生物体的变异而失效。

（四）HSV 亚单位疫苗

亚单位疫苗是指用病毒的亚单位蛋白制成的疫苗，传统的亚单位疫苗是从感染病毒的细胞中，以生物化学和物理方法提取纯化有效特异性抗原，以此作疫苗。现在已经能利用基因工程方法，在大肠杆菌等表达系统中分别或联合表达各种 HSV 表面糖蛋白，制成亚单位疫苗。此类疫苗中，HSV-1 HSZP 疫苗是用甲醛灭活接种在鸡胚中的 HSZP 病毒株，随后纯化出病毒的包膜糖蛋白而制成；类似的还有 Lupidon 疫苗和 Skinner 疫苗。在已发现的 12 个 HSV 包膜糖蛋白中，被普遍认为有免疫原性并能诱发保护性作用的是 gD 和 gB，它们在病毒吸附和穿入宿主细胞过程中发挥重要的功能。由这两种糖蛋白制成的疫苗存在着对 HSV-1 和 HSV-2 的交叉免疫性，有可能在人体中产生与 HSV 自然感染接近的免疫应答。如 Skinner 疫苗是部分纯化的 HSV-1 包膜糖蛋白，但试验发现其对 HSV-2 感染也有交叉保护作用。另外发现，在接种时所用的佐剂对于疫苗发挥作用也至关重要，它可以增强疫苗的免疫原性。目前较为普遍并且已经进入Ⅲ期临床试验的是由 GSK 公司研发生产的 gD2-硫酸铝钾-3-dMPL 疫苗，所用佐剂 3-dMPL(3'脱酰单磷酸酯 A)能够增强 Th1 免疫应答。最新一项纳入 8 323 名女性的大型随机、双盲临床实验证实该疫苗可有效预防 HSV-1 感染，有效率为 58%，但无法阻止 HSV-2 感染所引起的生殖器疱疹及其他感染。Chiron 公司生产的 gD 和 gB 联合疫苗，应用 MF59 作为佐剂，该疫苗半年的有效性曾达到 50%，然而一年的有效性却降到了 9%；Stanberry 等用 GSK 公司研制的 HSV-2 gD 以 MPL 联合铝剂为佐剂的亚单位疫苗进行随机双盲对照试验，发现其对 HSV-1 型和 2 型血清阴性的妇女有明显预防 HSV-2 的保护作用，而对既往感染过 HSV-1 的女性以及男性（无论 HSV-1 型血清情况如何）均无明显预防保护作用。该疫苗Ⅰ期临床试验显示安全、可耐受、并能诱导 gD 特异性中和抗体和 Th1 型细胞免疫反应。据 Nicholas 等报道，gD2/ICP4 蛋白亚单位疫苗和刺激 T 细胞免疫的新型佐剂 Matrix M 联合使用，Ⅱ期临床试验中期结果发现 HSV 在生殖器的排放率降低约 50%，并增强了对 HSV-2 的体液和细胞免疫应答。当然，亚单位疫苗也有其局限性，主要表现为：① 相对于全病毒免疫，其免疫原谱相对窄；② 更偏向于诱导产生抗体的体液免疫；③ 只能减少携带病毒神经节细胞的数目，不能完全阻止病毒建立潜伏状态；④ 对于免疫时间和免疫剂量有比较严格的要求；⑤ 在体内持续时间短，效果短暂；⑥ 较不稳定，需要冷链维持。所以此类疫苗还需进一步探索和研究。

（五）重组载体疫苗

将 HSV 抗原重组到能完整复制的病毒或细菌载体上，如痘苗病毒、腺病毒、水痘-带状疱疹病毒、腺相关病毒和鼠伤寒杆菌等，这种载体病毒或细菌就能在体内表达相应的 HSV 蛋白，起到免疫作用。Bemstein 用动物实验评估了通过皮内、滴鼻及阴道内三种途径接种表达 HSV-2 gD 的痘病毒载体疫苗防止生殖器 HSV 感染的效果，这三种途径接种均可诱导免疫应答，防止生殖器 HSV-2 原发与复发感染。Natuk 等研制了表达 gD 的重组水泡性口膜炎病毒载体疫苗，动物实验发现，该疫苗可以诱导产生高效的抗 gD 细胞免疫反应与体液免疫反应，可预防性地保护动物抵抗 HSV-2 感染,并能防止病毒在神经节潜伏。近年来研究发现重组噬菌体可作为一种新的疫苗载体,其载体安全性好,成本低。Hashimi 等将表达 HSV-1 gD 蛋白的基因片段克隆至丝状噬菌体的基因组中,gD 蛋白通过与噬菌体颗粒表面蛋白融合表达而呈现在噬菌体的表面,发现该重组的噬菌体颗粒能诱导针对抗原表位 gD 的特异性免疫反应。但目前缺乏应用噬菌体作为载体构建疫苗的相关实验数据。重组载体疫苗兼具减毒疫苗和亚单位疫苗的优点,尤其是具有减毒活病毒疫苗的特点,比如:① 它能主动进入细胞,基因的表达能在细胞内得到完整的修饰;② 能在体内维持较长的时间;③ 能模拟 HSV 感染天然宿主细胞。载体病毒或细菌的毒性及复制性都能通过基因敲除或修饰去除,所以它又能避免 HSV 的毒性、潜伏性、活化和激活原癌基因等问题。痘苗病毒是应用最广泛的载体,已经应用于基因治疗,在 HSV 疫苗中的应用已有 20 多年的历史,能表达 HSV-1 gD、gB、ICP27 等病毒蛋白,但都尚未经过临床验证。水痘-带状疱疹病毒是另一个因其已经被许可生产减毒疫苗而被视为有吸引力的候选载体,但因为曾经发生过针对载体本身的免疫反应,其应用受到了限制。沙门氏菌和腺病毒载体的优势是能作用于黏膜部位而产生黏膜免疫。

（六）核酸（DNA）疫苗

DNA 疫苗作为 20 世纪 90 年代兴起的一种以核酸为基础的全新免疫接种技术,为疫苗的研制开辟了新的途径。1990 年 Wolff 等在做小鼠基因治疗试验时偶然发现,将编码基因的质粒 DNA 直接注射入动物肌肉细胞内,能在动物体内表达抗原并诱导机体产生免疫应答;1992年,Tang 等亦经鼠皮肤直接接种编码外源蛋白的质粒 DNA,发现这种免疫方式也能使机体产生抗体应答。1994 年在日内瓦召开的专题会议,将这种疫苗定名为核酸（DNA）疫苗。DNA 疫苗的出现将是疫苗发展史上的一次革命。

DNA 疫苗是将病毒的编码基因插入质粒 DNA 中,然后将质粒接种于哺乳动物体内,能在体内表达相应的病毒蛋白,被专职抗原递呈细胞 DC 摄取,并随着 DC 移行至引流淋巴结,激活T 细胞,产生特异性免疫应答。相对于其他疫苗形式,它具有一些突出的优势:① 可以在细菌中大量生产,造价低;② 性能稳定,易于操控、贮存及运输,不需要冷链系统;③ 抗原表达能维持久性,并能同时表达多个抗原,或联合多个佐剂及细胞因子;④ 不存在致病性、复制性、传染性,安全性较高;⑤ 能同时诱导 B 细胞或 T 细胞应答,产生体液及细胞免疫应答;⑥ 接种方式多样化,既能皮下、肌肉等注射,也能局部黏膜接种,诱导较强的黏膜免疫应答;⑦ 体内表达抗原表位以一种能被宿主受体自然识别的方式产生出来,抗原肽的呈递与自然感染相似,这一特性对于构象型抗原表位引起的保护性免疫尤为重要。

DNA 疫苗已经在许多难治性感染性疾病、自身免疫性疾病、过敏性疾病和肿瘤性疾病的预防及治疗领域显示出广泛的应用前景。已经有一些 DNA 疫苗开始在人类进行测试,像疟疾、艾滋病疫苗,并取得了比较乐观的结果,预示着 DNA 疫苗有着较为光明的前景。对于抗 HSV-1 DNA疫苗,近年来有很多关于表达 HSV gB、gC、gD 和 gE 的质粒接种于小鼠、豚鼠和兔子体内的研究。早在 1995 年,Ghiasi 等就开始运用 gD DNA 疫苗免疫接种小鼠,产生了特异性免疫应答,并且与以往蛋白疫苗相比,其产生了较强的针对 HSV-1 病毒的固有免疫以及特异性 CD8+ CTL 反应；Hariharan 等用包含 HSV-1 gB 的 Sindbis 病毒质粒(pSIN-gB)作为疫苗,对 BALB/c 小鼠进行肌肉内接种,结果在两种不同的小鼠模型中都诱导出了病毒特异性抗体、细胞毒性 T 细胞,并能有效抵抗致死剂量病毒攻击。近几年,还有其他多效价 DNA 疫苗研制的相关研究报道,其中,表达 HSV gD 和 gB 的质粒联合免疫起到的保护效果优于它们单独免疫。Huyung 等构建了 HSV-2 gB2、HSV-2 gD2 以及 HSV-2 gB2:gD2 三种 DNA 疫苗,比较了它们的免疫原性和保护作用,结果显示：HSV-2 gB2:gD2DNA 疫苗诱发的中和抗体滴度明显高于 gB2 及 gD2 组的抗体滴度,并且此二价 DNA 疫苗对 HSV 致死剂量攻击的保护作用也比单用 gB 或 gDDNA 疫苗效果要好,同时,它所诱导的 CTL 细胞毒性效应也比其余两种单效价疫苗要强。另有研究报道,用杆状病毒表达 HSV gB、gC、gD、gE 和/或 gI 之后,五种蛋白共同免疫小鼠,发现其可以保护小鼠免受角膜感染,但不能完全阻止潜伏状态的建立；不同的是,含有这五种糖蛋白基因的 DNA 疫苗免疫后,比直接用五种糖蛋白免疫更有效,还可以诱导高水平的 IFN-γ 和 IL-12。另外,免疫宿主体内表达 HSV 全长 gD 蛋白后,其是锚定在细胞膜上的。质粒表达非分泌型 gD 蛋白(即全长 gD 蛋白)能诱导 TH1 型免疫反应(激活 CTL)；不同的是,表达分泌型 gD 蛋白(免疫质粒中不含有跨膜序列)可以引发 TH2 型细胞因子反应,可参与高水平抗体的生成。Caselli 等证实了含有 HSV gB 的质粒免疫 Balb/c 小鼠后有很好的保护作用,而且无论用全长蛋白编码质粒还是用分泌蛋白编码质粒,都能产生高水平抗体。Santana 等也将 HSV-1 的 gD 分别与 HPV-16 编码蛋白 E7 或 HIV 编码蛋白 p24 基因片段连接后,构建了两个疫苗制剂 pIRES Ⅰ 和 pIRES Ⅱ。这两个疫苗制剂免疫小鼠后,均可诱导针对 HSV-1 gD 蛋白的抗原特异性 CD8+ T 细胞反应,且在野生型毒株滴鼻攻击实验中,pIRES Ⅰ 的保护率为 30%,pIRES Ⅱ 的保护率高达 60%。

对于 DNA 疫苗,添加合适的佐剂至关重要,一些疫苗正是由于受制于佐剂而不能达到理想效果。DNA 疫苗具有可以表达多个蛋白分子的特点,所以有很多学者将细胞因子佐剂共同表达于质粒中,称为分子佐剂。Pack 等用 HSP70 作为免疫佐剂,使 gB 核酸疫苗免疫初生小鼠后,HSV 感染及复发得到明显控制；Lee 等对编码 IL-12 或 IL-18 的质粒 DNA 进行了研究,分别与编码 HSV-1gB 的质粒 DNA 共接种,发现不论肌注还是滴鼻,均可以提高体液免疫与细胞免疫反应水平,抵抗经阴道黏膜的 HSV-1 攻击；IL-18 的增强作用比 IL-12 更明显。国内胡凯等应用眼表黏膜接种(局部滴眼)纳米复合物 PEI-Fe₃O₄ 为载体的 DNA 疫苗 pRSC-gD-IL-21,在小鼠 HSK 动物模型中显示出明显的特异性黏膜免疫应答、系统细胞免疫和体液免疫应答,并明显抵抗了 HSV-1 的眼部感染及减轻了 HSK 的发生、发展,为今后此疫苗进一步的临床试验研究奠定了基础。另外,GM-CSF 基因与 gD2 基因共同免疫也可以增强保护作用。IFN-γ 基因质粒与 HSV-1 gB 质粒共同免疫,同样起到佐剂作用,其中 IFN-γ 能最大程度地刺激黏膜免疫；CpG 基因序列与 HSV gB DNA 联合免疫可以保护小鼠免受 HSV-2 毒株的攻击。

近来,抗 HSV 疫苗的研究近几年出现了一些新的理念。有人应用噬菌体展示技术筛选 HSV-2 gD 的替代抗原,则可能将多个抗原基因导入同一基因工程载体中,可为 HSV-2

DNA疫苗的研究提供新的发展方向。还有人在构建DNA疫苗时增加了CTL表位,构建了HSV-2 PVAX-gD-CTL疫苗,证明CTL表位对HSV-2重组DNA疫苗诱导的Th1型免疫应答有促进作用。Lbachir等致力于HSV特异性T细胞抗原表位的开发,他们使用有效地抗原表位而不是整个病毒或糖蛋白作为靶抗原的疫苗。临床研究显示,感染HSV-1的患者中,有的病情会经常复发,可称为"有症状患者",而少数几乎不复发,可称为"无症状患者"。有症状患者的HSV-1 T细胞抗原表位和无症状患者的HSV-1 T细胞抗原表位分布是不同的,他们互相独立,互不交叉。所以,如果能鉴定无症状患者的HSV-1 T细胞抗原表位,并以它们作为疫苗的靶抗原,免疫后势必在体内能产生相当于无症状患者体内相似的免疫应答反应。因此,有理由推测,此种疫苗将有很大的可能预防及控制HSV-1的感染及复发。目前,已经取得的初步研究成效显示:HSV-1 T细胞抗原表位的分布还存在性别的差异,表明今后疫苗的研制有可能需要针对不同性别而分别设计疫苗。由于HSV干扰MHC-Ⅰ类抗原递呈,不能有效激活$CD8^+$T细胞,国内胡凯等则采取将gD靶向于专职抗原提呈细胞-DC的策略:根据单抗NLDC145能与DC表面特异性受体DEC-205靶向结合的能力,构建了融合表达DNA疫苗pRSC-NLDC145·gD-IL-21,旨在通过增强MHC-Ⅱ类抗原提呈以弥补上述抗原提呈缺陷。动物实验结果显示:该疫苗经滴鼠眼接种后,gD抗原成功地靶向于眼表组织DC,诱发出明显强于对照组(单独gD、非靶向)的特异性抗病毒免疫效应,从而减轻鼠眼复发性HSK的发生及发展。另外,为了加强局部杀伤效应,利用gC可以结合补体级联反应中的重要蛋白C3b,抑制补体系统的形成,从而逃逸补体所介导的杀伤效应这一机理,构建了融合双表达gD和gC的DNA疫苗pRSC-gD·gC-IL-21,旨在免疫后机体产生抗gC抗体,从而阻断gC所介导的补体抑制。虽然该疫苗尚有待应用于复发性HSK疾病模型中,但在原发性HSK小鼠模型中展现出较之于对照(单独gD)明显好转的疾病程度。

DNA疫苗组件及工程菌所带来的安全性问题一直是需要引起重视的问题,欧洲药品局在2003年就已经对此提出质疑。疫苗组件所带来的安全性问题主要包括:基因聚合、免疫耐受、ISS与自身免疫和质粒DNA非目的基因编码蛋白带来的副作用问题等。疫苗生产菌株所带来的安全性问题主要包括:疫苗中内毒素及其他有害物质残留问题、抗性基因转移与疫苗中抗生素残留问题、宿主菌内DNA复制与纯化过程中基因稳定性问题等。只有解决了上述DNA疫苗的安全性问题,才能够生产出适合临床需要的HSV DNA疫苗。另外,由于目前对DNA疫苗的免疫原理还十分不明确,表达抗原在机体内高水平长时间的存在是否有可能造成免疫耐受性,疫苗免疫方式、疫苗剂型改进、提高疫苗的免疫反应后,其副反应是否也随着增加等问题也需要进一步研究改进。

虽然HSV疫苗的研究开发如雨后春笋,其中一些在动物实验中有很好的保护作用,但到目前为止,却没有一种可在人体中起到完全的预防或治疗作用。一个原因可能是HSV可以逃避机体的免疫反应。如gE/gI形成一个结合IgG Fc段的复合物,阻断抗HSV IgG的补体激活和通过与Fc段结合介导ADCC作用;而HSV gC是C3b结合补体调控蛋白,同时还能介导病毒结合细胞表面硫酸乙酰肝素。补体和抗体是抗病毒感染的两条重要的防线,而HSV可以通过 gE/gI 和 gC 干扰机体的免疫反应,这些协同的免疫逃逸行为能使病毒逃避宿主的攻击,为体内外的病毒提供生存条件。不仅如此,最近有研究显示,HSV gC 与 gE 通过屏蔽中和抗体与 gB、gD 及 gH/gL 的结合,从而有利于它们之间的相互作用,借此相互作用,病毒与靶细胞膜融合,从而得以穿膜进入细胞;当 gC 和 gE 突变时导致中和抗体可以与 gB 和 gD 有效结合,阻止它们之间的相互作用而不利于病毒进入细胞(见图 21－5)。

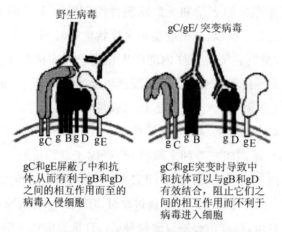

图 21－5　野生型 HSV 与 gC gE 突变型 HSV 与抗体作用位点

(引自:Hook LM 等,2008)

有研究发现,在小鼠体内经过感染所产生的抗 HSV gC 的抗体并不能阻断 gC 介导的免疫逃逸作用,而用 gC 免疫所产生的抗体却起到有效的作用。因此,针对 gC 和 gE 免疫逃逸区域设计的疫苗有可能会成为研究 HSV 疫苗的一个方向,如果其免疫逃逸区域在活体内能被阻断,则病毒的致病力将大大降低。还一些研究表明,在 gD 亚单位疫苗基础上加入 gC 作为一个免疫原,这样可能会提高疫苗保护作用。gC 在介导病毒感染、参与病毒的免疫逃逸以及诱导宿主免疫反应中起着重要的作用,其已成为开发 HSV 疫苗候选的重要靶抗原之一。

二、问题与展望

HSV 疫苗研究已开展多年,虽然有较大进展,但到目前为止还没有人用疫苗上市,有些关键的科学问题还需继续共同探讨:① 人们现在尝试用传代细胞培养病毒,但病毒并不能很好地吸附,可能与病毒表面的蛋白结构与细胞表面蛋白结构有关。有时病毒培养出来了,但是表达量很少,原因是什么? 是否可以研究出一种细胞系,能表达大多数病毒? 那将是疫苗研究领域一大福音。② 当前疫苗的研制主要还是在免疫类型、抗原选择改造、载体(包括基因佐剂)改进、免疫途径和策略以及动物模型方面做一些工作,基本都是侧重于诱导某一方面的免疫,能否设计一种有效的疫苗可以激发机体广泛的免疫应答,包括体液免疫和细胞免疫、全身免疫和黏膜免疫? ③ 关于动物模型的问题:目前的动物模型是否合适? 是不是能很好地模拟人的 HSV 感染的实际情况? 疫苗虽然可以控制病毒在这些模型中的复制传播,但一到临床阶段,病毒和机体的关系更为复杂。如病毒的感染导致免疫抑制,但是非正常的免疫激活所引起的细胞凋亡才是免疫抑制的主要原因;DC 细胞是呈递病毒抗原引起免疫的主力军,但也是携带病毒,以接触方式感染 T 细胞的病毒库和病毒感染的定位系统；T 细胞的活化是杀死感染细胞的最有效方法，但活化的 T 细胞是否有更利于病毒的复制和传播？病毒和机体之间处处存在着制约平衡点，疫苗研制是否可以对整个机体进行全局考虑？所以选择何种动物模型对 HSV 疫苗研究至关重要。④ 治疗性疫苗与传统意义上的预防性疫苗具有显著不同的特征。预防性疫苗的接种对象是健康群体，一般均可用于易感人群，主要起到免疫预防的作用，对机体一般不会造成病理性损伤。治疗性疫苗的使用对象是持续性感染的个体，机体的免疫应答水平常较低下，使用时有一定的不良反应，常伴有不同程度的免疫损伤。其组成成分一般不像预防性疫苗那样单纯，可根据需要进行调整，以便打破免疫耐受，提高对病原体的特异性免疫反应，最终达到治疗的目的。因此，治疗性疫苗的使用更加强调佐剂的选用、接种途径和接种次数的优化、疫苗的联合应用以及新免疫制剂的开发。开发有效的 HSV - 2 疫苗相关因素见图 21 - 6。

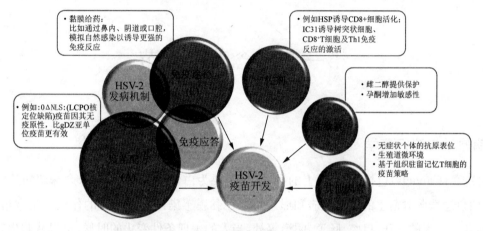

图 21 - 6　开发有效的 HSV - 2 疫苗相关因素

（引自：Xiao-Peng Zhu 等，2014）

（A）深色圆圈的大小代表该因素的重要性；（B）对 HSV - 2 发病机制的研究将促进疫苗制剂的发展；（C）对 HSV - 2 免疫应答的研究将促进疫苗制剂的发展；（D）HSV - 2 发病机制的进展将促进免疫途径的发展；（E）HSV - 2 免疫应答的进展将促进免疫途径的发展。

综上所述，随着人们对 HSV 致病机制、抗病毒免疫的分子机制、病毒免疫逃逸的分子机制等进一步阐明，相信人们将能研制出有效的针对持续性 HSV 感染的预防性疫苗和治疗性疫苗，并为其他疱疹病毒疾病的防治开辟新的途径。

思考题

1. HSV 疫苗有哪几类，各自有何特点？
2. HSV 疫苗研制面临哪些困难与挑战？有哪些策略可提高 HSV 疫苗效应？
3. 何谓 HSV 治疗性疫苗？其研制应考虑哪些因素？

（王晨晨　胡凯　窦骏）

第二十二章 真菌类疫苗

您曾因脚丫奇痒而难以忍受吗？或因霉菌性或白色念珠菌性阴道炎等难以治愈的妇科病而尴尬吗？隐球菌引发的脑膜炎和脑膜脑炎导致相当高的死亡率，使人防不胜防。我们有办法应对吗？

第一节 念珠菌疫苗

一、病原学与流行病学

念珠菌(Candida)包括 80 个以上的种，其中主要为白色念珠菌，占临床念珠菌病致病菌的 3/4。白色念珠菌对宿主的适应反应和形态特征在黏膜感染期起着特殊的作用。正常情况下，念珠菌共生于人的皮肤、口腔、肠道、阴道等处，当人的生理条件变化的时候，可以从共生转为致病性，此类生理条件变化主要包括肿瘤、器官移植、心脏手术、HIV 感染等。发病可能表现在皮肤、口腔、阴道、肠道、呼吸道；通常症状为发烧，局部症状有口腔炎(鹅口疮)、阴道炎、阴茎头炎、尿布疹、支气管炎、肺炎、脑炎、心内膜炎、败血症等。

由于念珠菌较普遍共生于人体，故分离微生物并非准确诊断方法，主要诊断依靠症状和组织检查。此病尚无有效的治疗药物，已有的抗菌药物或毒性太强，或效果不佳，因此研究开发有效的疫苗十分重要。

二、疫苗研制

(一) 菌体疫苗

菌体疫苗包括死疫苗或减毒菌体疫苗。许多实验室在不同的动物中试验死全菌体念珠菌疫苗，所得结果不尽相同。从小鼠的实验结果表明，只有以活菌感染小鼠才获得免疫。1999 年有人将野生型白色念珠菌加热灭活后与肠毒素中提取的佐剂 LT(R192G)结合，小鼠鼻腔内注射可诱导细胞和体液免疫，给这些免疫鼠接种有侵袭力的活白色念珠菌菌株，存活率高达 90%，而空白对照组存活率仅 10%。也有人报道用甲醛杀菌(4%多聚甲醛杀菌 2 h)和加热杀菌(121 ℃,30 min)疫苗用于 BALB/c 和 DBA/2 小鼠，结果表明口服免疫、口服攻击的效果比皮下免疫、口服攻击效果好。芽生孢子疫苗比菌丝疫苗好,免疫小鼠后产生 IFN - γ 和 IL - 4。

（二）蛋白疫苗

甘露糖蛋白、Als 蛋白(agglutinin-like sequence protein,Alsp)、β - 1 - 2 -葡聚糖、几丁质、Hsp70、Hsp90、烯醇化酶等都有可能是疫苗的候选抗原,主要候选疫苗有以下几种:

1. 甘露聚糖及其与蛋白质的结合疫苗　白色念珠菌的细胞壁的甘露糖蛋白为毒力成分之一,与白念珠菌吸附于宿主细胞有关。抗甘露聚糖抗体有特异性。Han 等制造了甘露聚糖单克隆抗体(MAb),两种单克隆抗体 B6.1、B6,均为 IgM,表现了不同的性能。B6.1 为保护性抗体,而 B6 无保护性。随后,1999 年 Han 等将甘露聚糖与牛白蛋白制成结合疫苗,此疫苗与佐剂 R - 700 合用,将其免疫小鼠,免疫鼠的存活率为 80%,且有较好的免疫保护性;对照组在 20 d 存活率为 0%。

2. Alsp　白色念珠菌 Als 蛋白家族至少有 9 个基因编码的蛋白组成,其中 Alslp 和 Als3p 有利于该菌黏附于宿主细胞,是很好的疫苗候选蛋白。研究发现 rAls3p - N 抗播散性念珠菌病的作用与 rAlslp - N 的效果相同,但是抗口腔和阴道黏膜的念珠菌病比 rAlslp - N 效果更好。

3. 核糖体疫苗　用白色念珠菌培养物破碎后,分离出核糖体,对小鼠实验,有免疫保护。Eckslein 等制备了核糖体,以不同方法与佐剂类脂体配成疫苗,给小鼠皮下免疫两次后再以静脉攻击 10^4 活菌,证明有相当程度的保护,免疫动物的抗体和细胞免疫均有提高。

4. 免疫抑制性 B 细胞促有丝分裂蛋白(1SM)和 P43　一些细菌和病毒可产生 ISM,这是一种有毒因子,因为 B 细胞过度被刺激而使免疫抑制。ISM 具有免疫抑制作用,使机体对白色念珠菌更易感。P43 是白色念珠菌的重要毒力因子,失去 P43 也就失去了毒力;以 P43 处理 C57BL/6 小鼠,更加强了真菌的生长;以 $10\mu g$ 低剂量 P43 皮下注射 BALB/c 小鼠,或被动免疫抗 P43 血清,发现有抗真菌感染的效果。P43 在体内主要产生 IgG1 型抗体。

（三）核酸疫苗

2005 年 Raska 等利用系统性念珠菌感染的小鼠模型进行实验,结果表明带有 Hsp90 DNA 序列的 DNA 疫苗能够诱导小鼠产生免疫保护作用,体内抗 Hsp90 的 IgG 抗体水平与小鼠存活率呈正相关。

截至 2015 年,已有两种白色念珠菌蛋白疫苗进入临床Ⅰ、Ⅱ期研究阶段,疫苗抗原分别是 Als3p 和 Sap2。而菌体疫苗尽管在动物实验中取得了较好的免疫效果,但由于多种原因尚未进入临床研究阶段。

第二节　球孢子疫苗

一、病原学与流行病学

球孢子菌病是栖生于干燥土壤的球孢子菌(Coccidioides immitis)感染的传染病,此真菌主要分布于美国西南部、墨西哥西北部的沙漠地带。人吸入该菌的孢子或经破伤而感染,第一例病例报道于 1894 年。1905 年 Ophuls 首次确定病原为真菌,人吸入该菌以后可能引起天然免疫反应。少数人发病,表现为皮肤、骨骼、关节、软组织以及慢性脑膜炎的症状,严重的引起死亡。20 世纪 30 年代,人们逐渐认识到,该病主要分布于美国加利福尼亚州的 San Joaquin 峡谷,被称为"峡谷热"(Valley Fever)。

感染后的潜伏期通常为 2~3 周,在此期间,未发病感染者的流动可以造成其他人的被传染而引起流行。老年人、妇女、有色人种,尤其是黑人和菲律宾人更容易感染。糖尿病人、器官移植者、HIV 患者、正在化疗的癌症患者、孕妇等感染后危险性最大。

球孢子菌病主要是吸入生命力很强的孢子传染,也可能由创伤感染,感染后病死率较高。这一特点很像炭疽菌,这是唯一的被列于生物安全Ⅲ级毒力的致病性真菌,也是作为生物恐怖的病原微生物之一。

二、疫苗研制

球孢子菌可通过被吸入其分生孢子途径感染人体,引起球孢子菌病,大多数可以在宿主体内刺激免疫反应,能有效控制疾病进展,对再次感染提供持久的保护作用。抗球孢子菌感染主要依赖 T 细胞介导的免疫,球孢子菌疫苗可能提供与自然获得性感染相同的保护作用。

(一)菌体疫苗

1967 年开始研制死疫苗,但效果不明显。1979 年有人用动物实验分析了死菌体疫苗的免疫原性和毒性。以甲醛杀死的全小球体死疫苗,免疫小鼠和猕猴,被免疫的动物能获得一定的保护性;但用于人时,由于疫苗具有一定的副作用,因此免疫剂量较小,78 人中只有 6 人产生可测出的抗体。Pappagianis 等发现球孢子菌活疫苗比死疫苗有效,以杀死的菌丝-分节孢子制剂免疫动物,可使动物抗腹腔(ip)攻击,但不能抗滴鼻(in)攻击,而活疫苗免疫动物后可抗滴鼻攻击。然而活疫苗虽然有效,但毒力返祖的现象时有出现,安全性不能保证。

(二)细胞提取物疫苗

Pappagianis 等制备了球孢子菌亚细胞提取物疫苗,对小鼠有一定的免疫保护性。20 世纪 80 年代,有人用碱从粗球孢子菌细胞壁中提取了抗原,称之为碱性水溶性细胞壁抗原(C-ASWS-M)。此抗原用作皮试和疫苗,与弗氏佐剂合用可使免疫小鼠保护腹腔和滴鼻攻击。

(三)基因重组蛋白和基因疫苗

1. **重组抗原 2(recombinedantigen-2,rAg2)** 上述 C-ASWS-M 为一大分子多糖-蛋白质复合物,其蛋白部分为多聚体,称为 Ag2。Ag2 在小鼠实验中表明可保护腹腔攻击,低度保护滴鼻攻击。用球孢子菌 Silveria 株编码细胞壁多糖抗原的 Ag2 基因克隆到 E. coli. 制备了 Ag2-GST 蛋白疫苗,同时制备了 Ag2 的 cDNA 基因疫苗 PVR1012。两种疫苗在小鼠中使用结果表明,Ag2-GST 重组蛋白可保护小鼠腹腔攻击,表现为免疫小鼠被攻击后,组织中活菌数量(CPU)减少,但 30 天内并未增加存活率,皮试也无阳转。而 Ag2 cDNA-PVR1012 疫苗则可抗肺部攻击,使皮试强阳转,出现迟发型超敏反应,小鼠足垫肿胀程度较对照组增加。

2. 多脯氨酸蛋白　1998 年，Kirkland 等从粗球孢子菌的节分生孢子小球提纯出一种富有脯氨酸的糖蛋白，故称富有脯氨酸抗原(proline-rich antigen，PRA)。经分析，PRA 与 Ag2 的 cDNA 序列相似，将该基因表达的重组蛋白或 DNA 疫苗免疫小鼠，可抗毒菌攻击；免疫组动物攻击后肺内毒菌数显著少于对照组；免疫动物的 T 淋巴细胞体外繁殖活性明显强于对照组，说明主要为细胞免疫。

3. T 细胞反应蛋白　近年 Kirkland 和 Cole 两个实验室对 T 细胞反应蛋白(T-cell relative protein，TCRP)类抗原进行了很多研究。TCRP 可能为不同的蛋白(实际上 PRA 亦为 TCRP)，主要包括以下三种：① 48 kDa 抗原；② 热休克蛋白(hsp60)；③ 重组尿素酶。TCRP 主要刺激 T 淋巴细胞增殖反应，Th1 型细胞应答增强。

第三节　隐球菌疫苗

一、病原学与流行病学

新型隐球菌(Cryptococcuss neoformans)是隐球菌中唯一致病的真菌，为一类具有荚膜的酵母样菌，以芽生无性繁殖；可引起皮肤、肺、脑及神经系统感染，也可引起肝、脾和关节部位感染，有 A、B、C、D4 个血清型。无荚膜的变异株毒力很低。

隐球菌病主要由吸入污染的尘土、特别是被鸽子排泄物污染的土灰尘而感染。以可溶性细胞提取物皮试表明，实验室工作人员经常接触隐球菌的阳性率可达 81%，喂鸽子工人的阳性率达 32%。免疫功能障碍的病人，例如艾滋病病人、肿瘤患者、慢性白血病病人、霍奇金病人、慢性骨髓内产生的白血病人、多发性骨髓瘤病人等均极容易感染。美国曾对 50 000 艾滋病人调查，患艾滋病后感染隐球菌的病人比患艾滋病前增加 10 倍。A 型和 D 型隐球菌病分布于世界各地：A 型主要分布于北美；D 型北美较少，主要分布于欧洲；B 型和 C 型分布于澳大利亚、巴西、美国南加州及夏威夷、东南亚和中部非洲，B 型比 C 型有更大传染性，C 型主要分布于南加州。

二、疫苗研制

新型隐球菌主最常侵犯中枢神经系统，已成为艾滋病患者并发致死性脑膜炎的主要病因之一。正在研究的疫苗主要有以下几种：

1. CneF 疫苗　细胞免疫是隐球菌免疫的重要方面。新型隐球菌培养物上清的过滤抗原(CneF)与佐剂合用，可诱导细胞免疫。CneF 有三个主要成分：葡糖醛木甘聚糖、半乳糖木甘聚糖、甘露糖蛋白。有人以合成培养基培养新型隐球菌 184 - A 株制备了 CneF，将 0.1 mL 的 CneF 与弗氏完全佐剂混合免疫小鼠后，产生明显的迟发性超敏反应。

2. 多糖和多糖-蛋白质结合疫苗　新型隐球菌的荚膜多糖可以抗宿主吞噬,是一种毒力因子。早期曾将不纯的多糖与牛血清白蛋白或牛血清 γ-球蛋白结合成结合疫苗,用于动物实验。Devi 等报道了将纯化的用超声处理过的 A 型 GXM,以己二酸二酰肼为间隔基与不同蛋白质制成了结合疫苗,这种结合疫苗和与佐剂 MPL 合用免疫小鼠与单独 GXM 或蛋白载体相比,结合疫苗抗体水平较高。Williamson 等将隐球菌荚膜中甘露聚糖与破伤风类毒素(TT)共价结合制备成的 GXM - TT 结合疫苗,25 个志愿者接受该疫苗 25～50 mg GXM - TT 的结合疫苗后,不良反应与其他以 TT 为载体的结合疫苗相似,志愿者可以接受。免疫 25 mg 的志愿者,体内 IgG 比免疫前升高 38 倍;免疫 50 mg 志愿者,体内 IgG 升高 70 倍。此 GXM - TT 结合疫苗在艾滋病病人使用后,病人的血清具有杀新型隐球菌的作用。1996 年 Devi 等将制备成的 GXM - TT 结合疫苗给小鼠注射后,发现能激发小鼠体内细胞和体液免疫反应,使 70%～80% 的小鼠免于感染新型隐球菌。

3. 基因工程疫苗　Mandel 等在试验获得一种去糖基的蛋白 CneF - Cap67,分子质量为 19～20 kDa,将其基因序列重组于大肠杆菌的基因中,表达重组蛋白(DHAl)。小鼠实验表明 DHAl 与 CneF - CaP67 一样,可引起迟发性免疫反应。用新型隐球菌的 $CD4^+$ T 细胞杂交瘤免疫 C57BL/6 小鼠,发现一种刺激 CD4 细胞杂交瘤的新型隐球菌基因(MP98),编码一种 98 kDa 的蛋白,可以刺激 T 细胞应答。2007 年 Rachini 等检测了抑制白色念珠菌生长的 β-葡聚糖单克隆抗体 mAb 2G8 对新型隐球菌生长的影响,体内外试验表明,mAb 2G8 也同样能够结合在有荚膜的新型隐球菌细胞壁上并抑制该菌的生长。

除了上述几种真菌外,曲霉菌疫苗、组织胞浆菌和芽生菌疫苗的研制工作也有报道。曲霉菌的菌体疫苗具有一定的保护作用,从菌体提取出的未知抗原亚单位疫苗比菌体疫苗的免疫防御作用强。小鼠试验表明:组织胞浆菌的核糖体疫苗比菌体疫苗和细胞壁提取物疫苗具有较好的免疫保护作用;蛋白质抗原 HIS - 62 也具有很好的保护效果。芽生菌酵母期的细胞提取物、活细胞等,免疫动物后,以孢子攻击,有一定保护作用。

思考题

1. 为什么研究真菌疫苗迫在眉睫? 目前研制的真菌疫苗主要有哪几类?

2. 念珠菌疫苗的研究经历了哪些阶段? 其候选疫苗有哪些?

(沈宇清)

第二十三章 寄生虫类疫苗(一)
疟疾疫苗

　　疟疾是经按蚊叮咬或输入带疟原虫患者的血液而感染的虫媒传染病。目前,疟疾是世界公认的三大传染病之一,全球有 30 多亿人口受疟疾威胁,每年有 3.5 亿~5.0 亿临床病例,致死人数达 40 多万/年,其中儿童致死率最高。青蒿素及其衍生物是目前强有力的抗疟药物,在防治疟疾的流行中发挥了至关重要的作用,然而,多重耐药性疟原虫以及具有杀虫剂抗性按蚊的出现,使原本廉价有效的药物渐渐失去威力。研制安全、有效和价廉的疟疾疫苗作为现有抗疟手段的理想补充和消灭疟原虫的重要手段,一直是研究的热点领域。

第一节　概　述

一、疟原虫的生活史

　　寄生于人体的疟原虫有五种,即:间日疟原虫(*Plasmodium vivax*)、三日疟原虫(*P. malariae*)、恶性疟原虫(*P. falciparum*)、卵形疟原虫(*P. ovale*)和诺氏疟原虫(*P. knowlesi*)。疟原虫生活史比较复杂,包括人体内的发育和蚊体内发育两个阶段。

　　(一)疟原虫在人体内的发育

　　1. 红细胞外期(红外期或肝期)　当唾腺中带有成熟子孢子的雌性按蚊刺吸人血时,子孢子随唾液进入人体,先侵入肝细胞发育并裂体增殖,成熟的红外期裂殖体内含数以万计的裂殖子。肝细胞胀破,裂殖子释出,侵入红细胞。

　　2. 红细胞内期(红内期)　从肝细胞释放出的裂殖子,进入血流后很快侵入红细胞。侵入的裂殖子先形成环状体,不断生长发育,经大滋养体、未成熟裂殖体,最后形成含有一定数量裂殖子的成熟裂殖体。红细胞破裂后,裂殖子释出,一部分裂殖子被巨噬细胞(Mφ)消灭;其余部分裂殖子再侵入其他正常红细胞,重复其红内期的裂体增殖过程。疟原虫经几代红内期裂体增殖后,部分裂殖子侵入红细胞后不再进行裂体增殖而发育成雌、雄配子体。

（二）疟原虫在蚊体内的发育

当雌蚊刺吸病人或带虫者血液时,在红细胞内发育的各期原虫随血液入蚊胃,仅雌、雄配子体继续发育,其余各期原虫均被消化。在蚊胃内,雌、雄配子体发育成雌、雄配子,雄配子钻进雌配子体内,受精形成合子。合子变长,能动,成为动合子。动合子穿过胃壁,在胃弹性纤维膜下形成圆球形的卵囊。卵囊长大,囊内的核和胞质反复分裂进行孢子增殖,生成成千上万的子孢子。子孢子随卵囊破裂释出或由囊壁上的微孔逸出,随血液淋巴集中于按蚊的唾腺,当受染蚊再吸血时,子孢子即可随唾液进入人体,又开始在人体内的发育。

二、宿主的免疫反应和疟原虫的免疫逃避

（一）疟原虫免疫应答的分子机制·

1. 红外期免疫　子孢子进入机体后,诱导 $M\phi$、NK 细胞、$CD8^+$ T 细胞等免疫细胞活化,产生杀伤性细胞毒作用或分泌可溶性因子直接或间接对疟原虫产生毒性作用。$CD8^+$ T 细胞可识别受感染肝细胞或枯否细胞表达环子孢子蛋白抗原决定簇和 MHC-Ⅰ类分子组成的复合体,从而限制细胞内原虫的增长或溶解靶细胞。

2. 红内期免疫　宿主的保护性免疫作用主要是 Th1 型细胞免疫应答和体液免疫应答,包括 $M\phi$ 活化、炎性细胞因子 IL-12 与 IFN-γ 的释放和 IgG1、IgG3 等亚类抗体对红内期疟原虫的清除。受感染的红细胞可促使 DC 刺激 Th1 产生 IFN-γ、IL-12、TNF-α,使 Th2 产生 IL-4、IL-10,对疟原虫产生杀伤作用。恶性疟原虫裂殖体是刺激人 TCR$\gamma\delta$T 细胞的主要抗原,$\gamma\delta$T 细胞以免疫球蛋白方式进行识别,并通过 Th1 型细胞因子 TNF-α、TNF-δ 和 IFN-γ 发挥作用,促进 $M\phi$ 活化杀灭虫体。当原虫血症出现后,血清中 IgG、IgM、IgA 水平明显升高,但具有特异作用的仅 5% 左右,而且主要是 IgM。在免疫应答中,IgE 出现较晚,IgE 通过其受体和协同分子 CD23 诱导单核细胞活化,杀伤胞内疟原虫,而红细胞不能表达 MHC-Ⅰ,故 $CD8^+$ T 细胞不能有效激活。

3. 传播期免疫　配子体抗原能诱导特异性 IgG 抗体反应和 $\gamma\delta$T 淋巴细胞增殖反应,抑制蚊体内疟原虫的增殖,从而将其杀灭。体液免疫在蚊阶段发挥的重要作用是:干扰雌雄配子受精,阻断动合子穿入蚊胃,从而阻断动合子向卵囊转化和子孢子入侵唾液腺等。

（二）疟原虫的免疫逃避

人类及其他脊椎动物宿主虽可产生各种体液和细胞免疫应答抑制疟原虫的发育增殖,但疟原虫也有强大的适应能力来对抗宿主的免疫杀伤作用。疟原虫感染使宿主的免疫系统功能受到全面的抑制,包括 $M\phi$ 生成减少,抗原递呈能力和分泌炎性细胞因子 TNF-α 等的能力减弱,细胞毒性 T 细胞和辅助性 T 细胞活性下降。所有这些免疫抑制作用都有利于疟原虫逃避宿主的免疫防御,这种现象称为免疫逃避,其机理十分复杂,与下列因素有关:

1. 寄生部位　不论红细胞外期或红细胞内期,疟原虫均主要在宿主细胞内生活,可以逃避宿主的抗体作用。

2. 抗原变异和抗原差异　即与前身抗原性稍有改变的变异体。诺氏疟原虫在慢性感染的

猴体内每次再燃都有抗原变异。大量证据表明,在同一疟原虫虫种内存在着许多抗原性有差异的虫株。

3. 改变宿主的免疫应答 患急性疟疾时,机体的免疫应答和免疫细胞亚群在外周血液、脾和淋巴结中的分布都有明显改变。一般均有 T 细胞的绝对值减少,NK 细胞减少,B 细胞相对值增加,与此同时还出现免疫抑制、多克隆淋巴细胞活化及可溶性循环抗原等。

第二节 疟原虫靶抗原

一、红外期疟原虫靶抗原

重要候选抗原包括环子孢子蛋白(Circumsporozoite protein,CSP)、肝期抗原(Liver stage specific antigen,LSA)。CSP 是子孢子表面的主要蛋白,与子孢子在蚊血腔中向唾液腺移行、入侵哺乳动物宿主等有关;该蛋白具有多个 T、B 细胞表位,能够诱导细胞免疫和体液免疫双重应答,是感染阻断疫苗最主要的候选抗原之一。LSA 有 LSA-1 和 LSA-2 等,恶性疟原虫 LSA-1 位于恶性疟原虫的裂殖体表面,含有多个 T 细胞表位。

二、红内期疟原虫靶抗原

疟原虫红内期裂殖子可存在于细胞外,与宿主免疫系统直接接触,因此该期原虫成分已成为红内期疫苗的主要靶点。疟原虫红内期疫苗主要的候选抗原有:裂殖子表面蛋白(Merozoite surface protein,MSP)、环状体感染红细胞表面抗原(Ring-infected erythrocyte surface antigen,RESA)、红细胞结合抗原 175(Erythrocyte-binding antigen 175:EBA-175)、顶端膜抗原 1(Apical membrane antigen 1:AMA-1)、Duffy 抗原结合蛋白(Duffy binding protein,DBP)等。

三、疟原虫有性期靶抗原

疟原虫有性期抗原也称传播阻断抗原,目前研究较多的有 Pvs25(Pfs25)和 Pvs28(Pfs28)。Pvs25(Pfs25)是配子受精后的靶抗原之一,是疟原虫动合子表面的主要蛋白,在有性配子发育的晚期表达。Pvs28(Pfs28)是疟原虫动合子期表达的一种表面抗原,与 Pfs25 类似,在其不同分离株之间仅有个别碱基改变,表明其株间抗原变异很小。功能实验证明 Pvs25 和 Pvs28 对合子存活于蚊胃内、穿入蚊胃上皮以及动合子向卵囊的转化具有重要作用。

第三节　疟疾疫苗研究主要进展

目前疟疾疫苗和艾滋病、结核疫苗一起成为全球优先发展的三大疫苗,受到世界各国的高度重视。理想的疟疾疫苗应包含以下几个主要特征:① 多阶段性:能够对不同虫体发育期(如红外期或肝期、红内期和蚊期疟原虫)均能产生保护性应答;② 多表位性:能够被不同的 MHC 分子所递呈,有利于克服抗原变异和虫体遗传多样性所产生的免疫逃避;③ 免疫原性强:既能诱导机体有效的细胞免疫,又能诱导体液免疫。根据其发育场所不同,疟疾疫苗的研究主要包括红外期(肝期)疟疾疫苗、红内期(血液阶段)疟疾疫苗以及蚊期的传播阻断疫苗;根据成分不同,疟疾疫苗又分为全虫减毒活疫苗和亚单位疫苗。近年来,有若干疟疾疫苗已进入临床试验研究,取得了较好的预防效果(表 23-1),但由于疟原虫生活史较为复杂、存在免疫逃避现象、缺乏合适的佐剂或载体以及安全性等原因,研发有效、安全、廉价的疟疾疫苗仍任重道远。

表 23-1　进入临床试验阶段的疟原虫疫苗一览表*

类型	疫苗名称	临床试验阶段	临床试验资助机构
红外期	RTS,S/AS01E	Phase 3	GlaxoSmithKlline,Belgium
	RTS,S/AS01E delayed fractional	third dose Phase 2a	GlaxoSmithKlline,Belgium
	ChAd63/MVA ME-TRAP	Phase 2b	University of Oxford(UK)
	ChAd63/MVA ME-TRAP/Matrix M	Phase 1a	University of Oxford(UK)
	PfSPZ vaccine	Phase 2b	Sanaria Inc.
	PfCelTOS FMP012	Phase 1a	Office of the Surgeon General, Department of the Army USAMRMC
	CSVAC	Phase 1a	University of Oxford(UK)
	R21/AS01B	Phase 1a	University of Oxford(UK)
	R21/Matrix-M1	Phase 1b	University of Oxford(UK)
	Adjuv R21(RTS,S-biosimilar) p ChAd/MVA ME-TRAP	Phase 1a	University of Oxford(UK)
红内期	GMZ2(GLURPpMSP3)/Alhydrogel	Phase 2b	European Vaccine Initiative, AMANET, Statens Serum Institute
	PfAMA1-DiCo/GLA-SE or Alhydroge	Phase 1b	Inserm(France)
	P27A/GLA-SE or Alhydrogel	Phase 1b	Centre Hospitalier Universitaire Vaudois(CHUV)
	MSP3/Alhydrogel	Phase 2b	Europena Vaccine Initiative, AMANET
	SE36/AlOH	Phase 1b	Research Foundation for Microbial Diseases of Osaka University, Japan
	PfPEBS/AlOH	Phase 1b	Vac4All
	ChAd63 RH5 p/- MVA RH5	Phase 1a	University of Oxford(UK)
	PRIMVAC/GLA-SE or Alhydroge	Phase 1b	Inserm(France)

类型	疫苗名称	临床试验阶段	临床试验资助机构
蚊期	Pfs25 VLP/Alhydrogel	Phase 1a	Fraunhofer USA
	Pfs25-EPA/Alhydrogel	Phase 1a	NIAID/NIH(USA)
	Pfs230D1N-EPA/Alhydrogel and/or Pfs25-EPA/Alhydrogel	Phase 1a	NIAID/NIH(USA)
	Pfs230D1N-EPA/Alhydrogel and Pfs25-EPA/AS01	Phase 1b	NIAID/NIH(USA)
	ChAd63 Pfs25-IMX313/MVA Pfs25-IMX313	Phase 1a	University of Oxford(UK)

* 本表参考世界卫生组织官方网站(http://www.who.int/immunization/research/development/Rainbow_tables/en/);略作修改。

一、全虫灭活或减毒疫苗

(一)物理灭活或减毒疫苗

物理灭活或减毒疫苗是指运用物理的方法杀死疟原虫或使其毒力降低并能够最大限度保持其免疫原性,以使机体产生对抗疟原虫感染的保护性免疫应答。蚊期子孢子和红内期的虫体均可收集制备成灭活或减毒疫苗。减毒子孢子疫苗在动物及人体试验具有一定的免疫保护效果,用紫外线或干燥等方法灭活鸟疟原虫(*P. gallinaceum*)的子孢子来免疫鸡,可使其获得对子孢子的免疫保护。以 X 射线照射伯氏鼠疟原虫(*P. berghei*)的子孢子免疫鼠,然后感染动物,发现用适当的放射剂量减活的子孢子,减少了虫体对肝脏的入侵数量,且肝内期虫体形态差,发育滞缓,增殖能力下降,从而抑制对红内期的感染而降低原虫血症。

(二)药物减毒全虫苗

用野生型疟原虫子孢子感染宿主,同时给予宿主抗疟药物杀死疟原虫的方式进行免疫,其优势在于通过与抗疟相关的化学药物的联合,强化疫苗效力,故较之于放射减毒活疫苗可更为有效地降低疟原虫的感染率。新近的志愿者人体试验结果表明,联合氯喹 进行化学预防(PF-SPZ-CVac)的新型疫苗在最后一次注射后的 10 周内仍能对受试者提供 100% 的免疫保护。

(三)基因减毒子孢子虫苗

基因减毒子孢子虫苗(Genetically attenuated parasite,GAP)是利用基因工程手段通过敲除一个或多个特定基因,使虫体发育停滞在红前期某一阶段,但其免疫原性不受影响且不需要注射抗疟药物。研究表明,该类型疫苗可在小鼠模型中长时间持续产生完全性消除免疫,避免红内期感染。在 *P. berghei* 鼠疟模型试验中已经证实注射 PbΔb9ΔslarpGAP 后,不仅诱导了高水平的保护效应,并能避免其红内期感染。新的研究通过双敲除 *P. yoelii* 中 *PlasMei2* 和 *LISP2* 两个基因,可使虫体入侵肝细胞 3 天后生长发育受阻,并最终导致虫体死亡,但不影响宿主产生高水平的免疫应答,研究表明该弱毒苗能产生较高的抗体水平和诱导保护性 T 细胞免疫反应,可抵抗子孢子的入侵以及红内期虫体的发育。GAP 疫苗虽然是目前的研究趋势,但该疫苗有毒力返祖的潜在可能,并且若不能提供 100% 的保护效力,则会导致红内期感染,风险较大。

二、虫体碎片或虫体蛋白粗提疫苗

有人用皂素破坏红细胞膜，并去除感染红细胞膜碎片，制备了红内期鼠疟原虫 *P. vinckei* 的虫体抗原，加弗氏完全佐剂或弗氏不完全佐剂免疫大鼠可产生抗体。用红内期鼠疟原虫 *P. berghei* 虫体碎片（抗原）加弗氏完全佐剂免疫大鼠后可对攻击产生一定程度的抵抗。用离心、植物血凝素等方法去除红细胞成分分离 *P. knowlesi* 裂殖子，加 CFA 免疫恒河猴，对攻击也有一定的保护，但部分免疫猴仍有慢性、非致死性的疟疾感染。用单克隆抗体从红内期原虫碎片中分离、提纯到一种分子质量为 230kDa 的裂殖子表面抗原 MSA，配以佐剂静脉免疫，可产生保护作用，免疫效果与佐剂有关，皂素优于 CFA。

三、基因工程疫苗

（一）重组单价疫苗

疟原虫基因工程重组疫苗已取得很大的进展，按红外期、红内期和传播阻断期疫苗分述如下：

1. 红外期疫苗　该期疫苗的靶点主要是子孢子，以降低疟原虫感染率为指标。CSP 是最先被确认有保护性的靶抗原，科研人员研制了 102 个 CSP C 末端的合成肽，并加入铝佐剂和 ISA720 佐剂乳化。Ⅰ期临床试验结果显示，该疫苗具有强免疫原性，能刺激产生抗子孢子的抗体和引起细胞免疫反应。

由 Glaxo Smith Kline 生物制品公司开发的 RTS/S/AS(RTS,S) 疫苗，是将恶性疟原虫环子孢子表面蛋白的多肽链 RTS 与 HBsAg 融合，再掺入新佐剂 AS02 或 AS01 制备而成，安全性好并有较好的免疫原性，是第一个具有明显的抗恶性疟原虫感染保护作用的红外期疟疾疫苗。最新临床试验的数据表明，RTS,S 疫苗在接种增强针的两个年龄段患者的试验中（34～41/39～50 月龄）中，其疫苗效力（Vaccine efficacy，VE）均有所提高，其中 34～41 月龄组为 18.3%→25.9%，39～50 月龄组为 28.3%→36.3%。若在高流行区，该疫苗与其他治疗措施共同使用，将发挥其保护潜力。然而由于其保护效力低（最高 40%）、接种次数多、费用昂贵，受到了人们的质疑。

2. 红内期疫苗　该类疫苗的优势是可对不同来源的虫株均可产生保护力。ME - TRAP 是针对红内期的候选抗原，该抗原由一个多表位片段（multiple epitope，ME）和血小板反应素相关的隐匿性蛋白（TRAP）融合而成。先用 DNA 质粒进行初次免疫，然后用病毒载体表达抗原加强免疫，能有效地诱导 T 细胞免疫和体液免疫。Ⅰ和Ⅱa 期临床试验表明，此疫苗安全且免疫原性强，在疟疾流行区能有效降低红内期的原虫负荷，但对非洲非疫区成人的保护作用却不明显。

PvRⅡ（recombinant Plasmodium vivax region Ⅱ）是 PvDBP(P. vivax Duffy binding protein) 的受体结合部位，能诱导机体产生高滴度的抗体，阻止 PvRⅡ与红细胞的结合。此外，在大肠杆菌表达的重组 PvRⅡ在掺入佐剂 ISA720 或 AS02A 后具有良好的免疫原性，可作为疫苗的候选抗原。红细胞结合抗原175（EBA - 175）是恶性疟原虫在红内期裂体增殖时合成并在裂殖体破裂时释放入血的一种可溶性蛋白,此可能成为疫苗的重要候选抗原。针对该抗原第二区 F2 片段(EBA - 175 Ⅱ F2)的抗体能抑制疟原虫入侵,EBA - 175 的Ⅲ～Ⅳ保守区诱导产生的抗体能够抵抗不同疟原虫株的裂殖子对红细胞的入侵。

从大肠杆菌中制备的恶性疟原虫 3D7 株 MSP1 - 42 蛋白,与 AS02A 佐剂联合,可诱导动物产生高水平抗体,免疫血清有体外抑制疟原虫入侵红细胞的作用,在非疟疾流行区人群中进行的临床试验显示其有很好的安全性和较高的免疫原性。在Ⅱa 攻击试验中,MSP1 - 42 单独使用或与 RTS/S/AS02A 联合使用都未能显示出其具有抗感染的保护作用。

裂殖子表面蛋白(MSP - 1～MSP - 5)也是研究较多的疫苗候选抗原,其中 MSP - 3 高度保守,志愿者体内试验能诱导产生抗体,在体内、体外均能抑制疟原虫的增殖。许多针对红内期抗原的疫苗Ⅰ期、Ⅱ期人体临床试验已经广泛开展,并取得了令人瞩目的成果(表 23 - 2)。

表 23 - 2　疟原虫疫苗主要研究进展

疫苗	举例
传统灭活或减毒疫苗	灭活子孢子疫苗、减毒子孢子疫苗
虫体碎片或虫体蛋白粗提疫苗	红内期虫体碎片疫苗、红内期蛋白粗提疫苗
基因工程单价疫苗	红外期疫苗:RTS/S/AS02 疫苗、ME - TRAP 疫苗、肝期抗原 3 疫苗、GRA1 重组疫苗、ROP1 重组疫苗、MIC1 重组疫苗 红内期疫苗:EBA - 175 Ⅱ F2 疫苗、顶端膜抗原 AMA1 疫苗、PvR Ⅱ疫苗 传播阻断疫苗:Pvs25 蛋白疫苗、Pfs25 蛋白疫苗、Pfs230 蛋白疫苗、WARP 疫苗
基因工程多价疫苗	SPf66,CombinationB 、PfCP - 2.9 融合蛋白、PfCP - 2.9/EBA - 175 Ⅱ、Pvs25/Pvs28 蛋白疫苗
核酸疫苗	红外期疫苗:L3SEPTL 红内期疫苗:MSP4/5 - AMA1 DNA 疫苗、CSP DNA+RTS/S/AS02 传播阻断疫苗:Pvs25/Pvs28 DNA 疫苗
口服疫苗	以微粒为载体:PLGA - MP /SPf66 蛋白 以活菌为载体:CSP 鼠伤寒沙门氏菌疫苗、MisL/CSP 鼠伤寒沙门氏菌疫苗 可溶性重组蛋白:PfMSP4/CTB、PyMSP4/5、PyMSP119 转基因植物口服疫苗:欧洲油菜/PyMSP4/5、烟草/MLC

3. 传播阻断疫苗　干扰疟疾传播的针对虫体有性阶段发育的疫苗,其首要目标是阻断中间宿主人-媒介按蚊-人之间的疟疾传播。该类疫苗主要是针对蚊胃阶段细胞外疟原虫发育,从而减少感染的发生,继而对传播形成有效控制。已经发现的具有传播阻断活性(Transmission blocking activity,TBA)的候选抗原主要有 Pfs25、Pfs48/45、Pfs230、Pfs47、Pvs48/45、PfGAP50、AnAPN1(Alanyl aminopeptidase N)等。但这种疫苗对人群不能起到预防和保护的作用,仅是切断了疟原虫的生活史,正因如此,传播阻断疫苗的研究远不及红外期疫苗和红内期疫苗研究备受关注。

(二)复合多价疫苗

疟原虫生活史复杂,抗原具有特异性并存在高度变异,且具有逃避宿主免疫攻击的机制,这使疟疾疫苗研制比一般细菌和病毒性传染病疫苗研制更为困难。单价疫苗的效果不理想,所以多价疫苗的研制越来越受到重视。

SPf66 是第一个抗恶性疟原虫的复合多价疫苗。最初在拉美和非洲等地的试验取得了可喜的结果,SPf66 疫苗安全有效,无明显毒副作用,保护率在 38.8%～60.2% 之间。另有研究显示,SPf66 仅能诱导 CD4$^+$T 细胞反应,但加入皂角苷佐剂 QS21 后,发现它还能诱导针对 SPf66 特异的 CD8$^+$T 细胞反应,表明 QS21 能增强 SPf66 疫苗的免疫原性。

国内有人构建的恶性疟原虫红内期融合抗原 PfCP-2.9 是由 AMA-1 和 MSP1 抗原的功能域融合而成,具有很强的免疫原性,与 MontanideISA720 佐剂乳化后免疫家兔获得了很高的效价,抗血清对 PfCP-2.9 的两个组分的效价较之单独表达的两个组分的免疫效价分别高 11 倍和 18 倍。免疫血清能有效抑制疟原虫的体外生长,且该重组蛋白表达产量高,纯化工艺简单。若将 EBA-175ⅡF2 和 PfCP-2.9 联合免疫,未出现两个蛋白因竞争性抑制而影响免疫效果,相反,尚有一定的协同作用,极具应用前景。

（三）多阶段融合疫苗

靶向红前期和有性阶段疟原虫的多阶段疟疾疫苗可以更有效保护个体,不仅可避免由蚊虫叮咬而引起的感染,同时针对有性阶段的疟原虫疫苗又可阻断传播。这一策略既可保护个体免受疟原虫感染,又可从群体水平防控疟原虫的传播,具有重要的公共卫生意义。如 BDES-Pvs25-PvCSP 可利用杆状病毒双表达系统表达 Pvs25-PvCSP 融合蛋白,该表达系统可使机体产生诱导性保护效应（43%）以及良好的传播阻断活性（82%）。

四、核酸疫苗

研究表明,免疫注射的恶性疟原虫的 DNA 疫苗,无论是以小鼠为模型还是以恒河猴为模型,均能诱导机体产生较高水平的针对抗原的特异性体液和细胞免疫反应。通过体外攻击实验证明,诱导产生的这种免疫反应具有免疫保护性。

基于 PfCSP 编码基因设计的 DNA 疫苗被认为是一种结构简单、稳定和有效的疫苗,是一类有潜力的抗疟疫苗。为了获得更好的保护效果,研究人员在此基础上引入热休克蛋白（HSP）以诱导树突状细胞的成熟并促进其抗原递呈,研究表明该疫苗可促进 CD8$^+$T 细胞的活化,若加以 gp96NTD 作为佐剂,则产生高水平 PfCSP 特异的抗体,并对小鼠有很好的保护效力,但该疫苗对人疟原虫保护效力并不明显,具体原因可能是未能有效诱导 T 细胞的活化或抗体产生。

用表达候选抗原 MSP4/5 和 AMA1 制备的 DNA 疫苗,肌内注射此种疫苗的鼠能诱导产生体液免疫和细胞免疫,提高感染鼠的生存率,降低原虫血症的峰值。用同时编码 Pvs25 和 Pvs28 的 DNA 疫苗,在鼠模型中不影响抗原特异性抗体的表达,并能有效地阻断疟原虫在蚊体内的传播。Eric 等构建了一种表达红内期六种候选抗原的 DNA 疫苗,在无复制能力的痘病毒中表达的 3240 个氨基酸的蛋白称为 L3SEPTL,接种此 DNA 疫苗后能产生针对恶性疟原虫六种抗原的 T 细胞免疫,较单价 DNA 疫苗有更强的保护作用。

许多为提高 DNA 疫苗表达及免疫原性的研究正在展开,包括在免疫球蛋白 Fc 片段添加基因序列以提高抗原的摄取率,或利用一些免疫刺激分子如 CpG、IL-2 等。

五、口服疫苗

口服途径投递抗原与其他免疫途径相比有许多潜在的优点:无创伤且比注射便宜;可在诊所外进行且不需熟练的专业人员;无注射器的使用可避免注射器的重复使用及处理,降低血传疾病的传播等危险,这对发展疟疾疫苗尤为重要,因为人类免疫缺陷病毒(HIV)的流行区与疟疾流行区高度一致;副反应低、易为目标人群接受,适于大规模群体免疫;口服疫苗提供了直接把多种抗原混合成多重抗原的途径且不增加费用,十分方便。

(一)以微粒为载体

抗原蛋白直接口服会受到胃肠蛋白酶的降解。已研发出脂质体、PLG[poly (lactide coglycolide)]微粒、免疫刺激复合体(immune-stimulating complexes,ISCOM)等多种微粒系统用于口服传递疫苗。包裹于微粒的抗原可抵抗肠内降解,延长抗原在肠内的滞留时间,利于肠相关淋巴组织的吸收。在微粒或脂质体中同时包裹抗原、佐剂、靶向分子,可使抗原特异地结合至组织或特定类型的细胞上。有实验发现,小鼠口服可溶性 SPf66 蛋白后检测不到抗体的产生,而以 PLGA - MP 为载体胃插管法口服致敏 BALB/c 小鼠,3 周后增强免疫,则诱导产生了明显的血清 IgG 抗体,其水平与联合明矾三次注射免疫相当。

病毒样颗粒(viral like particle,VLP)是另一种形式的微粒载体,可自动组装。VLP 对胃酸和肠蛋白酶稳定,可用于呈递抗原表位至免疫系统。Turpen 等曾用烟草花叶病毒外壳蛋白呈递疟原虫抗原蛋白 B 细胞表位,即将编码疟原虫抗原决定簇基因插入烟草花叶病毒外壳蛋白的基因编码区中,使疟原虫抗原与烟草花叶病毒外壳蛋白的表面环区或与其 C -端融合,构建成植物病毒表达载体,然后用它感染烟草,经感染的烟草均产生了高水平的融合蛋白。还有试验证明,豇豆花叶病毒衣壳蛋白也可用于递呈恶性疟原虫 MSP - 1 的 B 细胞表位。

(二)以活菌、病毒为载体

Sadoff 等把伯氏疟原虫 CSP 基因克隆至 pMG27NSTerm 质粒上,转化鼠伤寒沙门氏菌(*S. typhimurium*),小鼠口服表达伯氏疟原虫 CSP 的鼠伤寒沙门氏菌后,虽检测不到抗子孢子抗体,但仍可诱导特异的 CD8+ T 细胞免疫,从而保护小鼠抵抗子孢子的攻击。用重组伯氏疟原虫 CSP 的致弱鼠伤寒沙门氏菌,口服免疫小鼠也证明能诱导 CSP 特异的 CTL 应答。沙门氏菌的 MisL 是一种自转运蛋白(autotransporter),MisL 的 beta 转座子功能域可将外源多肽呈现于细菌表面。Ruiz 等利用 MisL 把恶性疟原虫 CSP 的 B 细胞表位呈现于鼠伤寒沙门氏菌的表面,给小鼠口服可诱导产生针对恶性疟原虫 CSP 的抗体,抗体能被天然 CSP 识别。10 名志愿者分别口服表达恶性疟原虫 CSP 的减毒鼠伤寒沙门氏菌两次后,2 人产生了抗子孢子或抗CSP 的血清抗体,1 人产生了 CSP 特异的 CD8+CTL,志愿者对沙门氏菌耐受性好,说明这种活疫苗是安全的。

研究人员以猴腺病毒 63(simian adenovirus 63,ChAd63)改造的 vaccinia virus Ankara -ChAd63 - MVA 为载体,研发出的 ChAd63 - MVA ME - TRAP 疫苗可有效激活人 T 细胞的免疫应答,并能在婴儿体内产生出和成人相似水平的 INF - V 以及 ME - TRAP 特异性 IgG 抗

体,提示其具有较好的免疫保护效果。

(三) 可溶性重组蛋白

可溶性重组蛋白直接口服免疫原性低,很少作为潜在的疫苗加以研究。然而,大肠杆菌表达的恶性疟原虫裂殖子表面蛋白 4(PfMSP4)、约氏疟原虫的 PyMSP4/5 和 PyMSP1$_{19}$,当与黏膜佐剂霍乱毒素 B 亚基(CTB)联合口服免疫小鼠时,能诱导产生抗原特异的血清抗体,口服 PyMSP4/5 或 PyMSP1$_{19}$ 免疫的小鼠在约氏疟原虫致死性攻击感染中获得保护力,保护作用与产生的特异性抗体相关,提示口服免疫可获得与注射免疫相同的保护性作用。

(四) 转基因植物口服疫苗

转基因植物疫苗的原理是利用基因工程重组技术在植物的组织或植物病毒中表达病原体的疫苗候选抗原蛋白,直接口服或提取后注射免疫动物或人,使其获得相应的免疫保护力。Webster 等将约氏疟原虫裂殖子表面蛋白 4/5(PyMSP4/5)在烟草等植物中表达,其抗原性能在烟草叶及本氏烟等植物中长期保存,口服免疫小鼠后能获得特异性抗体。Lee 等合成了重组的间日疟 MSP1 和 CSP 融合基因(简称 MLC),将其在欧洲油菜中进行表达,表达的重组 MLC 免疫小鼠后能产生特异性抗体 IgG1 以及高水平的细胞因子 IL - 12(p40)、TNF 和 IFN - γ,表明欧洲油菜中表达的 MLC 可以作为抗间日疟口服疫苗的候选抗原。

六、增强疟疾疫苗效应的策略

作为免疫原性和保护力较低的候选疟疾疫苗,研究增进其免疫效果的策略可以达到事半功倍的效果,目前主要采用以下几种方法:

(一) 佐剂效应

目前已应用于疟疾疫苗免疫的佐剂很多,有铝盐(以提高体液应答为主)、弗氏佐剂(刺激细胞应答)、免疫刺激复合体 ISCOMs(ISCOMs 含有多个 T、B 细胞表位,能引起广泛的保护性免疫,提高 CTL 应答效果)、单磷酸酯 A、乳剂 TiterMax 和 P1004 和油性佐剂 SEPPIC MON-TANIDE ISA 729(可诱导长期高滴度抗体反应)、脂质体及某些细胞因子、抗原和毒素等。应用这些佐剂可以减少抗原免疫量,增强免疫效果,如对 SPf66 基因进行改造,构建了杂合基因 awte,同时引入 CTB 作为佐剂,表达了 CTB - AWTE 融合蛋白,在动物实验中取得了很好的保护作用。应用 CpG 佐剂能显著提高 PfCP - 2.9/ISA720 联合疟疾抗原的免疫原性等。磷脂酰丝氨酸(Dioleoyl phosphatidylserine,DOPS)是表达在凋亡细胞中的一种重要的膜磷脂,是近年来出现的一类新型佐剂。有研究表明,DOPS 可有效增强单独 PfTRAP 的免疫效果,能更有效诱导 T 细胞的活化并产生大量的保护性抗体。若 PfTRAP 以 VPL 为载体,DOPS 佐剂效果更为明显。

(二) 增加抗原表位

有人通过一种无免疫原性的、以赖氨酸为核心的 4 个赖氨酸臂,逐个合成偶联上子孢子表面蛋白的 B 细胞表位和 T 细胞表位,结果发现枝联上的抗原表位要比单纯线形串联的抗原表位的免疫原性高,可诱导宿主产生高效价的抗子孢子抗体,并可对抗同源疟原虫子孢子的攻击。

用含 CSP 的 B 细胞表位(NANP)3 和保守的 T 细胞表位的疫苗,接种猕猴和志愿者后,有很高的免疫原性。而破伤风类毒素偶联的恶性疟原虫 B 细胞表位(NANP)6 其免疫原性较差,但加入 2 个 T 细胞表位后,可克服宿主组织相容性的识别限制,显著提高免疫激活能力。

（三）融合其他蛋白

将恶性疟原虫 CSP 与乙肝病毒表面抗原的编码核酸序列融合后在酵母系统中表达,获得的融合蛋白 RTSS 经纯化后加以佐剂免疫志愿者,显示出较好的免疫效果,可以检测到高水平的抗子孢子抗体和 Th1 型细胞免疫反应,并具有一定的免疫保护性。将间日疟 MSP1 的 C 端片段(MSP1-19)和鼠伤寒沙门氏菌鞭毛蛋白 FliC 融合表达,免疫小鼠后可产生较好的体液免疫和细胞免疫效果。

第四节 问题与展望

疟原虫含有近 5 300 个基因、生活史复杂,故其疫苗的研发相当困难。疟疾疫苗研制主要存在以下几方面的问题:① 同种疟原虫各期抗原不同,而且抗原成分具有多态性;产生的免疫保护作用只对同期原虫有效,对其他期原虫几乎无效,且各期诱导机体产生的免疫反应不同;② 存在多种疟原虫合并感染,疟原虫种株间存在抗原差异性、变异性和序列的多态性;③ 缺乏对疟疾保护性免疫机制的认识,目前大多数实验均采用鼠疟疾模型来研究抗疟免疫机制,由此得出的机制与人体免疫机制并非完全一致;④ 疟疾疫苗产生的保护性免疫时间短、效价低,这一定程度上是因为一直没有寻找到免疫原性足够强、又不抑制宿主免疫应答的抗原。

疟疾疫苗研制应注重以下几个方面:① 筛选新的疫苗候选基因:利用疟原虫的基因组学、蛋白质组学等技术来开发疟疾疫苗,筛选新的疫苗候选基因或抗原。② 多价多期且多种群的复合疫苗:构建由不同种群各期抗原组成的多期多价疫苗,克服因抗原变异而出现免疫逃避现象,并且各期抗原的免疫力可产生协同作用。③ 提高疫苗的免疫原性:研制新的强效佐剂、新的疫苗传递系统、制备融合抗原等。④ 纳米材料在疟疾疫苗中的开发与利用。

思考题

1. 疟疾疫苗的候选抗原和传递系统主要有哪些?
2. 你认为疟疾疫苗研制应关注哪些方面才能有重大突破?

(颜超　郑葵阳)

第二十四章　寄生虫类疫苗(二)
弓形虫病疫苗

弓形虫是一种仅感染有核细胞的专性寄生原虫,人和动物均可感染。当今,宠物已走进越来越多的百姓家庭,喜欢养宠物猫的孕妇若感染弓形虫,容易导致死胎、畸形儿,或者胎儿出生时虽正常但在成年或老年时会出现智力低下以及大脑、眼睛和多脏器损伤。目前,弓形虫病的治疗药物疗效差、副作用大,因此,寻找安全有效的弓形虫病疫苗是防治弓形虫病的重要策略。

第一节　概　述

一、弓形虫生活史

弓形虫生活史复杂,包括有性生殖和无性生殖两个阶段,在猫科动物体内完成有性生殖,同时也可进行无性生殖,故猫科动物是弓形虫的终宿主兼中间宿主;在人体或其他动物体内只能进行无性生殖,因而人和其他动物是弓形虫的中间宿主。在弓形虫的生活史中有五种虫体形态:滋养体(又称速殖子)、组织包囊(又称缓殖子)、裂殖体、配子体和卵囊。其中,三个虫体发育阶段对宿主均具有感染性:卵囊,组织包囊(缓殖体),以及速殖子(假包囊)。

弓形虫寄生在人及多种动物的有核细胞中,当猫科动物摄取被弓形虫感染阶段污染的食物或饮水后,活的虫体被释放到猫科动物回肠中并侵入小肠的黏膜细胞,配子体经有性结合,形成合子,合子继续发育为卵囊,从肠上皮细胞逸出进入肠腔,随粪便排出体外。新鲜的卵囊不具感染性,只有在适宜的环境下发育成为具有感染性的卵囊。

弓形虫中间宿主广泛,所有温血动物包括猫科动物,都可作为弓形虫传播的中间宿主。人和动物通过摄取组织包囊、卵囊(粪-口途径)和先天性(经胎盘)传播而感染。当猫粪中的卵囊或动物肉类中的包囊或假包囊被中间宿主,如人、羊、猪、牛等吞食后,在消化液的作用下于肠道内逸出子孢子、缓殖子或速殖子,随即侵入肠壁,经血液或淋巴液进入单核-吞噬细胞内寄生,并扩散至全身各器官组织(如脑、淋巴结、肝、心、脾、肺、肌肉、眼)等,进行无性增殖形成假包囊,直至细胞破裂后,速殖子重新入侵新的组织、细胞。在机体免疫功能正常的宿主内,虫体繁殖速度缓慢,转化为缓殖子,并发育为外被囊壁的包囊,可存活数月至数年或更长。猫粪内的卵囊或动物肉类中的包囊或假包囊可在宿主之间互相传播。

二、弓形虫感染的免疫与免疫逃避

在免疫力正常的宿主体内,弓形虫感染后,细胞免疫在弓形虫保护性免疫中起主要作用,其中 T 细胞、巨噬细胞(Mϕ)、NK 细胞及其他细胞介导的免疫应答起主导作用,并且主要依赖于由高水平白细胞介素-12(IL-12)和干扰素-γ(IFN-γ)介导的 I 类 T 辅助细胞(Th1)免疫应答。感染弓形虫后,固有免疫细胞包括树突状细胞(DC)、Mϕ 和中性粒细胞等迁移到感染部位,主要通过 Toll 样受体(TLR)识别虫体及其排泄/分泌产物,并分泌 IL-12 以刺激 CD4$^+$、CD8$^+$ T 细胞和 NK 细胞产生 IFN-γ,同时 CD8$^+$ T 细胞可促进细胞毒作用于感染的细胞。IFN-γ 通过多种细胞内机制抑制虫体的增殖和感染进程,因此,IL-12 和 IFN-γ 是急性感染期清除速殖子的关键细胞因子。

适应性免疫应答主要依赖于抗原递呈细胞(APC),例如 DC 和巨噬细胞等,以及它们在次级淋巴器官中递呈弓形虫抗原并激活 B 细胞和 CD4$^+$/CD8$^+$ T 细胞的能力。B 细胞、CD4$^+$ 和 CD8$^+$ T 细胞的活化需要从感染部位募集 APC 至次级淋巴器官,并通过弓形虫抗原激活 APC 的抗原递呈功能。APC 一旦被激活,直接刺激、活化 CD4$^+$、CD8$^+$ T 细胞,并分泌细胞因子 IFN-γ 和 IL-12 等。需要指出的是,体液免疫对于机体抵抗弓形虫感染也是必不可少的。弓形虫感染增加了体液中免疫球蛋白 IgA、IgE、IgM 和 IgG 的水平,对虫体进行调理作用、抑制虫体对宿主细胞的附着、阻止虫体入侵、激活经典补体途径等多种机制发挥保护作用。

人或动物受弓形虫感染后能激发特异性抗体。感染早期出现 IgM 和 IgA 升高,一月后为高滴度 IgG 所取代,并维持较长时间,能通过胎盘传至胎儿,但抗感染的免疫保护作用不明显。特异抗体与速殖子结合,在补体参与下可使虫体溶解,或促进速殖子被 Mϕ 吞噬。弓形虫感染诱导的是带虫免疫,虫体在宿主细胞内增殖易形成包囊,从而逃避免疫反应。此外,弓形虫在正常未被激活的 Mϕ 内寄生时形成纳虫泡,使虫体不能直接与胞内溶酶体结合,更不能有效地触动 Mϕ 产生活性氧,使弓形虫得以逃避宿主的免疫攻击,在细胞内发育与增殖。

第二节　弓形虫抗原研究

一、弓形虫膜表面抗原

弓形虫的表膜具有重要的作用,既是虫体与外界环境进行物质交换的界面,也是宿主免疫系统识别并杀伤虫体的主要部位。弓形虫膜表面抗原包括速殖子表面抗原、缓殖子表面抗原和子孢子表面抗原。

（一）速殖子表面抗原

目前已知的速殖子表面蛋白抗原有五种，根据 SDS－PAGE 中显示的分子量大小，分别命名为 P43、P35、P30、P23 和 P22。编码 P30、P22、P43 抗原的基因依次被克隆、测序，分别命名为 SAG1、SAG2、SAG3。

1. P30　又称主要表面抗原 1（SAG1），是存在于弓形虫速殖子表膜及纳虫泡管状结构中的一种蛋白，缓殖子和包囊表面无 P30 蛋白。P30 蛋白是诱导宿主免疫应答的主要靶抗原，具有高度的免疫原性和免疫保护性。P30 的抗原性主要定位于由 P30 基因片段 N 端约 $1/3\sim4/9$ 编码的蛋白片段，该基因片段已分别在原核、真核和昆虫细胞中表达。

2. P22　又称主要表面抗原 2（SAG2）。抗 P22 表面抗原的抗体能阻止弓形虫黏附于宿主细胞的表面，从而阻止其侵入宿主细胞内。SAG2 家族包含有 SAG2B、SAG2C 和 SAG2D，这些基因具有很高的同源性，SAG2B 表达于速殖子表面，而 SAG2C 和 SAG2D 则表达于缓殖子的表面。

3. P43　又称主要表面抗原 3（SAG3），是存在于弓形虫所有入侵阶段的一个膜蛋白，介导弓形虫对宿主细胞的识别和黏附。

（二）缓殖子表面抗原

缓殖子表面抗原尚不十分明确，已确定缓殖子表面不具有 SAG1 和 SAG2B，但却有 SAG3 存在。此外，缓殖子表面存在着许多特异性蛋白，如 P65、P36、P21 和 P18（SAG4）等，其中 P36 是最重要的抗原之一，它是速殖子向缓殖子转变时最先出现的特征性蛋白。

（三）子孢子表面抗原

由于很难得到大量的卵囊，至今对子孢子的研究不多。子孢子表面亦具有许多特异性蛋白，其中最主要的两种蛋白分子量为 25kDa 和 67kDa。研究子孢子表面抗原将为探讨子孢子向速殖子期转变的机理提供依据。

二、弓形虫分泌性抗原

主要由虫体的棒状体、致密颗粒和微线体等细胞器产生，这些分泌抗原在弓形虫感染及致病方面起着重要的作用。

（一）棒状体蛋白（ROP）

ROP 由弓形虫棒状体分泌，可促进弓形虫侵入宿主细胞，目前已经鉴定的棒状体蛋白大约有 10 余种，如 ROP1、ROP2 等，这些棒状体蛋白首先以蛋白前体的形式被合成和释放出来，然后加工成功能性的成熟的棒状体蛋白。ROP1 在虫体侵入宿主细胞时从棒状体内释出，具有较强的免疫原性，是弓形虫抗原中重要的分子之一。ROP2 是棒状体分泌的膜相关蛋白，又称 P54，它在弓形虫生活史的速殖子期、缓殖子期以及子孢子期均有表达，以重组表达的 ROP2 蛋白作为包被抗原进行弓形虫 ELISA 诊断，敏感性为 89％。对 ROP2 蛋白抗原表位的分析显示，其具有 T、B 淋巴细胞表位。

(二)致密颗粒蛋白(GRA)

致密颗粒蛋白是弓形虫分泌排泄的抗原之一,弓形虫侵入宿主细胞10~20分钟后,虫体顶端的细胞膜融合,形成纳虫泡,致密颗粒蛋白释放入纳虫泡。已经报道的致密颗粒蛋白有8种(GRA1~GRA8),其中GRA1蛋白抗原性较强。GRA1又称为P24,仅见于RH和BK等强毒株。GRA4蛋白存在T细胞表位和B细胞表位,可有效地刺激宿主的免疫系统。构建的GRA1基因的DNA疫苗对免疫动物具有部分的保护性作用,因此GRA1为弓形虫慢性和隐性感染诊断以及疫苗的候选分子。此外,GRA5的分子量为21 kDa,具有一定的免疫保护性,用纯化的GRA5免疫小鼠,抗攻击感染的小鼠存活率为50%。

(三)微线体蛋白(MIC)

MIC是弓形虫的另一类分泌抗原,微线体蛋白与虫体对宿主细胞的识别和结合有关,在虫体侵入宿主细胞早期起作用。已报道的微线体蛋白有MIC1~MIC11。这类蛋白在弓形虫的不同发育阶段有不同的表达,如:MIC5和MIC11基因在缓殖子期不表达;而MIC10在虫体的速殖子期和缓殖子期均有表达,但在速殖子期的表达量是缓殖子期的3倍。

第三节　弓形虫病疫苗研究

目前尚无有效治疗的药物,研制弓形虫疫苗是控制和预防弓形虫感染的一条重要途径。迄今为止,尚未完全阐明对弓形虫保护性免疫的潜在机制。鉴于弓形虫复杂的生物学特征,针对弓形虫的有效疫苗的构建比针对一般细菌或病毒感染的疫苗更难。

一、全虫疫苗

(一)灭活疫苗

弓形虫灭活疫苗由致死的全虫或全虫裂解物制备而成,Saavedra等用人工合成的含有CpG序列的脱氧寡核苷酸(ODN)与弓形虫的全部可溶性抗原混合在一起免疫BALB/c小鼠,结果产生典型的Th1型细胞介导的免疫应答,但免疫小鼠并不能抵抗弓形虫RH标准株的感染攻击。Stanley等将弓形虫速殖子的粗提物制成很小的微粒胶囊,经鼻免疫绵羊,结果产生了高水平的IgA抗体、IFN-γ和细胞免疫应答,攻击感染后产生IgG抗体,但不能提供完全的免疫保护性。弓形虫灭活疫苗比较安全,但免疫原性较低,无实用价值。

(二)弱毒或减毒活疫苗

减毒活疫苗是利用紫外线、放射线、化学试剂及基因敲除等手段处理病原体后制得,在最大程度上降低其致病性而保留一定活力和免疫原性。减毒活疫苗是提供免疫保护的最有效方法之一,因为它可模拟自然感染,为抗原加工和呈递提供近似的微环境。目前该类疫苗的研究主要集中在3种减毒株上,分别为Ts-4温度敏感株、T-263突变株和S48速殖子。

Ts-4温度敏感株作为疫苗,接种包括小鼠在内的多种动物均获得了抗致死性攻击的保护力,其安全性也在动物实验中得到了证实。但Ts-4株需要组织培养细胞系代,长期保种后,其遗传稳定性不能保证。

T-263突变株能够有效地抑制猫排卵囊的能力,在切断传播途径方面起重要作用。用T-263裂殖子对成年猫免疫接种后饲喂卵囊,可减少成年猫80%的卵囊的形成和排泄。但此种活疫苗作为免疫原具有一定的危险性,当机体免疫力下降时,猫又可成为传染源。

1988年O'connell等成功地用弓形虫活疫苗S48速殖子控制弓形虫引起的绵羊流产。此后,Buxton等从流产羊胎中分离出来的S48速殖子在实验室传代三千多次后所得的变异体(已经失去了形成组织囊肿或产生卵囊的能力)用来免疫羊,该疫苗一次预防接种后保护时间可达18个月,目前已在新西兰、英国和其他欧洲国家获得许可,并被用于降低绵羊流产的发生率。英特威公司以S48速殖子为材料生产的"TOXOVAX1"活疫苗是目前为止世界上唯一经注册用于弓形虫病的疫苗。减毒活疫苗能够全方位调动机体的免疫应答,在抗弓形虫感染方面有一定的实用价值,但此类疫苗能经突变恢复毒力而有潜在的危险,不适用于人类。

(三)基于基因编辑技术的弱毒或减毒活疫苗

随着基因编辑技术的广泛应用,近年来出现了基于敲除弓形虫某个或几个毒力基因的弱毒或减毒疫苗,并表现出较好的保护力。研究进一步表明,该类疫苗的保护力与弓形虫的毒力、宿主的易感性、免疫剂量及次数密切相关。如基于CPSII、MIC1-3、OMPDC、AMA1、PTS、GRA17、CDPK2等蛋白编码的基因敲除或突变制备而成的活疫苗能够较好地保护弓形虫急性、慢性或垂直感染。然而,并不是所有该类疫苗具有良好的免疫保护力,如Tg ARO(armadillo repeats-only protein,ARO)是一类棒状体蛋白,当突变编码该蛋白基因后,Th1类细胞介导的适应性免疫应答和NK细胞介导的固有免疫应答均受到抑制,提示该蛋白在诱导保护性免疫应答中发挥重要作用。

应当指出的是,弱毒或减毒活疫苗的广泛应用必须以足够的稳定性和安全性作为前提,诱导突变致弱并非最好的选择,尤其针对免疫功能低下的动物或人群使用,组织包囊依然存在活化的可能性,这将可能出现弓形虫再次感染发病和传播的风险。

二、虫体特异组分疫苗

利用虫体排泄和分泌性产物(ESPs)或速殖子膜抗原等特定组分制备的疫苗可激发宿主产生体液免疫和细胞免疫。排泄分泌产物包括致密颗粒蛋白(densegranuleprotein,GRA)、棒状体蛋白(rhoptry protein,ROP)、微线体蛋白(microneme protein,MIC)等,是弓形虫体内细胞器在入侵、增殖和游离过程中释放出的可溶性抗原成分。Darcy等用无细胞培养基制备的弓形虫ESPs免疫大鼠,可产生高滴度抗体;然后将大鼠血清注入对弓形虫高敏感的nu/nu幼龄大鼠,可使之获得抗RH株的抵抗力,存活期显著延长。随着研究的进一步深入,现已证明ESPs可通过诱导弓形虫特异性T细胞增殖,刺激T细胞介导的免疫反应,并促进IFN-γ的分泌,获得保护性免疫。由于ESPs在免疫保护方面具有重要的作用,同时种类丰富,并且可以通过从急性腹水中分离或是体外培养等较简便的方法中获得纯度较高的蛋白,具有易获得及获得率高的优点,因此对于作为疫苗制备的候选抗原,ESPs 具有较好的研究前景。

三、基因工程疫苗

(一) 重组单价疫苗

重组单价疫苗是将病原体的单一保护性抗原基因通过原核或真核表达系统表达纯化后制成的疫苗。弓形虫速殖子的主要表面抗原之一 SAG1,约占虫体总蛋白的 3%～5%,但可抑制患者血清中抗体活性的 50%,是诱导宿主免疫应答的主要靶抗原,可刺激机体产生 IgG、IgA、IgM、IgE 和分泌型 IgA 以及诱导产生 IFN-γ 等,具有高度的免疫原性和免疫保护性。

除 SAG1 抗原外,人们还对弓形虫速殖子主要抗原的其他成分如 SAG2(p22)、SAG3(p43)、p35 等也作为候选疫苗分子进行了研究,但这些抗原基因大多只能在弓形虫的速殖子期表达,而在其他虫期不能表达。近年来国内外学者开始对能够在其他期包括缓殖子期、子孢子期均能表达的致密颗粒抗原(GRA)、棒状体蛋白(ROP)以及微线体蛋白(MIC)等进行了大量的研究。GRA 分子中 GRA1、GRA4 和 GRA7 已被作为弓形虫重要的候选疫苗分子。ROP 分子中研究最多的为 ROP1 和 ROP2,国内有人已对 ROP1 抗原分子进行了原核和真核的表达,表达产物免疫小鼠后均显示出一定的免疫保护性。ROP2 是近年来备受青睐的一种抗原,能充分刺激机体的免疫系统,引发保护性免疫反应,具有巨大的潜能。MIC 作为疫苗候选分子研究较多的主要有 MIC1、MIC2 和 MIC3 等。

迄今为止弓形虫单价亚单位疫苗的免疫效果仍不佳,因此,复合多价疫苗成为目前国内外的研究热点。

(二) 复合多价疫苗

复合多价疫苗是将不同抗原分子设计成联合抗原或将编码不同抗原分子的功能性表位氨基酸的基因片断连接起来,通过原核或真核表达系统表达出联合表位肽段制成的疫苗。主要包括多期疫苗、多价疫苗以及多免疫应答疫苗等。

把 SAG1、SAG2 以及另一相对分子量约为 6 kDa 的抗原制成免疫刺激复合物,免疫绵羊产生了高滴度的抗体和迟发型变态反应。用原核表达载体构建了复合多价疫苗 pGEX2SAG1/2,免疫后攻击感染,小鼠的存活率达到 73%,比单价疫苗的效果好。Chuang 等以微粒为载体构建了 SAG1/2 的复合多价疫苗,免疫小鼠后能获得长达 10 周的体液免疫和细胞免疫反应,攻毒实验显示有 83% 的免疫保护性。

利用亚单位疫苗分子与其他抗原或细胞因子联合制成的复合疫苗可提高机体的抗感染力,具有很大的应用潜力。国内外一些研究者用 IL-2、IL-12、IFN-γ 等细胞因子以及明矾等作为佐剂,将 SAG1、ROP1 等重组抗原免疫小鼠,均不同程度地显示了免疫活性,刺激机体产生保护性的免疫应答。Golkar 等试验表明,重组 GRA2 蛋白能诱导小鼠较强的细胞免疫反应,产生大量的 IFN-γ 和 IL-2,并显著抑制弓形虫包囊的再感染;免疫佐剂单磷酰脂质 A 能明显增强GRA2 的免疫原性。

基因工程疫苗有诸多优点,但此类疫苗生产过程复杂,技术难度大,生产成本高,免疫活性亦不太理想。

四、核酸疫苗

(一) DNA 疫苗

DNA 疫苗具有某些明显的优势:它们通过宿主细胞促进疫苗编码抗原的特异性表达,并引发细胞免疫应答和体液免疫应答。另外,DNA 疫苗具有易于生产、相对便宜、高效、热稳定、方便和安全等特点。重要的是,DNA 疫苗似乎主要激活细胞免疫,而蛋白质疫苗很难诱导细胞免疫。由于弓形虫是胞内寄生虫,特异性的细胞免疫通常在防御这种寄生虫方面起决定性作用。最近,在鉴定针对弓形虫的 DNA 疫苗的抗原候选物方面取得了一定的成绩。

一项研究表明,编码弓形虫 10kDa 排泄分泌抗原(TgESA10)的 DNA 疫苗可诱导宿主强烈的体液和细胞反应,并在 BALB/c 小鼠抵抗高致病性弓形虫 RH 株的致死剂量攻击中诱导部分保护。在这项研究中,DNA 疫苗 TgESA10 主要激活特异性 Th1 偏向的细胞免疫反应,导致产生高水平的 IFN - γ。

越来越多的证据表明,多抗原 DNA 疫苗可以提供较好的抗弓形虫保护力,并且优于单一 DNA 疫苗。因此,有研究已经构建了基于编码诸如 TgROP5 和 TgGRA15,TgROP5 和 TgROP18,GRA1 和 MIC3 的重组 DNA 疫苗,以及在弓形虫生活史的不同阶段编码不同抗原的许多其他混合 DNA 疫苗。尽管设计策略不同,但所有结果都表明,与单独使用单抗原 DNA 疫苗实现的免疫相比,这些多抗原表位 DNA 疫苗可增强对弓形虫感染的保护效力。例如,用编码 GRA17 和 GRA23 的 DNA 疫苗免疫的 BALB/c 小鼠诱导特异性体液和细胞免疫应答,具有更高水平的 IgG 抗体,增加 Th1 型细胞因子水平,并延长了小鼠存活时间。

(二) RNA 疫苗

RNA 疫苗与 DNA 疫苗的不同之处在于不存在外源遗传物质与宿主染色体整合的风险,然而,RNA 疫苗需要细胞内递送系统才能发挥作用,因为 RNA 在体内注射时会被核酸酶快速降解。最近,Chahal 等人开发了一种快速反应、全合成、单剂量、无佐剂的树枝状大分子纳米颗粒疫苗系统,其中抗原由包封的 mRNA 复制子编码。使用该系统,产生同时携带编码 GRA6、ROP2A、ROP18、SAG1、SAG2A 和 AMA1 的多个复制子的弓形虫 RNA 疫苗,免疫小鼠后可诱发针对致死剂量的弓形虫 PRU 株的完全免疫,首次证明了弓形虫单剂量 mRNA 复制子纳米颗粒疫苗对弓形虫感染具有完全保护效力。这一发现给弓形虫疫苗发展带来了新的曙光。然而,在 RNA 疫苗真正投入实际应用之前可能需要相当长的时间。

核酸疫苗既具有重组亚单位疫苗的安全性,又具有减毒疫苗的诱导全方位免疫应答的优点;同时成本较低,具有同种异株的交叉保护作用。因此,致力于研制高效、安全的弓形虫核酸疫苗用于弓形虫病的防治将具有十分广阔的前景。

五、表位疫苗

在过去的几年中,多表位疫苗,包括 T 细胞和 B 细胞表位,已成为诱导针对复杂病原体的细胞和体液免疫应答的有吸引力的概念。此外,多表位疫苗更准确地模拟自然感染期间抗原加工和呈递,因此比全蛋白疫苗能诱导更有效的免疫保护。由于寄生虫生活史的复杂性和抗原的变异性,开发针对弓形虫的多表位疫苗是现有疫苗制备策略中颇有吸引力的方案。

在一项研究中,研究者合成了 TgAMA1、TgRON2 和 TgRON4 的鸡尾酒似的化学合成肽,其含有通过生物信息学预测的 T 细胞和 B 细胞表位。数据显示,用单一或混合肽鼻内免疫 BALB/c 小鼠引起有效的黏膜和全身免疫应答,并可在急性和慢性弓形虫感染起部分保护作用。此外,合成多肽的混合物在抵抗弓形虫感染方面,比任何单一肽效果更好。

有研究者利用重组 DNA 技术和生物信息学方法构建了一个重组多表位 DNA 疫苗,该疫苗含有来自弓形虫 SAG1、GRA2、GRA7 和 ROP16 的 12 个 T 细胞和 B 细胞表位。用该多表位 DNA 疫苗免疫的 BALB/c 小鼠引发显著的细胞和体液免疫应答,并对急性弓形虫感染起部分保护。

相对于常规疫苗,多表位 DNA 疫苗理论上引发强烈的体液和细胞免疫应答,而且它们不含任何完整的病原体成分,然而,目前的多表位疫苗仍然存在若干问题,例如免疫原性弱和免疫效果持续时间短等。

六、胞外囊泡疫苗

胞外囊泡是一种由细胞来源的脂质双分子层包绕的球状膜性结构,包括通常所说的微泡和外泌体,其大小约为 40~5 000 nm,包含多种生物活性分子,包括蛋白质、脂质和核酸等,在细胞间通讯中发挥关键作用。研究表明胞外囊泡可通过调节免疫应答和介导抗原呈递参与先天免疫和适应性免疫应答。在针对病原体的免疫应答过程中,胞外囊泡也可携带病原体抗原,并有可能用于疫苗的研发。有研究表明,弓形虫感染的 DC 细胞源外泌体可诱导较强的体液和细胞免疫反应,并保护小鼠免受虫体感染。这些外泌体无 MHC 限制性,可以设计针对先天性弓形虫病的有效替代候选疫苗。另有研究表明弓形虫释放的外泌体可诱导高水平的 IgG、IgG2a、IL-12、IFN-γ 和 CD8$^+$ T 细胞,并提高抗急性弓形虫感染的能力,延长小鼠存活时间,表明外泌体可能是针对细胞内病原体的潜在候选疫苗。

目前尚不清楚外泌体是如何引发特异性免疫反应的,后续的研究应进一步明确其作用机制,但由于外泌体可免受体内酶类降解、无 MHC 限制性等优点,可作为未来弓形虫疫苗研发的新方向。

七、基于纳米颗粒的疫苗

含有一种或多种来自病原体的靶抗原的重组亚单位疫苗是减毒活疫苗的更安全的替代品,但它们免疫原性较低,因此在诱导宿主产生保护性免疫方面效果较差。纳米材料工程为开发新型疫苗开辟了新的途径。纳米粒子(Nano particles,NPs)作为递送系统具有显著的应用潜力:首先,将抗原包裹进 NPs 内,或通过与 NP 的共价连接,以保护抗原的完整性及免于酶促降解,延长其全身循环时间,提高其被 APC 递呈的可能性;其次,基于 NPs 的抗原系统可以通过将 NPs 与靶细胞表面特异性受体结合的抗体偶联,将抗原传递给某些细胞,如 DCs;第三,NPs 使用较低剂量的抗原和佐剂,从而降低毒性和副作用的风险。一些 NPs 具有天生免疫原性,可作为激活免疫系统的佐剂。

许多类型的 NPs 已被用作有效的免疫刺激递送系统,以改善诱导针对弓形虫感染的有效免疫应答。例如,使用含有预测的 SAG1,AMA1,ROP2 和 GRA4 蛋白的 T 细胞和 B 细胞表位的多表位重组弓形虫疫苗免疫小鼠,并将表达的蛋白质包封在聚乳酸-共-羟基乙酸 NPs 中作为递送载体。研究发现,该类传递系统能显著增强 Th1 免疫反应并降低弓形虫负荷,延长了感染小鼠的存活时间。用含有 ROM4 和 GRA14 以及磷酸钙纳米颗粒(CaPNs)的鸡尾酒 DNA 疫苗免疫小鼠,增强了对急性弓形虫病的免疫应答。另有研究使用了无佐剂修饰的树枝状纳米颗粒疫苗,该疫苗同时携带编码 GRA6、ROP2A、ROP18、SAG1、SAG2A 和 AMA1 的多种复制子 RNAs,可有效保护小鼠免受弓形虫的攻击。尽管 NP 疫苗的保护效力高于常规亚单位疫苗,但它仍然不如减毒活疫苗有效。

第四节　问题与展望

开发针对弓形虫的疫苗不仅是一项烦琐的工作,也是一项艰巨的挑战。尽管已经在多种该疾病的动物模型中描述和研究了若干候选疫苗,但迄今为止没有一种可用于人类。弓形虫生活史复杂,传播途径多,缺乏保护性强的抗原,具有不同的表型和基因型,虫体在宿主细胞内增殖易形成包囊,且能够通过抗原变异、抑制细胞凋亡等途径进行免疫逃避,这些特点增加了疫苗的研发难度。迄今为止,弓形虫侵袭、免疫和发病机制尚未完全阐明,是疫苗设计和优化的主要障碍。

值得注意的是,由于针对弓形虫的疫苗研发缺少标准化的免疫方案和评估标准,因此浪费了大量的人力、财力和时间,某些因素如虫株毒力、接种物剂量、接种途径和小鼠品系都可能影响对弓形虫候选疫苗的评估。目前,大部分研究都应用弓形虫 RH 虫株的速殖子腹膜内感染的小鼠模型来评估疫苗的保护功效,然而,该虫株却不能很好地模拟人和其他动物感染情况。此外,腹膜内感染不是自然感染途径,口服感染卵囊或包囊,以及胎盘感染是弓形虫自然感染途径,未来的研究应该使用不同的弓形虫虫株进行,并通过其自然感染途径。另外,不同小鼠品系对弓形虫易感性也不尽相同,这些因素都可影响弓形虫疫苗效果的评估。因此,未来的研究应该解决诸如标准化免疫方案和评估标准等问题。同时,未来研究的方向应该集中在开发有效的预防猫弓形虫病疫苗上。这种疫苗可以防止猫卵囊脱落并减少卵囊对环境的污染以及对动物和人类的危害,能从根本上预防弓形虫病。

同样,佐剂和传递系统的选择对弓形虫疫苗诱导持久的保护性免疫至关重要,应予以考虑。基因组学、转录组学、蛋白质组学、代谢组学和其他技术将会促进基础研究的发展,以开发有效和安全的弓形虫病疫苗。相信在不远的将来,弓形虫病疫苗的研制必然会取得丰硕的成果。

思考题

1. 弓形虫病疫苗有哪些种类? 弓形虫基因工程疫苗相关的主要抗原有哪些?
2. 弓形虫病疫苗递送系统有哪些新的进展?

（颜超　郑葵阳）

第二十五章 寄生虫类疫苗(三)
血吸虫病疫苗

您知道在中国的长江流域曾经出现过的"寡妇村""罗汉村"是因何所致吗? 又是什么原因造成了"千村薜荔人遗矢,万户萧疏鬼唱歌"的情景? 读完本章节,您将也会感同身受"华佗无奈小虫何"的无奈,同时也会感慨这将永远成为历史。

第一节 概 述

一、血吸虫生活史及其流行病学

血吸虫又称裂体吸虫,因其寄生于终宿主的静脉血管吸血而得名。先后发现寄生于人体的血吸虫有 6 种:日本血吸虫(1904)、埃及血吸虫(1952)、曼氏血吸虫(1907)、间插血吸虫(1934)、湄公血吸虫(1978)及马来血吸虫(1988),以前三种流行范围最广、危害最大。

血吸虫病是世界六大热带病之一(疟疾、血吸虫病、丝虫病、利什曼病、锥虫病、麻风),主要流行于亚洲、非洲及拉丁美洲,严重危害人畜健康。我国流行的是日本血吸虫病,在我国已有 2160 多年的历史,是六种血吸虫病中危害最大、防治难度最大的一种。

(一)生活史

寄生于人体的六种血吸虫的生活史大多相同。成虫可寄生于人及其他多种哺乳动物,无性生殖阶段则寄生于一定种类的淡水螺。日本血吸虫的中间宿主为钉螺,终宿主为人或其他多种哺乳动物,成虫寄生于终宿主的门静脉-肠系膜静脉系统,但产卵于肠黏膜下层小静脉末梢内。虫卵大部分沉积于结肠壁中,一部分可随门静脉回流进入肝脏,少部分随血流至其他内脏组织。肠壁组织中的虫卵成熟后,卵内毛蚴的分泌物可透过卵壳,其中可溶性虫卵抗原(soluble egg antigen,SEA)可引起卵周围组织和血管壁发炎坏死,随后坏死的肠壁溃破、脱落,携虫卵进入肠腔后随粪便排出(图 25 - 1)。肠外组织中的虫卵不能排出体外,逐渐死亡、钙化,卵内毛蚴的毒性作用随之消失,卵周围组织(肝脏、结肠壁等)随即发生纤维化,造成病理性改变。

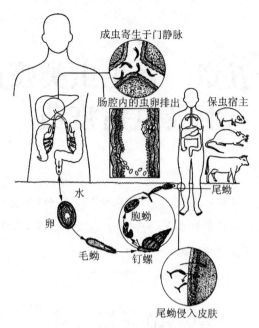

成虫寄生于门静脉

肠腔内的虫卵排出

保虫宿主

水

卵

胞蚴

尾蚴

毛蚴

钉螺

尾蚴侵入皮肤

图 25 - 1　日本血吸虫生活史

（二）流行病学

1. 地理分布及流行概况　目前血吸虫病主要流行于亚洲、非洲及拉丁美洲等 78 个国家和地区,约 6.52 亿人受感染威胁,感染人口大约为 250 000 000 人,每年死亡人数约 280 000 人。其中以非洲最严重,约 85% 的感染者分布在非洲,最严重病例也集中在非洲。

我国日本血吸虫流行主要分布于长江流域及以南的 12 个省市、自治区(湖南、湖北、江西、安徽、江苏、云南、四川、浙江、广东、广西、上海、福建等),其中以安徽、江西、湖北和湖南四省最为严重。2017 年我国开展了详细的血吸虫病疫情监测和调查工作,随后中国疾病控制中心寄生虫病预防控制所通报了 2017 年全国血吸虫病疫情:全国血吸虫病流行县(市、区)450 个,其中 229 个(50.89%)达到血吸虫病消除标准,139 个(30.89%)达到传播阻断标准,82 个(18.22%)达到传播控制标准。涉及总人口 2.59 亿人,推算血吸虫病人数为 37 601 人。钉螺面积约 372 664.10 公顷。由此可见,无论是血吸虫病流行县(市、区)数量,还是病人数、钉螺面积,都较新中国成立初期大大下降,防治成果极为明显。

2. 流行环节

(1) 传染源:日本血吸虫为人兽共患寄生虫病,其终宿主包括人、多种家畜和野生动物,分布极为广泛,其中病人和病牛是重要的传染源。我国台湾地区的日本血吸虫系一动物株,主要感染犬,尾蚴侵入人体后不能发育为成虫。

(2) 传播途径:血吸虫的传播途径包括虫卵入水、毛蚴孵出、侵入钉螺、尾蚴从钉螺体内逸出和侵入终宿主等必要条件,其中含有血吸虫卵的粪便污染水体、水体中存在钉螺和人群接触疫水是三个重要环节。

(3) 易感者:指对血吸虫有感受性的人或动物。人群对日本血吸虫均易感,尤其是儿童、青少年及非疫区人群。在流行区,由于伴随免疫的存在,人群对血吸虫再感染的感染度随年龄的增加而降低。

二、致病机理

在血吸虫感染过程中,尾蚴、童虫、成虫和虫卵均可对宿主造成损害,主要的致病机理是不同虫期均能产生抗原诱导宿主产生免疫应答,致机体出现免疫病理损害。因此,人们目前普遍认为血吸虫病是一种免疫性疾病。

(一)尾蚴所致损害

尾蚴钻入宿主皮肤可致尾蚴性皮炎,多发生于再感染时,初次感染者局部皮肤一般无病理反应。患者在尾蚴侵入皮肤后 1 小时至 2 天内局部出现刺痛样感觉,继之出现瘙痒的小丘疹,严重者可伴有全身水肿及多形红斑。其发生机制包括速发型(Ⅰ)超敏反应和迟发型(Ⅳ)超敏反应。

(二)童虫所致损害

童虫在宿主体内移行时,所经过的器官可出现一过性的血管炎,毛细血管栓塞、破裂,局部细胞浸润和点状出血,以肺部病变较为常见。患者表现为潮热、背痛、咳嗽、食欲减退及腹泻等症状,白细胞特别是嗜酸性粒细胞增多,重复感染者较初次感染者肺部反应更迅速、严重。其发生机制可以是机械性损伤,也可以是童虫移行过程中产生的代谢产物所诱导的超敏反应所致。

(三)成虫所致损害

成虫定居于肠系膜静脉-门静脉系统内,其吸盘对血管内壁吸附的机械性作用可引起静脉内膜炎及静脉周围炎;成虫吸食血液后,分解产物中未被肠管吸收的成分可通过口腔排出体外,其中肠上皮细胞分泌的肠相关抗原也随之进入血液循环;另外血吸虫皮层外质膜也可不断更新脱落进入血液循环。这些抗原都可与机体产生的抗体结合形成免疫复合物,引起Ⅲ型超敏反应,造成局部或全身损伤。

(四)虫卵所致损害

虫卵是血吸虫的主要致病因子。日本血吸虫产卵量大,每天每条雌虫平均产卵 3 000～3 500 个。虫卵主要沉积于肝脏和结肠壁,因此虫卵所致病变以肝脏和结肠为主。基本病理变化为在虫卵周围形成虫卵肉芽肿及其肉芽肿以后的纤维化。成熟虫卵内毛蚴释放的 SEA 经卵壳微孔道释放到虫卵周围后,被巨噬细胞吞噬处理后递呈给迟发型超敏性 T 细胞(TDTH),使其致敏。当致敏的 TDTH 再次接触相同抗原时可产生多种细胞因子,如巨噬细胞(Mφ)激活因子(MAF)、白细胞介素-2(IL-2)、移行抑制因子(MIF)、嗜酸性粒细胞刺激促进因子(ESP)、嗜酸性粒细胞趋化因子(ECF)、中性粒细胞趋化因子(NCF)及干扰素(IFN)等,吸引相应的细胞聚集到虫卵周围,形成虫卵肉芽肿。当虫卵死亡后,卵内毛蚴的毒性作用随即消失,肉芽肿逐渐退化和纤维化。由于日本血吸虫产卵量较大,虫卵在宿主组织中常成簇聚集,所引起的虫卵肉芽肿体积较大,肉芽肿中心易坏死形成嗜酸性脓肿;虫卵周围可出现许多浆细胞和呈放射状沉积的抗原-抗体复合物,称何博礼现象(Hoeppli phenomenon)。

虫卵肉芽肿为血吸虫感染者的基本病理变化,对宿主具有双重作用。一方面是肉芽肿的形成有利于隔离虫卵所分泌的 SEA 中肝毒抗原对邻近肝细胞的损害及抗原向血液循环释放,避免局部或全身免疫性疾病的发生或加剧;同时聚集于虫卵周围的炎症细胞又能破坏虫卵。但另一方面,肉芽肿的形成也破坏了肝、肠正常的组织结构,引起慢性血吸虫病,严重影响患者生存质量;并且肠壁组织的纤维化还可影响虫卵的排出,影响病原学检查的结果。

结肠的病变部位主要在降结肠、乙状结肠与直肠。急性期,病变黏膜坏死脱落后形成溃疡,患者可出现腹痛、腹泻、便血等症状。至慢性期,感染较轻者肠壁结缔组织轻度增生,临床上此时可无症状;而较重者,肠壁明显增厚,甚至可出现息肉、肠腔狭窄等病变,有癌变的可能。在肝脏,虫卵顺血流到肝内门静脉分支的终端沉积,形成肉芽肿以后阻塞门静脉血管。重度感染时,在肉芽肿纤维化后可致门静脉周围出现广泛的纤维化,引起干线型肝硬化。肝脏内形成的肉芽肿及广泛的纤维化可引起窦前静脉阻

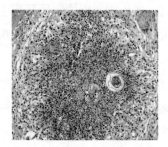

图 25 - 2　血吸虫虫卵肉芽肿

塞,导致门静脉高压,引起血流动力学改变,从而出现肝脾肿大。门静脉阻塞后又可出现侧支循环开放、腹壁、食道及胃底静脉曲张,患者可出现上消化道出血、腹水等症状,形成肝脾型血吸虫病。

第二节　血吸虫感染免疫

一、血吸虫抗原

血吸虫生活史相当复杂,具有多个发育阶段,仅在终宿主体内即有童虫、成虫及虫卵 3 个不同时期。由此导致血吸虫抗原也极为复杂,不同虫种之间、同一虫种各期之间既有共同抗原,也有各自特异性抗原;在抗原的来源上,既有直接来自虫体的抗原,也有来自虫体分泌物、代谢产物的抗原;在抗原的化学构成上,也包括有多肽、糖蛋白、脂蛋白、多糖等多种形式。这些抗原,无论是在诱导宿主产生免疫应答还是在检测方面都相当重要,其中较为人们所重视的有肠相关抗原(gut-associated antigen,GAA)、膜相关抗原(menbrance-associated antigen,MAA)和可溶性虫卵抗原(SEA)等;此外还有能被血清学实验检测出来的循环抗原(circulating antigen,CAg)。

血吸虫肠相关抗原主要来源于成虫表皮、肠上皮和卵内毛蚴,包括循环阳极抗原(circulating anodic antigen,CAA)[即肠相关血吸虫蛋白多糖(gut associated schitosome proteoglycan,GASP)]、循环阴极抗原(circulating cathodic antigen,CCA)、抗原 4(苹果酸脱氢酶)及蛋白酶(血红蛋白酶)。但日本血吸虫仅发现有 CAA 和 CCA,均来源于成虫肠道衬细胞,随虫体吐出物排到宿主血液中,在宿主的血清和尿液中可检测到。两种抗原均可用于血吸虫病现症感染的诊断,具有良好的敏感性和特异性;同时还可用于正确评价疗效和估计虫负荷,查出病情隐患,对掌握病情动态和防止出现晚期病例有重要作用。

膜相关抗原分布于虫体表面,比较复杂。虫体表面是与宿主环境直接接触的界面,其表膜经常更新脱落入宿主血流。成虫表膜常附有宿主抗原,在逃避宿主免疫效应的机制中起重要作用;而童虫的表膜抗原则是宿主免疫效应分子和免疫效应细胞的靶抗原,与宿主对再感染的保护性免疫有关,在保护性疫苗的研究中有重要意义。研究发现,日本血吸虫患者在化疗后 12 个月,血清中表膜抗原特异性抗体的阴转率显著高于 SEA 特异性抗体,因此具有较高的诊断和考核疗效的价值。

SEA 来自卵内毛蚴的腺体分泌,是一种非常异质性混合物,含有蛋白质、糖蛋白和多糖,是诱发虫卵肉芽肿应答的抗原。应用感染兔血清从日本血吸虫 SEA 中鉴定出三种主要血清学抗原(major serological antigens,MSA),分别称 MSA1、MSA2 及 MSA3,其中 MSA1 在血吸虫诱导的免疫病理中至关重要。

二、宿主对血吸虫感染的免疫应答

(一) 固有免疫

人体及其他保虫宿主对日本血吸虫的固有免疫主要表现为可抑制血吸虫的生长和发育。宿主固有免疫的第一道屏障为皮肤。尾蚴钻穿宿主皮肤后的 15 分钟内,大量的童虫受损或死亡。影响尾蚴在小鼠皮肤中死亡的因素有两个:一是与尾蚴在钻穿宿主活动期间的能量消耗有关;二是与皮肤屏障对尾蚴钻腺分泌酶的易感性有关。随后的虫体死亡发生在童虫离开肺移行至肝脏或刚到达肝脏时,其机制尚不明了。

(二) 适应性免疫

动物实验证明,宿主感染血吸虫后可产生适应性免疫力或保护作用,表现为对再感染具有不同程度的抵抗力,称为伴随免疫(concomitant immunity)。这种伴随免疫的特点就是对再感染的童虫有一定的杀伤作用,而对原发感染的成虫不起杀伤作用,而且一旦成虫被彻底清除,此种免疫力也随之消失,因此属于非消除性免疫(nonsterilizing immunity)的一种。

流行病学调查表明,人类感染血吸虫后产生的适应性免疫表现为年龄依赖性,即再感染率和再感染强度随年龄增长而降低,同时这种保护性免疫力发展的前提和基础是反复暴露。由于日本血吸虫诱导的免疫力持续时间短、发展慢,因此需要更频繁的重复刺激,表现在易感个体和免疫个体的年龄跨度相差达 10 岁以上。这种适应性免疫力年龄依赖性产生的机制可以用封闭抗体假说来解释,即人在幼年初次感染血吸虫时,主要的免疫原是虫卵释放的抗原(包括多糖和高度糖基化的糖蛋白),这种虫卵抗原的碳水化合物表位在童虫表面的糖蛋白上也有表达。因此宿主针对虫卵抗原产生的抗体可与再感染时入侵的童虫表面的抗原发生交叉反应,从而阻碍抗童虫抗体与童虫的结合,使之不能发挥杀伤效应。随着年龄的增长,这种封闭抗体的水平逐渐下降,由此抗童虫抗体的作用得以发挥,人体可对再感染产生抵抗力。

人类对血吸虫产生的适应性免疫主要作用于再次感染入侵的低龄童虫,童虫被清除的部位主要在皮肤和肺。其免疫效应机制主要是抗体依赖、细胞介导的细胞毒性反应(ADCC),所涉及的抗体有 IgG 和 IgE,效应细胞包括嗜酸性粒细胞、Mφ、中性粒细胞和肥大细胞、T 辅助细胞等。其中,嗜酸性粒细胞在早期皮肤型童虫的体内死亡中起重要作用;激活的 Mφ 不仅在自然抗血吸虫感染中发挥重要的作用,而且参与获得性免疫发展的各种免疫机制;而中性粒细胞和肥大细胞可能通过与嗜酸性粒细胞共同作用直接或间接杀伤童虫。

三、血吸虫感染的免疫调节

血吸虫感染的免疫调节是个非常复杂的过程,在寄生虫的不同虫期及宿主的不同病期,免疫调节的因素与机制均有不同。不仅与宿主和寄生虫均相关,而且在宿主体内,宿主的免疫系统、神经系统和内分泌系统也都参与了免疫调节作用。另外,还有遗传因素的调控——反馈抑制调节,从而可防止因免疫应答过强而致组织损伤,使免疫应答维持在相对稳定状态。

(一)参与的免疫细胞的调节作用

宿主抗血吸虫感染的获得性免疫应答,主要通过诱导 T 细胞和 Mφ 分泌具有多种生物学活性的细胞因子发挥免疫调节作用。在血吸虫感染中,$CD4^+$ 和 $CD8^+$ 两种 T 细胞亚群都可参与宿主保护力或病理变化的形成。通过对曼氏血吸虫感染的研究表明,$CD4^+$ T 细胞亚群与保护性免疫力的转移有关,而 $CD8^+$ T 细胞与疾病进展中的免疫抑制有关。就 $CD4^+$ 而言,辅助性T 细胞(Th)中 Th1 和 Th2 细胞可分泌不同的细胞因子来调节免疫应答。Th1 细胞主要合成 $IFN-\gamma$、$IL-2$ 和 $GM-CSF$ 等细胞因子,Th2 细胞主要合成 $IL-4$、$IL-5$ 和 $IL-10$ 等细胞因子。Th1 细胞分泌的 $IFN-\gamma$ 具有激活 Mφ 产生 NO、提高 Mφ 表膜 Ia 抗原水平等作用;$IL-2$则可进一步促进 Th1 细胞生长。而 Th2 细胞分泌的 $IL-10$ 可抑制 Th1 细胞分泌 $IL-2$ 和$IFN-\gamma$ 以及 $IFN-\gamma$ 诱导 Mφ 杀伤血吸虫童虫的能力。

(二)抗体的调节

抗体既是免疫应答的产物,也是参与免疫应答的调节成分。它既可发挥正调节,也可发挥负调节。实验证明,抗体在与免疫系统的其他成分共同作用下可杀死体内再次感染的童虫。但同时,童虫具有释放蛋白酶水解抗体的能力,水解的 IgG 片段可使经 IgE 和抗 IgE 连续孵育而激活的 Mφ 失活,同时显著降低 IgE 依赖 Mφ 介导的对曼氏血吸虫童虫的细胞毒作用;但水解的 IgE 则不会降低杀童虫作用。

四、血吸虫的免疫逃避

血吸虫在与宿主长期共进化的过程中,逐渐形成了逃避宿主免疫力的能力,从而得以在宿主体内长期生存,这也是伴随免疫的一个特点。血吸虫逃避宿主免疫攻击的机制尚不十分清楚,根据现有的研究成果,可能的原因有以下几种:

1. 抗原伪装　寄生于体内的血吸虫体表可包被有多种宿主抗原,如宿主的血型抗原(A、B和 H 型)、补体激活旁路途经的调节因子 H(alterative pathway regulator factor H,fH)和组织相容性抗原。如此抗原伪装的结果就是躲避了宿主免疫系统的识别,并可阻碍抗体与虫体的结合,从而逃避宿主的免疫攻击。

2. 抗原模拟　血吸虫具有与特定的寄生宿主相对应的基因,当血吸虫寄生于宿主体内时,在宿主某些因素的刺激下，这些基因能合成宿主样抗原并在虫体表面表达。这种抗原模拟的结果同样使血吸虫能逃避宿主免疫攻击，得以在宿主体内生存。

3. "表面受体"假说　认为童虫逃避宿主免疫攻击与童虫表面受体的存在有关。实验证明，尾蚴入侵后形成的早期童虫体表具有 IgG 的 Fc 受体，能与 IgG 特异性结合。结合后的 IgG 可被童虫体表的蛋白酶和肽酶分解，从而不能介导 ADCC 效应。同时，抗体分解过程中产生的三肽（Thr－Lys－Pro）还可抑制 Mφ 的激活，影响 Mφ 对童虫的效应功能。

4. 表膜改变　血吸虫在宿主体内发育过程中和遭受免疫攻击时，其表膜能迅速脱落或更新，这种表膜发育的变化或表面抗原的缺失也可使虫体逃避宿主的免疫攻击。

第三节　血吸虫病疫苗

一、血吸虫疫苗研究的重要性和可行性

到目前为止，血吸虫病在全世界仍然是一个亟待解决的严重问题，每年导致的直接经济损失估计达 6 亿美元，由此而引发的医疗、防治设施和其他补助性费用更是无法估量。因此，如何有效控制血吸虫病的流行一直是各国研究的重点。从理论上讲，只要阻断血吸虫生活史的任何一个环节（消灭钉螺、治疗病人、治疗或消灭其他终宿主、不接触疫水等）就能控制血吸虫病的流行，而消灭血吸虫中间宿主——钉螺，是控制和阻断血吸虫病流行的有效防治对策。但事实上，由于受到自然环境条件的限制，许多行之有效的灭螺措施难以全面实施。人畜同步化治疗是控制和消灭传染源的有效途径，但单纯化疗仅能降低血吸虫病的患病率，而不能阻断血吸虫病的传播及保护易感者，同时也不能排除血吸虫有潜在的抗药性的危险。因此多年来各国虽然采用了多种方法，但除极少数国家外，大多数国家血吸虫病的流行依然有增无减，制备有效防治血吸虫病的疫苗已迫在眉睫。疾病防治的实践也证明，疫苗是使人类得以免除或减轻许多传染病危害的关键性干预措施，据此 WHO/TDR 将血吸虫疫苗作为重点资助的研究项目之一。

研制疫苗还需考虑其是否可行。由于血吸虫在人体内并不繁殖，对机体的免疫病理损害主要是由虫卵肉芽肿及纤维化病变造成的，因此研制的血吸虫疫苗只要能减少体内寄生的血吸虫成虫数量或减少成虫的排卵量，即使只有 50％甚至更少的减虫率，也就有可能减轻或消除血吸虫所引起的病理损害，达到临床控制血吸虫病的目的。此外，大量的动物实验肯定了血吸虫感染后机体可产生一定程度的获得性免疫力；流行病学研究也证实，血吸虫流行区居民存在对再感染的部分免疫力，这种免疫力的特点就在于虽不能明显降低人群感染率，但可显著减轻或降低感染度（虫荷）。同时，由于血吸虫是人兽共患疾病，保虫宿主种类繁多，数量巨大，研制的血吸虫疫苗可首先用于大量的动物实验，获得宝贵的实验数据，为最终在人类的使用提供参考。这些研究成果均表明研制血吸虫疫苗是合理可行的，应该作为一个长期的控制战略来发展。

二、血吸虫疫苗研究历史

血吸虫疫苗的研究已逾半个世纪,同其他疫苗的发展相似,血吸虫疫苗也经历了从全虫疫苗到分子疫苗的发展过程。血吸虫疫苗的种类很多,究其功能而言,可分为抗感染疫苗(降低虫荷)、抗合抱疫苗(抑制发育)、抗生殖疫苗(减少虫卵产生)、抗胚胎疫苗(降低虫卵活力,减少毛蚴毒性作用)和抗免疫病理疫苗(抑制宿主虫卵肉芽肿形成)等。究其来源或构建方式而言,血吸虫疫苗可分为虫源性疫苗(死疫苗、减毒活疫苗)、基因工程疫苗、核酸疫苗、合成多肽疫苗及抗独特型抗体疫苗等类别。

血吸虫疫苗研究的早期是用血吸虫生活史各期(虫卵、尾蚴、童虫或成虫)的匀浆或浸出液作为疫苗免疫动物,但这种死疫苗抗血吸虫的作用极为有限,只能产生 Th 和体液免疫应答,不能诱导细胞毒性 T 细胞(CTL)反应,因此很快为人们所摒弃。随后又出现了血吸虫活疫苗或减毒疫苗,相比较而言,这两种疫苗对宿主保护力较强,可同时诱导机体产生 CTL、Th 和体液免疫应答等多种保护性反应,攻击感染后减虫率可达 70.5%,甚至 90.5% 以上。血吸虫活疫苗可分为异种活疫苗和同种活疫苗。异种活疫苗是指用一种(属、种、株)血吸虫免疫宿主,从而获得抗击另一种血吸虫的免疫力。但实验证明,这种疫苗的保护力并不强,免疫后攻击减虫率不明显。现已知道,没有一种动物血吸虫可以作为活的疫苗用于抗人的血吸虫。同种活疫苗包括物理和化学致弱疫苗。1931 年有人用曼氏血吸虫尾蚴经 X 线照射后免疫小鼠,然后用正常曼氏血吸虫尾蚴攻击感染,小鼠显示有免疫反应。徐锡藩等以日本血吸虫的尾蚴作相同实验,也可使宿主获得较高的免疫力。而吴德恒等(1964)用^{60}Co 照射日本血吸虫的尾蚴,免疫小鼠后同样可获得对再感染的免疫力。除了以上这些物理方法外,还可用化学方法处理尾蚴使之减毒。Chi 等用诱变剂 NTG 处理台湾株日本血吸虫尾蚴,也可诱导小鼠产生免疫力,但减虫率似乎低于 X 线照射尾蚴免疫所获得的结果。在免疫原的选择上,有人以童虫代替尾蚴也取得了良好的免疫效果。1979 年 Taylor 等用^{60}Co 照射童虫注射猴子,与对照组比较,免疫组获得了 50% 的减虫率。

目前的研究显示,照射致弱尾蚴是抗血吸虫感染最有效的免疫原,认为肺是主要的灭虫器官,体液免疫和细胞免疫同时参与了这种保护性免疫。在细胞免疫方面,主要依赖于 $CD4^+$ T 细胞和炎症细胞因子 IFN-γ 的释放。尽管如此有效,但由于受到生产、运输、保存、安全性等诸多因素的制约,减毒尾蚴作为疫苗仍然不能被广泛应用。尾蚴的生活周期很短,不超过 24 小时,因此运输和保存都很困难。在安全性方面,减毒过度可致免疫原性减弱;减毒不充分又可能会导致毒性恢复,引发临床感染。

由此可见,寻求更有效、安全的疫苗是非常迫切和重要的,因此也一直是各国科学家的研究重点和热点。

三、血吸虫疫苗研究现状

有效靶抗原的研究是血吸虫疫苗研究的基础,获取和鉴定有效靶抗原是进行免疫保护性实验和制备疫苗的首要工作。随着以分子生物学技术为核心的生物高新技术的发展,血吸虫疫苗候选抗原分子或抗原基因不断被发现和鉴定,以此为基础的基因工程疫苗及核酸疫苗等新型疫苗也已成为血吸虫疫苗研究的主要内容。国内外曼氏血吸虫的研究工作对日本血吸虫有效靶抗原和相关基因的筛选及分析研究等方面均产生了重要的影响,经常会利用曼氏血吸虫已筛选出的抗原或表达基因进行对比筛选日本血吸虫的抗原和相关基因。但由于两者基因差异较大,在已获得表达曼氏血吸虫抗原基因的基础上,常会对表达日本血吸虫抗原基因的某些片段加以修饰和改造或几种片段进行拼接,再或者根据相关资料直接合成新的表达抗原基因片段,以期获得更好的免疫效果。我国在 2006 年已自主测序完成日本血吸虫基因组工作框架图,共计300 多万条 DNA 序列(reads),并已通过国内生物信息平台向全世界发布,为以后的重要功能基因发掘以及免疫诊断、预防疫苗和新药靶点等的研究提供了坚实的基础。

(一)几种重要的疫苗候选抗原分子

据 WHO 报道,现已有 6 种或 7 种具有部分保护性的抗原分子可供构建疫苗时选择,即谷胱甘肽 S-基转移酶(Glutathione S-Transferases,GST)、脂肪酸结合蛋白(FABP)、副肌球蛋白(Paramyosin)、磷酸丙糖异构酶(TPI)、膜相关蛋白、性别差异性表达分子、照射减毒抗原 5(IrV5)等,此外血吸虫信号转导蛋白 14-3-3、次黄嘌呤鸟黄嘌呤磷酸核糖转移酶(HGPRT)、琥珀酸铁硫蛋白(SDISP)、卵黄铁蛋白(Fer)、组织蛋白酶 B(CB 或 Sj31B1N)和钙激活中性蛋白激酶(calpain)等蛋白的研究也在进行中,它们也都能诱导不同程度的保护性免疫,为血吸虫疫苗的研制提供了参考价值。

1. 谷胱甘肽 S-基转移酶(GST)　为血吸虫抗原,最早由 Blloul 等人在曼氏血吸虫童虫和成虫的实质和皮棘中发现,是血吸虫生理功能所需要的重要解毒酶,在虫体发育、繁殖过程、甚至虫卵的发育和存活等多项生理功能中均起着重要作用。并且由于其同时具有 B 淋巴细胞和T 淋巴细胞表位,因而被认为可以同时激发体液免疫和细胞免疫。免疫化学分析证明日本血吸虫至少有 2 种 GST 同工酶,即 26kDaGST 和 28kDaGST(Sj26,Sj28),26kDa 蛋白为日本血吸虫GST 中主要保护性抗原。以重组 Sjc26GST 免疫小鼠,不仅对攻击感染有明显的减虫作用,而且肝、结肠壁组织内虫卵数量明显减少,表明 GST 具有明显的抗感染和抗生殖免疫作用。免疫小鼠既能产生 Th1 型细胞应答的细胞因子(IL-2 及 IFN-γ),也能产生 Th2 型细胞应答的细胞因子(IL-5),表明重组 Sjc26GST 可诱导较强的 Th1 型和 Th2 型细胞免疫应答。由于血吸虫病的主要病理损害与 IV 型免疫变态反应密切相关,故 GST 疫苗具有减轻和控制虫卵肉芽肿等病理变化进程的作用,尤其是与吡喹酮等药物联用时更明显。动物实验同时也显示,以重组Sjc26GST 免疫小鼠后,小鼠粪便中血吸虫卵的毛蚴孵化率减少了近 40%,表明疫苗对防止血吸虫病的传播也有较好的作用。

2. 磷酸丙糖异构酶(TPI)　是一种糖酵解酶,广泛存在于自然界,能催化 3-磷酸甘油醛转化为磷酸甘油酸,是血吸虫糖代谢过程的一个关键酶,因此也是一种重要的血吸虫疫苗候选分子。血吸虫的各期均有 TPI 抗原的合成,分布于血吸虫的各种组织中,如成虫的绝大多数细胞及早期童虫体表均有 TPI 表达。从日本血吸虫(中国大陆株)的组织匀浆中分离出的 TPI 与弗氏佐剂联合应用可诱导小鼠产生明显的抗尾蚴攻击感染,肝组织中虫卵数也明显减少。用表达日本血吸虫中国大陆株 TPI 分子的 DNA 疫苗 pcDNA3112SjcTPI 免疫小鼠及猪,都获得了很好的减虫效果。疫苗可同时诱导免疫鼠产生细胞免疫和体液免疫。以重组 SjCTPI 免疫猪也获得了较好的免疫保护效果,且在与 IL-12 联用时减卵率更高,说明其也能在大动物中有良好的免疫保护作用。SjCTPI 与热休克蛋白 Hsp70 联用也可以取得更好的免疫效果:水牛在免疫后,虫负荷减少了 51.2%,肝脏虫卵沉积减少了 61.5%,粪便内虫卵排出减少了 52.1%。在中国湖南洞庭湖周边 12 个村庄进行的 4 年双盲实验也得出了相似的实验结果,这些实验结果均表明 TPI 是一个非常有效的血吸虫疫苗靶点,有望研制出可用于人类的血吸虫疫苗。

3. 副肌球蛋白(Paramyosin)　是一种无脊椎动物特有的肌原纤维蛋白质,位于成虫的肌肉层、尾蚴的肌肉层和分泌腺以及肺期童虫的表膜、基底层和肌组织中,参与虫体的肌纤维功能。该蛋白还能与宿主的抗体 Fc 段结合,竞争抑制补体介导的免疫反应,介导血吸虫的免疫逃避。但也有研究表明,副肌球蛋白是人抗血吸虫感染免疫中 IgA 应答的主要靶标。目前已成功克隆日本血吸虫中国大陆株、菲律宾株、日本株和曼氏血吸虫的副肌球蛋白基因,且重组副肌球蛋白均能诱导保护性免疫。分别以从日本血吸虫(中国大陆株)与钉螺体内分离的天然副肌球蛋白(Sj97kDa)免疫小鼠后,可使小鼠产生一定水平的免疫保护力(减虫率分别为 26%、34%;减卵率分别为 40%、20%),而且这种免疫效果在大动物上似乎更明显。菲律宾 2008、2013 和 2016 三次大规模实验结果显示,在以重组 Sj97kDa 免疫水牛后,免疫组水牛体内虫荷较对照组显著降低(达 57.8%)。给小鼠口服日本血吸虫副肌球蛋白部分基因编码的重组蛋白,不仅可诱导产生抗 97ku 的特异性抗体,而且在电镜下观察到成虫表膜受到损伤。识别 Sj97kDa 蛋白的单克隆 IgE 抗体在体外可诱导产生嗜酸性粒细胞和 Mφ 介导的杀童虫作用,经被动转移后也可产生抗肺期童虫的免疫力。

4. 脂肪酸结合蛋白(FABP)　存在于雌虫卵黄细胞和肌层以及雄虫表膜下实质的脂滴内,是血吸虫用来吸收、运输和吞噬宿主体内各种衍生的脂肪酸类物质的一种蛋白,在血吸虫脂肪酸代谢中起着非常重要的作用。Moser 等人在对曼氏血吸虫的研究中发现,其 14ku 脂肪酸结合蛋白对实验动物具有良好的免疫保护作用。以重组日本血吸虫(中国大陆株)FABP 免疫 BALB/c 小鼠,能明显诱导小鼠体液免疫应答,表明 FABP 具有良好的抗原性,是良好的疫苗候选分子,其动物保护性研究正在进行中。

5. Mr 23 000 膜蛋白　近年来,新的膜蛋白不断被发现、克隆和表达,由于虫膜蛋白暴露于虫体体表,是血吸虫生长发育的重要蛋白质分子,也是宿主对虫体免疫应答的首要靶标,因此对虫膜相关蛋白的研究不仅可以为血吸虫病疫苗提供候选抗原,而且也可以促进血吸虫病诊断抗原的研究。血吸虫虫体的表面抗原包括 Mr 23 000 膜蛋白、Mr 29 000 膜蛋白、Mr 20 000 膜蛋白、Mr7 392 膜蛋白、Mr 4 463 膜蛋白、Mr921 膜蛋白和 Mr 16 000 膜蛋白。目前,Mr 23 000 膜蛋白已成为候选疫苗分子,在 TDR/WHO 推荐的 6 种候选疫苗分子中,只有此蛋白不存在于血吸虫细胞内,而是存在于血吸虫尾蚴、童虫及成虫等表膜上,尤其是晚期童虫的表膜上。以编码 Mr 23 000 膜蛋白的 DNA 疫苗和重组 Mr 23 000 膜蛋白均可诱导免疫小鼠产生部分抵抗力,同时 IL-12 可增强这种抵抗力;与编码有其他候选抗原的 DNA 疫苗联合免疫可提高保护力。实验也发现,90%以上的日本血吸虫感染者血清中存在有抗 Sjc23 表膜蛋白的抗体,其抗体滴度与血吸虫感染度与排卵量相关,说明 Mr 23 000 膜蛋白分子在日本血吸虫病的特异性诊断及抗血吸虫感染疫苗的研究中具有重要价值。

6. 照射减毒抗原 5(IrV5)　是曼氏血吸虫肌球蛋白片段中的一个分子量为 62 kDa 的蛋白。以编码 62 kDa IrV5 的核酸疫苗免疫,可使小鼠产生高滴度($\geqslant$1∶25 000)的 IgG 类抗体,并获得 27%的减虫率。照射致弱尾蚴是目前公认的有效抗日本血吸虫感染的一种免疫原,经紫外线照射致弱的血吸虫尾蚴免疫宿主可诱导产生较强的免疫保护力,减虫率高达 90%。保护力持续时间长达 6 个月。但日本血吸虫照射致弱尾蚴中诱导保护性免疫应答的有效抗原成分还有待于进一步证实和鉴定。

7. 性别相关蛋白分子　血吸虫雌雄虫合抱是雌虫发育成熟及其以后产卵的必要条件,合抱的雌雄虫体间存在有性信息素的传递。因此寻找血吸虫的性别差异表达基因并阻断其表达,将对控制血吸虫病的病情及传播具有重要意义。

(1) 钙激活中性蛋白酶(calpain):钙激活中性蛋白酶是一个由钙离子激活的中性蛋白激酶,存在于血吸虫的不同发育阶段,在细胞膜及其细胞骨架的更换过程起重要的生理功能。该酶和其他钙结合蛋白如钙调素、Sm20、ryanodine 受体等都具有雄虫高表达特点,因此靶向该酶的保护性免疫还能通过阻断雌雄虫之间的信号传递而阻止雌虫的性成熟和产卵。目前日本血吸虫 Calpain 的大亚基已被克隆和表达,重组 Calpain 免疫大鼠可诱导宿主产生以 IFN-γ 为主的 Th1 型免疫应答,产生高水平的抗 Calpain 特异性抗体,发挥保护性免疫作用。

(2) 抱雌沟蛋白(Gynecophoral canal protei,GCP):该蛋白为血吸虫雄虫特异性表达,GCP基因只在雌雄虫合抱前才开始转录,在雌雄虫合抱、促进雌虫发育及性成熟方面发挥作用。以重组 GCP 免疫小鼠后,获得了较高的减虫率和肝脏减卵率。

(3) 卵相关蛋白:由于血吸虫的病理损害主要是由虫卵引起的,且虫卵是传播阶段,因此控制血吸虫生殖和抑制虫卵成熟也是血吸虫防治的一个重要策略。目前针对血吸虫虫卵的疫苗候选抗原主要有卵黄铁蛋白(Ferl)和卵壳蛋白。

Ferl 是具有性别、组织特异性的雌虫发育调控蛋白,只在已成熟产卵的雌虫卵黄腺高水平表达,而在雄虫和未成熟雌虫体内只有低水平表达,因此可作为抗卵免疫的靶分子。表达 Ferl 的重组质粒可诱导小鼠产生高水平的 IgA 和 IFN-γ,获得了较高的减虫率和减卵率,同时虫卵死亡率也大为上升。

卵壳蛋白基因的表达受发育的调控,只在成虫合抱配对至产卵期转录,转录也只发生在卵黄腺的卵黄细胞中以及在卵模内包有卵壳的卵中。其诱导保护性免疫的能力尚在研究中。

8. 其他候选分子

(1) 线粒体相关蛋白(Sj338):线粒体与血吸虫的能量代谢和代谢调节密切相关,是虫体得以完成呼吸、发育、生殖、肌肉活动和神经调节等多种生命活动的重要场所。以重组线粒体相关蛋白免疫小鼠可使体内虫体数量和肝内虫卵数均减少,并且在与其他疫苗候选分子联用时效果更为明显。

(2) 组织蛋白酶(Sj31)：血吸虫的营养来源于宿主红细胞，靠自身肠管中的蛋白水解酶降解血红蛋白而获得生长、发育和繁殖所需的氨基酸，因此血红蛋白消化过程中所涉及的每一种蛋白水解酶均可成为新的抗血吸虫药物和疫苗的靶标。血吸虫的组织蛋白酶主要包括组织蛋白酶 B、组织蛋白酶 L 和组织蛋白酶 D。以编码组织蛋白酶 B 的 DNA 疫苗免疫小鼠可取得 25% 的减虫率和 54.9% 的肝组织减卵率，以重组组织蛋白酶 D 免疫小鼠也可取得一定的免疫保护力。

(3) 信号蛋白(Sj14-3-3)：日本血吸虫 14-3-3 蛋白(Sj14-3-3)是一个信号转导蛋白，主要分布于表皮、肌肉以及成虫和 15 天童虫的实质层中。该蛋白具有广泛的底物谱，可以与多达 50 多种信号转导分子结合，如蛋白激酶 C、丝裂原激活蛋白激酶等，在促分裂元活化蛋白激酶(MAPK)级联反应细胞信号通路中发挥重要作用，对细胞的繁殖、凋亡、周期调控产生关键的影响，因此可参与血吸虫多种生理过程的调节，是控制血吸虫生长代谢的重要蛋白，且具有一定的免疫原性，可诱导宿主产生一定的保护性免疫力。分别以编码 Sj14-3-3 的 DNA 疫苗和重组 rSj14-3-3 免疫小鼠，均获得了一定的保护力，提示 rSj14-3-3 具有抗血吸虫感染的保护性；并且与 SjGST 具有良好的协同效应，rSj14-3-3/rSjGST 融合蛋白被认为是迄今发现的最有效的疫苗分子。现已确认 Sj14-3-3 为血吸虫疫苗候选抗原。同时以 Sj114-3-3 和 Sj26kDa GST 作为抗原进行酶联免疫吸附试验(ELISA)来诊断血吸虫病，其检出率及特异性均不低于、甚至高于间接红细胞凝集反应(HA)和环卵沉淀实验(COPT)。

(二) 几种新型的疫苗

1. 基因工程疫苗　是利用生物技术制备的分子水平的疫苗，在疾病的控制上具有巨大潜力，因此越来越受到重视。根据基因工程疫苗研制的技术路线和疫苗组成的不同，目前可分为如下几类：基因(核酸)疫苗、基因重组亚单位疫苗、基因工程活疫苗、多肽疫苗及转基因植物疫苗等，其中研究最多的主要是核酸疫苗和重组亚单位疫苗。

(1) 核酸疫苗：又称基因疫苗、DNA 疫苗，是指将一段能表达蛋白抗原的 DNA 或 RNA 序列克隆到真核生物表达载体，然后直接转入机体内，利用宿主细胞的表达系统合成目的蛋白，从而在宿主体内诱导产生保护性免疫应答的新型疫苗。疫苗可分为单价、双价、多价、混合及添加佐剂的 DNA 疫苗。

研究初期多为单价 DNA 疫苗。单价疫苗虽取得了一定的保护力，但保护效果不尽人意。因此研究者又将多种表达不同表位抗原的基因重组疫苗简单的混合到一起制成混合疫苗，以期提高免疫保护效果。较单价 DNA 疫苗而言，这种混合疫苗有的确实达到了一定的免疫协同作用，诱导的保护力高于单价疫苗；有的却未达预期效果，表现在毒副作用增强，或由于表达的各蛋白分子之间免疫机制不同，反而制约了保护力的产生。由此研究者又开发出双价和多价 DNA 疫苗，即将两个或多个单价 DNA 疫苗构建到同一载体上。迄今为止，已成功构建并表达 Sj26-Sj23、Sj32-Sj23、SjGST-FABP、SjRPS4-CB、SjFer-GM-CSF、SjGST-FABP-Sj23、SjFABP/Sj26-Sj GAPDH、SjGST-Sj32、SjGST-Sj31、Sj26-Sj97-Sj14、Sj23-Sj14、

SjHGPRT-SjSDISP等双价或多价疫苗,并已证实其免疫效果优于单价疫苗,同时解决了混合DNA疫苗中可能增加的毒素问题,具有很好的研究及开发价值。

除了候选疫苗分子编码基因之间的联合以外,科学家也寄希望于添加不同的佐剂或细胞因子编码基因而获得更高的保护性免疫。例如,Sj23-IL-12、Sj31-mIFN-γ、SjCB-hIL-18等融合基因疫苗,都取得了较单价DNA疫苗更强的保护力。

相对于其他疫苗,DNA疫苗有着诸多优点:制备和生产方便又经济,室外使用时甚至无须冷链,免疫后在体内可同时诱导T细胞和B细胞免疫反应,重组抗原可定向表达于不同的细胞亚单位,以及和其他疫苗分子联用可获得更大的免疫效应,因此为人类抗血吸虫感染展现了广阔前景。但距离DNA疫苗大规模使用仍为时过早,安全性(抗DNA应答的危险性)问题是制约其广泛使用的最大障碍。

(2)基因重组亚单位疫苗:是将保护性抗原分子的基因(或抗原决定簇基因片段)插入载体中,然后将重组分子导入原核或真核系统中表达,从而获得大量的重组蛋白并加以制备疫苗的方法。近几年来,中国大陆株日本血吸虫候选疫苗抗原筛选和研制方面取得了快速进展,被公认有前途的抗曼氏血吸虫十余个亚单位候选抗原已全部在日本血吸虫中国大陆株中获得了克隆和表达,有的还进行了多种动物实验,许多抗原都显示有一定的保护力。但鉴于单价重组疫苗的动物免疫保护多未达到或超过40%的预期结果,因此有学者设想将单价疫苗分子进行适当的组合以形成多价疫苗。免疫动物后取得的效果证实,多价疫苗抗血吸虫能力明显优于单价重组疫苗。由此可见,选择不同的、合适的亚单位分子制成混合的多价分子疫苗为日本血吸虫病的免疫预防探索了新的研究途径。

2. 合成多肽疫苗 是设计经靶抗原氨基酸序列及其表位分析、具有多个免疫效应位点的分子抗原肽(MAP),并经体外合成制备疫苗的方法。免疫分析研究发现,许多血吸虫体内或其虫体表膜蛋白或酶具有免疫原性,可以作为疫苗候选蛋白,动物实验结果显示这些蛋白均可诱导免疫小鼠对血吸虫攻击产生良好的保护力。然而,由于天然蛋白中的无关抗原位点常具有致病性和致敏性,且来源短缺,因此如能以人工合成只含有天然蛋白中能诱导保护性免疫的抗原位点肽来代替,即制成合成多肽疫苗,就可克服以上缺点。我国科学家设计合成了由曼氏血吸虫28 kD GST抗原肽段和日本血吸虫28 kD GST抗原肽段中的两种不同肽段组成的血吸虫混合多抗原肽疫苗,该疫苗可与感染日本血吸虫的病人或病兔血清结合,并能诱导小鼠产生对日本血吸虫天然抗原特异的抗体应答,产生显著的抗日本血吸虫感染的保护性免疫力。免疫小鼠在日本血吸虫攻击感染后,成虫负荷数、肝内虫卵数均显著降低。

3. 抗独特型抗体 基因重组工程技术对于单链低级结构水平上的肽链或蛋白的生产已相当成熟,但对于有两条以上肽链的复杂抗原决定簇以及相当普遍的多糖成分的抗原决定簇来说就显得无能为力,而抗独特型抗体疫苗的制备则有助于解决复杂和多糖抗原生产以及保护水平偏低的问题。使用杂交瘤技术制备的抗独特性人工抗体或人工疫苗具有其他抗原或疫苗无可替代的唯一性、高度的安全性和均一性,还可根据需要随时无限量工厂化生产所需种类的抗原或疫苗。目前,已有多名学者完成曼氏血吸虫和日本血吸虫抗独特型抗体疫苗的构建,动物实验显示对攻击感染有明显保护作用。

4. 鸡尾酒式疫苗 血吸虫是多细胞生物,基因组比细菌病毒复杂得多;生活史期较多,各期之间抗原不尽相同;并且在与宿主长期进化的过程中产生了多种免疫逃避机制,所以单一的疫苗在体内难以成功诱导出完全的保护力。为了提高疫苗的免疫保护性,有学者提出"鸡尾酒"式疫苗的全新概念,即将不同阶段的血吸虫抗原分子、不同化学成分的血吸虫疫苗联合应用,以提高免疫保护效果。其组成形式很多,可以是多种蛋白疫苗或多种 DNA 疫苗的联合,也可以是 DNA 疫苗和蛋白疫苗的联合。从长远来看,"鸡尾酒"式疫苗是疫苗发展的必然趋势。由于不同抗原分子成分不完全相同,所诱导的保护性免疫机制不同,可同时诱导 CTL、Th 和体液免疫应答等多种免疫效应。因此,不同抗原分子的联合不仅是数量上的叠加,而且相互之间也会有协同作用,从而能增强单一疫苗的保护力,减少免疫次数。然而,"鸡尾酒"式疫苗的实施仍具有一定的挑战性。使用时必须考虑抗原分子间的免疫抑制现象、抗原分子空间构象的相互干扰及各种抗原组分物理兼容性、抗原稳定性以及使用中免疫方案的优化和不良反应等诸多问题。

(三)新型的疫苗递送技术

近几年来,一些新型的疫苗递送技术的发展及新的载体的运用为血吸虫疫苗带来了新的前景,如基因枪、体内电穿孔及腺病毒、微颗粒等,它们都能显著提高疫苗的递送效率,增强疫苗的免疫效应。

(四)新的免疫策略

为了达到更好的及取得多效性的免疫效果,科学家们又在探寻新的免疫策略,开展了多种联合免疫试验,并尝试将不同的疫苗递送方式或不同种类的疫苗进行联用,以期获得更高效的免疫方案。比如电穿孔 DNA 疫苗初免后再以蛋白质疫苗 boost、电穿孔 DNA 疫苗与鸡尾酒式疫苗的联合应用,高效佐剂与密码子优化 DNA 疫苗联合应用,高效佐剂与 heterologous prime-boost 免疫策略联合应用等。

四、问题与展望

病原生物学在获得性免疫的研究及疫苗的应用方面已有很久的历史,而且有很多疫苗对人类疾病防治起到了很大的作用。但血吸虫不同于普通的病原微生物,不仅有不同的种株,而且生活史极为复杂,导致其抗原十分复杂,诱导的免疫应答及免疫病理反应更是有许多问题尚未充分阐明。因此,抗血吸虫疫苗的研制难度很大,至今仍处于实验研究阶段。但我们坚信,在分子生物学各项技术愈来愈发达的今天,真正的血吸虫疫苗的诞生即使不是指日可待,美好的曙光也一定就在不远的前方,"华佗无奈小虫何"也终将永远成为历史。

思考题

1. 血吸虫疫苗研究经历了怎样历程？主要的候选抗原和疫苗种类有哪些？

2. 你认为血吸虫疫苗研制要有重大突破应该如何进展？

(赵枫姝)

第二十六章　肿瘤疫苗

自 1891 年 Willian 第一次应用细菌提取物（Coley 毒素）激发整体免疫治疗恶性肿瘤以来，迄今已有 100 多年历史。随着分子细胞生物学的发展，免疫学理论不断丰富，现代免疫学技术不断推陈出新，人们从细胞和分子水平上对肿瘤与免疫系统的关系有了更深刻的认识，肿瘤的主动免疫治疗进一步受到重视，肿瘤疫苗的研究备受关注。无论是肿瘤疫苗相关的基础性研究，还是临床研究，肿瘤疫苗的发展必将为人类最终攻克肿瘤提供强有力的理论与技术支持。

第一节　概　述

肿瘤（tumor）是机体中的正常细胞在各种外部致病因素和内部遗传因素的长期共同影响和作用下，发生过度增生和异常分化所形成的异常增生物。肿瘤的发生经历着由正常细胞到癌前病变、原位癌、局限性癌、侵袭性癌乃至发生转移等一系列连续的发展阶段，各种致癌因素通过不同的机制使干细胞发生基因组变化（genetic change）和/或基因组外变化（epigenetic change），这在其中起着关键作用。

人们通过感染激发免疫系统来控制肿瘤的想法由来已久。早在 100 多年前就有人尝试用丹毒肉汤培养物直接注射恶性肉瘤以期控制其发展，后来人们又观察到肿瘤有自愈现象，观察到肿瘤对免疫调节存在着一定反应，说明免疫系统确实在控制恶性肿瘤方面发挥重要的作用。

人们对免疫系统和肿瘤之间相互作用的认识和了解不断加深，特别是肿瘤逃避免疫监视的机制，从细胞因子抗肿瘤和免疫系统间的调节作用到肿瘤抗原的呈递过程都有了较深入的了解。根据这些机制，研究者成功分离和获得了肿瘤相关抗原（tumor associated antigen，TAA）和肿瘤特异性抗原（tumor specific antigen，TSA），为免疫治疗以及肿瘤疫苗的设计奠定了基础。另一方面，抗原呈递、T 细胞抗原识别的研究也取得了迅速的发展，尤其是对细胞毒性 T 细胞（cytotoxic Tlyphocyte，Tc 或 CTL）细胞抗原识别及其在肿瘤免疫排斥中的分子机制有了更深入的认识，推动了肿瘤疫苗的研究。

肿瘤疫苗的研究从第一代以肿瘤全细胞作为疫苗开始，到以 TAA 和 TSA 为主的第二代分子疫苗以及第三代核酸疫苗，已历经几十年的研发历程，很多疫苗在动物模型中取得了可喜的结果，部分疫苗已应用到临床试验中并获得了一定的临床效果。目前，肿瘤疫苗治疗已成为肿瘤患者继手术、放疗和化疗后的又一重要治疗手段。人们寄希望于通过肿瘤疫苗治疗并解决肿瘤的残存和复发问题,同时避免放、化疗的严重不良反应。因此,如何设计合理的、能够用于临床的治疗性肿瘤疫苗已经成为当今重要的研究课题。

肿瘤疫苗的核心问题是肿瘤抗原(tumor antigen)。肿瘤抗原是指细胞在癌变过程中出现的新抗原物质的总称。根据肿瘤抗原来源的不同,可以将肿瘤疫苗分为自体来源(autologous)或者异体来源(allogeneic)两类。自体来源的肿瘤疫苗属于个体化疫苗,利用患者自身的肿瘤细胞作为抗原来源,标准化生产难度大、成本高,但易于精准个体化治疗;异体来源的肿瘤疫苗利用不同患者甚至不同肿瘤表达的同种抗原,或者已经建立的永生化肿瘤细胞系作为抗原来源,可批量生产,成本大大降低。基于生产成本考虑,多数肿瘤疫苗产品为异体来源(>70%),而基于抗原递呈细胞(antigen presenting cell,APC)的肿瘤疫苗全部为自体来源。与正常细胞相比,肿瘤会过表达某些蛋白,这些过表达的蛋白超过一定限度便有可能被免疫细胞察觉,触发免疫反应。此类在正常细胞中也有表达、但是在肿瘤细胞中过度表达的蛋白被称为 TAA,例如肿瘤高表达的表皮细胞生长因子 HER2、端粒酶逆转录酶 TERT、抗凋亡蛋白 survivin,以及乳腺癌高表达的 mammaglobin-A,前列腺癌高表达的 PSA,黑色素瘤高表达的 MART1 等。这些抗原仍属于自身成分,因此免疫细胞对其识别和反应能力有限,而且这些蛋白在正常组织中也有表达,一旦触发免疫反应可能会损伤正常组织。当肿瘤细胞发生基因突变,会产生区别于自身的异己成分,这类抗原被称为 TSA,又被称为新生抗原(neoantigens)。这类抗原明显区别于自身成分,能够更有效地触发免疫反应,而且不会伤及自身。

将处理过的自体肿瘤、培养的肿瘤细胞或异体肿瘤制成的疫苗,或基因工程疫苗,或人工制备的蛋白质/多肽等物质给肿瘤患者进行免疫接种,诱导产生对肿瘤的特异性细胞免疫和体液免疫应答,增强机体的抗肿瘤能力,以阻止肿瘤的生长扩散和复发。这种疗法称为肿瘤疫苗治疗(tumor vaccine therapy),也称为肿瘤特异性主动免疫治疗(specific active immunotherapy,SAIT)。接种肿瘤疫苗的目的就在于人为向肿瘤患者体内输入肿瘤抗原,训练人体免疫系统识别、攻击肿瘤细胞的能力。

第二节 肿瘤疫苗制备

肿瘤细胞本身的抗原性较弱,或肿瘤抗原的特异性不强,不足以引起有效的抗肿瘤反应。在肿瘤抗原鉴定出之前,制备肿瘤疫苗只能采用自体肿瘤细胞。后来研究发现,肿瘤相关分化抗原(tumor associated differention antigen,TADA)是诱导机体细胞和体液免疫反应的主要因素,从而为进一步利用 TSA 和 TADA 进行肿瘤主动免疫治疗创造了有利条件。如今,肿瘤抗原肽作为激发肿瘤免疫反应的抗原,以及作为 CTL 攻击的靶分子的原理已经得到阐明。目前,基于不同的原理可制备各种肿瘤疫苗,如直接用特定编码序列及含有必要表达调控元件的裸 DNA 肿瘤疫苗;以痘苗病毒或逆转录病毒为载体介导表达 TAA 的肿瘤疫苗;制备经基因修饰的肿瘤细胞或经肿瘤抗原多肽刺激的 APC 作为肿瘤疫苗;人工合成多肽作为肿瘤疫苗等。尽管各种肿瘤疫苗的设计原理各有特点、诱导免疫应答的方式各不相同、抗肿瘤效应各有千秋,但不论采用何种制备方案,都是围绕如何提高肿瘤抗原的免疫原性以及如何打破免疫耐受这一核心问题展开的。理想的肿瘤疫苗不但能够有效地诱导特异性抗肿瘤免疫应答,还应该是安全和无不良反应的;不仅能特异性地杀灭残存的微小转移灶和散在的肿瘤细胞,还能提供保护性的预防肿瘤复发的长期免疫记忆功能。

目前应用的肿瘤疫苗种类繁多,按照制备方法的不同,大体可分为六类:① 经照射、酶解、病毒感染、紫外线照射或高低温处理等改变肿瘤细胞的致瘤性,保留其免疫原性,加佐剂 BCG 制成的全细胞瘤苗;② 以特定的、有效的已知分子结构的肿瘤抗原,从单抗筛选的抗独特型抗体疫苗;③ 利用基因工程技术将目的基因(包括肿瘤抗原、抗原肽、MHC 抗原、细胞因子、共刺激分子等的基因)靶向导入肿瘤细胞制备的基因修饰细胞疫苗;④ 以树突状细胞(Dendritic cells, DC)为基础的肿瘤疫苗;⑤ 由人工合成蛋白质或多肽制备的分子水平肿瘤疫苗;⑥ 将编码特定蛋白质抗原的基因与载体共同构建而成的 DNA 疫苗。表 26 - 1 就常用的肿瘤疫苗类型做一简要比较。

表 26 - 1　各类肿瘤疫苗的优缺点比较

疫苗类型	优点	缺点
肿瘤全细胞疫苗	① 研究广泛 ② 经处理(如辐射肿瘤细胞和肿瘤溶解产物)增强抗原的转入 ③ 含有所有的肿瘤抗原 ④ 制备相对简便 ⑤ 不需要限定抗原	① 需要足够自体肿瘤或拥有肿瘤抗原的异源细胞系 ② 激活免疫反应 ③ 有 MHC 限制性
肽疫苗	① 表位肽明确 ② 可不受 MHC 限制 ③ 可增强表位 ④ 易进行改造和修饰 ⑤ 安全经济	① 需预先知道表位肽 ② 激发的免疫反应弱;通常需添加佐剂以增加免疫原性 ③ 易引起肿瘤抗原调变
质粒 DNA 疫苗	① 可表达相关的肿瘤抗原 ② 可在基因水平上进行改造重组 ③ 可引起广泛的免疫反应 ④ 安全经济,使用方便 ⑤ 易生产,产品稳定	① 需抗原 DNA 的详细数据 ② 自身(肿瘤)抗原免疫力弱 ③ 反应可能呈 Th2 偏斜 ④ 激发免疫反应需要的量较大
抗独特型抗体疫苗	① 可大量制备 ② 后期不依赖于肿瘤标本的获取 ③ 可以不接触活的病原微生物及其组成成分,比较安全 ④ 体外产生大量单克隆抗独特型抗体比较容易,成本低,生产周期短 ⑤ 可将非蛋白类抗原转变为蛋白类抗原	① 体液免疫反应为主 ② 激发细胞免疫反应弱 ③ 重复免疫人可致血清病 ④ 抗体滴度不高 ⑤ 实验耗时
树突状细胞疫苗	① 能激发广泛的免疫反应 ② 可选择多种方式负载抗原 ③ 负载的抗原可以是已知或未知	① 需体外培养细胞 ② 可能产生未成熟 DCs 而诱导免疫耐受 ③ 缺乏标准的培养和制备方法 ④ 成本大,费时,劳动强度大
基因修饰细胞疫苗	① 可表达相关的肿瘤抗原 ② 不需限定抗原 ③ 常产生共同表达的免疫激活分子和细胞因子(如 GM-CSF, IL - 2)	① 需要自体肿瘤或负载有肿瘤相关抗原的异源细胞系 ② 许多肿瘤表达的抗原能力弱 ③ 费时耗费

引自:郝希山,等,2015

一、细胞疫苗

（一）肿瘤细胞疫苗

本世纪初已开始应用灭活的肿瘤细胞、细胞滤液或粗提取物进行主动免疫治疗,如自体或同种异体瘤苗。此法沿用较久,但客观疗效有限,又因自体瘤苗来源有限,故难以较大规模地开展。因此,有人采用同种异体瘤苗作肿瘤 SAIT,但其可能存在的问题是异体瘤苗与患者的肿瘤发生器官、组织学类型及 TAA 成分不完全符合,导致其治疗效果不尽相同。加上本疗法的适用证多选择晚期肿瘤患者,以及其他疗法治疗失败的患者,故使本疗法的效果不佳。

由于自体或同种异体的灭活肿瘤细胞来源有限,细胞滤液及粗提取物不足,有学者采用体外培养的细胞作肿瘤 SAIT,其优点是可大量制备细胞疫苗,并可使细胞代谢同步化,使其处于 G 期(因该期细胞的抗原性最强)。但由于体外培养的细胞易被微生物污染而对机体产生不良后果,故目前已很少应用。据报道,宫颈癌的传代 Hela 细胞株经体外培养 20 年,仍能与宫颈癌病人的淋巴细胞发生特异的细胞免疫反应,说明传代细胞仍保留抗原性。

1. 理化及生物学方法处理的肿瘤疫苗　由于肿瘤细胞免疫原性弱,可应用物理、化学或生物学的方法处理肿瘤细胞后进行主动免疫治疗,如加热、冷冻、照射、经神经氨酸酶或病毒处理的瘤苗等,能使肿瘤细胞失去分裂增殖能力,并可改变抗原结构,提高免疫原性。多数人认为肿瘤细胞经异构处理后抗原性可增强,但亦有人认为肿瘤细胞经体外放射处理后抗原性或免疫原性丧失,影响疗效。有研究显示,将肿瘤细胞疫苗加入微生物佐剂 BCG 或预先给予环磷酰胺,或加入异种蛋白,或用半抗原修饰肿瘤细胞等,以增强肿瘤细胞的免疫原性,可增强病人对自身瘤细胞的 DTH 反应,提高缓解率,并使微转移灶病人无病间期和生存期延长。如在肾脏肿瘤和黑色素瘤,可见病情稳定、部分缓解甚至完全缓解的报道,但总的效果仍不甚理想。

某些化学剂,如三氮衍生物、5-甲基胞嘧啶等,有可能在基因水平上增强肿瘤细胞的免疫原性,其机理可能为"隐蔽基因"的激活、DNA 重组产生新抗原、使肿瘤细胞上的 MHC-I 类抗原的表达增强等,从而导致免疫原性增强,成瘤性降低。

肿瘤细胞在体外经霍乱弧菌神经氨酸酶处理后可增加抗原性,由于酶的作用而改变细胞表面结构,使肿瘤抗原暴露,较易和肿瘤宿主的免疫效应细胞接触。用木瓜蛋白酶处理肿瘤细胞,亦能增强其抗原性和免疫原性。ConA 能增强肿瘤细胞的免疫原性,抑制肿瘤的发生和发展。经双偶氮联苯胺作为联结剂,将异种血清蛋白结合于癌细胞表面,可提高瘤苗的抗原性。此外,有报道联结甲基牛血清蛋白(BSA)或甲基尿 γ-球蛋白。

2. 基因修饰的肿瘤细胞疫苗　目前对肿瘤特异性抗原分子了解甚少,制备抗原特异性肿瘤疫苗困难很大。现在多采用肿瘤细胞自身作为肿瘤疫苗,用基因修饰方法改变其遗传背景,降低致瘤性,提高免疫原性。基因修饰肿瘤疫苗包括 MHC 分子、共刺激信号 B7 分子、各种细胞因子(CK)及其受体、黏附分子以及编码肿瘤抗原肽的基因修饰的肿瘤疫苗。

(1) MHC 修饰的肿瘤细胞疫苗:肿瘤细胞表面 MHC 抗原表达的改变,干扰 MHC 限制的免疫应答,使 TAA 不能被宿主有效识别、杀伤肿瘤。将同系 MHC-I 类基因导入低水平表达

MHC-Ⅰ类分子的肿瘤细胞,可增强 CTL 对肿瘤细胞抗原的识别和对肿瘤的排斥反应;另一方面可能刺激瘤内免疫系统,使局部 CK 如 IFN-γ 和 TNF 等增加,起到细胞毒作用及上调 MHC-Ⅰ、Ⅱ类抗原表达的作用,使 CTL 能识别原来不能识别的抗原,对未经修饰的肿瘤细胞起反应。有人将编码 MHC-Ⅰ类抗原的基因包裹入脂质体中,并将此脂质体直接注入人体黑色素瘤内,可诱导患者免疫系统产生较强的抗瘤效应,从而使肿瘤消退。将某些能促进 MHC-Ⅰ类分子表达的 CK(如 IFN-γ,TNF)的 cDNA 转导入肿瘤细胞,也可增强受者对该肿瘤的特异性排斥。

(2)协同刺激分子基因修饰的肿瘤细胞疫苗:肿瘤免疫主要靠细胞免疫,其关键在于 T 细胞的激活,后者需要抗原信号和协同刺激信号双信号的作用。活化 CD8$^+$CTL 的抗原由细胞表面的 MHC-Ⅰ类分子提呈给 T 细胞,而活化 CD4$^+$T 细胞的抗原则由 APC 处理后由细胞表面的 MHC-Ⅱ类分子提呈给 T 细胞(也有交叉提呈),T 细胞经 TCR 复合物识别 MHC-Ⅰ/Ⅱ类分子提呈的抗原肽将信号向胞内传导,此为第一信号。协同刺激分子介导第二信号,包括 B7、ICAM-1 和 LFA-3 等。如缺乏第二信号,将导致 T 细胞无能或凋亡。提高协同刺激因子的表达或将其基因转导入肿瘤细胞,均可激活 T 细胞。B7 分子在 APC 如 B 细胞、Mϕ 和 DC 上均有表达,它是 T 细胞表面受体 CD28 和 CTLA4 的配体。CD28 表达于所有 CD4$^+$T 细胞和大多数 CD8$^+$T 细胞表面,是参与 T 细胞活化的一种关键性受体。CD28 分子的交联可使 CD4$^+$T 细胞分泌的 CK 增加。CD8$^+$T 细胞上 CD28 分子的交联同样是该细胞分化为 CTL 所必需的活化信号。多数肿瘤细胞虽然具有 MHC-Ⅱ类抗原的表达,但缺乏 B7 细胞活化受体,表现出对肿瘤抗原的耐受,因此,将 B7 基因导入肿瘤细胞可增强其免疫原性,诱导宿主有效的抗肿瘤免疫效应。在动物实验中注入 B7 基因修饰的肿瘤细胞后,肿瘤细胞免疫原性增强,抑制肿瘤生长,并产生免疫记忆。B7 分子还能增强肿瘤细胞刺激 CD4$^+$ 细胞合成和分泌 IL-2。转基因 B7分子在肿瘤细胞疫苗修饰中起到很好的协同刺激作用,为开辟肿瘤 SAIT 途径提供了很有价值的候选基因。

(3)细胞因子基因修饰的肿瘤疫苗:通过某些 CK 的基因转导,可打破机体对肿瘤的免疫耐受,解除免疫抑制,从而增强肿瘤疫苗的细胞免疫抗瘤效应。基因导入后可降低肿瘤细胞的致瘤性,增加其免疫原性,并对肿瘤细胞第二次攻击的肿瘤有抑制生长作用,能诱导同基因宿主瘤细胞的消退。例如用 IL-2 基因修饰的瘤细胞进行 SAIT,可有效地逆转荷瘤宿主 T 细胞信号转导缺陷,恢复 T 细胞功能,增强机体的抗肿瘤反应。

基因修饰表达某些 CK(IL-2、IL-4、IL-12、IL-21)、粒细胞-巨噬细胞集落刺激因子(granulocyte-macrophage colony stimulating factor,GM-CSF、TNF-α、IFN-γ)能诱导产生 CTL,同时某些 CK 可激发非 T 细胞的杀伤作用,如 IL-2 诱导 NK 细胞的杀伤作用,IL-4、IL-7、IFN-γ 等诱导肿瘤局部 Mϕ 浸润。在人的 IL-2 基因修饰小鼠的 H-22 肝癌细胞研究中发现,IL-2 能引起肿瘤细胞的程序化死亡。IFN-γ、TNF-α 均可上调 MHC-Ⅰ、Ⅱ类分子以刺激免疫应答。CK 肿瘤疫苗也可激发非淋巴样炎性细胞的细胞毒作用。转导 IL-4 能使局部 APC 聚集,增加肿瘤抗原的提呈,用 IL-4 基因转染的肾癌细胞能在体内产生肿瘤特异的

CD8$^+$和 CD4$^+$T 细胞,并使已形成的肿瘤消退。动物实验表明,IL-2、IL-3、IL-4、IL-6、IL-21、GM-CSF、TNF-α、IFN-γ 修饰的肿瘤疫苗,在肿瘤局部有 Mφ 浸润,后者具有直接杀瘤作用,并能补充 APC,加强将抗原提呈给 T 细胞。GM-CSF 亦是 APC 的活化剂,是最有效地诱导长期特异肿瘤免疫反应的分子,能诱导 CD4$^+$ 和 CD8$^+$ 细胞,从而打破免疫耐受,排斥已形成或转移的肿瘤。糖基化磷脂酰肌醇(GPI)是一种脂性结构,可在细胞内自然合成,一端是甘油二酯,借其脂肪酸插入膜脂;另一端与 4 个糖类相连,依次为葡糖胺和 3 个甘露糖,最后是乙醇胺,其氨基再与所涉靶蛋白(含有一段信号肽)羧基端以酰胺键连接,形成 GPI 连接蛋白,使表达的靶蛋白经过 GPI 锚定于细胞膜表面。因 GPI 锚定蛋白位于细胞膜表面,不跨越磷脂膜双层结构,活动性增大且能与配体结合,并能对细胞膜表面进行修饰。若 GPI 锚定的免疫分子(GM-CSF、IL-21)在肿瘤细胞表面,则可诱发 DC 或 T 细胞活化,增加机体对肿瘤的免疫反应。GPI 锚定蛋白这种生物学特性,为肿瘤疫苗研制提供了新策略。

(4)编码特定产物的癌基因修饰的肿瘤细胞疫苗:近年来分别在黑色素瘤、乳腺癌、肾细胞癌等肿瘤中分离出某些癌基因产物,它们都是较为特异的 TAA。若将编码特定产物的癌基因导入肿瘤细胞,也可增强肿瘤抗原的免疫原性。现已可借助基因工程技术制备此类多肽产物,并被用于肿瘤的主动免疫治疗,此称为"疫苗"基因疗法。

(二)肿瘤抗原肽或基因修饰的 APC 疫苗

DC 是抗原提呈功能最强的一类 APC,能有效刺激静息的 T 细胞,诱发初次免疫应答,而机体的其他 APC 则不具备这一特性。DC 与肿瘤的发生、发展有一定的关系,组织活检发现肿瘤组织中 DC 的存在与肿瘤患者的预后有关。在瘤苗的主动性免疫治疗研究中发现,经 GM-CSF 基因修饰的肿瘤细胞回输体内后,肿瘤局部浸润的 DC 和 Mφ 等 APC 明显增多。根据肿瘤抗原加工、提呈的机制,近年来发展了经肿瘤抗原(或肽)刺激或将其 mRNA 导入,或 cDNA 转染有关的 APC 制备疫苗,亦是肿瘤的 SAIT 的一种新的策略。

1. 肿瘤抗原或抗原多肽刺激的 DC 作为肿瘤疫苗　已有证明 TAA 多肽体外刺激或致敏的 DC,在体内可诱导出特异性抗肿瘤免疫反应,并能抑制荷瘤小鼠的肿瘤生长与转移。最初用鸡卵蛋白(Ovabulin,OVA)和 β-gal 刺激的 DC 免疫小鼠,能诱导特异性的 CTL 杀伤活性和特异性的保护性免疫反应,抵抗肿瘤细胞的攻击。Mutl 抗原八肽是小鼠 Lewis 肺癌的肿瘤特异抗原,体外经 Mutl 刺激的 DC 能诱导小鼠产生对 Lewis 肺癌的抗肿瘤免疫排斥反应(图 26-1)。肿瘤抗原多肽刺激的 DC 已进入临床试用。如应用前列腺特异性抗原多肽 PSA-1 和 PSA-2 刺激的 DC 治疗前列腺癌患者,可诱导出特异性抗肿瘤 T 细胞。DC Provenge(Sipuleucel-T)是首个获美国 FDA 批准的治疗前列腺癌的治疗性肿瘤疫苗,用于内分泌治疗失败的晚期前列腺癌患者。前列腺酸性磷酸酶(prostatic acid phosphatase,PAP)在大约 95% 的前列腺癌中表达,而且主要限于前列腺组织,是前列腺癌疫苗开发的靶点。制备 Sipuleucel-T,首先分离患者 PBMC,体外培养 DC,在细胞培养的某一特定阶段通过添加 PAP 和 GM-CSF 的重组融合蛋白(PAP-GM-CSF)使之激活。

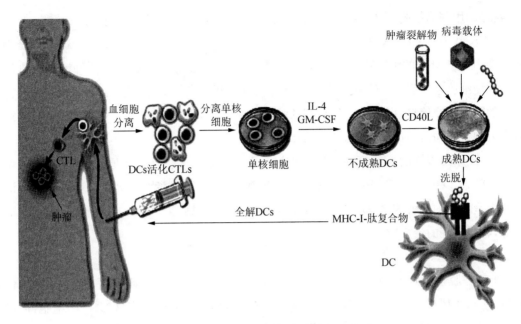

图 26‑1　DC 疫苗免疫防治肿瘤的新策略

(引自:Berzofsky JA 等,2004 年)

有学者从外周血分离自体 DC,体外经 B 细胞淋巴瘤的独特型抗原刺激后,回输至 B 淋巴瘤患者体内,收到较好的疗效:经治疗的 4 例患者中有 1 例肿瘤完全消失,另一例瘤体明显缩小。Levy 等将抗独特型抗体和 GM‑CSF 制成融合蛋白作为新型抗原刺激 DC 后治疗 B 细胞淋巴瘤,结果可诱导更强的免疫应答,提示 DC 介导的肿瘤免疫治疗具有临床应用前景。

用肿瘤细胞的蛋白提取物刺激 DC,由于存在多种不同的肿瘤抗原成分,从而可诱导针对不同抗原表位的 CTL 克隆。制备肿瘤细胞蛋白提取物的方法包括放射线照射灭活、丝裂霉素 C 化学处理、超声破碎和反复冻融等,其中用 MHC‑Ⅰ亲和层析酸洗脱的方法能从肿瘤细胞提取物中分离到 MHC‑Ⅰ限制性的抗原肽,相对优越。

2. 抗原多肽刺激的 Mφ 作为肿瘤疫苗　肿瘤抗原多肽刺激的 Mφ 免疫机体能诱导产生特异的抗肿瘤免疫排斥反应,具有免疫治疗作用。此方案在法国已申请进入临床试用。

3. 基因修饰的 APC 作为疫苗

(1) 肿瘤抗原编码基因导入 DC:肿瘤抗原编码基因导入 DC 后能在 DC 内持续表达肿瘤抗原。已有报道,借助逆转录病毒载体将癌胚抗原(CEA)和黑色素抗原 MART1 编码基因导入人 DC,发现其体外能刺激人外周血 T 细胞产生肿瘤抗原特异性的 CTL 活性。新近 Ribas 等将含有编码黑色素瘤抗原基因 MART‑1/Melan‑A 的腺病毒载体转导经 GM‑CSF 诱导的 DC 细胞,可诱导荷瘤鼠特异性 CTL 的产生,显著阻止荷瘤鼠 MART‑1 阳性肿瘤的生长。Schlom 等构建了两种表达 PSA 或多肽 PSA‑OP 的重组痘苗病毒载体,将其转染人外周血 DC,可在体外诱导人 PBMC 产生特异性杀伤 PSA 阳性细胞的 CTL。

(2) 肿瘤细胞 mRNA 负载的 DC 作为疫苗:以 OVA mRNA 负载的 DC 能诱导产生 OVA 特异性的 CTL 活性,来源于肿瘤细胞的 mRNA 刺激的 DC 能诱导小鼠产生特异性的抗肿瘤免疫反应,提示用肿瘤细胞 mRNA 可能替代肿瘤抗原刺激 DC,用于肿瘤免疫治疗。

(3) CK 基因修饰的 DC 及其与肿瘤细胞融合的新型瘤苗:有学者用 GM - CSF 基因修饰的 DC,B7 等共刺激分子的表达明显增强,经肿瘤抗原刺激后能诱导更有效的抗肿瘤免疫排斥反应。与肿瘤细胞融合后的 DC,表达 DC 自身的表面免疫应答相关分子及分泌 CK,同时获得肿瘤细胞的肿瘤抗原信息,可作为一种新型的肿瘤瘤苗。将 GM - CSF 基因修饰的 DC 与肿瘤细胞融合后制备的瘤苗,具有显著的免疫治疗作用。

(4) CK 基因修饰的 Mφ:通过基因修饰提高 Mφ 的杀瘤活性及其抗原提呈功能,可望增强肿瘤治疗效果。GM - CSF、IFN - γ 或 M - CSF 基因修饰的小鼠腹腔 Mφ,其对肿瘤杀伤活性和抗原提呈功能均显著增强,瘤体内直接注射基因修饰的 Mφ 或经肿瘤抗原刺激后进行肿瘤免疫治疗,收到较好的治疗效果。

4. 癌干细胞(CSC)瘤苗

(1) 乙醛脱氢酶(ALDH) CSC 裂解物负载 DC 作为疫苗:有研究者应用 ALDH 作为 CSC 标记,从小鼠黑色素瘤 D5 细胞系和鳞癌 SCC7 细胞系中分选出富含 CSC 的细胞群,制备成细胞裂解物,负载 DC 后作为肿瘤疫苗,分别免疫相应的 C57BL/6 小鼠和 C3H 小鼠。相较应用未经分选的全细胞裂解物负载 DC 作为肿瘤疫苗接种的小鼠,前一方法在两种肿瘤模型中均诱导出了更为明显的肿瘤特异性体液和细胞免疫反应,并且其脾细胞产生的 IFN - γ 和 GM - CSF 较后一方案更高。

最近窦骏等报道,通过免疫磁珠分选系统(MACS)从人 EOC SKOV3/HO8910 两种细胞系中分离出 CD117$^+$CD44$^+$CSC,经反复冻融三次将其制备成 CSC 疫苗再接种到免疫缺陷的裸鼠体内(4×10^{5}CD117$^+$CD44$^+$CSC/鼠),总共三次,每两次免疫间隔 10 天,末次免疫后第 10 天,再用 5×10^6 个野生型 SKOV3/HO8910 细胞皮下攻击免疫小鼠。结果显示,CD117$^+$CD44$^+$ CSC 疫苗免疫鼠肿瘤体积大小、瘤体生长曲线及小鼠无瘤生存期显示,SKOV3/HO8910 CD117$^+$CD44$^+$CSC 疫苗能在无胸腺裸鼠体内中诱导免疫反应,体现在接种 CD117$^+$CD44$^+$ CSC 疫苗的小鼠,与 non - CD117$^+$CD44$^+$CSC 疫苗组和 SKOV3/HO8910 细胞疫苗组及 PBS 组相比,肿瘤形成时间延迟、肿瘤体积较小、荷瘤鼠生存时间延长;血清中 IFN - γ 水平升高,TGF - β 水平降低,且具有较强的 NK 杀伤活性。这些结果与不同对照组相比,差异有显著性意义。此外,SKOV3/HO8910 CD117$^+$CD44$^+$CSC 疫苗能够显著地减少小鼠卵巢癌异体移植瘤组织中 CD117$^+$CD44$^+$CSC 细胞群以及 ALDH - 1 细胞群比例。初步结果显示,SKOV3 和 HO8910 CSC 疫苗能靶向杀伤 EOC CSC,抑制裸鼠体内肿瘤生长的抗癌效果。

(2) CD133 特异性表位疫苗:CD133 是多形性胶质母细胞瘤 CSC 的分子标志,该分子的两个 HLA 限制性表位 ILSAFSVYV(CD133 - 405)和 YLQWIEFSI(CD133 - 753)能结合 HLA - A * 0201 分子。以 CD133 - 405 或 CD133 - 753 短肽负载 DC 作为肿瘤疫苗,诱导产生的特异性 CD8$^+$CTL 能够识别并裂解 CD133$^+$ HLA - A * 0201(+)的多形性胶质母细胞瘤 CSC。该项研究成果支持应用 CD133 特异性表位疫苗靶向 CSC,用以防治多形性胶质母细胞瘤。

近年赵枫姝等用黑色素瘤 B16F10 CD133$^+$CD44$^+$CSCs 瘤苗探讨了治疗黑色素瘤的效应

及其机制。取 5×10^5 个细胞经 MMC 灭活后免疫 C57BL/6 小鼠，每次间隔 14 天，共免疫三次，末次免疫后 10 天，以 1×10^5 个 B16F10 野生株细胞攻击免疫鼠。结果显示，B16F10 CD133$^+$ CD44$^+$CSCs 瘤苗免疫组的小鼠成瘤率，肿瘤体积，肿瘤生长速度均较普通瘤苗组低，差异有统计学意义。CSCs 瘤苗免疫组小鼠血清的 IFN-γ 和脾 NK 细胞毒和 CTL 活性均较普通瘤苗组高，而 TGF-β 水平降低，IFN-γ 表达水平上升并且 IFN-γ/IL-4 瘤苗组较高。该研究为 CD133$^+$CD44$^+$CSCs 瘤苗治疗黑色素瘤提供了可供参考的实验和理论依据。

5. 自体 iPSC 疫苗　基于肿瘤细胞和胚胎组织在细胞学和分子学上有许多共同的特性，因此可利用诱导性多能干细胞(induced pluripotent stem cells,iPSC)作为肿瘤疫苗来激发抗肿瘤反应。研究者通过 RNA 测序，显示小鼠和人的 iPSC 均表达 TAA。使用经放射线处理的 iPSC 作为自体抗肿瘤疫苗注射至小鼠体内，可抑制同品系小鼠乳腺癌、间皮瘤和黑色素瘤模型中的肿瘤生长。iPSC 疫苗接种后，小鼠体内 Th17 细胞减少，CD11b+ GR1hi 髓样细胞增加，可抑制黑色素瘤切除部位的肿瘤原位复发并抑制肿瘤转移。从接种过 iPSC 疫苗的荷瘤小鼠体内分离出 T 细胞，过继转移至未接种 iPSC 疫苗的荷瘤小鼠体内，可抑制其移植瘤的生长，表明自体 iPSC 疫苗可促进肿瘤抗原特异性的 T 细胞免疫反应。

二、分子疫苗

使用 TAA 进行肿瘤主动免疫治疗可能产生两种后果：① 无反应性，这是因为 TAA 也表达于正常细胞，机体对这类抗原已产生免疫耐受，不能将其视为外来抗原；② 机体对 TAA 阳性肿瘤细胞产生反应的同时也破坏表达 TAA 的正常细胞，但这并不会影响 TAA 的应用。这是由于表达于肿瘤细胞上的 TAA 量通常多于正常细胞，肿瘤细胞对 TAA 诱导产生的免疫反应比正常细胞更敏感。此外，有些肿瘤的排斥是由活化的 Mφ 所介导，肿瘤细胞对活化 Mφ 杀伤的敏感性远远高于正常细胞。

已证实的人类肿瘤抗原除已知的与肿瘤有关的癌胚性抗原、病毒相关抗原和某些分化抗原外，尚有：① 癌基因及抑癌基因(突变)产物：如癌基因 Ras 的产物、抑癌基因 P53 突变株产物、erbB-2/Her2/neu 产物(P185)等，以及宫颈癌的人乳头状瘤病毒 E6、E7 基因产物、霍奇金病及鼻咽癌 EB 病毒 EBNA1 基因产物，这些基因产物只发生于肿瘤，故可认为是 TSA；② 染色体易位后的融合蛋白如慢粒 t(9~22)易位形成新的 abl-bcr 基因编码的 P210ABL-BCR 蛋白；③ 共有的肿瘤抗原或 TAA，如热休克蛋白、肿瘤黏液核心肽 Muc-1、腺癌相关抗原 T、Tn、肠癌相关抗原 Gp72、恶性黑色素瘤的 MAGE 基因族(MAGE-1)编码的蛋白 GP97 抗原等。此类抗原多是 TAA，而非 TSA。MAGE-1 基因是由 TIL 细胞反复克隆而识别一种恶性黑色素瘤抗原的 cDNA，是一种胚胎基因产物，故被认为是 CTL 识别的抗原，近年来证明它也可出现于乳腺癌。

（一）胚胎抗原疫苗

许多人类肿瘤表达胚胎抗原，如原发性肝细胞癌表达 AFP、消化道肿瘤表达 CEA、前列腺癌表达前列腺特异抗原 PSA 等。其中 CEA 是研究最多的 TAA 之一，在 90% 以上的结直肠癌、胃癌、胰腺癌,50%的乳腺癌和70%的非小细胞肺癌均有表达。因此,针对CEA制备的疫苗可使许多相应个体产生免疫力,从而避免为每个病人分别制备疫苗的过程。但由于CEA抗原性极弱,在人体内能否产生免疫尚有争论。用表达CEA的重组痘苗病毒疫苗可在人体内激发出特异的CTL反应。IL-2能增强重组CEA痘苗病毒的免疫治疗效应,IL-2与重组CEA疫苗病毒联合免疫可使CEA特异性T细胞明显增强,并使60%~70%的荷结直肠癌(CEA⁺)小鼠肿瘤完全消退,延长无瘤生存期。用IL-2与CEA共同转染痘苗病毒也具有相似作用。目前CEA疫苗已进入Ⅰ期临床试验。几乎在所有人类前列腺癌中表达的PSA也是一种胚胎抗原,已在体内成功地诱导出针对PSA的记忆性T细胞,并将这种抗PSA的T细胞输入转移性PSA病人,已证实其安全性和有效性。

由MAGE-1,2,3,BAGE,GAGE等基因编码的抗原是一组在肿瘤细胞中重新活化的胚胎基因产物,在多数黑色素瘤及乳腺癌有表达,而在除睾丸外的正常组织中不表达,也属于胚胎抗原。此类抗原具有可供不同CTL克隆识别的多种可能的表位,因此可被患者T细胞识别,是一种十分有效的免疫系统的攻击目标,被认为是TSA。由MAGE-3诱导产生的CTL能特异杀伤MAGE-3⁺黑色素瘤细胞系或转导MAGE-3基因的肿瘤细胞。

(二)病毒瘤苗及重组疫苗

1. 与肿瘤发生有关的病毒疫苗　一个确定的病毒性病原体的出现可使疫苗的研制简单化。成功的动物肿瘤疫苗的产生,包括牛和兔的乳头状瘤,为开发人类肿瘤疫苗提供了有价值的参考。

病毒性疫苗大多数具有免疫原性、有交叉反应、易于掌握和研制,因而最易生产。研究证明,乙型肝炎病毒(HBV)和丙型肝炎病毒(HCV)与原发性肝癌、人乳头瘤病毒(HPV)与子宫颈癌、EB病毒与鼻咽癌及B细胞淋巴瘤等有关。因此,上述肿瘤可以通过使用合适的病毒疫苗来预防。当前最有希望的是HBV疫苗。我国是原发性肝癌的高发区,每年死于肝癌的患者约占全世界肝癌死亡人数的55%,其中90%以上的患者患有乙型肝炎。HBV感染的发展趋向为"慢性肝炎-肝硬化-肝癌"三部曲,慢性病毒性肝炎能直接促使肝细胞的癌变,是形成肝癌的基础,也是肝癌发病的一个较为确切的发病原因。HBV携带者患肝癌的危险性比正常人群大200倍,通过乙肝疫苗的大规模预防接种,能在全世界范围内防止与HBV有关的肝细胞肝癌,每年可保护近100万人免患肿瘤而死亡。

HPV感染是子宫颈癌发病的重要因素之一,50%~70%的子宫颈癌由HPV16及HPV18型病毒所引发,造成全球每年死于子宫颈癌的女性接近24万人。HPV感染没有特效药物能够有效清除,只能通过机体产生抗体才能清除病毒。默沙东药厂研制的Gardasil 9疫苗和葛兰素史克开发的HPV疫苗,用于预防由HPV16及HPV18型病变引起的子宫颈癌,但对于已经感染了HPV的妇女,目前开发成功的预防性疫苗效果并不理想。有关HBV疫苗和HPV疫苗详见相关章节。

EB病毒存在许多潜在靶抗原,从而可能制备有效的疫苗来对抗这种病毒,保护成千上万的人避免鼻咽癌、淋巴瘤等致命疾病的侵袭。

2. 重组病毒疫苗　用已知 cDNA 序列的肽与灭活病毒重组后组成疫苗，可对已知分子结构进行其免疫原性分析，与所需的 MHC 及 B7 等分子重组，以便提呈抗原并共刺激 T 细胞。肿瘤细胞被病毒感染后其表面存在有病毒抗原，有加强 TAA 的抗原性作用。有人将这种免疫诱导现象称之为"病毒对 TAA 的放大作用"，或称为"病毒佐剂作用"。因此可以借助病毒的免疫增强作用，不需用佐剂。目前，已进行重组并在动物进行实验治疗的有恶性黑色素瘤的 GP97、癌胚抗原 CEA、P53 基因突变型、P185（neu 癌基因）及腺癌的 Muc-1 的核心肽。所用的病毒包括 SV-40、天花病毒、腺病毒及 NY 病毒、AL 病毒等。这类疫苗尚未进入临床。

（三）抗独特型抗体疫苗

抗独特型抗体是抗原的内影像，它可以模拟抗原成为疫苗。其制备简单，免疫原性强，用所需抗原的单抗为免疫原制备抗体，而不需先分离鉴别 TAA。抗独特型抗体还含有一些不曾为机体识别的蛋白组分，可以打破机体对肿瘤抗原的免疫耐受。特别对那些分子结构尚不明确的 TAA，无法进行化学合成或 DNA 重组的，可以制备抗独特型抗体作为疫苗。对抗独特型抗体结构进行改变，并与 CK 基因重组成融合蛋白，则可进一步提高作用。Chakraborty 等制备了一种针对抗 CEA 单抗 8019（Ab1）的抗独特型抗体 3H1（Ab2）。3H1 能模拟人 CEA，在小鼠和兔体内均可诱导出特异的抗 CEA 免疫应答。用 3H1 免疫猴，所有猴体内均可产生特异的抗体独特型抗体（Ab3）应答，此 Ab3 能竞争性抑制 3H1 与 8019 的结合，提示内影像独特型抗体在非灵长类猴体内能诱导肿瘤特异的体液免疫应答。针对黑色素瘤、人乳腺癌、人肾细胞癌等相关抗原的抗独特型抗体，在动物实验中的研究均取得了一定成绩，并在人体进行了尝试，至少有部分患者的存活期有所延长或肿瘤有消退趋势，为临床研究打下了坚实的基础。Kwak 等对 9 例 B 细胞淋巴瘤微小残留癌或化疗后完全缓解的病人给予源于其自身瘤细胞的免疫球蛋白独特型（与载体 KLH 及佐剂 SAF-1 混合）皮下注射，诱导出持久的独特型特异的免疫应答，产生的抗体能特异地与自身免疫球蛋白独特型及自身肿瘤细胞结合。说明 B 细胞淋巴瘤病人自身免疫球蛋白独特型可视为 TSA，有助独特型疫苗的研制。

（四）癌基因产物作为分子疫苗

TSA 可激发机体特异性免疫反应，可延缓癌症进程，放大其有效治疗作用。许多肿瘤抗原是由于点突变（如 P21ras）或易位（P210BCR-ABL）致癌基因活化而产生的蛋白产物，或是由于基因扩增（如 HER-2/neu）而致正常蛋白过表达，或是抑癌基因的产物（如 P53）。由于这些癌基因产物的氨基酸序列或空间构象发生改变或隐蔽的蛋白质分子暴露而具有高度免疫原性，成为免疫系统的有效靶目标。

1. HER-2/neu 癌基因蛋白抗原肽作为疫苗　HER-2/neu 蛋白由于在恶性细胞中过度表达，使其与 MHC 分子结合的多肽片段数量大大增加，易打破机体对自身抗原的免疫耐受状态而产生免疫应答，HER-2/neu 阳性的乳腺癌病人存在针对 HER-2/neu 的抗体应答和 CD4+ T 细胞应答。在 HER-2/neu 过表达的卵巢癌病人体内存在针对此蛋白的 CD8+ CTL 应答。从人小细胞肺癌中分离的 P53 蛋白也可刺激机体产生特异性 CTL 应答。也有人依据 HLA-A2 结合肽的性质，从 HER-2/neu 蛋白中找出一段位于跨膜区的九肽，命名为 GP2，能被卵巢癌及乳腺癌特异性 CTL 所识别,该 9 肽在 HER - 2/neu$^+$ 的肿瘤细胞中高度表达,并能诱导 HLA - A2 限制的肿瘤特异性 CTL 大量扩增。已证实 HLA - A2$^+$,HER - 2/neu$^+$ 肺癌特异性 CTL 也能交叉识别 HLA - A2$^+$ 胰癌和结肠癌细胞以及 HLA - A2$^+$,HER - 2/neu$^+$ 卵巢癌细胞和 GP2 抗原肽,显示 GP2 有广泛的临床应用价值。

2. P21 抗原肽作为疫苗　Ras 突变基因可编码含 189 个氨基酸残基的蛋白质,称为 P21 突变的 ras 蛋白产物,并可作为免疫治疗的靶目标。Ras 基因突变发生在多种类型肿瘤的实质部分,突变的 ras 基因编码的 TSA 表位与恶性肿瘤的发展密切相关。研究证明,ras 基因显示有较为一致的突变热点(密码子 12,13,61),成为多种肿瘤的普遍特征,具有明确的靶向性。P21 肽必须包含有突变的氨基酸残基,这类 ras 抗原肽可被 MHC - Ⅱ 类分子所提呈,并被 CD4$^+$ T 细胞所识别。Jung 等合成了 P5 - 16(12gly - val)抗原肽,并用此产物刺激正常人外周血淋巴细胞,结果表明 CD4$^+$ T 细胞能特异识别突变的 ras 抗原肽,并诱导抗原肽特性 T 淋巴细胞的增殖,对正常的 ras 蛋白产物则没有免疫应答产生,体外用 P5 - 16 刺激 PBMC 产生肽特异性 T 细胞进行过继性细胞输注,也可以用 P5 - 16 直接进行体内免疫,以激发自身细胞免疫应答。

3. P53 突变产物疫苗　从理论上讲,突变的 P53 可以产生 TSA,经 APC 加工处理后其抗原表位可由 HLA 分子提呈诱发机体免疫反应。突变的 P53 蛋白有可能作为 CTL 识别的靶目标。在体外用多条合成肽均诱导出可以识别野生型和突变型 P53 蛋白的 CTL 克隆,并特异溶解被相应合成肽致敏的靶细胞,因而选择 HLA - Ⅰ 类分子限制性表位,体外诱导特异性 CTL 克隆是可行的,激活的 CTL 可以特异性溶解有突变 P53 蛋白存在或过度表达 P53 蛋白的肿瘤细胞。在动物模型中也发现一个自突变的 P53 蛋白选择出来的 21 肽,该 21 肽免疫 BALB/C 鼠后,激发 P53 特异性 CD8$^+$ CTL 的增殖,用突变的 P53 基因转染 BALB/C 鼠纤维母细胞后,后者能被上述 CTL 溶解,用正常 P53 基因转染作对照时,无此杀伤现象。

4. MARGE - 1 基因产物疫苗　MARGE - 1 是第一个证实并弄清其结构的人类 TSA 基因,编码 9 个氨基酸的短肽与 HLA - A1 分子共表达于某些黑色素瘤细胞表面,将此 9 肽短链与自身外周血来源的 APC 一起对癌细胞 HLA - A$^+$、MARGE - 1 的患者进行免疫接种,发现在接种处和远距离肿瘤细胞聚集处均有特异性 CTL 反应,循环中特异性 CTL 数量明显增加。体外实验也证明,MARGE - 1 9 肽加 APC 及 IL - 2 可引起特异性 CTL 扩增及肿瘤杀伤活性。展现了癌蛋白抗原肽分子疫苗可喜的临床应用前景。

5. 其他抑癌基因产物疫苗　Sottkem 等报道了一种命名为 DPC4(deleted in pancreatic cancer locus 4)胰腺癌新的抑癌基因,具有 2680bp 的转录单位,编码 552 个氨基酸序列。在某些结肠癌、膀胱癌、胆管癌及胰腺癌中也发现有 DPC4 特定位点的缺失或突变。胰腺癌 DPC4 点突变有 6 个位点,导致相应编码氨基酸的改变、停止或缺失,其中编码 493 位氨基酸的 DNA 密码 GAT 变为 CAT,其相应带负电荷的酸性氨基酸 ASP 变为带正电荷的碱性氨基酸 HIS。此研究为 DPC4 突变基因癌蛋白免疫原性探索奠定了基础。DPC4 缺失、突变可导致细胞过度增殖与生长。因此,深入开展 DPC4 突变基因癌蛋白抗原肽分子疫苗的研究,对进一步阐明胰腺癌及其他 DPC4 基因相关性肿瘤的发生发展规律,寻找有效的肿瘤免疫及基因治疗新方案具有重要意义。

（五）热休克蛋白-肽复合物肿瘤疫苗

热休克蛋白（heat shock protein,HSP）可能作为一种载体,结合 TSA,进而诱导肿瘤特异免疫。HSP 除了"分子伴侣"作用外,可能还具有"伴侣抗原肽"（chapderone antigenic peptides）的作用。从肿瘤组织中提取的 HSP 是结合了不同抗原多肽的 HSP,用它免疫机体,可望活化体内多个 CTL 克隆,从而实现对肿瘤细胞产生杀伤效果。其优点表现为以下几方面：

1. 从肿瘤组织中提取的 HSP-肽复合物结合了多种肿瘤抗原,不需要分离 TSA。含有多种肿瘤抗原的 HSP-肽复合物可活化多个 CTL 克隆,克服了目前肿瘤免疫治疗难于解决的抗原多变性及细胞异质性等难题。

2. 用一般外源性抗原免疫机体,主要诱导 CD4$^+$T 淋巴细胞反应,而 HSP-肽复合物可活化 CTL。HSP 同种内不具多态性,解决了现行肿瘤疫苗研制过程中 MHC Ⅰ类抗原限制性问题,可望实现同种内相互免疫。

3. 肿瘤组织的 HSP-肽复合物免疫,避免了粗制肿瘤提取物免疫机体可能含有抑制免疫的核酸或 CK 等进入机体；HSP-肽复合物疫苗不需应用佐剂,免疫 HSP-肽复合物可诱导机体产生长效 T 细胞免疫。

（六）黏蛋白疫苗

近年来发现肿瘤细胞表面黏蛋白（mucin）的糖发生了改变,暴露出蛋白质核心部位。在上皮来源的肿瘤中,黏蛋白往往呈过度表达状态,因而可能成为免疫治疗的靶分子。自编码乳腺及胰腺黏蛋白核心的 cDNA 克隆问世后,黏蛋白结构的抗原表位的研究以及乳腺癌单克隆抗体的研制有了重要突破。蛋白核心部位以及完整蛋白的基因序列均已确定,称为 MUC1。到目前为止,已报道 7 种不同的 cDNA（MUC1-7）,它们分别编码乳腺、小肠和气管-支气管的黏蛋白的核心部分。虽然这些基因定位于不同的染色体,但 cDNA 结构均相似,N 端编码区携带不同数目的随机重复序列（variable number of tandem repeats,VNTR）,被认为是该序列含分子中最具有免疫原性的区域。应用合成的黏蛋白糖类半抗原 Thompson-Friedennreich（TF）与 KLH 的结合物也用于广泛转移的卵巢癌患者的临床Ⅰ期试验。有报道应用唾液酸 STn 偶联于 Detox 佐剂治疗乳腺癌、胰腺癌及结肠直肠癌病人的Ⅱ期临床试验及用 STn-KLH 配合化疗治疗转移结肠直肠癌、胃癌及乳腺癌患者。

（七）人工合成的多肽疫苗

人工合成多肽 TAA 以及构建表达 TAA 的重组病毒等方法在不同水平上（细胞、亚细胞、分子、基因）制备疫苗,以增强 TAA 的免疫原性,有可能诱导出相对特异的抗肿瘤免疫应答。合成的多肽能模拟 T 细胞识别的肿瘤抗原表位,不经提呈过程,即可直接与 MHC 分子结合,激活 T 淋巴细胞。因此,合成多肽疫苗用于体内外免疫诱导 CTL,并应用于过继免疫治疗肿瘤,是目前主动免疫治疗恶性肿瘤的一项新策略。编码黑色素瘤肿瘤抗原 MZ2-E 的基因 MAGE-1,有人将其编码的特定一段 9 肽与 HLA-A1+APC 结合可诱导较强的特异性 CTL 反应。因此,只要确定黑色素瘤表达 MAGE-1,且患者 MHC 表型为 HLA-A1,即可应用 MAGE-1

小肽进行治疗。用源于 HPV-16E7 的含有相应 CTL 表位的合成肽疫苗,在小鼠及人体内均已诱导出特异性 CTL 并具有抗肿瘤作用。人工合成 MUC1 多肽与 KLH 组合疫苗免疫小鼠,可产生高滴度的抗体应答并产生保护性免疫,在人体内也产生体液和细胞免疫应答,并已进入Ⅰ期临床研究。

人工合成的 HER-2/neu 蛋白中 9 肽 GP2 能被大量生产用来刺激具有治疗价值的肿瘤特异性 CTL,有可能被用于乳腺癌、卵巢癌、胃癌和小细胞肺癌等肿瘤的治疗。在肿瘤的预防方面,由于 GP-2 在肿瘤组织中高表达,而且被 CTL 所识别,可以考虑将其作为肿瘤疫苗。已证实可溶性合成肽能诱导细胞免疫反应,在高危病人体内,如淋巴结阳性的乳腺癌病人,合成肽能有效诱导内源性抗肿瘤免疫反应。将合成肽与某些载体细胞连接形成荷肽载体细胞(peptide loaded carrier cell),这类载体细胞可考虑使用自身纤维母细胞或 B 淋巴细胞,该法也给过继性细胞提供了一条新思路。多肽疫苗由于具有优于蛋白疫苗、活载体疫苗或瘤细胞疫苗的优势而成为疫苗研究的热点,是一种有广阔应用前景的肿瘤免疫治疗方法。

(八)溶瘤病毒疫苗

溶瘤病毒指的是一类能够有效感染并消灭癌细胞的病毒。溶瘤病毒天然适合攻击肿瘤,当肿瘤细胞出现诸如 RAS、TP53、RB1 及 PTEN 等基因变异后,肿瘤细胞的抗病毒感染能力会变弱,易于感染溶瘤病毒。

肿瘤细胞在溶瘤病毒的感染下破裂死亡,释放新生成的病毒颗粒,再感染周围的肿瘤细胞。溶瘤病毒通过裂解感染病毒的肿瘤细胞,一方面释放出大量肿瘤相关抗原,另一方面创造了一个有利于免疫应答的细胞因子微环境,刺激人体的免疫反应,增强抗肿瘤效果。溶瘤病毒感染能激发潜在的Ⅰ类干扰素反应,刺激趋化因子的生成,从而募集 T 细胞,还能诱发 TNF-α、IL-1 以及补体的反应,上调内皮细胞表面选择素的表达,为 T 细胞浸润提供重要信号。

通过对溶瘤病毒进行基因改造,可针对特定的致癌信号通路发挥作用。例如,水疱性口炎病毒(vesicular stomatitis virus,VSV)和马拉巴病毒(Maraba virus)等经过改造的弹状病毒(rhabdoviruses),能依赖干扰素信号通路的缺陷,特异性地靶向肿瘤细胞。

利用溶瘤病毒编码 T 细胞趋化因子,有望直接招募 T 细胞。首款得到美国 FDA 批准治疗黑色素瘤的溶瘤病毒疫苗 T-VEC,是一种经过基因修饰的 1 型单纯疱疹病毒(herpes simplex virus type 1,HSV-1),能够在肿瘤中复制并表达免疫激活蛋白 GM-CSF,促使肿瘤细胞溶解,释放出肿瘤源性抗原和 GM-CSF,增强抗肿瘤免疫应答。

(九)新生抗原疫苗

新生抗原属于 TSA,是指由突变的体细胞基因编码,经转录和翻译而成的、具有特异性氨基酸序列变异的抗原肽。新生抗原仅表达于肿瘤细胞,具有肿瘤特异性,且新生抗原肽序列与体内正常蛋白序列不同,不经胸腺阴性选择过程筛选,因此具有很强的免疫原性。新生抗原还具有个体化的特点,各种肿瘤的新生抗原种类和数量不同,同种肿瘤不同个体的新生抗原种类也各有不同。

筛选新生抗原有两种常用方法:一是直接洗脱人类白细胞抗原(human lymphocyte antigen,HLA)分子表面的抗原肽,鉴定其类别及含量;二是利用多组学和生物信息学技术,通过检测体细胞突变、转录组序列以及 HLA 结合力来鉴定新生抗原的表达种类及数量。后者的技术精准度和可靠性更高,因此目前应用较多。

以新生抗原为基础进行肿瘤疫苗制备,可以提高疫苗的安全性及有效性。提取患者肿瘤细胞及正常细胞的 DNA,进行外显子基因组测序(Whole-exomesequencing,WES),找出肿瘤细胞发生的基因突变。提取患者肿瘤细胞的 RNA 进行 RNA 测序(RNA-Seq),再次确认这些突变的基因确实在肿瘤细胞中有所表达。提取患者正常组织的 DNA,进行 HLA 测序,明确患者自身的 HLA 类型。在明确了患者肿瘤细胞发生的基因突变(根据突变后的基因序列可以推出其肽段产物)及其 HLA 之后,应用生物信息学手段,预测突变后的肽段与患者的 HLA 分子之间的结合能力,筛选出结合能力最强的数种肽段作为新生抗原,联合佐剂一起制备成肿瘤疫苗,应用于肿瘤患者,并监测其免疫应答。

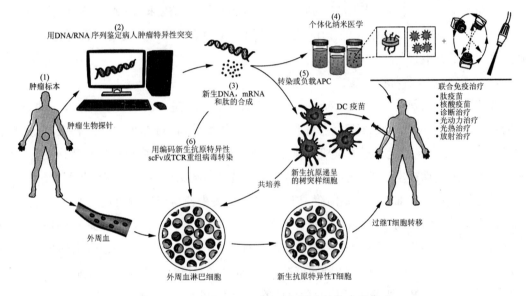

图 26-2　基于生物工程方法探讨个体化免疫治疗

(引自:Scheetz L, et al. Nat Biomed Eng, 2019)

(1) 从癌症患者采集肿瘤标本。(2) 比较肿瘤基因与体细胞基因序列确定基因突变,以便通过多重算法预测肿瘤新生抗原。(3) 产生新生抗原特异性的 DNA,mRNA 和合成肽。(4) 用新生抗原组装成的纳米药物联合免疫方法用于个体化癌症治疗。(5) 用新生抗原在体外转入或负载抗原递呈细胞产生 DC 疫苗或新生抗原特异性的 T 细胞。(6) 或用编码单链抗体可变区(scFv)或对新生抗原特异性 T 细胞受体(TCRs)的基因构建成病毒重组体转导患者外周血淋巴细胞,产生肿瘤反应性 T 细胞过继转入到患者用于癌症免疫治疗。

对于新生抗原的预测精确度,目前仍是个性化肿瘤疫苗设计的瓶颈。使用质谱法鉴定肿瘤细胞产生并提呈的多肽,有望进一步提高当前预测的准确度。

三、基因疫苗

随着肿瘤免疫学和分子生物学的发展,人们用逆转录病毒、腺病毒等载体将外源基因(包括肿瘤抗原、抗原肽、MHC 抗原、协同刺激分子、CK、CK 受体等的基因)靶向导入肿瘤细胞内成为基因工程疫苗;或与灭活病毒(如 SV40,痘苗病毒、腺病毒等)重组后制成重组病毒疫苗,以期直接或间接增强肿瘤细胞的免疫原性,以降低肿瘤细胞的致瘤性,或诱导有效的 T 细胞抗肿瘤免疫;也可将相关基因转入 APC 细胞进行主动免疫治疗,包括上述的经基因修饰的细胞疫苗。

（一）基因修饰的细胞疫苗

1. 基因修饰肿瘤细胞　基因修饰肿瘤细胞作为疫苗在临床应用已有多年,其中以 CK 基因修饰的疫苗居多,其他还有共刺激分子基因、MHC 分子基因等等。治疗的肿瘤类型约为 20 种,其中以恶性黑色素瘤及肾细胞癌病人居多。

2. 基因修饰其他载体细胞　目前以 CK 基因、肿瘤抗原基因等修饰 APC(主要为 DC)、Mφ 为主。

（二）肿瘤抗原核酸疫苗

含有编码肿瘤抗原基因的 DNA 直接注入患肿瘤的机体,激发机体的抗肿瘤免疫是完全可能的。动物实验表明,将编码人 CEA 的质粒注入小鼠体内,可诱发抗 CEA 特异性抗体、淋巴细胞增生反应和抑制肿瘤细胞生长的作用,为用编码 CEA 的质粒治疗人类结肠癌、乳腺癌和非小细胞肺癌带来了希望。

（三）基因修饰的李斯特菌疫苗

单核细胞增生性李斯特菌(Listeria monocytogenes,LM)是一种食源性细菌,一种革兰氏阳性的胞内寄生菌,可在上皮细胞及吞噬细胞内存活并繁殖,在自然界中广泛存在,可穿越肠道、血脑屏障和胎盘屏障。有报道李斯特菌已在动物和人体具有抗肿瘤免疫激活作用,一些高度减毒的 LM 突变株被发展成为肿瘤疫苗候选株。最早的菌株敲除毒力基因转录因子,从而失活整个毒力基因簇而减毒。然而基因簇中 LLO 活性的丧失使得李斯特菌丧失了从溶酶体中逃逸到胞浆的能力,大大减弱了其激活免疫应答的能力。因此,通过外源质粒部分回补逃逸功能的菌株 LM‑LLO‑E7 被开发用于肿瘤疫苗的构建。Advaxis 公司利用该系列菌株研发了一系列以 HPV、PSA、HER2 为靶点的肿瘤疫苗,其中部分产品已进入 II 期临床试验。

另有研究集中于敲除不影响适应性免疫应答的毒力基因 actA,敲除 actA 的 LM 菌株被证明是高度减毒的。当该菌表达肿瘤模式抗原 OVA 时,能够诱导出比野生型 LM 菌株更强的抗肿瘤免疫反应。Aduro 公司在此基础上研发了一系列肿瘤疫苗,其中 CRS‑207 与 GVAX 联用,已获美国 FDA 认证,并通过了临床 II 期研究阶段,有望应用于胰腺癌的治疗。还有同时删除 actA 和 plcB 的突变菌株,Hohmann 等用其在志愿者中进行的临床试验中观察到除 3 例试验者的肝酶水平升高外,并未出现明显腹泻、发烧等临床病理症状,而且菌株在 4 天或更短的时间内被排出体外,证明其能够安全应用于临床使用。有关基因修饰的肿瘤疫苗可见第二十九章治疗性疫苗章节。

上述的细胞疫苗、分子疫苗和基因疫苗本质上是治疗性疫苗(therapeutic vaccine),即与传统意义上的预防性疫苗(普通疫苗)不同,通过分子设计、重新构建,获得与肿瘤抗原蛋白结构类似的靶蛋白,从而诱导肿瘤患者免疫细胞应答,起着治疗效应。

四、原位肿瘤疫苗

非霍奇金淋巴瘤常规治疗治愈难度大,对免疫检查点抑制剂的治疗反应差。美国纽约西奈山伊坎医学院 Tisch 癌症研究所 Brody 等开发了瘤内注射原位疫苗(ISV),包含 Flt3L、放疗和 TLR3 激动剂三个治疗程序,可招募、促进抗原摄取并激活肿瘤内的 DC,诱导晚期惰性淋巴瘤患者的病情缓解。应用该方法,首先在肿瘤原位注射 Flt3L,Flt3L 可促使大量 DC 在肿瘤附近富集;然后对肿瘤部位进行局部低剂量放疗,杀死部分肿瘤细胞,使其释放肿瘤相关抗原,有利于 DC 更好地摄取和呈递肿瘤抗原;最后,还要在肿瘤内注射聚肌胞苷酸(pIC),pIC 能够激活 TLR3,进一步加强免疫反应。

通过荷瘤小鼠肿瘤模型的研究显示,肿瘤在治疗数天后出现了快速消退,治疗后约 40% 的小鼠可以无瘤状态存活超过 3 个月,而未经治疗的对照组在一个半月内全部死亡。该方法在与 PD-1 抗体联合应用后,展示了良好的协同作用,长期存活小鼠比例从 40% 增加到 80%。

志愿者临床试验结果显示,该原位疫苗可诱导晚期惰性非霍奇金淋巴瘤患者的抗肿瘤 CD8+T 细胞反应和全身(远处部位)肿瘤缓解,且 PD-1 抗体治疗无反应患者在接受疫苗治疗后出现 PD-1+CD8+T 细胞,使原本无效的 PD-1 抗体疗法有望发挥治疗作用。

五、免疫佐剂与肿瘤疫苗

只有成熟的 APC 细胞才能将抗原呈递给 T 细胞,用于激活患者体内的免疫细胞的物质称为免疫佐剂。在肿瘤疫苗技术研发与临床实践中,免疫佐剂的使用也是受到关注的问题。许多肿瘤抗原免疫原性弱,必须加入免疫佐剂才能诱导出机体的免疫应答。免疫佐剂能激发 DC 和 Mφ 的活性,将可溶性抗原提呈给免疫效应细胞,同时释放多种细胞因子,如 IL-2、TNF 等,从而杀伤肿瘤细胞。佐剂与抗原混合成为重构抗原后有利于抗原的提呈和缓慢释放。最早使用的佐剂是 BCG,多用于增强完整细胞疫苗的 SAIT 效果,另外还有完全福氏佐剂、半抗原 DNP、痘苗病毒、IL-2 等。用于肿瘤细胞提取物佐剂的主要为脂质体。近年来还有应用载体蛋白钥形贝血蓝蛋白抗原(Keyhole limpet hemocyanin,KLH)、Detox、Saf-1、Qs21、IL-1、IFN-γ、GM-CSF 等。研究表明,目前最有效、最常用的佐剂是 GM-CSF,通常将 GM-CSF 与肿瘤抗原一起皮下注射,对于基于肿瘤细胞的疫苗(例如 GVAX),常将 GM-CSF 的基因整合入肿瘤细胞的基因组,使其能够自行分泌 GM-CSF。许多抗独特型抗体和合成多肽必须与免疫佐剂 KLH 结合才能发挥作用,如 GM2+KLH+Qs21 用于黑色素瘤,sTn+KLH+Detox 用于乳腺癌、卵巢癌、结肠癌等已进入Ⅲ期临床。合成 MUC-1 肽段+KLH+Qs21 在小鼠体内能诱导出高滴度抗体应答。可见,免疫佐剂在肿瘤疫苗中起着重要作用。

第三节　若干肿瘤疫苗研制

一、肺癌肿瘤疫苗

（一）非小细胞肺癌（NSCLC）疫苗

1. 肿瘤细胞疫苗

（1）GVAX 疫苗：GVAX 疫苗是将 NSCLC 患者自体肿瘤细胞制成单细胞悬液，利用腺病毒载体将 GM-CSF 基因转染入肿瘤细胞，使其表达 GM-CSF，再经辐射处理后，即为 GVAX 疫苗。

（2）B7.1/HLA-A1 细胞疫苗：抗原特异性 T 细胞活化最重要的共刺激分子 B7.1(CD80) 能够与 T 淋巴细胞表面的抗原 CD28 结合，提供共刺激信号，增加 T 细胞的活性和细胞因子的分泌。NSCLC 患者肿瘤细胞能下调 B7.1 的表达，从而影响免疫系统的活性。通过基因工程方法将 B7.1 基因转染入肿瘤细胞，使其上调表达 B7.1 分子，有助于激活肿瘤特异性细胞免疫应答，经辐射处理后，制成 B7.1/HLA-A1 细胞疫苗。

（3）Belagenpumatucel-L(Lucanix) 疫苗：转化生长因子 β2(TGF-β2) 能够对机体的免疫系统产生抑制作用，应用 TGF-β2 反义核酸来抑制其表达，能降低 TGF-β2 的抑制作用，增强免疫应答，阻止肿瘤细胞发生免疫逃逸。NovaRx 公司开发的 Belagenpumatucel-L，是将 TGF-β2 反义核酸转染 NSCLC 细胞株制成的同种异体瘤苗。

（4）A-(1,3)-半乳糖转移酶疫苗：A-(1,3)-半乳糖转移酶仅表达于除人类以外的哺乳动物的细胞膜上，具有免疫原性。以基因工程技术将该蛋白基因经过一定修饰后转染人肺癌细胞株，并经过 3 次辐射灭活，制成 A-(1,3)-半乳糖转移酶疫苗。

2. 肽或蛋白疫苗

（1）Stimuvax(L-BLP25) 脂质体疫苗：MUC-1 在肺癌等多种腺癌肿瘤细胞高表达和异常糖基化，能覆盖肿瘤细胞抗原，使肿瘤细胞逃逸免疫细胞的识别。约 60% 的肺癌患者存在 MUC-1 的高表达。Merk Serono 公司与 Oncothyreon 公司据此合作开发的 Stimuvax © (L-BLP25) 是一种用于治疗 NSCLC 的、以 MUC-1 为靶点的脂质体制剂，是将唾液酸化的 MUC-1 肽段和免疫佐剂单磷酸酯 A 融合，最后由脂质体包裹而成。

（2）TG4010 疫苗：是由痘苗病毒携带含有 MUC-1 和 IL-2 的 cDNA 制成的病毒载体疫苗，该种疫苗含有 2 个抗原表位，能够更好地诱导特异性 T 细胞活化，增加机体的抗肿瘤免疫反应。

（3）GV1001 疫苗/GV1540 疫苗：约有 85% 的 NSCLC 患者过表达端粒酶逆转录酶（human telomerase reverse tran-scriptase,hTERT），并可以作为肿瘤相关抗原被 T 细胞识别。采用

hTERT 来源的 GV1001(hTERT:611-626)或 GV1540(hTERT:540-548)加入 GM-CSF 作为免疫佐剂制成疫苗,用于治疗 hTERT 的 NSCLC。

(4) 黑素瘤相关抗原 E-A3(melanoma-associated antigen E-A3,MAGE-A3)疫苗:MAGE-A3 是一种睾丸抗原蛋白,大约 35% 的早期 NSCLC 患者以及 50% 的晚期 NSCLC 患者表达 MAGE-A3,正常人细胞表面不表达 MAGE-A3。重组 MAGE-A3 蛋白免疫 NSCLC 患者可诱导产生特异性 CD4$^+$ 和 CD8$^+$ T 淋巴细胞,并可在血清中检测到相应抗体,说明 MAGE-A3 疫苗能够诱导产生肿瘤特异性体液和细胞免疫应答。

(5) 抗表皮细胞生长因子(epidermal growth factor,EGF)抗体疫苗:40%~80% 的 NSCLC 患者表达 EGF。抗 EGF 抗体疫苗不直接作用于肿瘤,而是诱导抗体反应,从而中和内源性 EGF,间接抑制肿瘤细胞的生长。

(6) 1E10 抗独特型抗体疫苗:抗独特型抗体疫苗诱导产生的抗独特型抗体是抗原的内影像,可以代替肿瘤抗原进行主动免疫,激发机体自身的特异性免疫反应,打破机体的免疫耐受。N-羟乙基神经氨酸包括神经节苷脂类,尤其是 N-羟乙基神经氨酸鞘糖脂只表达于人类几种肿瘤细胞,健康人群不表达。以 N-羟乙基神经氨酸鞘糖脂为靶点制成的抗独特型抗体疫苗 1E10 已用于临床实践。

(7) IDM22101 疫苗:IDM22101 疫苗是由 10 种合成抗原肽表位和不完全佐剂组成的混合物,其中 9 种是来源于 CEA、p53、MAGE-2/3 和 Her-2/neu,此四种不同的肿瘤相关抗原的 HLA-A2.1 限制性的细胞毒性 T 淋巴细胞表位,另一种是可被人白细胞 DR 抗原识别的表位,用于刺激 Th 细胞反应。

(二) 小细胞肺癌(small cell lung cancer,SCLC)疫苗

1. Fucosy-lGM1 疫苗　Fucosy-lGM1 是一种在 SCLC 细胞表面广泛表达的蛋白,健康人群及 NSCLC 细胞表面不表达,因此可以作为一个特异性的抗肿瘤靶点。

2. 链长唾液酸疫苗　链长唾液酸是广泛表达于 SCLC 的多唾液酸,它能够抑制细胞黏附分子的结合,从而阻止肿瘤细胞的扩散。丙酰基链长唾液酸疫苗免疫效果强于普通链长唾液酸疫苗。目前一种四价链长唾液酸疫苗正在临床试验中。

二、乳腺癌肿瘤疫苗

1. E75 肽瘤苗　E75 是 HER-2/neu 的免疫原性肽,能被肿瘤特异性细胞毒性 CTL 识别,E75 肽与免疫佐剂 GM-CSF 混合制成的疫苗经临床前实验证实,能诱导 CTL 介导的具有肽特异性抗肿瘤免疫反应。

2. GP2 肽瘤苗　GP2 属于 HER-2/neu 跨膜部分来源的相关抗原肽,与 E75 相比有着显著不同的结合特点,其抗原结合特性使其更具有免疫原性。

3. 其他可作为靶点的乳腺癌抗原　在乳腺癌细胞表面还有多种抗原表达,常用作靶点的表面蛋白有 CEA、hTERT、肿瘤蛋白 P53、乳腺球蛋白 A 以及睾丸癌抗原、黑素瘤抗原 A/B/G 等。

三、宫颈癌肿瘤疫苗

Gardasil 疫苗　默沙东公司研发的 Gardasil 是一种四价疫苗,包含人乳头瘤病毒(HPV)6、11、16、18 型 L1 蛋白,能够预防宫颈癌、癌前病变以及生殖器疣,于 2006 年获 FDA 批准上市。Gardasil 之后,默沙东公司在此基础上继续改进,2014 年其二代九价疫苗(Gardasil 9)也获批上市。相关内容详见第二十章。

四、前列腺癌肿瘤疫苗

1. Provenge(Sipuleucel‐T,APC8015)　Provenge 是一种自体源性前列腺癌治疗性 DC 疫苗,于 2010 年经 FDA 批准上市,在该疫苗中,PAP 抗原融合于免疫刺激细胞因子粒细胞‐巨噬细胞集落刺激因子(GM‐CSF)佐剂。当疫苗输回患者体内,被 T 细胞识别,接触后的 T 细胞能辨识并杀灭表达 PAP 抗原的癌细胞。

2. DCVax©前列腺疫苗　西北生物治疗公司运用 DCVax©技术平台,抽提患者的 DC 前体,经成熟、激活后,再加载从患者肿瘤获得的抗原或肿瘤生物标记物制成个体疫苗。DCVax©‐前列腺疫苗是该公司开发的前列腺特异性膜抗原(PSMA)多肽疫苗。

3. CG1940/CG8711　GVAX 类疫苗是一类以 GM‐CSF 为免疫佐剂的肿瘤细胞疫苗,经过基因修饰后,可分泌 GM‐CSF,增强机体对疫苗的反应,提高其免疫原性,持久有效地强化疫苗免疫效果。目前,肾癌、黑色素瘤、胰腺癌、肺癌、前列腺癌的 GVAX 疫苗均已进入临床研究,其中前列腺癌 GVAX 疫苗由基因修饰的 2 个前列腺癌细胞系‐CG1940 和 CG8711 组成,用于治疗无症状的去势难治性前列腺癌。

五、黑色素瘤疫苗

1. M‐Vax(DNP‐VACC)　M‐Vax 是经 Avax 公司独有的半抗原二硝基氟苯(DNP)修饰的自身黑色素瘤细胞疫苗。该疫苗通过直接或旁效应激活细胞、宿主抗原提呈细胞的提呈作用等多方面诱导特异性细胞反应,能大大提升患者外周血的 CTL 反应率。

2. MDX‐1379(糖蛋白 100 多肽疫苗,gp100)　Medarex 公司开发的 MDX‐1379 疫苗由 gp100 的 2 个多肽片段构成,可被 HLA‐A2 阳性黑色素瘤患者的 T 细胞所识别。

3. MDX‐010(Ipilimumab)　细胞毒性 T 淋巴细胞抗原 4(CTLA‐4)是一种在 T 细胞膜表面表达的抑制性受体,与激活 T 细胞的第二信号 B7 活化信号相结合,抑制特异性 T 细胞的活化。百时美施贵宝公司和 Medarex 公司共同开发推广的 MDX‐010 是一个完全人抗 CTLA‐4 特异性单克隆抗体,可阻断 CTLA‐4 和 B7 相互作用,去除免疫抑制,诱导抗肿瘤免疫应答,间接活化抗肿瘤免疫反应。

4. 黑色素瘤疫苗　黑色素瘤疫苗是 Corixa 公司研发的产品,由黑色素瘤细胞系的裂解物 MSMM‐1 和 MSMM‐2 与专利佐剂 Detox 混合组成,包含 HER‐2/neu 和 L523S 两个抗原。

5. Allovectin‐7©　Allovectin‐7©是一种新型的黑色素瘤基因疫苗,由 Vical 公司开发。

该疫苗包含了编码 HLA-B7 和 B-2 微球蛋白的 DNA 序列的质粒和脂质复合物。HLA-B7 和 B-2 微球蛋白一起组成 I 型 MHC-I 抗原,激发针对原发和远程转移肿瘤的免疫反应。

6. B16F10-ESAT-6-gpi/IL-21 瘤苗　何向锋等向小鼠黑色素瘤 B16F10 细胞内导入白细胞介素-21(IL-21)和糖基化磷脂酰肌醇(glycosyl phosphatidyl inositol,GPI)修饰的 6kD 结核杆菌早期分泌靶抗原(6kD early secretary antigenic target,ESAT-6)基因制成小鼠黑色素瘤 B16F10-ESAT-6-gpi/IL-21 瘤苗。一方面通过在其膜表面表达异种抗原 ESAT-6,增强瘤苗的抗原性,另一方面在瘤苗接种的局部分泌表达 IL-21,能有效激活 NK 细胞的活性,活化的 NK 细胞能够产生 IFN-γ、GM-CSF 等细胞因子激活 DC,GM-CSF 有助于 DC 的存活并促进单核细胞向 DC 方向分化。在此过程中,ESAT-6 增强了瘤苗的整体抗原性,利于机体免疫系统识别,其只存在于瘤苗细胞,当瘤苗被清除后,ESAT-6 的作用即停止,故副作用较小,而此时抗肿瘤免疫应答已经通过 ESAT-6 的引导作用而建立起来。IL-21 作为免疫增强剂,加强了免疫应答功能和抗肿瘤效应。IL-21 与 ESAT-6 共同降低了瘤苗的致瘤性。动物实验显示,接种的瘤苗能够被机体的免疫监视功能很好地识别并加以有效反应,获得肿瘤特异性持久免疫力。

六、胰腺癌肿瘤疫苗

1. 超急性©-胰腺疫苗(Algenpantucel-L,HAPa)　New Link Genetics 公司研发的超急性©-胰腺疫苗是由两种相同剂量、非患者特定胰腺癌细胞系通过遗传设计表达鼠 α-1,3 半乳糖转移酶(α-GT)并经放射处理的胰腺癌细胞疫苗。α-GT 在人胰腺癌细胞是不存在的,由于人体并不表达鼠 α-GT 抗原决定簇,当疫苗的鼠 α-GT 抗原簇与体内的抗 α-GT 抗体结合,α-GT 抗原簇修饰的肿瘤细胞被辨识为异体组织,触发“超急免疫排斥”,机体将会攻击遗传设计的疫苗细胞,在这个过程中,免疫系统能够识别通过遗传设计的胰腺癌细胞与自然形成的疾病都具有一些相同的分子,破坏疾病的自然发生过程。

2. GV-1001　GV1001 是表达 hTERT 亚基 611～626 位氨基酸的 16 肽疫苗,由韩国 KAEL GemVax 公司生产,被 FDA 授予了“孤儿药”资格。95% 以上的胰腺癌过表达 hTERT,可作为 TAA 被 T 细胞识别。GV1001 能够引发组合的 CD4+/CD8+ T 细胞应答,从而启动肿瘤根除免疫反应和机体长期记忆。患者在使用 GV1001 前 15 分钟需应用 GM-CSF 生长因子,有助于提高疫苗的疗效。

3. PANVAC-VF(Falimarev,fCEA-MUC-1-TRI)　美国 Therion Biologics 公司研发的 PANVAC-VF,由主疫苗 PANVAC-F 和强化疫苗 PANVAC-V 组成。PANVAC-F 是痘毒疫苗,可刺激免疫反应,靶向表达 CEA 和 MUC-1 的癌细胞;PANVAC-V 则是该公司的专利共刺激分子三联体 TRICOM(B7.1、ICAM-1 和 LFA-3),在 PANVAC-F 给药后再给药,能提高和维持靶向癌细胞的肿瘤特异性免疫反应。

4. GI-4000　Globe Immune 公司的 Tarmogen 技术是使用转基因的重组贝克酵母菌进行表达目标蛋白,进而刺激免疫系统的 T 细胞对抗预期的靶点。该公司开发的肿瘤候选物

GI‐4000 是一种治疗 Ras 蛋白的变异引起的胰腺癌疫苗。

七、肾癌肿瘤疫苗

1. Prophage(Vitespen;HSPPC‐96) Vitespen 是由美国 Antigenics 公司研发的 HSP gp96 和患者肿瘤细胞纯化多肽组成的复合疫苗,用于肾癌患者的辅助治疗,以降低复发风险,是首个上市的肾癌个体化治疗药物。

2. Tro Vax(MVA‐5T4) 肿瘤相关抗原 5T4 是一种非分泌的膜蛋白,参与肿瘤的转移,在肾透明细胞癌和乳头状细胞癌均有表达。Oxford biomedica 公司研发了经灭活痘苗病毒修饰的 Ankara 疫苗(MVA)TroVax 疫苗,可显著提高肾癌患者的 5T4 特异性抗体水平,并在第 3~4 次给药后达到抗体响应的高峰。

3. HSPPC‐96 HSPPC‐96 是一种个体化 HSP96 疫苗,通过纯化自体肿瘤组织的 HSP gp96 肽复合物获得。

八、结直肠癌肿瘤疫苗

1. OncoVAX© Intracel 公司开发的结肠癌疫苗 OncoVAX©,是由经放射线处理的患者自身肿瘤细胞与 BCG 混合制成,通过激活患者免疫系统产生抗肿瘤免疫应答,杀灭微小转移灶及术后残存的肿瘤细胞,防止肿瘤术后复发。

2. Avicine 异位 hCG 几乎表达于所有的恶性肿瘤细胞,分泌型异位 hCG 具有生长因子功能,与恶性肿瘤生长的自我调控有关,膜结合型 hCG 与恶性肿瘤转移、恶性程度以及肿瘤微环境和免疫耐受的形成等相关。美国 Avi Bio-pharma 公司研发的 Avicine 疫苗是将 hCGβ‐CTP37 肽偶联白喉毒素(DT),使其具有较强的免疫原性。该疫苗既可抑制 hCG 对肿瘤细胞的作用,又能刺激机体的免疫系统杀灭肿瘤细胞。

九、卵巢癌肿瘤疫苗

卵巢上皮癌的肿瘤标志物之一 CA125 是一种糖蛋白抗原。意大利 Menarini 公司模拟 CA125 抗原研制的鼠源性 IgG1 独特型抗体疫苗 Abagovomab,不直接与 CA125 结合,而是模拟机体的最初抗原,诱导 CA125 抗原特异性细胞和体液免疫应答,识别并攻击表达 CA125 的卵巢癌细胞。

十、中枢系统及脑部肿瘤疫苗

DCVax-脑© 西北生物治疗公司研制的多形性胶质母细胞瘤疫苗 DCVax-脑©,是利用 DCVax©技术平台开发的恶性肿瘤疫苗,该疫苗能和病人肿瘤中的蛋白结合,并攻击含有这些蛋白的癌细胞。

十一、淋巴瘤肿瘤疫苗

1. BiovaxID© Biovest 公司开发的 BiovaxID©是用取自患者肿瘤活检组织的独特型蛋

白,分别以 KLH 为载体、GM-CSF 为免疫佐剂制作的独特型个体化 B 细胞淋巴瘤疫苗。

2. Id-KLH 蛋白疫苗　Id-KLH 是通过化学交联或基因重组技术,将人免疫球蛋白与 KLH 相连而形成的重组蛋白疫苗,有极强的免疫原性,能诱导特异性抗肿瘤免疫反应。

十二、膀胱癌肿瘤疫苗

TheraCys(Immucyst ©)和 PACIS　1976 年有学者首次将 BCG 直接注入膀胱用以治疗复发性浅表膀胱癌,获得成功。BCG 灌注治疗术后残存膀胱癌的完全缓解率为 50%～90%,有效降低了膀胱癌复发率,延迟了病情进展或复发,至今仍是治疗和预防膀胱癌复发的有效办法。早期的抗膀胱癌 BCG 或具 BCG 样特性制剂 TheraCys 和 PACIS 分别于 1999 年和 2000 年在美国上市。TheraCys(Immucyst ©)是 Sanofi Pasteur 公司生产的活体衰减型 BCG,直接在膀胱内使用,治疗和预防原发或复发泌尿系统膀胱的原位癌,经尿道切除术后预防原发或复发 Ta 和/或 T1 乳头状肿瘤,或任何联合相关、无关的先期膀胱内治疗。Bio Chem Pharma 公司生产的 PACIS 疫苗是活体衰减分枝杆菌疫苗,并有 BCG Armand-Frappier 菌株的特性,适用于治疗膀胱原位癌。

第四节　肿瘤疫苗治疗的其他问题

一、关于肿瘤疫苗治疗临床疗效的评估

与化疗药物或放疗等传统治疗中直接杀伤肿瘤细胞不同,肿瘤疫苗治疗是免疫治疗的一种,通过增强机体免疫功能而发挥抗肿瘤效应,这是一个依赖免疫反应的间接的过程而发挥抗肿瘤的功效。因此,通过影像学评估疗效可能需要更长的时间。用现有传统的评价体系如 WHO 或 RECIST 标准去评估疗效,常常导致不能确切的认识和评价其治疗效果,使部分进入Ⅲ期临床研究的免疫治疗项目宣告失败。美国癌症研究所免疫治疗协会(cancer immunotherapy consortium of the cancer research institute,CIC-CRI)在 2006 年分析了当时报道的肿瘤免疫治疗的临床研究,发现治疗组与对照组的生存曲线通常在 4～8 个月甚至更长的时间才会出现分离。治疗后疗效显现之前的一段时间会出现肿瘤体积的短暂性增加,这可能是因为淋巴细胞浸润的原因,因此需要第二次影像学检查验证,且这两次检查至少需间隔 4 周。因此,CIC-CRI 提出了免疫相关的疗效评价标准(immune-related response criteria,irRC)的概念,并根据完全缓解(complete response,CR)、部分缓解(partial response,PR)、无变化(stable disease,SD)、病变进展(progressive disease,PD)提出了 irCR、irPR、irSD 和 irPD 来评价治疗效果。因此,所有关于肿瘤负荷的评价均与基线进行比较,如果总的肿瘤负荷保持稳定或减小,即使有新病灶出现,也不能作为疾病进展的证据。irRC 的提出为评价免疫治疗临床疗效提供了一个新

工具,但也需要进一步临床验证。肿瘤疫苗治疗的疗效评估也可参照此标准。

二、肿瘤疫苗应用的风险和伦理学原则

目前已有很多应用肿瘤疫苗成功治疗肿瘤的动物模型,并且应用于人体的临床试验也取得了肯定的疗效,提高肿瘤患者五年生存率,改善其生活质量,达到了临床治愈或根治的目的。但由于肿瘤抗原的易变性、多样性,机体内存在各种干扰和抑制抗肿瘤免疫产生的因素,当前肿瘤疫苗的效果还远不能与预防传染病的标准疫苗相比,适用人群有限且不易标准化,距成为真正意义上的"疫苗"尚有明显不足。

首先,由于肿瘤疫苗的特殊性,肿瘤疫苗本身具有潜在的危险:以放射线照射、化学药物处理、病毒感染、基因修饰后的肿瘤细胞制备的疫苗,虽致瘤性大为降低,但也不能完全排除其接种人体后致瘤的可能性;患者接受各种以病毒为载体的肿瘤疫苗免疫,有将传染性或其他毒性分子带给病人的潜在风险;肿瘤疫苗诱导机体产生的抗原抗体复合物有引起自身正常组织产生过敏反应或自身免疫性疾病的可能;利用基因工程制备肿瘤疫苗时,外源基因持续表达外源抗原或插入激活内源性致癌基因,有引起新的疾病和致癌的可能。

其次,肿瘤疫苗的研究尚处于探索阶段,由于各实验室使用的动物或受试者、肿瘤种类、疫苗类型、免疫途径等不同,实验结果差异很大,而且对肿瘤疫苗的制备方法,适用范围,应用时机与放疗、化疗的配伍使用等尚无统一标准,有待进一步研究总结。因此,在肿瘤疫苗规范化尚未完善之前,可能带来的危险不容忽视。当务之急是建立一整套与之相关的法规、政策,使得肿瘤疫苗的制备与应用有规可循。

肿瘤疫苗是外科、放疗、化疗之后肿瘤的第四种免疫治疗手段,一般认为,肿瘤疫苗在有限的肿瘤负荷下更为有效,其临床效果与肿瘤病灶大小成反比。肿瘤患者经手术切除肿瘤,或经放化疗完全缓解后,使用肿瘤疫苗来诱发机体特异性抗肿瘤免疫功能来杀灭微小转移灶及残存的肿瘤细胞,是防止肿瘤复发、转移的最好时机。对经传统常规治疗方法仅达部分缓解者,或应用传统治疗方法治疗无效的肿瘤患者,也可试用肿瘤疫苗诱发机体产生免疫反应,抑制和消除尚存肿瘤,起到延缓疾病进展的作用。

肿瘤细胞疫苗的应用是临床治疗性试验,具有一定的风险性。凡没有经过动物实验并经过充分的科学论证其安全性和可靠性的肿瘤疫苗,不能直接应用于临床。晚期和肿瘤负荷大的患者,尤其是恶病质者,因严重的免疫抑制,疫苗无法诱导有效的抗肿瘤免疫,此时应用须慎重。

在临床实践中,为最大限度保护患者权益,必须遵守以下原则:

（一）知情同意原则

知情同意是科学研究伦理的基本要求之一,病人有权对自己所患疾病的诊断、处理、治疗等方面作出自己的决定。处于试验阶段的肿瘤疫苗,鉴于其技术的不确定性及预后的不可预测性,构成了对病人潜在伤害的可能性,因此医生必须使受试者或家属充分认识和理解肿瘤疫苗的优缺点、使用目的和方法、预期效果、可能的危害及近期远期的潜在危险,并在病人自愿的基础上使用,绝不能有任何强迫或欺瞒,应尊重病人的尊严和权利,必要时签署知情同意书,

（二）安全性原则

目前研发的肿瘤疫苗绝大多数处于初期的临床试验阶段，尚无稳定的疗效和完全安全性保证。肿瘤疫苗治疗作为临床治疗性试验，危险性并不比其他试验性治疗低，实验结果难以预料且风险大，可能给病人带来潜在危险，甚至治疗失败，因此提高试验的严密性和合理性尤为重要。医生应严格按科学规律办事，掌握本领域发展动态，充分估计可能的副作用和潜在危害，并提前布置有效的安全防护措施和不良反应应急预案。只有经过反复、严谨的动物实验证实确有疗效的肿瘤疫苗方可试应用于肿瘤患者。对接受治疗的病人，应长期随访治疗效果，跟踪健康状况，监测有无自身免疫性疾病等副作用，及时对治疗方案做出调整。

（三）最优化原则

即在治疗过程中以最小的投入获得最佳效果的原则，具体到肿瘤疫苗的应用，则是以根据病人情况选择最合适的肿瘤疫苗，在最恰当的治疗时机、用最佳的配伍治疗手段达到疗效最佳、危害最小、安全性最大的治疗效果。

（四）优后原则

对肿瘤疫苗的使用应遵循优后而不是优先原则，这是由肿瘤疫苗当前所处的发展阶段和特殊性所决定的。目前，尽管手术、化疗、放疗等三大传统治疗手段尚不能完全彻底治愈肿瘤，但对于延缓病人的症状、控制肿瘤的发展、延长病人的生命、提高生活质量，效果是客观确切的，而肿瘤疫苗由于其疗效的不确定性决定了肿瘤疫苗目前只能作为常规治疗的补充和辅助，尚不能对肿瘤病人优先使用。

（五）规范化原则

肿瘤疫苗的临床应用还属于早期试验，相关生物技术产品的开发尚处于准备阶段，肿瘤疫苗的制备方法、适用范围、应用时机、与放疗化疗的配伍使用等尚无统一标准，有待进一步研究总结。因此，有必要建立一整套与之相关的法规、政策，解决肿瘤疫苗临床试验项目的审批、管理的法规化，临床应用方案安全性、疗效、毒副作用评价的标准化，使得肿瘤疫苗的制备与应用有规可循，以保证临床治疗的合理性、安全性、科学性。

（六）以人为本原则

肿瘤发生是多基因、多阶段、多步骤、多病因协同作用的结果，肿瘤疫苗只是肿瘤的治疗手段之一，不能过分夸大或依赖其独立的抑瘤能力和治疗效果，应配合其他方法，从多方面着手。医生除掌握相关医学知识、提高业务水平外，还应具备高尚医德，帮助病人解决实际困难，消除其忧虑感，增强其战胜疾病的信心，提高生活质量，充分体现以"人"为本而不是以"病"为本的基本原则。

三、肿瘤疫苗临床试验设计的注意事项

（一）寻找最优剂量

对于化学药物而言，剂量常与疗效呈正向相关，而生物制品往往并非如此。动物实验表明，肿瘤疫苗的剂量对于疗效至关重要，剂量过低或者过高均无法达到最优效果。

（二）尽早治疗

对多项临床试验的结果分析表明，虽然疫苗治疗并未显著改善患者的总体生存期，但是根据疾病进展阶段对患者进行分层分析可以发现，较早接受疫苗治疗的患者确有受益。

（三）足够长的临床试验周期

由于肿瘤疫苗利用人体自然的免疫过程，其发挥疗效一般需要 3~4 个月的时间，且有可能需要进行多次免疫，因此，设计试验时应考虑临床试验周期的充分性。

（四）选择合适的试验终点

实体瘤反应性标准（ResponseCriteriainSolidTumors，RECIST）将肿瘤体积缩小作为评价新治疗方法有效性的主要标准，然而该标准对于肿瘤疫苗可能并不适用。很长一段时间内肿瘤疫苗可能不会导致肿瘤体积的缩小，却能够延长患者的无进展生存期。

（五）个体化肿瘤疫苗

相比于 TAA，多项研究表明，寻找肿瘤细胞基因突变产生的 TSA 或是解决之道。这些抗原仅在肿瘤细胞中表达，属于完全的异己成分，能够有效激活免疫系统。同种肿瘤不同患者，甚至同一患者体内的不同肿瘤，基因异质性（heterogeneity）很高，单一肿瘤抗原可能不足以引发有效的免疫反应，因此，针对多种 TSA 的个体化疫苗或将更为有效。

（六）联合治疗

肿瘤疫苗接近自然免疫过程，依靠输入肿瘤抗原及必要的佐剂激活人体的 APC 细胞，再由 APC 细胞去激活 T 细胞，因此反应周期长而且激活能力有限，加之肿瘤细胞及其周围细胞建立起来的抑制性微环境也限制了疫苗的作用。因此，单纯应用肿瘤疫苗或许不是最优的方案，基于肿瘤微环境的差异，将肿瘤疫苗与 PD-L1 抑制剂、IL-15、TGF-β 抑制剂、IDO 抑制剂等联合应用或是解决之道。

四、问题和展望

肿瘤疫苗的研究已开展多年，许多肿瘤疫苗在动物实验中取得了令人鼓舞的结果，但应用到人体治疗时效果并不显著；有些有希望的肿瘤疫苗尚在临床试验阶段。要想肿瘤治疗性疫苗研究有重大突破，应从以下研究方向做出努力：

1. 加强对肿瘤靶抗原的研究　寻找、分离、筛选、鉴定肿瘤靶抗原，以及人工合成肿瘤抗原多肽；分离、识别、克隆化和表达 TAA，并积极研究这些克隆化产物的表达载体；进一步研究病毒诱发的人类肿瘤，重组癌基因的作用，赋予人类肿瘤更特异的抗原。

2. 增强肿瘤抗原免疫原性的研究　从细胞水平、分子水平以及基因水平研制新型的肿瘤疫苗；特别是利用基因工程技术将外源基因靶向导入肿瘤细胞制备基因工程疫苗，或与灭活病毒重组后制备重组病毒疫苗，以期直接或间接增强肿瘤的免疫原性及诱导有效的抗瘤免疫，或直接用编码各种蛋白质的质粒发展有效的肿瘤疫苗。

3. 注重治疗性肿瘤疫苗研制　肿瘤疫苗作为放疗、化疗和手术三大常规疗法的辅助和补充，可与三者结合，配伍、交叉使用。通过构建个体化具有治疗作用的疫苗，使肿瘤患者体内处于"睡眠"状态的免疫细胞能被"唤醒",从而诱导免疫细胞对肿瘤细胞的应答,发挥治疗作用。

　　4. 鼓励对 TSC(CSC)瘤苗的研究　随着 CSC 的研究深入,应着重对鉴定 CSC 的特征性标志、CSC 的干性与其转移、耐药分子机制、CSC 信号传导通路、CSC 的免疫逃逸机制(图 26 – 3)研究,以便寻找具有 CSC 的治疗性靶标,为 CSC 瘤苗能有效、准确地诱导荷瘤机体的免疫细胞对 CSC 攻击,仿佛"打蛇要打七寸",产生理想的免疫治疗效果。

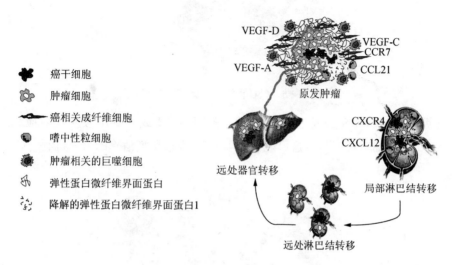

图 26 – 3　肿瘤逃逸免疫清除和处转移示意图

　　癌干细胞(CSC)可以通过缺失或减低肿瘤相关抗原表达,如 MAGE,MART – 1,ML – IAP,NY – ESO – 1,gp100,或减低 MHC – Ⅰ类分子表达而逃逸 CD8+ T 细胞的免疫清除。为了逃逸 NK 细胞介导的细胞溶解,CSC 能下调激活 NK 细胞受体配体的表达,如 NKG2D。此外,CSC 能通过表面表达抑制性的 SIRPα 配体 CD47 阻断 Mϕ 的吞噬活性。同样,表达 CD200 也可使 CSC 阻断 Mϕ 的吞噬活性。

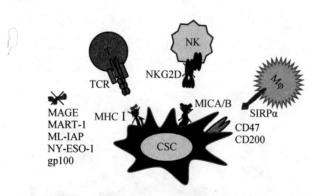

图 26 – 4　CSC 逃逸免疫清除

　　CSC 可能通过 PD – L1 –,Fas/Fas – L –或 galectin – 3 直接诱导细胞凋亡的方式清除免疫效应细胞,这可能代表着 CSC 逃逸免疫清除的另一机制。

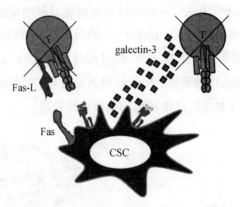

图 26-5　CSC 直接清除免疫效应细胞

CSC 还可能通过分泌免疫抑制因子 TGF-β,PEG-2 或 VEGF 使免疫效应细胞如 T 细胞、NK 细胞和 DC 细胞直接耐受,这可能代表着 CSC 逃逸免疫清除的另一机制。

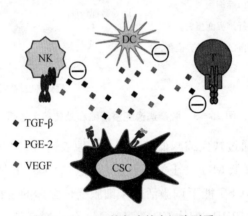

图 26-6　CSC 使免疫效应细胞耐受

CSC 能通过分泌免疫抑制因子特异性的抑制 DC 的成熟。CSC 通过交叉提呈肿瘤相关抗原或 CSC 特异性抗原给不成熟或功能损伤的 DC,进而使 DC 不能提供适宜的共刺激分子使效应性 T 细胞耐受。另一可能机制是表达 MHC-Ⅱ分子的 CSC 作为 APC,通过缺失阳性共刺激信号或释放阴性共刺激信号(PD-1 或 B7-H4)使肿瘤特异性 T 效应细胞耐受。

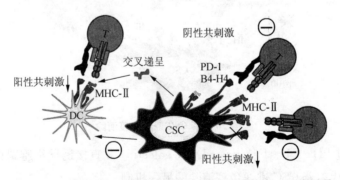

图 26-7　CSC 影响 DC 提供阴性共刺激分子使效应 T 细胞耐受

CSC 可能有效地诱导或招募调节性 T 细胞抑制抗肿瘤免疫反应。

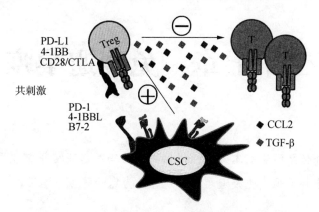

图 26 - 8　CSC 通过调节性 T 细胞诱导免疫耐受

相信随着免疫学、分子生物学的发展和机体抗癌机理的进一步阐明,免疫原性更强、诱导特异性 CTL 杀伤活性更高的肿瘤蛋白分子疫苗、CSC 瘤苗将不断涌现,从而造福广大肿瘤患者。

思考题

1. 有效的肿瘤疫苗在肿瘤治疗中如何发挥免疫预防和治疗作用?

2. 肿瘤疫苗研制要有重大突破还应从几方面做出努力?

(何向锋　窦骏)

第二十七章　免疫避孕疫苗

您会担心因意外怀孕而影响本人和性伴侣的生活吗？您想应用常规避孕和节育措施以外的方法有目的地阻止怀孕吗？免疫避孕疫苗或许能为您开辟另一蹊径。

第一节　概　述

人口过度增长和非计划妊娠是世界范围的公共卫生问题。2019 年 7 月 11 日世界人口日，全球人口达到 75 亿，到 2030 年人口将达到 85 亿。地球可利用的自然资源是有限的，因此，控制人口数量成了与当今世界的当务之急。中国确定的人口与计划生育工作目标是到 2020 年，总人口控制在 15 亿左右，人口总量才有望在 2050 年达到 16 亿的峰值后实现零增长。全面解决人口数量、素质、结构和分布等问题，这一问题的妥善解决，不仅是政府部门的责任即通过国家法律、法规来控制人口数量，也是生殖医学、妇产科学、免疫生物学、疫苗学与计划生育工作者的责任。采用免疫学的方法进行避孕研究，像预防疫苗那样，通过避孕疫苗的主动免疫达到避孕，对生育力加以调控。

WHO 人类生殖研究与培训特别规划署 1999 年 12 月会议确定，将免疫避孕疫苗继续作为高度优先产品进行研究开发。20 世纪初，有妇女组织提出生殖健康倡议"生育控制或避孕，有助于把妇女从无计划妊娠中解放出来，有助于把妇女承担社会角色"。因此，利用免疫避孕疫苗，可帮助妇女有计划妊娠。所以，免疫避孕（immunocontraception）是一个方兴未艾的研究领域，也是时代赋予医学工作者的责任。

奥地利和俄国的三位免疫学家在 19 世纪末发现，注射精子或睾丸提取液可以在动物体内诱导抗精子抗体，这是最早开展的有关免疫避孕研究，但由于当时理论和技术的限制，该领域的进展缓慢。20 世纪 60 年代随着分子生物学技术的快速发展，鉴定、分离、合成与生育有关的关键抗原成为可能。20 世纪 70 年代，国际上已研制出第一代、第二代避孕疫苗，完成了临床Ⅰ、Ⅱ期试验，结果令人鼓舞。我国从 1986 年起，经过多年努力，也成功地研制了国产第一代避孕疫苗，不过临床试验结果显示，避孕疫苗虽然能发挥抗生育效果，但仍不十分完全。回顾与分析免疫避孕疫苗研究历程，它既不是如想象的那样遥远、高不可攀，但也不是很快可以进入临床应用。免疫避孕疫苗的研究还有一段较长的道路要走，现有的一些临床应用也需要经时间的考验。因此,该项研究是一个令人神往又充满了挑战的科学理论探索和实践。

WHO希望科学家们能研制一种易于被人们接受或服用,能持续发挥作用1～2年,停药后不影响生育能力恢复,无不良药理生理反应的廉价免疫避孕疫苗,并把这一研究的意义与口服避孕药片的研究相提并论。到20世纪90年代中期,世界上支持这一研究的重要组织包括:WHO人类生殖和发展研究署特别研究计划(WHO/HRP)、美国人口委员会(Population Council)、美国避孕研究和发展计划(CONRAD)、美国国家卫生研究院国家儿童卫生和发展研究所(NICHD/NIH)、印度国家免疫学研究所(NII)等,我国在此领域内的研究一直朝着该方向努力。总之,免疫避孕疫苗把疫苗拓展到疾病以外的领域。

第二节　不孕、避孕与免疫避孕

不孕是指夫妇同居,若性生活正常,不采用任何避孕措施,婚后1年内未受孕,又称为不孕症(infertility)。女方从未怀过孕的为原发不孕,其中约三分之一是由女方的原因造成的。女性不孕有先天生理原因,亦有自身保健问题。其中70%不能解释的不孕都与自身免疫有关。免疫避孕与不孕、避孕相关,但又是不同的医学事件,本节仅简介避孕与免疫避孕。

一、免疫避孕疫苗含义

免疫避孕疫苗又称抗生育疫苗,是一种具有科学性、长期性及可逆性的避孕方法,即采用人工方法通过注射或口服抗生育疫苗,在人或动物体内产生特异性抗体或免疫细胞,干扰生殖过程,使精子失去与卵子受精的能力或阻止受精卵在子宫内着床,造成一定时间内可逆的、无不良反应的不孕。免疫避孕疫苗与传统免疫疫苗同为免疫反应,但两者有明显不同,见表27-1。

表 27-1　免疫避孕疫苗与传统疫苗比较

	免疫避孕疫苗	传统疫苗
靶抗原	自身或同种抗原	外源性或非己抗原
免疫原性	相对较弱	相对较强
再次免疫	不会因再次接触免疫原而强化免疫	再次接触免疫原而增强初次免疫
免疫时限	较短期的可逆性免疫	长期甚至终身免疫
免疫目的	主要预防不希望的妊娠	主要预防传染性疾病
免疫意义	控制人口数量	预防传染性疾病的主要手段
研究现状	大多在试验阶段	有多种疫苗已应用,少数在试验阶段
发展前景	意义重大,前景美好	对人类贡献巨大,仍在不断研制发展

由上表可见,免疫避孕疫苗与传统的疫苗有很大不同。传统的疫苗是预防某些疾病的可行方法,避孕已有许多成功有效的常规避孕和节育方法,而免疫避孕疫苗只是新的尝试与探索,在地球人口快速增长的当今,免疫避孕疫苗的研制仍有其发展的广阔空间。

二、现行常规避孕和节育方法

人类生殖周期、生育过程相当复杂,但在长期的生活和医疗实践中,人们摸索了一系列避孕和节育方法,在保障正常生育的前提下对生育某一环节进行干扰,从而达到避孕目的。常用的避孕和节育方法有:

1. 药物避孕法　使用的药物主要是甾体类激素,对下丘脑-垂体-卵巢轴进行干预。下一级腺体激素达到一定量后,可反馈抑制上一级腺体分泌的激素。口服避孕药主要是通过人为地增加甾体类激素的量与时间,反馈抑制上一级腺体分泌激素,抑制排卵功能,达到避孕目的。避孕药有口服避孕药、避孕针及阴道药环等。避孕效果好,停药后能较快恢复生育功能,是目前应用较广的一种避孕方法。外用药物避孕法如避孕药膏、栓剂、片剂及避孕药膜等。在性生活前将外用避孕药物放入阴道内,利用药物的化学作用杀死精子或使其失去活力;还可利用药物机械作用,在子宫外口形成油层或薄膜,以阻碍精子进入宫腔而达到避孕目的。值得注意的是,长期口服避孕药会增加患心血管疾病的几率。

2. 工具避孕法　外用避孕工具如避孕套、阴道隔膜。避孕套是男性避孕工具,性交时套在阴茎上,使精液排在套内,精子不能和卵子相遇,达到避孕目的。宫内节育器又叫避孕环,目前我国多数育龄妇女采用这种方法避孕。宫内节育器是用不锈钢丝、塑料或硅橡胶等材料制成的环形、带铜的 T 型和 V 型,阻止受精卵着床,达到避孕目的。据调查显示,某些个体带上避孕环后会出现一些症状,如不舒服、乏力,经血过多等,而被迫终止该法。

3. 绝育方法　如男性输精管结扎术、黏堵术、栓堵术;女性输卵管结扎术、黏堵术,达到长期避孕的目的。

4. 其他避孕法

(1) 安全期避孕法:是根据女性月经周期的自然规律,选择适当的性交时间,使卵子和精子不能相遇而达到避孕目的。

(2) 体外排精避孕法:在射精之前把阴茎从阴道里抽出来,将精液射到阴道外。安全期避孕法及体外排精避孕法效果并不十分可靠,因而不宜提倡使用。

(3) 紧急避孕法:是指女性在无准备或无防备性交后,采用的紧急避孕措施。目前使用的方法有:① 发生性交后 24 小时内,放置宫内节育器;② 在性交后 72 小时内口服避孕药,但临床上发现使用口服药丸紧急避孕后,女性可出现恶心、呕吐、头痛、头晕、月经周期紊乱等症状。现行的多种避孕方法都有其局限性,迫切需要寻找一种更方便、安全、高效、价廉的避孕方法。科学家们一直在研究适用于男/女性的免疫避孕疫苗。

三、免疫避孕疫苗特性

传统疫苗的目的是用于对抗病原体,尤其是那些有致命威胁的病原体,预防传染性或流行性疾病。用于免疫避孕疫苗则是预防计划外妊娠。因此,在疫苗设计、靶抗原选择、免疫反应的诱导、疫苗的评价标准及应用范围都不同。

　　理论上讲,免疫避孕疫苗使用的是具有组织特异性的靶抗原作免疫原,因而能诱导准确的免疫攻击,仅干扰生育过程某一特定步骤(如图 27-1 所示),与目前常规避孕和节育方法有以下优点:可以选择生殖过程特定的某个或几个作用位点和某时间段,男性和女性都有可能使用。免除了对月经周期、全身代谢或内分泌系统的后遗症与副作用,也无局部不适的药理作用;不干扰性反应或性活动,经注射或口服使用,降低使用者失败率。一次或一个周期注射(服用)免疫避孕疫苗,可以产生限定的抗生育作用,如 6 个月、12 个月或 18 个月等;比较其他常规避孕和节育方法,价格便宜,经济成本低。

　　免疫避孕疫苗与其他疫苗使用一样,也有一些潜在的缺点:一旦接受免疫避孕疫苗,人体的免疫反应即开始。在免疫避孕

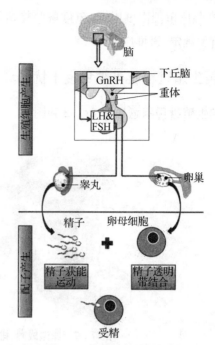

图 27-1　避孕药生殖抑制的靶点示意图
(引自:Asa C,et al. 2019 年)

苗发挥作用时期内,不能按照使用者的临时需要而随时停止。免疫作用的有效时限无法准确预计,存在被滥用的可能,与其他疫苗是否有交叉反应尚不清楚。另外,口服的免疫避孕疫苗常需要大量的靶抗原作免疫原才能进行有效的黏膜免疫,易致免疫系统耐受。但无论如何,研制免疫避孕疫苗的基本要求是应具有可逆性,即经过免疫避孕周期后,可恢复生育能力。

第三节　免疫避孕疫苗的研制现状

一、免疫避孕疫苗研制的基本过程

　　与传统疫苗研究开发途径相似,免疫避孕疫苗的研制包括以下几方面:

　　1. 确定适合的靶抗原作免疫原,研究其组织学、生物化学、免疫学、毒理学等特性,确定免疫原的临床使用剂量,建立可行的诊断方法,以监测受免疫者的不育状态。

　　2. 分离天然抗原或人工合成多肽抗原,或确定基因工程表达抗原的编码基因作免疫原。

　　3. 在标准实验室规范和标准生产条件下大量生产纯化抗原,初制免疫避孕疫苗试用品。

　　4. 在小动物或灵长类动物中测试初制免疫避孕疫苗的免疫原性、有效性和安全性。

　　5. 在临床小范围内应用,测试人体使用初制免疫避孕疫苗试用品的免疫原性、有效性和安全性。

6. 在临床范围内试用后,免疫避孕疫苗试用品的免疫原性、有效性和安全性均符合药品(疫苗)有关规定,再推广使。

二、人类生殖过程及可被免疫干扰的环节

人类生殖过程示意见图 27 - 2 和图 27 - 3。

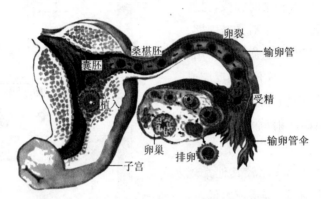

图 27 - 2　卵泡成熟、排卵、受精、卵裂及植入示意图

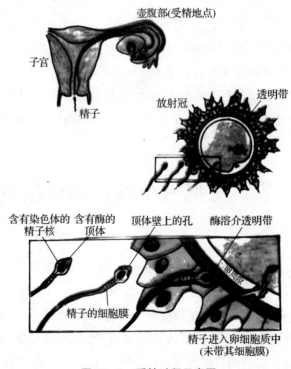

图 27 - 3　受精过程示意图

人类生殖过程可被简单地划分为几个可能受到免疫干扰的关键步骤,如图 27 - 4 所示。

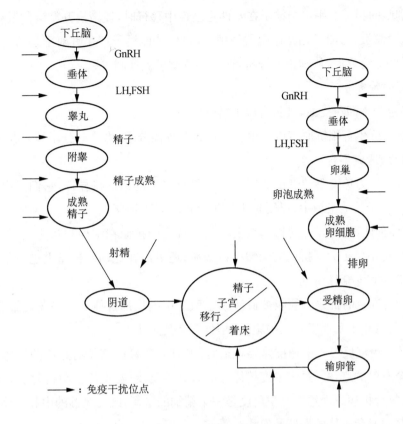

图 27-4 人类生殖过程及可被免疫干扰的环节

GnRh:下丘脑促性腺激素释放激素;LH:促黄体激素;FSH:促卵泡激素。

三、免疫避孕疫苗靶标的确定

免疫避孕研究的第一步要选择和研究免疫避孕的靶标,这是一个最困难的问题。首先,要认识和确定生殖过程中可以被免疫干预的各个步骤,然后再确定哪些环节当其被破坏或干涉时将会影响生育的特定分子,即抗原的生物学活性。

(一) 人类生殖过程

1. 生殖细胞 在下丘脑垂体促性腺激素的指导下,男性的生殖细胞由原始的精原细胞经过分裂分化和复杂的形态学变化,即生精过程至少经历了精原细胞、精母细胞、精子细胞和成熟精子四个阶段。女性卵巢内大约有 10 万个以上始基卵泡,但仅有 400~800 个卵泡在一生中能发育成熟。每个月经周期一般只有一个卵泡成熟。成熟卵泡的结构自外至内有卵泡外膜、卵泡内膜、颗粒细胞层、卵泡腔、卵丘、放射冠、透明带,卵细胞被包裹于其中心。

2. 生殖细胞的排出和运送 睾丸中产生的精子进入附睾贮存并继续自身形态变化,同时逐步获得运动能力和受精能力。性交时,射入阴道内的精子可为 1 亿~5 亿之多,从阴道经过子宫颈管进入子宫腔,最后到达输卵管的可能只有上百个精子。它们如果在此处与卵子相遇,则可能发生受精。排卵时,透明带、放射冠和一小部分卵丘内的颗粒细胞随成熟卵细胞同时排出。排出的卵细胞经由输卵管伞端捡拾,在输卵管中向子宫方向运行,等待受精。

3. 生殖细胞的相互作用　当精子在女性生殖道中移行时,逐渐离开精液的其他成分,接触到女性生殖道分泌液,与卵子相互作用即受精。可见,若能诱导产生针对上述过程中任一环节某一重要分子的免疫反应,从理论上分析,这些环节就可被抑制。

（二）生育的特定分子

生育的特定分子即免疫原,其具有以下特性:

（1）功能性:抗生育靶抗原应该是生殖过程的关键性分子,当这些分子被阻断或清除时,将会中断生殖过程,造成不育。

（2）特异性:作为免疫避孕疫苗的靶抗原应具有严格的组织特异性,它们只由生殖组织分泌或表达,不存在于其他组织中,以便防止与非特异性交叉反应。

（3）具有异种性:能在异种动物模型上找到与选定的抗原在结构和功能上,与同种一致或很近似的抗原,这不仅扩大了抗原的天然原料来源,还可以在此动物模型上进行临床实验前的免疫原性、有效性和安全性研究。

（4）靶向性:选定的抗原必须能被血液或生殖道中的局部抗体和(或)免疫细胞所攻击,即它必须分布在免疫攻击目标组织或细胞表面上,具有靶向性。

（5）量效性:免疫反应的中和抗体要在适宜的时间、正确的部位有足够的抗体去中和相应抗原,达到安全有效的避孕。过高浓度抗体可能有其不良反应,不溶性免疫复合物(IC)的形成可能引起免疫复合物病。理想的避孕免疫是一个精细的平衡,既有足够的中和抗体或免疫细胞以满足避孕,又要避免机体的炎性并发症。

（6）可控性:临床实验需要大量抗原,应有可能在标准实验室规范或标准生产条件下生产合成,具有可控性。

四、可能用于免疫避孕疫苗的靶抗原

（一）卵细胞表面抗原

卵细胞表面抗原包括卵细胞膜的蛋白成分、覆盖其外的透明带、卵放射冠等。透明带没有细胞黏多糖层,可在次级滤泡前期出现,包被在成熟卵细胞和受精卵外。透明带在精卵结合和受精早期都有重要生理作用,在着床前阻止多精受精并机械性地保护发育中的受精卵,是卵细胞表面抗原的主要代表,成为免疫避孕疫苗的重要靶标。研究显示,透明带有高度免疫原性和组织特异性。透明带抗血清可以阻挡精子穿入透明带,不孕妇女血清中含有的抗透明带抗体可在试管中阻止卵受精。抗人透明带抗体可以与猪透明带交叉反应,因此,猪透明带已成为靶抗原的原料。有关透明带研究进展很快,在具有同源性的猪、人、小鼠和家兔卵透明带中鉴定了至少三种主要糖蛋白:ZP1、ZP2 和 ZP3,三种成分在实验动物中都具有免疫原性。ZP2 是与顶体反应后精子结合的次级受体。将猪卵透明带注射于小鼠、狗、家兔和鼠猴,在每一种动物都见到明显的受孕阻抑。人 ZP3 分子是精子特异性受体,在精卵结合和其后引发精子顶体反应中起主要作用。但在小鼠试验中,人工合成 ZP3 多肽可引发自身免疫性卵巢炎,造成了一种永久性卵巢功能丧失,导致绝经。这些结果使以透明带为免疫原的研究工作遇到极大困难。但也有将小鼠 ZP3 蛋白的一个含有 13 个氨基酸残基的基因转化到烟草花叶病毒的衣壳蛋白中,利用其作载体感染植物获得了转基因植物,用此转基因植物免疫小鼠。研究结果显示,小鼠体内产生了抗 ZP3 的特异性血清,还发现透明带聚集了抗 ZP3 抗体,表明利用转基因植物生产避孕疫苗以控制生殖。最近,抗透明带抗体的研究又有新进展,2019 年 Nolan 等首次报道,应用非弗氏佐剂的基因重组猪透明带(reZP)疫苗[含 Poly(I:C)佐剂],能在 31 只母马体内激发类似于天然猪透明带(pZP)疫苗的血清抗体反应,对这两种疫苗的血清抗体反应滴度没有显著差异,且在注射一周后,没有导致母马明显的毒副反应。

透明带抗体既可抑制精子结合透明带又可诱发自身免疫性卵巢炎,如果能诱导一种只阻止受精而不造成卵巢炎的抗体,透明带仍是很有希望的免疫避孕抗原。国内外的研究结果显示,应用卵透明带抗独特型抗体及人工合成透明带 B 细胞表位作为抗原具有明显的抗生育作用。可见,卵透明带由于其组织结构的特殊性,仍是避孕疫苗研究候选的靶抗原。

(二) 精子表面抗原

精子表面抗原包括精子浆膜和顶体膜所携有的蛋白。由附属性腺(附睾、精囊腺、前列腺)分泌的抗原可能与精子结合或包被于精子表面成为包被抗原。

以精子免疫妇女使之不育并非新概念,早在 100 多年前,有人提出精子免疫的设想,Baskin甚至还得到一个非特异性精子毒性疫苗的美国专利。早年用人精浆蛋白或稀释的精液进行免疫注射,曾在妇女引起过敏性反应。在动物模型中,给雌性家兔注射精子膜提取物或特异性单克隆抗体包被家兔精子,均可显著地减少妊娠,以精子免疫的雌兔最终可以达到完全不育。临床上男性女性也都可以见到因为产生抗精子抗体而致不育的病例。精子抗原可以在体内或生殖道局部诱导产生足够量抗精子抗体,阻止受精。当然,受宗教信仰、政治和伦理观念的影响,许多人最不易接受这一避孕途径。

精子抗原首先在精子发生期出现,一直到成熟精子中都持续存在。这类抗原通常被称为"内在分化抗原"以区别外源性或精子包被抗原。这种分化抗原具有组织特异性要求。顶体内膜的相关蛋白在顶体反应后,经过精子表面改型,使原来处于封闭状态的顶体内膜及其抗原表位暴露,这层膜就成为精子头顶部的限制膜,在受精前有非常重要的作用。

"包被抗原"是指包被于精子表面的男性附属性腺分泌物,也可能是重要免疫靶标。乳酸脱氢酶 C4、豚鼠精子蛋白、人精子蛋白、家兔精子蛋白等研究也有较多的报道,有望成为免疫避孕疫苗的靶抗原。

美国北卡罗来纳大学的生殖学专家迈克尔·欧兰德团队,以 9 只公猴为对象,每隔 3 周为它们注射一种名为 EPPIN 的人体蛋白质,这种物质能够附着在精子的外层。接受注射后,其中7 只猴子体内产生了大量的 EPPIN 蛋白质抗体,当它们与母猴交配后,都达到了避孕效果。公猴在接种疫苗后生成的抗体与 EPPIN 蛋白质牢牢结合在一起,阻止了精子的正常活动,从而达到避孕效果。研究者认为,这可以成为一种适用于男性的避孕方法。

加拿大蒙特利尔麦克吉尔大学男性生殖学专家贝纳德·罗拜尔指出,时至今日,全世界研制男性避孕疫苗的努力都"遭遇了失败"。其中一个关键的难点在于,疫苗生成的蛋白质抗体会影响到其他细胞,从而引发炎症;第二个难点是男性避孕疫苗必须完全有效,这意味着在接种疫苗后必须产生足够的抗体,每次射精时都能有效抑制数以千万计的精子的活性。正因为如此,迄今为止,绝大多数关于男性避孕的试验都把重点放在改变雄性激素的分泌水平方面,以期完全阻止精子的产生。然而,激素的作用范围涉及整个人体,将带来诸多副作用和后遗症。如果避孕疫苗能够缩短试验周期并且不影响男性生育能力,它在男性避孕方面的优势就会突显。

（三）早期受精卵抗原

人类绒毛膜促性腺激素(human chorionic gonadotropin,hCG)是由胎盘滋养层产生的糖蛋白,由两个以非共价键连接的亚单位 α 和 β 组成。由于 hCG 的 β 亚单位的化学组成与其他垂体激素没有相似性,作为免疫原更具特异性。hCG 只由妊娠时的滋养层(或非滋养层肿瘤)产生,事实上对于未受孕妇女是一个"异体抗原",并且是一过性存在的抗原。hCG 在囊胚着床前,早期受精卵发育时就可以在滋养叶外胚层上发现有生物学活性,在末次月经后第 21 天即可检测到。着床后 hCG 含量迅速上升。hCG 是维持黄体和孕酮持续生产的刺激物,维持子宫内膜处于一个准备接收胚胎的状态中,在着床中起直接作用。抗 hCG 可以在受精卵着床前阶段使 hCG 丧失活性,干扰依赖 hCG 的黄体和内膜,最终阻止着床。抗 hCG 还可能直接攻击着床前产生 hCG 的囊胚细胞。接受 hCG 制剂后,妇女的排卵和体内性类固醇激素的合成仍然保持正常,而服用类固醇类避孕药,则阻止排卵并以人工合成的成分抑制了天然的激素。因此,在妊娠早期,为了阻止着床和妊娠的继续,所需要抑制的激素量较小,所需的抗体量容易达到。hCG 的研究开展得最广泛、最深入,是一个典型的受精后免疫避孕药物。目前试用的 hCG 有两种来源,即天然原料和人工合成。

1. 天然来源的 hCG 制剂　印度 NII 研制的用于临床实验的 hCG 制剂是从孕妇尿中提取的。由于妇女对 hCGβ 亚单位通常可以耐受,制剂中的 Q 亚单位以化学方法连接于一外源性携带分子破伤风类毒素(TT)上,以助启动 T 辅助淋巴细胞功能。用 βhCG-TT 免疫的妇女可同时产生抗 hCG 和抗 TT 的抗体。该制剂同时也提供对破伤风的预防,注射后妇女仍保持规律的月经周期,排卵未受干扰,子宫活检正常。产生抗体的滴度在免疫后 300～500 天内逐步降至接近零水平。机体也可适当清除 IC。对猴反复注射 hCG 后,在垂体、脉络膜和肾也未见免疫沉淀。

2. 人工合成 hCG 多肽制剂　由于 hCGβ 亚单位具有独特的 C 末端区,其抗体不与 LH 发生交叉反应。对 C 末端多肽研究后,已合成了一系列多肽。在猕和狒狒的研究显示,人工合成的 hCG 多肽制剂可以在妊娠早期阻止受孕,对月经周期无可见的影响,hCG 免疫避孕药剂的成功率达到了 95%。由 WHO 资助研制的一种制剂,已在人群中进行了 Ⅰ 期和 Ⅱ 期临床试验,hCG 免疫避孕药剂人体临床实验的结果对于整个免疫避孕研究有普遍意义,验证了免疫避孕的原理,即:如果能够诱导针对一个确定的生育相关抗原足够水平的抗体,就能产生持续的抗孕作用,而一旦抗体滴度下降到免疫前水平,生育力可以恢复。

（四）生殖激素

1. GnRH 抗原制剂(用于男女两性)　GnRH 是由下丘脑合成的一个 10 肽激素。它调节垂体促性腺激素 LH、FSH 的合成,是精子生成和卵子发生的关键调节物质。LH 作用于 Leydig 细胞和黄体细胞以调节类固醇合成。FSH 作用于生精上皮,刺激男性精子生成,同时作用于卵泡膜和颗粒层刺激女性卵泡成熟(图 27 - 1)。GnRH 制剂抗生育作用机制是,注射 Gn-RH 制剂后,血中产生抗 GnRH,使 GnRH、LH 和 FSH 水平下降,引起类固醇生产下降,最终导致生精作用中止。不良反应包括睾丸体积减小,性欲减退,副性征改变。使用 GnRH 制剂的男性需要补充睾酮以维持性欲,避免副性征变化。GnRH 制剂有希望用于可逆性男性避孕。使用男性激素的缓释剂型(例如通过皮下埋植)可以成为男性 GnRH 免疫避孕剂的一个重要补充技术。印度已进行了以 GnRH -白喉毒素(GnRH - DT)为免疫原的人类一期临床实验。

2. FSH 抗原制剂(用于男性) FSH 作用于生精上皮,刺激青春期男性精子生成,同时又作用于卵泡膜和颗粒层刺激女性卵泡成熟。用绵羊垂体纯化的 FSH,辅以 Al(OH)$_3$ 佐剂,免疫雄性猴子产生了很好的避孕效果,52 只交配过的雌猴无一怀孕。在大鼠和猴进行的毒理学研究也证明,甚至在免疫了 5 年之久的猴子,也无任何并发症。FSH 制剂的抗孕效果也是可逆的,终止免疫后,抗体滴度开始下降,精子计数逐渐回升到正常,10 只猴子中的 9 只又重新恢复了生育力。FSH 制剂是唯一不需要补充外源性雄激素的免疫原。FSH 制剂对男性性欲无影响,且不会造成无精,可以为男性所接受。但是,它可能导致类同不育症的急性少精症,接受免疫动物的精子数量少,质量较差,多不成熟。未来的研究很可能以重组蛋白或合成多肽制造人或灵长类 FSH 的抗原表位,FSH 可能是市场易接受的有效可逆性男性免疫避孕药。

五、免疫避孕疫苗研究的相关因素

免疫避孕疫苗研究不仅涉及生物、医学、人口学、社会学,而且与法律和伦理道德诸多学科有关。与用于预防和治疗性疫苗不同,免疫避孕疫苗是供健康个体在其生育年龄阶段较长期使用。生育是人和动物的一种健康的自然正常生理过程,而非疾病。在某种意义上讲,免疫避孕却是诱导一种免疫疾病即暂时性免疫性不育。由于诱导的免疫反应是针对自身生殖系统的组成部分,安全性就成为整个研究的关键因素,要避免任何可能的免疫不良反应。WHO 于 1989 年提出了用于人类免疫避孕用的制剂必须进行的三期临床实验的指导意见。

(一)Ⅰ期临床安全性试验

要确定免疫避孕疫苗对免疫系统不良反应的潜在危险,确定一个可能产生避孕作用的理论剂量。Ⅰ期临床试验应该在已绝育的女性中进行,以避免在药剂无效时可能发生的对胎儿的任何危险。建议Ⅰ期临床试验的参加人数为 50~100 人,在 1~2 年内完成。

(二)Ⅱ期临床功能性试验

目的是评价免疫避孕疫苗预防妊娠的效能,并进一步进行安全性评估。实验需要 200~300 位已证明有生育力的妇女,需要在 2~3 年内完成。

(三)Ⅲ期临床大群体试验

在更广泛人群中和不同条件下证明免疫避孕疫苗的功能和安全性。大约需要 1 000 人以上,在 3~5 年内完成。以 hCG 研究为例,在经过 20 多年研究后,有两种 hCG 免疫避孕疫苗进入Ⅱ期临床试验。到上世纪末,有7个国家约430位妇女参加了12次免疫避孕临床试验。

此外,由于法律和伦理道德因素,一些科学家和女权运动活动家质疑免疫避孕疫苗的可靠性和安全性,并担心会被滥用。虽然大多数医学专家认为,只有当受精卵着床发生以后,才是人类妊娠的开始,但是一些宗教组织和反对人工流产的活动家认为,受精即是生命的开始。因而,hCG免疫疫苗是一种人工流产手段,是不能允许的。也有一些科学家认为,将类似的疫苗设想用于人类生育是不道德和危险的。全世界有多个大小组织和团体向从事这类研究的主要研究机构递交了请愿信,反对并要求立即停止这类研究。

第四节 免疫避孕疫苗的前景

一、新的用药体系和免疫途径

技术进步为免疫避孕疫苗的施用开创了新的途径。许多药品和避孕药现已利用缓释给药系统,如皮下埋植可生物降解的缓释药片或微粒,该技术用于hCGβ亚单位免疫避孕疫苗。它不但可以避免注射,还可以延长免疫作用时限。DNA重组技术可以让外来基因在沙门氏菌中表达,将此细菌转变为一高效运送系统,诱导针对其所表达的抗原的免疫反应。如将精子顶体内蛋白SP-10基因插入无毒沙门氏菌,用于口服;又如WHO主持研制的第二代hCG制剂,使用新的多肽,含较简单的成分,使用不同的载体、佐剂和乳化剂,同时在研制可生物降解的生物学相容性给药体系,以允许在单次注射后产生长效抗生育免疫性。这些研究表明,编码人精子抗原的基因可被导入口服免疫原载体,诱导产生抗体对抗精子特异性抗原。这是一种简单、方便、安全、有效的免疫避孕疫苗研制新途径。

二、新的靶抗原筛选

已研究的精子、卵细胞、早期胚胎等都代表一个特定的分化细胞类型抗原,有可能发现更多存在于细胞表面的早期胚胎特异性抗原。以精子为例,用单克隆抗体和植物血凝素显示了精子表面的复杂表面抗原表位。人类基因组的鉴定则有助于发现更多特异的早期胚胎表面抗原的编码基因,生产重组免疫原。

人类是个复杂群体,对任何一个抗原表位的免疫反应通常都会有很大的个体差异。某个免疫原对一些人有效而对另一些人可能完全无效。如hCG免疫避孕疫苗在临床实验中显示80%有效,LDH-C4疫苗则为85%有效。实践经验提示,一种免疫避孕疫苗的免疫避孕效果应该达到口服固醇类避孕药的有效率,即95%有效。因此,包括多种靶抗原组合的免疫原的免疫避孕效果可能会更好。免疫避孕疫苗将来很可能会包括多价免疫原或几个精子靶抗原与hCGβ的混合的多价免疫原,会更实用有效。

三、新型疫苗研制技术的应用

（一）DNA 重组技术

黏液瘤病毒是一种痘病毒，兔子易感该病毒，感染了黏液瘤病毒的兔子可发生多发性黏液瘤而死亡。澳大利亚、智利等国家，由于某些动物，如兔子数量剧增，严重破坏自然植被，造成水土流失，因此，利用抗生育方法控制兔子种群数量为保护自然环境的有效方法。以黏液瘤病毒为载体，利用 DNA 重组技术，把与兔子生育关键的基因插到黏液瘤病毒中，该病毒在复制过程中相应的靶蛋白得到表达。感染了 DNA 重组黏液瘤病毒的兔子，因体内产生靶蛋白的抗体，而干扰兔子生育过程。这仅是动物的体外试验，其实 hCGβ 亚单位免疫制剂的研究，也有采用 DNA 重组技术。

（二）核酸疫苗技术

核酸疫苗在免疫避孕药剂的研究中也显示出较大的发展潜力和应用前景。如用带有人生长激素 HGH 基因的核酸疫苗，用基因枪在大鼠生殖道黏膜、派氏淋巴结、腹部皮肤进行免疫，结果三条途径均可诱导抗体产生。目前，对人 hCGβ 亚单位核酸疫苗已进行了较为深入的研究，在小鼠模型上取得了较满意的结果。

（三）偶联蛋白与佐剂技术

印度 NII 用羊垂体促黄体素 α 亚单位（OLH-α）与人 hCG-β 形成的异种二聚体偶联 DT 或 TT 形成 OLH-α/hCG-β-DT 或 OLH-α/hCG-β-TT 疫苗；我国用人 hCGβ 亚单位偶联 TT 吸附氢氧化铝佐剂形成 hCG-β-TT-Al(OH)$_3$ 疫苗，在完成非人灵长类安全性和毒理学试验基础上，分别开展了 I 期、II 期临床试验，安全有效。

四、展望

采用基因变异技术，影响生殖细胞产生精子、卵子的能力，这类实验在大鼠模型上已初获成功。遗传学、生物学、免疫学、细胞分子生物学等学科的发展，将会对免疫避孕疫苗研制的突破创造条件、带来机遇，免疫避孕疫苗的临床应用将成为现实。

思考题

1. 免疫避孕疫苗研究有何意义？其与常规避孕方法有何不同？

2. 免疫避孕疫苗研究的难点及影响因素有哪些？如何设法解决？

（王净　窦骏）

第二十八章 自身免疫病疫苗

如果免疫系统识别"自己"与"非己"功能异常,会把"自家人"当作"入侵者"而攻击,导致"机体平衡紊乱"发生自身免疫病。"自己"成分如何能避免"躺着中枪"又能与免疫系统和平共处呢? 或许自身免疫病疫苗能助您一臂之力。

第一节 概 述

机体对外来抗原免疫应答的结果通常是将其清除。自身免疫(autoimmunity,AI)是机体免疫系统对自身成分发生免疫应答,存在于所有的个体,通常情况下不会对机体产生伤害,但若对自身成分持续不断地攻击,造成自身细胞破坏、组织损伤或功能异常,则会引起自身免疫性疾病(autoimmune disease,AID)。

一、自身免疫病的基本特征

自身抗体和/或自身反应性 T 淋巴细胞介导的对自身成分发生的免疫应答是 AID 发生的主要原因,与其他疾病相比有下述特点:

1. 患者体内可检测到高滴度自身抗体和/或自身反应性 T 淋巴细胞。

2. 自身抗体和/或自身反应性 T 淋巴细胞介导对自身细胞或组织成分的免疫应答,造成损伤或功能障碍。

3. AID 病情的转归与 AI 反应强度密切相关;病变组织中有免疫球蛋白(Ig)沉积或淋巴细胞浸润;易反复发作,用免疫抑制剂治疗有效。

4. 通过血清或淋巴细胞可被动转移疾病,应用自身抗原或自身抗体可复制出相似病理变化的动物模型。

5. AID 发生有一定的遗传倾向,并与性别和年龄相关,多见女性与老年人。

二、常见的自身免疫病

AID 可分为器官特异性 AID 和全身性 AID。

1. 器官特异性 AID:患者的病变局限于某一特定的器官,典型的疾病有:

（1）桥本氏甲状腺炎（Hashimoto's thyroiditis）；

（2）突眼性甲状腺肿（Graves'disease）；

（3）胰岛素依赖的糖尿病（insulin-dependent diabetes mellitus，IDDM）；

（4）重症肌无力（myasthenia gravis，MG）；

（5）实验性自身反应性脑脊髓膜炎（experimental autoimmune encephalomyelitis，EAE）；

（6）自身免疫性心肌炎（autoimmune myocarditis，AM）；

（7）海曼肾炎（Heymann Nephritis，HN）。

2. 全身性 AID：又称系统性 AID，病变可见于多种器官和组织。

（1）系统性红斑狼疮（systemic lupus erythematosus，SLE）；

（2）类风湿关节炎（rheumatoid arthritis，RA）；

（3）多发性硬化症（multiple sclerosis，MS）。

AID 是临床常见、治疗困难的一大类疾病，虽然可用控制微生物感染、免疫抑制剂、细胞因子抗体或受体阻断剂对 AID 进行治疗，但疗效不尽人意。运用生物学方法特异性地抑制自身反应性淋巴细胞是防治 AID 的较理想方法，也是治疗这些 AID 最终解决的途径。AID 疫苗的研究是采用免疫学方法诱导患者免疫系统对自身成分发生免疫耐受，从而防治 AID。目前研究尚处于基础阶段，特别是对于 AID 疫苗的许多免疫学机理均在探索之中。近年来 T 细胞受体与 AID 的关系得到广泛研究，在此基础上产生的治疗性肽疫苗、T 细胞疫苗、T 细胞受体核酸疫苗作为治疗 AID 的新方法，显示了良好的效果及广阔的应用前景。但 AID 治疗性疫苗用于AID 的防治还处于动物实验或临床试验阶段，距离成为一种特殊的疫苗在临床上应用还有漫长的路程。

第二节　自身免疫病疫苗

传统的疫苗是用来激发机体产生抗体预防已知的感染性疾病，起到预防作用；而 AID 疫苗必须起到治疗性作用，用来解决或控制正在机体进行的自身免疫反应。两者尽管有不同，但研究 AID 疫苗要像研究感染性疾病疫苗一样，有许多相同的问题要考虑到，关键点是 AID 疫苗必须强调能治疗 AID。基于自身抗原相似性的 AID 治疗性疫苗，来特异性地靶向自身反应性的淋巴细胞，是抑制 AID 的途径。以自身抗原为基础的全身性的免疫治疗存在多种机制，以往的研究探索了不同的治疗性疫苗，主要有以下几种：

一、治疗性肽疫苗

（一）治疗性肽疫苗的理论基础

用自身抗原的 Th 细胞表位代替完整抗原进行 AID 的免疫耐受研究，即治疗性肽疫苗。相对于完整或大分子抗原,肽疫苗更容易诱导机体免疫耐受,而且可大规模化学合成,易于纯化,使用也相对安全,因此,对 AID 肽疫苗的探索逐渐成为 AID 防治研究的热点。有研究提示,在特定的免疫耐受研究中,可能涉及诱发 T 细胞凋亡、产生调节性 T 细胞、T 细胞受体拮抗作用及免疫偏移等机制。现已明确不论是内源性或外源性抗原必须经过抗原提呈细胞(APC)内部的蛋白酶降解以后,以 9~12 或 12~17 个短肽与 MHC-Ⅰ或 MHC-Ⅱ分子形成复合物,再分别提呈给 CD4$^+$ 或 CD8$^+$ T 细胞表面,激活 T 细胞。与其他种类肽疫苗研究一样,自身抗原表位的筛选和鉴定是 AID 治疗性肽疫苗研究的关键。较为成熟的 Th 细胞表位筛选方法包括肽扫描技术、噬菌体库展示技术和肽洗脱技术等。由于免疫系统本身结构复杂,在遗传因子的控制下,个体差异又大,要研制对于不同遗传背景的病人都有益而无害的肽类制剂仍为艰巨的任务。

(二)治疗性肽疫苗应用

AID 的发病机制复杂,一些非器官特异性 AID 可能涉及多种自身抗原,而自身抗原较为单一的器官特异性 AID 治疗性肽疫苗的研究则相对简单,一些治疗性肽疫苗已经进入Ⅱ期或Ⅲ期临床试验阶段。

1. MS 治疗性肽疫苗　　MS 是由自身反应性 CD4$^+$ T 淋巴细胞介导,以中枢神经系统血管周围单核细胞浸润和白质脱髓鞘为特征的神经系统 AID,其自身免疫攻击的靶点主要是髓磷脂碱性蛋白(MBP),神经元脱髓鞘后死亡,导致患者运动功能进行性减退。EAE 是公认的 MS 理想动物模型,在临床、生化、免疫及病理等诸方面都具有与 MS 相同的特征。MS 的自身抗原来源于中枢神经的髓鞘,其中 MBP 和蛋白脂蛋白(PLP)是主要自身抗原,目前 MS 肽耐受研究多基于这两种抗原。

Cop1 是一种已经通过临床试验的抗复发-缓解型 MS 的治疗性肽疫苗,它是由大量 L-丙氨酸、少量 L-谷氨酸、稍多量 L-赖氨酸和一些 L-酪氨酸混合形成的带正电荷的氨基酸随机共聚物,结构类似带正电的 MBP,在抗体水平和 T 细胞水平和 MBP 有显著的免疫交叉反应。Cop1 只对 MS 和 EAE 起作用,诱导免疫耐受在多种动物的 EAE 模型(包括猪、兔、恒河猴和狒狒等)中获得了成功,在随后的Ⅱ期和Ⅲ临床试验中,Cop1 可以明显减缓 MS 患者的疾病进程、改善神经系统症状、降低复发率和脱髓鞘斑块的程度,而且,长期应用 Cop1 没有观察到对 MS 患者免疫和其他系统的损伤。Cop1 在 EAE 中的抑制效应不受特殊种群、疾病类型或用于诱导 EAE 的致脑炎物质的限制。Cop1 的免疫抑制作用包括对致脑炎肽的竞争性抑制、调节性 T 细胞(Treg)的抑制作用和竞争性抑制 MBP 或其他髓磷脂相关蛋白与 MHC Ⅱ类分子及 T 细胞受体的结合作用。

2. MG 治疗性肽疫苗　　MG 是神经肌肉接头处获得性慢性进展性 AID,其自身免疫攻击的靶点主要是位于突触后肌肉终极板上的烟碱型乙酰胆碱受体(AChR)。自身抗体通过阻碍乙酰胆碱与受体的结合、影响突触传递而使骨骼肌变得无力。实验性自身免疫性重症肌无力是公认的 MG 动物模型。T 细胞在 MG 的发生中起重要作用。AChR-α亚基的 195~212 和259~271 是对致肌无力肽反应性高的 SJL 小鼠和 BALB/c 小鼠的免疫显性 T 细胞表位。通过口服免疫耐受发现,这两个表位均可以有效诱导机体对 AChR 的免疫耐受,改善实验小鼠的临床症状,而没有影响机体其他免疫反应。

3. IDDM 治疗性肽疫苗　是一种 T 细胞介导的针对胰岛 β 细胞选择性破坏的 AID,表现为胰岛细胞中单核细胞浸润以及产生胰岛 β 细胞的自身抗体,活化的自身反应性 T 细胞对胰岛 β 细胞发生攻击,导致胰岛素分泌缺乏,发生糖尿病。已发现与 IDDM 发病有关的自身抗原有胰岛素、胰岛素原、谷氨酸脱羧酶 GAD65、蛋白磷酸酶 I - A2 和热休克蛋白(HSP)60 等。NOD 小鼠(nonobese diabetic mice)是公认的 IDDM 动物模型,用 1 型糖尿病自身抗原——HSP 60 的一段多肽序列作为免疫耐受疫苗,在 NOD 小鼠可以显著抑制 NOD 小鼠胰岛的炎症,干扰自身免疫进程,阻止胰岛 β 细胞的破坏,对疾病进展期的 NOD 小鼠发挥有效治疗作用。

4. SLE 治疗性肽疫苗　SLE 是一种累及多个器官或系统的、由多种自身抗体介导的 AID,其发病涉及遗传和环境等多因素。对关键或主要自身抗原的确定一直是 SLE 研究的难点。目前 SLE 肽疫苗研究比较深入和进展较快的主要有两种表位。

(1) 基于 dsDNA 抗体的 Th 细胞表位耐受研究。B 细胞可以作为 APC 加工、处理内源或外源性 Ig,然后将其表位以 MHC 肽的形式提呈在细胞表面活化 Th 细胞,进而辅助 B 细胞产生自身抗体,这是造成免疫损伤的重要环节。近年来,一些实验室针对 dsDNA 抗体的可变区重链筛选和鉴定出若干表位,对其中的三条表位采用联合静脉途径的方式进行免疫耐受实验,结果显示狼疮鼠的血清 dsDNA 抗体水平显著降低,生存时间延长。但该耐受效应仅仅对较幼龄的、尚未发生狼疮性肾炎的狼疮鼠有治疗作用,而对 20 周龄的狼疮鼠治疗效果则不明显,提示这些表位对狼疮鼠体内已经存在的记忆性 T 细胞无诱导耐受作用。

(2) 基于核小体组蛋白 Th 细胞表位的免疫耐受研究。核小体是 SLE 众多自身抗原中的一种,在细胞凋亡过程中,核酸内切酶活化后,切割核染色质形成的产物,其基本结构包括组蛋白 8 聚体和表面缠绕的约 200 bp 的 dsDNA。狼疮鼠模型核小体可诱导包括 dsDNA 抗体在内的多种致病性自身抗体产生,且可与肾小球基底膜直接结合,介导肾损害。阻断核小体的免疫病理反应,可以明显减轻蛋白尿症状,延长狼疮鼠存活时间,提示核小体可能在 SLE 的发病中发挥重要作用。以 NZW 型狼疮鼠为研究对象,进行了核小体表位的肽耐受研究显示,核小体表位肽不但可以阻断 3 月龄和 18 月龄狼疮鼠致病性抗体的产生,推迟其肾炎的发生时间,延长其生存时间。

5. RA 治疗性肽疫苗　RA 是一种病因尚不明确的全身性 AID。研究发现,在 RA 患者滑膜中有大量炎性细胞浸润,其中近 50% 为 T 细胞,且多处于激活状态。活化的 T 细胞与滑膜巨噬细胞(Mφ)相互作用,分泌细胞因子(CK),刺激滑膜细胞释放胶原和蛋白酶,造成关节和软骨的损伤。主要临床表现为慢性、进行性、对称性及多滑膜关节炎和关节外病变。针对人软骨糖蛋白(HCgp - 39)和 HSP 的免疫应答可能与 RA 发病有关。

RA 目前仍属于难治性疾病。近年来对 RA 治疗性肽疫苗的研究,有的取得了较大的进展。HCgp - 39 是人类 RA 重要的自身抗原成分之一,AG4236 是来源于 HCgp - 39 的 13 个氨基酸的短肽。有人用该肽对 31 例 HLADRB1 - 0401 阳性 RA 患者进行了 6 周的耐受治疗显示,该短肽具有较好的耐受效果,没有对免疫系统的普遍性抑制等副作用。

细菌的 HSP 与人的 HSP 有高同源性,来自大肠杆菌和许多其他细菌的 DnaJ 类 HSP 的共有序列 PQJKK 作为一个表位,可特异性地诱导 RA 病人的强免疫应答。DnaJp1 是基于 HSP 设计的肽,它能结合大多数的 HLA 等位基因,并能抑制炎症反应。早期 RA 病人口服 DnaJp1 半年的临床试验表明,其没有副作用,抗原特异 T 细胞反应从炎症反应前的 Th1 型转化为 Treg。进一实验表明,在 RA 病人中 T 细胞旁路激活对 DnaJp1 的免疫应答,这一活化模式能有效治疗已患 RA 的病人,可单独作用或者与其他生物或药学疗法一起发挥作用。

此外,2011 年 2 月欧洲风湿病防治协会(European League Against Rheumatism,EULAR)提出对自身免疫炎性风湿病(autoimmune inflammatory rheumatic diseases,AIIRD)患者接种疫苗 8 个关键问题的 13 条建议(见表 28-1)。

表 28-1　EULAR 关于 AIIRD 成人患者疫苗接种的 13 条建议(引自赵明,2011 年)

建议	推荐级别	平均支持程度评分
1. 在初诊 AIIRD 患者时,应了解患者的疫苗接种情况	D	9.50
2. AIIRD 患者在病情稳定时接种疫苗是最理想的	D	8.88
3. 免疫功能受到抑制的 AIIRD 患者应尽可能避免接种减毒活疫苗	D	9.25
4. 正在接受改变病状况抗风湿药物(DMARDs)及肿瘤坏死因子(TNF)-α 拮抗剂治疗的 AIIRD 患者,可以接种疫苗;但对于针对 B 细胞的生物制剂来说,则最好在治疗开始之前接种疫苗	B	9.13
5. 强烈建议 AIIRD 患者接种灭活的流感疫苗	B—C	9.00
6. 强烈建议 AIIRD 患者接种 23 价肺炎菌多糖疫苗(23-PPV)	B—C	8.19
7. AIIRD 患者接种破伤风类毒素应参考一般人群的推荐意见。对于在过去 24 周内应用过利妥昔单抗的患者,建议应用破伤风免疫球蛋白行被动免疫	B—C	9.19
8. AIIRD 患者可以考虑接种带状疱疹疫苗	C—D	8.00
9. 部分 AIIRD 患者应考虑接种人类乳头瘤病毒(HPV)疫苗	C—D	8.44
10. 脾功能减退或无脾的 AIIRD 患者,推荐接种肺炎球菌、流感嗜血杆菌 B 和脑膜炎球菌 C 疫苗	D	9.50
11. 有感染甲型和(或)乙型肝炎风险的 AIIRD 患者,推荐接受相应的疫苗	D	9.13
12. 准备旅行的 AIIRD 患者可根据一般原则接种疫苗,但是有免疫功能受损的患者应尽量避免使用减毒活疫苗	D	9.25
13. 不建议 AIIRD 患者接种卡介苗	D	9.38

注:平均支持程度评分:0 分:完全不赞成;10 分:完全赞成。

EULAR 在 2014 年对这些建议进行了更新,2019 年 8 月,EULAR 在 Ann Rheum Dis 杂志上再次在原来的基础上进行更新。这次更新是通过多篇综述文献复习,基于大量临床研究证据和专家意见,对疫苗接种对 AIIRD 患者感染的发病率、疫苗接种的有效性和安全性、抗风湿药治疗对 AIIRD 患者对疫苗接种反应性、疫苗对 AIIRD 患者家族的影响等进行了全面回顾,提出 AIIRD 患者接种疫苗的 6 项原则和 9 条建议。如 AIIRD 患者可接种灭活疫苗而谨慎使用减毒活疫苗;强烈推荐大多数 AIIRD 患者接种流感和肺炎球菌疫苗;破伤风类毒素和人乳头状瘤病毒疫苗也应在 AIIRD 患者接种；病情严重的 AIIRD 患者应接种甲肝、丙肝和带状疱疹疫苗，等等。这些建议是因为 AIIRD 常应用糖皮质激素类和改善疾病的抗风湿药（disease - modifying antirheumatic drugs，DMARDs），如常规合成的 DMARDs、生物 DMARDs 和靶向合成的 DMARDs 等免疫抑制治疗，增加了 AIIRD 患者潜在感染风险。可见，2019 年 EULAR 推荐的这些疫苗在 IIRD 患者接种，是对 AIIRD 管理提供的最新指导意见。

二、TCR 核酸疫苗

（一）TCR 核酸疫苗的理论基础

T 细胞受体（TCR）核酸疫苗是一种应用致病性 T 细胞克隆型的 TCR 部分基因制作的核酸疫苗，在机体内表达后可以诱导特异性的免疫应答，选择性抑制致病 T 细胞克隆的功能或对其进行杀伤而发挥治疗作用。目前在 AID 和移植排斥反应的治疗中已有 TCR 核酸疫苗的报道。有关核酸疫苗在本书的其他章节已有讨论，本章只涉及在 AID 中 TCR 核酸疫苗研究的进展和相关问题。

TCR 的 α、β 链的可变区各有 3 个高变区，又称互补决定区（complementary determining region，CDR），即 CDR1、CDR2 和 CDR3。TCR 与 MHC -多肽分子结合形成 TCR - MHC 多肽复合物，其中 CDR1、CDR2 主要与 MHC 分子相结合，CDR3 直接与抗原肽结合。由于每种 CDR3 链的核苷酸序列具有特异性，因此，常用 CDR3 谱型分析来确定 T 细胞克隆型。在 AID 中，该方法能帮助阐明致病的 T 细胞类型和疾病的发病机制，可为特异性免疫治疗提供依据。TCR 能与一系列配体发生结合而非仅有某一个特定的配体，这被称为"TCR 退化"（TCR degeneracy）。TCR 退化现象的存在是为了适应宇宙中包罗万象的抗原性物质，弥补自身 TCR 有限性的不足，同时也可以加快应答的速度。

研究者起初认为 CD8$^+$ T 细胞可以捕杀表达特异 TCR 的靶 T 细胞，但是细胞毒杀伤作用无法解释为什么针对单一 TCR 克隆的核酸疫苗能有效治疗多克隆自身反应性 T 细胞引发的 AID。Th1/Th2 模式理论认为，Th1 分泌 IL - 2、INF - γ、TNF - β，参与 AID 的发病；Th2 分泌 IL - 4、IL - 10 及 TGF - β，可以抑制病变的发展。病原体会通过其表面成分改变 Th1/Th2 之间的平衡而发生免疫偏离（immune deviation）、免疫缺陷或通过免疫细胞间相互作用加重病理过程。根据 Th1/Th2 模式，针对一种 T 细胞表型的核酸疫苗能改变一系列致病 T 细胞表型，T 细胞从分泌 Th1 型 CK 转化到分泌 Th2 型 CK 起到治疗作用。

（二）TCR 核酸疫苗的应用

与疫苗防治细菌和病毒感染不同的是，前者可直接选用已经确定的有免疫原性的分子作为疫苗，而 AID 研究的第一步要确定病变器官中的何种组织抗原是受免疫攻击的靶抗原。实验证明，在 AID 中有特异性的自身反应性 T 细胞浸润，且表现为有限的几种 αβ T 细胞克隆参与致病，这些 T 细胞克隆的 TCR 仅是高变区的一小部分参与针对自身抗原的反应，针对这一段 TCR，制作 TCR 核酸疫苗，选择性地清除或者灭活自身反应性 T 细胞，起到治疗 AID 作用而不会影响免疫系统的正常功能。

1. MS－TCR 核酸疫苗　MS 发病主要与特异性自身反应性 CD4$^+$T 细胞有关。MS 病人脑脊液中表达的 Vβ 类型具有限制性,每个患者表达的类型不同,但在疾病的不同阶段检测的结果相似。有研究结果提示 TCR 退化和分子模拟在 MS 的发病中扮演着重要角色。在对 MS 患者的 TCRCD3 区进行谱型分析得知,MS 患者和正常人检测结果相比,Vβ5.2 T 细胞在患者的外周血中增高明显;大部分患者 Vβ5.2 T 细胞的扩增具有阶段性或贯穿整个病程,而且 HLA Ⅱ 类分子都表达与 MS 的易感性紧密相关等位基因 HLA DRB1 * 1501。用经照射的自身反应性 T 细胞制成疫苗免疫 MS 患者后,体内可检测出抗 CDR3 肽段的抗独特型抗体,与反应性 T 细胞结合,可阻碍该类 T 细胞对抗原的识别和活化。

2. RA－TCR 核酸疫苗　有实验表明,RA 患者表达 CD45RB^{bright}、CD45RA$^+$、CD62L$^-$ 的异常 T 细胞亚群,且有大量 T 细胞表面同时表达了 CD45RA 和 CD45RO。推测是感染促使 RA 患者体内的初始 T 细胞发生扩增并分化成为非典型、高反应状态的 T 细胞。这些分化的 T 细胞可能与 RA 的慢性感染过程有关。对 TCR Vβ 家族在 RA 发病中的作用研究发现,如在 RA 患者外周血和滑膜中 Vβ 的表达无明显限制性,滑膜中主要表达的有 Vβ6Vβ17、Vβ22,其中 Vβ17 的表达水平明显提高。有人构建了 Vβ17、Vβ14、Vβ3TCR 核酸疫苗为 48 名 RA 患者治疗,证明该疫苗对一部分患者有治疗性作用。

3. HN－TCR 核酸疫苗　HN 是一种 AID 膜性肾病的大鼠模型。使用肾小管抗原 Fx1A 的粗提取物免疫 Lewis 大鼠制备 HN 模型。通过 TCR CD3 谱型分析得到 TCR Vβ5、Vβ7、Vβ13 与 Jβ2.6 相连基因表达的 T 细胞克隆,是引起肾小球损伤的关键因素。有人将 Vβ5、Vβ7、Vβ13 与 Jβ2.6 相连基因的(NP)cDNA 构建的 TCR 核酸疫苗免疫大鼠,在第 6、8、10、12 周分别测定大鼠蛋白尿,疫苗组的蛋白尿量与对照组相比显著减少,在第 12 周对肾小球的检测也表明 Mφ 和 CD8$^+$T 细胞浸润明显低于对照组。说明该疫苗在大鼠体内诱导特异性自身抗体,可能同 Vβ 链结合直接限制了这些 T 细胞的活化、克隆扩增及表达致病性 CK 的能力。

4. EAE－TCR 核酸疫苗　在 Lewis 大鼠 EAE 模型中骨髓中表达 TCR Vβ8.2 的 T 细胞,在整个发病过程中始终发生克隆扩增;而用 TCR Vβ8.2 构建的 TCR 核酸疫苗对 EAE 模型的 Lewis 大鼠有保护作用。研究者认为这是由于 Vβ8.2 把 T 细胞由分泌 Th1 型的 CK 转成分泌 Th2 型 CK 而不是致病性的 T 细胞发生了死亡。但是在其他一些实验中,疫苗发挥抑制作用并不表现 Th2 偏性,Vβ8.2 T 细胞也并非唯一的致病 T 细胞,病灶局部的 T 细胞呈多克隆扩增,主要的致病性 T 细胞的 CDR3 区的序列较保守。

5. AM－TCR 核酸疫苗　AM 也称巨细胞性心肌炎,是一种 CD4$^+$T 细胞介导的 AID,与病毒感染有关。其表现为弥漫性心肌坏死并伴有多核巨细胞浸润。AM 患者外周血中抗心肌肌球蛋白(或其他自身免疫原)的自身抗体检出率高。AM 常与某些 AID 如 RA、SLE 等相关,反复发作可导致扩张型心肌病,预后不良。有人用 Vβ8.2、Vβ10 基因制成 TCR 核酸疫苗免疫实验性 AM 大鼠,结果病鼠的组织损伤程度降低,有一定的治疗作用。

三、T 细胞疫苗

1981 年 Ben－nun 提出用灭活的自身反应性 T 细胞作为疫苗接种,可以特异地预防和治疗

AID。T细胞疫苗(T cell vaccine,TCV)是由抗原活化的特异性自身反应性T细胞经化学或物理的方法灭活制备而成。TCV可诱导机体免疫调节网络产生特异性抑制功能,来清除自身反应性T细胞而用于AID的预防和治疗,其在诱导移植免疫耐受等领域也有较广泛研究。

(一)TCV的理论基础

能识别自身抗原的自身反应性T细胞是机体T细胞库的一部分。在机体内环境稳定情况下,这些自身反应性T细胞受抗独特型T细胞限制,处在数量较少、活性较低的静止状态,一旦外来因素打破机体内稳定状态,自身反应性T细胞被激活并移至局部炎症中心,引起相应的病理变化。抗独特型调节型T细胞可通过识别靶细胞TCR的独特型(主要是CDR3)来调节自身反应性T细胞,根据这一原理,人们提出TCV接种。

$CD4^+CD25^+foxp3^+$调节性T细胞($CD4^+CD25^+foxp3^+Treg$)经TCR介导的信号活化后,产生特异的抑制作用,从而清除具有自身反应性的T细胞。$CD4^+CD25^+foxp3^+Treg$可以逆转动物模型的IDDM,用于开发有治疗潜力的TCV。

临床试验结果表明,绝大部分MS患者免疫TCV后产生的应答,是针对MBP反应性T细胞克隆,有31%调节性T细胞克隆为$CD8^+$T细胞,后者可特异性地裂解免疫T细胞,而不能裂解PHA激活的非特异性T细胞。这些调节性T细胞属于抗独特型T细胞,只对进行免疫的T细胞有专一性的识别能力,识别的靶目标是TCR分子。其余69%的调节性T细胞克隆为$CD4^+$T细胞克隆。$CD4^+$与$CD8^+$抗独特型T细胞克隆,对于MBP反应性T细胞及PHA活化的T细胞的增殖反应和抑制作用不尽相同。

(二)TCV的临床应用

对易患AID的动物预防性地注射灭活的自身反应细胞,则可对随后的致病性诱导起预防作用。该实验曾在一系列以T细胞致病为主的AID中得以证实,包括IDDM、EAE、RA和甲状腺炎。首次临床实验是1992年,用照射灭活的自身MBP反应性T细胞克隆,对反复发作、慢性进行性MS患者做免疫接种,诱导特异性的抗克隆型应答,以抑制并清除被接种患者体内循环的MBP反应性T细胞。临床试用表明,这种疫苗接种方法安全可行,能被接受,除在接种处偶尔出现皮肤红斑外,无其他副反应。应用照射灭活的MBP反应性T细胞制备的疫苗,可诱导患者产生免疫应答,每次免疫接种后,受试者体内循环的MBP反应性T细胞数量依次减少,3次疫苗接种后,受者体内已不能检出循环的反应性T细胞,提示自身免疫反应性T细胞已被清除。

有人对8例MS患者做免疫接种的临床试用中,采用一系列标准毒理实验证实,患者经皮下注射一定量经照射处理的自身反应性T细胞后,有良好的耐受性,无毒反应。国内有学者曾在上世纪末于美国休士顿进行了TCV临床Ⅰ期和Ⅱ期实验,即用TCV治疗了64例MS患者,证实TCV接种具用良好的治疗效果。此外,TCV在移植免疫等领域也有较广泛研究。

AID疫苗的研究及临床应用,除了大部分用注射方法免疫外,还有一些口服疫苗的研究。早年已发现,经口服摄取某一抗原会导致动物随后对此抗原的免疫反应低下。用口服自身抗原来治疗AID已在一系列不同的动物模型中进行了尝试并取得了一定的疗效。例如Ⅱ型胶原性关节炎、EAE、虹膜睫状炎等。经口服抗原处理后,动物呈现明显的疾病症候群的缓解现象,组织病变的减轻或消失。经口服免疫过的动物,其淋巴细胞对抗原诱导的细胞增生和分泌 CK 的功能均减弱。口服疫苗能大大增强 CD8$^+$ 淋巴细胞的功能,产生大量 TGF - β,对致病细胞的功能起到抑制作用。口服疫苗不仅限于自身抗原,一种称为 copdymer 的合成多肽已在美国和以色列的临床试验和动物实验中证实有治疗 MS 的效果。

第三节　问题与展望

治疗 AID 的理想效果是消除或抑制自身抗原特异的自发免疫应答,而不干扰针对其他抗原的免疫应答。AID 的治疗性疫苗符合这一目的应运而生。以自身抗原为基础的全身性的免疫治疗存在多种机制,如诱发 T 细胞凋亡、诱导产生 Treg、T 细胞受体拮抗作用及免疫偏移,但其临床适用性还存在一些问题:首先,引发自身免疫过程的关键自身抗原仍不明确;第二,由于存在表位扩展现象,源自不同自身蛋白的 MHC - Ⅰ 或 MHC - Ⅱ 分子形成复合物也会促成 AID;第三,AID 中的自身反应性 T 细胞的多样性较复杂,靶向单一 TCR 的途径对于治疗 AID 可能并不充分。总之,大部分在纯种动物中证明有疗效的 AID 疫苗,在进入临床试验或应用时则呈现疗效不够理想的结果。

针对 AID 疫苗研制总的思路为:一是使免疫系统对自身抗原的识别功能降低;二是抑制导致 AID 的自身反应细胞功能。前者主要是通过"免疫耐受"来尝试,后者重点是用疫苗接种方法来增强有抑制功能的 T 细胞和 Treg 的活性。组合治疗的策略及使用还需要进一步探索,未来治疗性疫苗的发展应该注重靶向不同致病过程方法的组合,这将有助于更加全面地探索治疗性疫苗在治疗 AID 方面的潜力。同时,对 AID 机制的研究,任何时候都是防治的重点。最近有国外学者利用 HLA 转基因小鼠研究了 AID 动物模型,这种通用的临床前动物模型有可能加速鉴定和优化在人类不同 AID 中涉及的 HLA 限制性 CD8$^+$ T 细胞表位,用于评价临床前有关 TCV 的效应。

随着人类对 AID 的研究深入,AID 疫苗将成为 AID 的有效治疗方法之一。

思考题

1. AID 疫苗研制主要集中在哪些常见的 AID?
2. AID 疫苗研制面临哪些问题? 如何解决?

(窦骏)

第二十九章 治疗性疫苗

疫苗不但能预防传染病,还能像药物一样用于治疗疾病,真是太神奇了! 您想知道治疗性疫苗能治疗何种疾病吗? 哪些治疗性疫苗将要在临床上应用? 本章阐述的有关治疗性疫苗的内容,会让您大开眼界!

第一节 概 述

从 1796 年英国医生 Edward Jenner 制备牛痘疫苗预防天花,到 1885 年法国微生物学家 Louis Pasteur 研制狂犬病疫苗以及破伤风疫苗和白喉抗毒素等疫苗研制成功,这些疫苗均是在病原微生物急性感染后接种而预防相应的严重疾病,包括当前在研的新冠病毒疫苗。由于狂犬病病毒感染后到狂犬病发作有一个数十天至数月,甚至数年的潜伏期,致使狂犬病疫苗可作为治疗性疫苗成功用于治疗狂犬病,进而推动了疫苗用于治疗慢性感染及肿瘤的研究,即真正意义上治疗性疫苗的启动。如表 29-1 所示,治疗性疫苗的发展经历了前驱期、启动期、发展期、缓慢期和复兴期。

表 29-1 治疗性疫苗的发展分期

时间	分期	代表性事件
1850—1885 年	前驱期	法国内科医生 Auzias Turenme 提出用梅毒患者的软下疳接种治疗梅毒的设想;法国微生物学家 Louis Pasteur 用粗制狂犬疫苗进行"暴露后预防"治疗狂犬病 2 例
1890—1911 年	启动期	德国医生兼微生物学家 Koch 开展了结核分枝杆菌培养液的甘油提取物(类似粗制结核菌素)治疗结核病的临床研究,并因对结核菌素的研究获得 1905 年诺贝尔生理学或医学奖
1912—1947 年	发展期	英国细菌学家 Almroth Wright 报道局部细菌感染可用相应的细菌疫苗治疗
1950—1993 年	缓慢期	抗生素发现,免疫治疗及疫苗治疗废弃;免疫学理论的发展
1993 年至今	复兴期	1981 年 HIV 病毒的发现促进了抗病毒免疫学的发展,抗病毒治疗性疫苗的飞速发展;2010 年针对前列腺癌的肿瘤治疗性疫苗 Provenge(sipuleucel T)上市

与传统意义上疫苗接种于健康个体来预防疾病不同的是,治疗性疫苗是指机体在感染或发生疾病后,通过疫苗"激发"或"唤醒"体内处于"静息"或"睡眠"状态的免疫细胞,诱导特异性或非特异性免疫应答,防止疾病的发生、发展,促进患病机体恢复。除狂犬病疫苗、破伤风疫苗等暴露病原体后预防接种的疫苗外,治疗性疫苗主要用于慢性感染(AIDS、慢性乙肝、慢性丙肝)、

肿瘤以及自身免疫性疾病（AID）等治疗。

治疗性疫苗与预防性疫苗有不同的特征：

1. 预防性疫苗主要作用于健康机体，有普遍性、安全性和有效性，天然结构的病原体蛋白可直接用作疫苗靶抗原；治疗性疫苗的对象为曾经感染的病原体，天然结构的病原体蛋白一般难于诱导机体产生特异性免疫应答，治疗性疫苗必须经过分子设计、重新构建，以获得与原天然病原体蛋白结构类似的靶蛋白。

2. 预防性疫苗旨在预防病原菌的侵入，对已感染机体常无效；治疗性疫苗旨在能"教会"人体免疫系统正确识别"敌人"，打破患病机体的免疫耐受、免疫无能或免疫缺陷。

3. 预防性疫苗接种后主要是看有无保护性抗体产生，可定量评估，结果准确可靠；治疗性疫苗接种后除监测体液和细胞免疫反应之外，尚需结合临床症状、体征、疾病相关实验指标进行综合评估，较为复杂且其准确性尚有争议。

4. 激发的免疫应答类型不同，预防性疫苗接种后主要期望激发体液免疫反应（保护性抗体），病原体一旦进入宿主细胞内，抗体作用减弱；治疗性疫苗应以激发细胞免疫反应为主要目的。此外，治疗性疫苗有时兼具预防功能。

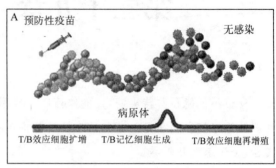

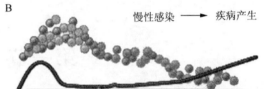

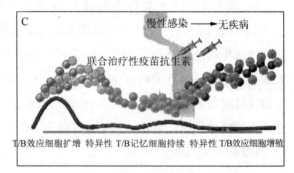

图 29 - 1 预防性疫苗及治疗性疫苗的不同作用

（引自：Brigitte Autran，2004 年）

除上述区别外，治疗性疫苗与预防性疫苗的不同作用如图 29 - 1 所示。

第二节　治疗性疫苗的分类

对治疗性疫苗加以归类，是为了明确治疗性疫苗的受用对象，从而在设计思路、策略、研制、应用等方面综合分析、理解、再认识，使治疗性疫苗研发更加科学，发展更加顺利。基于目前治疗性疫苗集中研究的领域和主要的设计原则，有以下几种分类。

一、依据组成成分分类

治疗性疫苗的核心成分是抗原，它是激发受者针对该抗原产生特异性免疫应答的始动者，因此，治疗性疫苗设计者常在抗原成分上呈多样组合，主要为蛋白质、基因和细胞修饰等三种类型。

（一）核酸疫苗

核酸疫苗基本原理是通过将编码抗原的重组质粒从肌肉、皮下和黏膜表面直接导入机体局部组织，表达该抗原而诱生抗原特异性体液和细胞免疫应答。此外，核酸疫苗骨架中可添加免疫激活序列（1SS）及多种转录、翻译增强元件，如 KOZAK 序列等，在几种水平上增加抗原表达量和免疫原性。核酸疫苗包括 DNA 疫苗和 RNA 疫苗。目前许多新型预防性及治疗性疫苗设计多以 DNA 为基础，如近来研制的 HBV、HCV 和 HIV 疫苗、人乳头瘤病毒（HPV）疫苗等。RNA疫苗近年也逐渐兴起，如 RNA 修饰的树突状细胞（DC）疫苗用于肿瘤治疗性疫苗的设计。核酸疫苗经过近三十年研究，虽然显示出良好的免疫原性，但与蛋白类疫苗相比，免疫原性仍不够强，所以常辅以 DNA 佐剂、细胞因子、免疫增强剂等佐剂以达到增强核酸疫苗靶抗原免疫原性。

（二）蛋白质重构复合性治疗性疫苗

治疗性疫苗所针对的主要对象是已经感染或已患病者，在这些人体中存在不同程度的免疫无能和免疫耐受状态。治疗性疫苗必须能有效地打破和逆转这一免疫耐受状态。普通疫苗的靶抗原多为天然结构抗原成分，无法在上述人体中诱导免疫应答。因此治疗性疫苗必须改造靶抗原的结构或组合，使其相似而又有异于传统疫苗的靶抗原，才有可能重新唤起患者的有效性免疫应答。对于蛋白质疫苗，可在蛋白质水平上进行修饰，如脂蛋白化；或在结构或构型上改造，如固相化、交联、结构外显及构象限定等；还可在组合上可有多蛋白的复合及多肽偶联等，如免疫复合物治疗性疫苗则将两种蛋白质组合为一体使免疫原性得以提高，又如抗原化抗体治疗性疫苗则在基因水平上对抗原和抗体的组合进行了重构，使靶抗原更具病原体天然感染的构型等。

（三）多基因修饰细胞疫苗

以细胞为组成的疫苗是肿瘤治疗性疫苗设计的热点，主要有肿瘤细胞和 DC 疫苗。肿瘤细胞中包含有广谱的肿瘤抗原，但通常缺乏协同刺激分子、细胞因子、趋化因子等难以有效识别和激活免疫细胞。故常以辅助分子同时修饰肿瘤细胞和 DC，增强其免疫原性，达到治疗性目的。所用的修饰分子有细胞因子 IL-2、IL-12、IFN-γ、GM-CSF、IL-21 等，协同刺激分子有B7-1、B7-2、CD40、CD40L、CD28、CD3 等，趋化因子有 IP-10 等。为便于辅助分子的长期表达，常以基因形式修饰细胞；修饰可发生于多环节上，如偶联表达、共构建、共注射等，在各种治疗性疫苗中辅助作用不尽相同。

二、依据治疗疾病种类分类

（一）针对感染性疾病的治疗性疫苗

不同病原体感染所导致的感染性疾病病程及机制有别。如 HIV 主要侵犯人体 $CD4^+$ T 淋巴细胞，直接破坏免疫系统而致获得性免疫缺陷；HBV 持续感染导致慢性肝炎和肝损伤。感染性疾病通常伴随病原体的持续存在和 Th1 型免疫应答的下调,病毒对机体造成反复持续性感染是慢性病毒性疾病长期迁延不愈的原因。结核菌感染所致的结核病常呈慢性反复长期不愈,患者 T 淋巴细胞功能减低,Th2 型免疫应答上调,而 Th1 型免疫应答下调,被吞噬的结核菌在胞内不易被清除。因此,针对这些特点设计的治疗性疫苗重点在于清除病原体的持续性感染和上调 Th1 型免疫应答,包括病毒、细菌和寄生虫治疗性疫苗等。病毒治疗性疫苗的研究最为深入和广泛,研究热点有 HIV、HBV、HCV、HPV、流感病毒等。细菌感染性疾病主要是结核病,麻风病及幽门螺杆菌治疗性疫苗等。寄生虫感染病如疟疾、弓形虫病、血吸虫病等的治疗性疫苗也在研究及临床试验中。

（二）针对肿瘤的治疗性疫苗

肿瘤治疗性疫苗与其他治疗肿瘤的方法不同,它不能阻止疾病,而是试图动员免疫系统识别异己恶性细胞,即通过"唤醒"机体的免疫细胞来达到治疗目的,从而具有高度特异性。近年来,肿瘤细胞、基因工程、多肽和基因治疗性疫苗的研究都取得了可喜的进展。其激活机体的特异性 CTL、产生抗肿瘤的保护性免疫应答的作用在动物实验和临床试验中已得到肯定;多种疫苗已经上市。

（三）针对自身免疫病的治疗性疫苗

系统性红斑狼疮(SLE)、类风湿关节炎(RA)、自身免疫脑脊髓炎(EAE)等 AID,严重危害人类的生命和影响健康中国战略,是治疗性疫苗致力解决的一类疾病。其致病机理有别于感染性疾病和肿瘤,主要是对自身抗原反应的克隆不能有效清除或耐受。AID 发病与自身免疫表位诱生的 Th 细胞应答有关,其治疗性疫苗设计的重点在于重新消除对自身抗原的特异反应性 T 细胞克隆。目前发展了用自身抗原的 Th 细胞表位代替完整抗原来进行 AID 的免疫耐受研究,即治疗性肽疫苗(详见 AID 疫苗章节)。

（四）针对超敏反应治疗性疫苗

超敏反应治疗性疫苗的设计有多种思路,例如细菌未甲基化的 CpG 基序或人工合成的 CpG 寡核苷酸被认为具强免疫调节力,可诱导 Th1 免疫反应,从而有效抑制 Th2 依赖的超敏反应。Peng 等在蚊唾液抗原(rAed s2)致 I 型超敏反应小鼠模型中,研究了合成 CpG 寡核苷酸疫苗对未发生或已经发生 IgE 应答的治疗作用,如给予小鼠 CpG 寡核苷酸与 rAed a2 混合疫苗,可成功抑制特异性 IgE 和 IL-4、IL-5 的分泌,相应地血液中 IgG2a、IL-12 及 T 细胞 IFN-γ、IL-12 分泌增加;提示该疫苗用于调整免疫偏离、有治疗超敏反应疾病的潜力。

（五）针对移植排斥反应的治疗性疫苗

治疗性疫苗可通过封闭协同刺激分子、诱导对移植物的免疫耐受、减轻移植慢性排斥反应来延长移植物的存活期。未成熟 DC 疫苗诱导免疫耐受是当前的一个研究热点,以低剂量 GM-CSF 可诱导小鼠骨髓来源的 DC 维持未成熟状态,其呈递抗原能力增强,而诱生同种移植物特异性 T 细胞应答能力下降,在心脏移植前 7 天注射该疫苗,可使移植物存活时间由 8 天提高至 100 天以上。对移植物或宿主细胞协同刺激分子 B7.1/B7.2 及 CD28/CTLA4 的阻断研究也显示:封闭宿主 B7.1 功能可提高耐受。

第三节　治疗性疫苗的基本原理和设计策略

在开发和设计一个治疗性疫苗之前,必须对相关病原体在疾病发生发展过程中的致病机理以及相关临床疾病有一个清晰的了解,方可有的放矢地去设计,并将治疗性疫苗有机融合到疾病的综合治疗中去。通常情况下,机体在传统抗感染/抗肿瘤治疗的过程中,不能产生有效的作用时,通过治疗性疫苗的诱导和强化患病机体的免疫功能,可抵抗致病病原体和肿瘤细胞,防止严重并发症的产生。治疗性疫苗对 HIV 感染导致的获得性免疫缺陷,HBV 感染导致的肝炎、肝硬化和肝癌,HPV 感染相关肿瘤等,在临床应用中有一定作用,但确实效应尚在评估中。

为增强治疗性疫苗的疗效,不仅需要了解治疗性疫苗的作用原理,亦需知晓存在的瓶颈和挑战,才能更好地去设计和优化治疗性疫苗。疫苗的设计主要涉及靶抗原、佐剂和递送系统三个主要方面,既要对疫苗靶抗原进行选择、重组和组合,又要选择相应的个体化疫苗佐剂,还要选择不同的疫苗递送方式,对治疗性疫苗进行优化。在实际应用上,一方面要结合患病机体的整体状态(免疫平衡方向等),另一方面还要考虑综合治疗的时机,选择合适的接种模式,将治疗性疫苗发挥到最大作用。

一、治疗性疫苗的基本原理和面临的挑战

除 AID 以外,大多数疾病患者对靶抗原免疫无能或耐受。如何打破或者消除这种免疫耐受状态是治疗性疫苗的切入点,也是靶抗原选择和设计的最重要一环。在治疗性疫苗的这些设计过程中,同样面临很多问题和挑战。

第一,治疗性疫苗和预防性疫苗在作用机制上的差异。在治疗性疫苗设计之前,尽可能地去了解对机体免疫保护和慢性感染/肿瘤之间的关系,应注意慢性感染情况下,机体的免疫防御机制和病原体初次感染时的差异性,例如病原初次入侵时抗体的作用很关键,但一旦病情进展为慢性感染状态,T 细胞免疫对感染细胞的免疫防御更为重要。预防性疫苗则是接种后诱导病原体特异性的免疫记忆尤为重要,是确保机体在受到同样病原体再次攻击时可以迅速产生有效的保护作用;而在慢性持续性感染状态下,治疗性疫苗不仅要诱导效应细胞产生免疫记忆,具有长期存活和增殖能力,更需要诱导 T 细胞产生直接杀死病原体能力。因而,即使是针对同一个病原体,治疗性疫苗和预防性疫苗所靶向的抗原也不可能完全一致;一个成功的预防性疫苗并不能保证其可用作治疗性疫苗。

第二,治疗性疫苗接种的最佳剂量和时机。一般情况下,造成慢性感染的病原体对机体的持续刺激会造成免疫耗竭;同时感染细胞在递呈病原体时常常缺乏共刺激分子,导致免疫刺激的不完全和 T 细胞失能。治疗性疫苗不仅要面对这种不利的免疫环境,即慢性感染时病原体尚在不断增殖复制,治疗性疫苗还必须刺激机体产生远强于预防性疫苗的免疫反应,才可能有

效地控制病原体。由于治疗性疫苗给予的刺激抗原的剂量难以与已感染机体的病原体相比,同时机体内已有的抗原特异性 T 细胞克隆亦会在一定程度上限制新的 T 细胞克隆产生,这些都是治疗性疫苗设计的面临困扰和挑战。

第三,治疗性疫苗必须打破慢性感染时病原体的免疫逃逸。除了第二点中所述患病机体不利的免疫环境外,病原体抗原表位的多变性、被感染细胞 MHC 分子表达的缺陷、病毒基因整合到宿主 DNA 中等等,都是病原体免疫逃逸的可能机制。这对预防性或治疗性疫苗,都需要打破的免疫逃逸障碍。

第四,治疗性疫苗治疗慢性感染/肿瘤时,必须对机体的整体状态准确判断,这个整体状态和前面所说的免疫环境有所不同。慢性感染导致疾病的严重程度与病原体诱导的免疫病理过程密切相关,这个过程包括适应性和固有免疫,如 HIV 感染造成机体的免疫缺陷,HBV 感染造成慢性肝炎,在这种疾病状态下,通过治疗性疫苗强化特异性免疫可能是徒劳的,甚至是有害的。

上述问题和挑战在一定程度上限制了治疗性疫苗的发展和疗效,但也是治疗性疫苗发展的方向。为了应对这些挑战,可以从几个关键点去优化治疗性疫苗的设计和应用策略。

1. 治疗性疫苗是针对的慢性感染或患瘤机体,在应用治疗性疫苗之前应将病原体负荷降到最低,例如使用抗生素去消除病原体,尽量将机体的炎症环境降到最低水平,确保机体能对治疗性疫苗产生正确而有效的免疫反应;对肿瘤患者而言,在使用治疗性疫苗之前,通过手术和放化疗等治疗手段最小化瘤负荷。

2. 在使用治疗性疫苗的同时,促进免疫效应细胞的扩增和增殖,必要时过继相应的免疫效应细胞。

3. 在治疗性疫苗诱导的免疫反应到达顶峰时,为避免免疫过度造成对机体的免疫损伤,可终止疫苗治疗。

二、治疗性疫苗设计的策略

(一)疫苗抗原设计

1. 疫苗靶抗原的选择　治疗性疫苗靶抗原选择需要注意如下六个方面,这些既是原则也是研发方向。

(1) 根据机体拮抗特定病原微生物或肿瘤细胞的最为有效的免疫反应选择相关靶抗原。比如肿瘤细胞往往和正常组织细胞有些相似的抗原表达谱,那么寻找肿瘤组织特异性抗原(TSA)就是肿瘤治疗性疫苗的关键点和突破点;对部分肿瘤而言,肿瘤干细胞(TSC/CSC)是肿瘤起源、复发转移的根源,那么靶向 CSC 的特异性抗原是治疗性疫苗靶抗原的最佳选择。

(2) 抗原表位是抗原诱生特异性免疫应答的最小的结构和功能单位,包括有 B 细胞抗原表位、T 细胞表位,包括多肽疫苗和以表位为基础的核酸疫苗及多表位疫苗(polytope vaccine)等。相比 T 细胞表位预测,B 细胞表位预测仍待发展,常为经验设计,需加强计算机和人工智能(AI)方法预测。

　　（3）慢性感染时机体缺乏有效免疫的原因除病原体自身缺乏免疫原性之外,病原体自身存在抑制或阻断机体对其产生有效免疫应答的组分,因而在疫苗抗原选择时,既要选择副反应小且可引起交互免疫反应的靶抗原,也要排除一些抗原,如共同抗原造成自体免疫反应、抗原漂移造成免疫逃逸等。

　　（4）筛选最佳靶抗原,优化并提高治疗性疫苗的针对性。选择的靶抗原应能模拟病原体的天然感染,这样更有可能获得对病原体的天然免疫力。核酸疫苗及重组 DNA 痘病毒疫苗可在注射或感染局部表达具有天然构象的编码靶抗原,因此可诱生良好的特异性抗体和 CTL 应答。

　　（5）治疗性疫苗的疗效除与机体的免疫记忆有关,疫苗的稳定性同样重要,根据各种蛋白/肽疫苗接种后的降解途径,进一步优化疫苗靶抗原的稳定性。

　　（6）治疗性疫苗靶抗原设计时不仅考虑靶抗原自身免疫原性因素,还要考虑在细胞中靶抗原递呈的因素,根据 MHC/肽复合物数据库信息和 AI 方法,选择更为可靠的治疗性疫苗靶抗原表位与 MHC 结合,这是治疗性疫苗研制的一个关注点。

　　2. 疫苗靶抗原的重组　　治疗性疫苗靶抗原的重组存在多种方法,可在多重水平上进行。既可在基因水平上去除抑制性序列或增添有助于基因转录、翻译和表达的元件,或与其他抗原或辅助分子基因相互偶联,也可在蛋白水平上进行多种修饰或重组,还可与其他辅助分子如多肽、脂类或小分子物质组合成为免疫原性增强或有利于摄取的复合物。例如靶抗原被处理成多肽以后,经分子伴侣蛋白的帮助,或在引导序列的引导下在内质网（ER）中与 MHC 分子形成复合物,呈递于细胞表面。信号肽可引导膜结合型或分泌型多肽进入 ER,由 ER 内肽酶切除信号肽,使表位多肽游离。在突变的 p53 或 HIV - GPl20 的单个 CTL 抗原表位氨基端引入一个52bP 的 ER 插入信号序列（ERISS）进行核酸免疫,大大增强了 CTL 活性。若将 ERISS 引入 HBV 核心抗原 CTL 表位 C18～27 的氨基端,抗原呈递效率显著增强。再如对于肿瘤细胞抗原,可将肿瘤细胞膜成分提取后,以糖基化磷脂酰肌醇（GPI）锚定共刺激分子 GPI - B7.1 或 GPI 锚定细胞因子 IL - 2、IL - 12、IL - 21 进行修饰,可使肿瘤细胞抗原性大为增强。

　　3. 疫苗靶抗原的组合　　多种靶抗原辅以佐剂联合基因治疗并采用不同免疫策略,将成为治疗性疫苗设计和应用的趋势。这样可有目的地在多水平上对疫苗进行基因修饰,增强疫苗的免疫原性、增强对疫苗抗原的呈递及激活特异性免疫应答;还可以将不同类别的疫苗抗原进行组合,如核酸疫苗中将辅助基因共同构建于抗原所在载体或其他质粒载体而进行共注射;肿瘤 DC 疫苗在体外抗原致敏培养中导入多种细胞因子基因;多肽疫苗辅以协同因子核酸疫苗注射等。基因修饰为治疗性疫苗补充了诱生免疫应答所必需的协同刺激分子、细胞因子和趋化因子等,使特异性免疫应答有效激活,同时产生定向的免疫偏离,诱生特异性抗体和 CTL 反应。

　　由于核酸疫苗编码的靶抗原免疫原性较弱,可与其他形式疫苗的联合应用,因能诱生 CTL 反应是其优势,既可作为主体疫苗,也可与作为分子佐剂的各种细胞因子或趋化因子核酸疫苗共同注射,提供必需的协同刺激分子,调节免疫应答的偏向和平衡,最终增强免疫治疗的效果。

（二）免疫佐剂的选择和优化

一种免疫效果确实的疫苗,需要一种与之相匹配的佐剂才能更好地发挥疫苗作用。免疫佐剂选择有四个原则。一是机体对特定病原体的免疫反应,佐剂能够优化该反应;二是研制疫苗接种途径依赖的佐剂;三是研究佐剂作用的分子机制,优化佐剂的同时避免佐剂潜在的副反应;四是了解佐剂在不同种群中的免疫刺激机理,促进个体化疫苗的研究。

（三）优化治疗性疫苗的递送系统和接种途径

在治疗性疫苗靶抗原明确后,一个高效的疫苗递送系统是确保疫苗疗效的重要一环。除传统的直接递送途径外,如下四个方面的研究有助于提高递送效率。

1. 提高人工合成疫苗递送系统的研究,尤其是加大纳米技术的转化应用。治疗性疫苗被机体有效摄入并高效表达,是其发挥功能的前提。颗粒性疫苗主要通过吞噬和以受体介导的内化方式被机体摄入。疫苗常采用基因枪和多种基因或蛋白导入的策略,如免疫复合物技术和抗原化抗体技术则利用抗体 Fc 与淋巴细胞表面 Fc 受体和补体受体的特异结合来增强疫苗的摄入。摄入抗原必须经有效处理才能被 MHC - Ⅰ类或Ⅱ类分子结合后呈递给 T 细胞,从而诱发特异性免疫应答。大多数未经正确泛素化的内源性蛋白质不能进入多功能蛋白酶体进行Ⅰ类抗原处理和呈递,若将泛素偶联于 LCMV 串联 CTL 表位 MG34 的氨基端,用该基因重组体免疫小鼠后,可诱生更高的 CTL 活性。

2. 需研究造成人体慢性感染病原体活载体的潜能,同时克服机体已存在的、针对载体自身的无效免疫反应。

3. 剔除不利免疫记忆的因素,提高疫苗产生持久保护的能力。

4. 优化抗原提呈并且发挥递送系统内在佐剂作用,提高疫苗诱导固有免疫和适应性免疫的能力。天然抗体在病毒感染急性期可控制病毒的播散并促进免疫应答产生,在控制严重的嗜神经性病毒疾病的发生及病毒的再次感染等方面也发挥重要作用。特异性细胞免疫应答的诱生是彻底清除胞内感染病原和肿瘤细胞的关键。

三、治疗性疫苗的研制策略

（一）关注机体的免疫状态

在慢性疾病、肿瘤和超敏反应中,常常出现免疫反应类型的缺失、紊乱或比例失调。如 HBV 特异性细胞免疫应答的低下或耗竭导致 HBV 感染的慢性化;IgE 应答过强又会导致Ⅰ型超敏反应。Th1 和 Th2 细胞是一对重要的调节细胞,Th1 细胞主要分泌 IL - 2、IFN - γ、TNF - β,介导免疫应答向细胞免疫偏离;Th2 细胞主要分泌 IL - 4、IL - 5、IL - 6、IL - 10,介导向体液免疫偏离。因此,免疫相对平衡与否以及作为效应分子的两组细胞因子的浓度可直接影响机体的免疫功能,并与疾病密切相关。

对肿瘤患者而言,治疗性疫苗的使用与机体免疫环境中 Th1/Th2 平衡关系更为密切。早期肿瘤患者,在规范化治疗后,机体整体处于免疫稳态,此时使用治疗性疫苗有助于诱导 Th1 方向的免疫反应;然而对于晚期肿瘤患者,机体处于免疫负调状态,此时若频繁使用治疗性疫苗,会诱导机体免疫反应向 Th2 方向发展,因为疫苗所处的免疫环境会更有利于 Treg、抑制性 NK 细胞、抑制性巨噬细胞、抑制性 B 细胞以及髓源性抑制细胞等的增殖。总之,肿瘤的免疫微环境对治疗性疫苗的效应有较大影响。

（二）治疗性疫苗的免疫策略

不同免疫策略是基于初免(priming)和加强免疫(boost)已在多种疫苗试验中证实,可更有效地诱生 CTL 应答。常见策略是先以核酸疫苗初免,再以蛋白质疫苗或痘病毒减毒活疫苗等予以加强。如在 HIV 疫苗研制中,Lockey 等以核酸疫苗激活,以牛痘载体疫苗加强,并以纯化包膜抗原再加强,使免疫兔血清的中和抗体效价显著升高;在结核疫苗研制中,用结核杆菌 Ag85A/GM-CSF 共表达 DNA 疫苗在采用 Prime-Boost 免疫策略后,能增强对小鼠的免疫效应,尤其是 Th1 型细胞免疫反应增强明显。这些研究提示,初免和加强免疫策略的机制可能是,联合了核酸疫苗的低免疫原性、长效和蛋白疫苗的强抗原性功能,能高效的激活体内的免疫细胞,以提高治疗性疫苗的免疫效果。

需要注意的是,疫苗的初免和加强免疫策略不是一成不变的,不同的治疗性疫苗、不同的患者、不同的病种,甚至是同一种疾患的不同患者,都存在着差异。如图 29-2 所示,当机体在不同炎症环境下,初免和加强免疫会产生不同的 T 细胞免疫反应,强炎症环境时,用病毒载体初次接种后,抗原特异性 $CD8^+$ T 细胞数量急剧升高,效应期较长,但对加强免疫接种反应很弱,需间隔数周至数月才能出现明显 T 细胞增殖;在轻微炎症环境下,DC 疫苗接种后,虽然 $CD8^+$ T 细胞数量升高不明显,效应期较短,但对加强免疫接种反应迅速,间隔 4～5 天即可出现明显 T 细胞增殖。

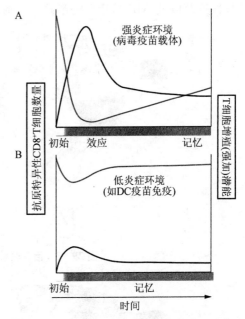

图 29-2　机体炎性环境对疫苗加强接种的影响

（引自:Butler 等,2011 年）

（三）与传统治疗的联合

不论是慢性感染患者还是肿瘤患者,治疗性疫苗是传统治疗的一种有效补充,绝不是替代。如何与传统治疗结合,结合的最佳时机是什么,疗效的判断是什么,治疗的终点又是什么,这些都是需要且行且研究的课题。比如,对于一个已经进行根治性手术的肿瘤患者,治疗性疫苗究竟是在术后辅助化疗之前、之中,还是之后进行,采用何种初免和加强免疫模式等,都需要进一步进行相关的临床试验,以循证医学的模式去判断。这一点在"肿瘤疫苗"一章中有详细探讨。

第四节 治疗性疫苗的研究和应用

治疗性疫苗的研究目前已进入一个高峰期,除不计其数的基础研究之外,以应用为最终目的的临床研究则更为现实和引人注目。在全球最大的临床研究注册网站 www. clinicaltrials. gov 中以关键词"therapeutic vaccine"进行检索,共检索出 6 287 项研究(图 29 - 3);如以关键词"tumortherapeutic vaccine"进行检索(截止于 2019-10-20),共检索出 1275 项肿瘤治疗性疫苗研究(图 29 - 4);此外还包括病毒和细菌的感染性疾病、AID、认知性疾病、高血压病等慢性病,除 Gardasil 和 Cervarix 为宫颈癌预防性疫苗外,其余均为肿瘤治疗性疫苗。本节结合我国国情,将对乙肝治疗性疫苗、艾滋病治疗性疫苗、人乳头状瘤病毒治疗性疫苗、肿瘤治疗性疫苗、结核病治疗性疫苗以及 AID 治疗性疫苗做重点阐述。

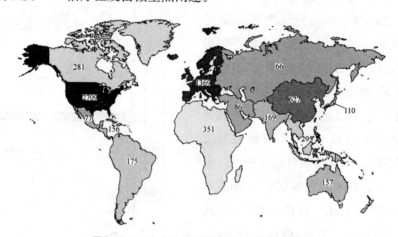

图 29 - 3 治疗性疫苗研究全球分布示意图

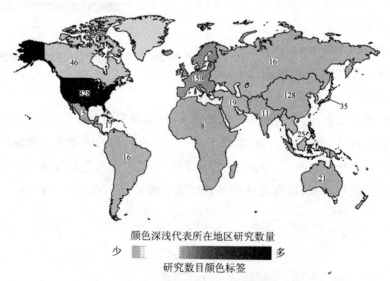

颜色深浅代表所在地区研究数量

少　　　　　　　　　　多

研究数目颜色标签

图 29 - 4 肿瘤治疗性疫苗研究全球分布示意图

(引自:www. clinicaltrials. gov 网站检索结果)

一、乙肝治疗性疫苗

全球 HBV 感染者大约有 4 亿,每年约新增 450 万 HBV 感染者。乙型肝炎是我国的"国病",由于大量的 HBV 表面抗原(HBsAg)携带者,每年用于病毒性肝炎的治疗费用达数百亿元,不含劳动力的损失已十分严重。我国妇女 HBsAg 携带率为 8%,HBsAg 阳性母亲所生新生儿约 30% 以上发生母婴传播,HBsAg 和 e 抗原双阳性母亲发生母婴传播率高达 80% 以上。我国实施乙肝疫苗的接种后,HBsAg 携带者由 1992 年的 9.75% 降至 7.18%,5 岁以下儿童的 HBsAg 携带率从 1992 年的 9.67% 降到了 2014 年的 0.32%。尽管如此,如对新生儿无有效的防治措施,我国约 200 多万名新生儿将成为 HBsAg 携带者,其中的 1/4 在成年期会发展成慢性肝炎、肝硬化和原发性肝细胞癌。

很明显,对 HBV 慢性感染患者而言,HBV 特异性 T 淋巴细胞反应无能或低下是主要免疫学机制。治疗性疫苗的目的就是要打破免疫耐受,重建或增强免疫应答,诱导 HBV 特异性细胞免疫应答。目前,乙肝治疗性疫苗主要分为蛋白疫苗、核酸疫苗和细胞疫苗三大类。

(一)蛋白疫苗

蛋白疫苗在乙肝预防性疫苗的应用中获得很大成功,其靶抗原就是基因重组的 HBsAg 主蛋白,设计思路同预防性疫苗,蛋白疫苗包括多肽疫苗、HBV 亚单位疫苗和复合物型疫苗。

1. 多肽疫苗　是利用 HBV 抗原蛋白的优势 T 细胞表位肽链进行免疫治疗。有人将 HLA-A2 限制性 CTL 表位 18～27 肽链联合破伤风类毒素肽表位(830～843 肽链)以及 2 个棕榈酸分子构建成治疗性疫苗(Theradigm-HBV),在动物实验中能有效诱发特异性 CTL 反应,虽然临床试验中接种者也出现了 CTL 应答,但未见血清 HBV-DNA 的下降。可见,多肽疫苗的弊端也很明显,多肽体内的降解、表位特异性 CTL 的单一性、免疫原性弱等都限制了多肽疫苗的发展。

2. 亚单位疫苗　是利用 HBV 编码的蛋白抗原进行接种免疫治疗。法国巴斯德研究所采用 GenHevacB 疫苗(含 preS2/S)治疗慢性乙肝携带者 6 个月后,其 HBV-DNA 明显下降,治疗组和对照组分别为 15.0% 和 2.7%;在治疗后 12 个月,HBV-DNA 转阴率升高,但 HBeAg/抗 HBe 转换比率上差异又无统计学意义。我国有研究小组自 1989 年以来开展针对乙型肝炎的特异性免疫治疗研究,完成了乙肝病毒抗原的高分辨率免疫识别研究,建立了采用反向疫苗设计启动细胞免疫的治疗性疫苗方法,以"模拟抗原"而非天然抗原作为免疫原,但"治疗用乙型肝炎疫苗"的 Ⅱ 期临床效果不佳。广州解放军 458 医院传染病中心与深圳康泰生物公司合作研发"高剂量乙型肝炎疫苗"成分与康泰生物生产的预防用疫苗一致,同属于蛋白疫苗,区别在于该治疗性疫苗在改变佐剂的同时提高了预防性疫苗的浓度,即把 HBsAg 浓度改为 60 μg/mL,而普通预防用疫苗通常为 5 μg/mL 或 10 μg/mL。由于疗效不佳,该疫苗同样止步于 Ⅱ 期临床。

3. 乙肝复合物型疫苗　源于我国复旦大学闻玉梅院士的研究,该研究团队早在 1992 年就在鸭乙肝病毒模型中发现病毒的抗原-抗体复合物(IC)可在体内打破免疫耐受,产生很好的抗病毒效应(DHBV-DNA 下降)。将 HBsAg 和特异性抗 HBs 连接后,通过抗体 Fc 段介导可增强 APC 对抗原的摄取和改善抗原的呈递、上调 IL－2 和 IFN－的分泌和提升 IgG2a 的比例。2001 年该复合物型疫苗(乙克)正式进入临床试验,经过Ⅰ期、Ⅱ期的临床试验,2007 年 9 月至 2010 年 12 月的Ⅲ期临床第一阶段试验(共入组 518 名)表明:乙克注射 12 剂具有良好的安全性。患者 E 抗原血清转换率,乙克治疗组与氢氧化铝组无统计学差异,均高于未治疗慢性乙肝患者自然转换率(7%左右)。但经乙克治疗后出现 E 抗原血清转换的患者中,59.6%的患者病毒载量降至临床阴性,84.4%的患者肝功能恢复正常,表面抗原水平下降,肝组织活检及细胞免疫均出现炎症缓解等,表明乙克对乙肝患者具有较好的治疗效果。2013 年,该研究团队在《肝脏病学杂志》(Journal of Hepatology)上发表的Ⅲ期临床试验的初步结果显示:Ⅲ期试验在先前Ⅱb 期临床试验使用 6 剂疫苗基础上增加至 12 剂,与Ⅱb 期试验结果相比,Ⅲ期治疗性疫苗组的 HBeAg 血清转变率由 21.8%降至 14.0%,而安慰剂组则从 9%增加至 21.9%,但使用治疗性疫苗过度刺激反而会导致有效性下降。这是唯一进入Ⅲ期临床试验的乙肝治疗性疫苗,但遗憾的是最终也止步于Ⅱ期临床。

(二)核酸疫苗

核酸疫苗诱生特异性细胞免疫应答的优势使其在治疗性疫苗设计中格外受到重视,为 DNA 治疗性疫苗应用于慢性肝炎治疗打下了基础。重组 DNA 的 HBV 疫苗主要用于乙型肝炎的预防。有研究显示,由肌内注射改为皮内注射的传统 HBV 疫苗,可在对肌肉免疫无应答人体内诱生较好的特异性抗体和 CTL 反应。以重组 DNA 的 HBV 疫苗免疫慢性 HCV 患者,发现既无毒性也无明显降低病毒复制的效果,但可降低 ALT 水平,改善肝损伤。由此提示对传统 HBV 疫苗的修饰和改造也应成为治疗性疫苗的设计思路之一。

(三)细胞疫苗

乙肝的细胞疫苗是利用细胞作为载体,负载或是表达 HBV 的抗原,刺激机体产生 HBV 抗原特异性免疫反应。如利用 DC 负载 HBV 相关抗原,这些治疗性 DC 疫苗在动物实验中显示免疫刺激能力,但临床研究尚处于早期。有实验将鸭乙肝病毒核心抗原 DNA 质粒转染鸭胚胎成纤维细胞制成的全细胞疫苗,在鸭乙肝病毒模型中显示出激发免疫反应的能力,并能造成 HBV－DNA 的清除,显示了一定的治疗潜力。这些研究需要进一步的临床试验验证在人慢性感染患者中的实际疗效。其他有关内容见 HBV 疫苗研究章节。

二、艾滋病治疗性疫苗

AIDS 是 HIV 侵入机体,引起细胞免疫严重缺陷,导致以机会性感染、恶性肿瘤和神经系统病变为特征的临床综合征。自 1981 年发现首例 AIDS 病例以来,AIDS 在全世界广泛蔓延,根据 2019 年 1 月的统计显示,全球 HIV 感染者总人数已超过 7 610 万,已有 3 500 万人死于 AIDS,有 4 100 万人处于感染状态。AIDS 已成为人类第四大死亡原因,AIDS 的防治远远落后于 HIV 的流行和发展。

目前,联合抗逆转录病毒治疗(cART)是 AIDS 患者治疗的主要手段,cART 已极大的降低了 HIV 感染者的死亡率。1995 年由美籍华人何大一研究员提出,将两大类抗 AIDS 药物(逆转录酶抑制剂和蛋白酶抑制剂)中的 2～4 种组合使用,称为"高效抗逆转录病毒治疗方法(HARRT)"是目前公认的疗效最佳的 AIDS 治疗方法,又称"鸡尾酒疗法"。尽管 cART 促进了 HIV 的有效控制,但仍无法完全杀灭病毒,且需终生服药,同时治疗相关毒副作用、高额治疗费用以及耐药性等问题的存在,都让人们亟待新的治疗方法出现。

HIV 感染后的生存时间大致为 10～13 年,但有部分感染者 CD4$^+$T 淋巴细胞计数可以维持在正常水平 10 年以上,被称为"长期不进展者(LTNP)";更有极少数未接受抗病毒治疗者病毒载量在检测下限以下,这些感染者被称为"病毒控制者",比例往往低于 1%,目前所观察到的最长病毒控制时间长达 25 年。这些临床现象促进了一种治疗理念"功能性治愈(functional cure)"的诞生,即非 cART 的 HIV 复制控制,但不是完全清除病毒的根治概念(sterilizing cure),主要是利用治疗性疫苗在 HIV 感染者体内诱导更强、更广的 HIV 特异性 CD8$^+$T 淋巴细胞反应和 CD4$^+$T 细胞反应。

(一) AIDS 治疗性疫苗现状

AIDS 治疗性疫苗诞生之初目的是为了在 HIV 感染者体内诱导特异性免疫反应,以期对 HIV 的控制。最早由发明灭活脊髓灰质炎疫苗的 Jonas Salk 于 1987 年提出,并利用灭活的 HIV 病毒颗粒(Remune)进行了尝试,该疫苗是第一个进入Ⅲ期临床试验的治疗性疫苗。而后各种类型的 AIDS 治疗疫苗,如多肽疫苗和蛋白亚单位疫苗、核酸疫苗、病毒载体疫苗、细胞疫苗等被广泛研究。截至 2019 年 8 月 29 日,共有 528 个 AIDS 治疗性疫苗的临床试验在 www. clinicaltrials. gov 网站注册。有以下三类疫苗值得关注:

1. Remune 疫苗　是美国 BioPharma 公司生产的 HIV 治疗性疫苗,由去除了病毒包膜糖蛋白 gp120 的灭活病毒颗粒(经 β-丙内酯和辐照灭活)在不完全 Freund 佐剂中乳化而成,因其含有灭活病毒而不含病毒亚单位,故能刺激细胞免疫应答而不会刺激体液免疫应答。尽管 Remune 疫苗(包括其子代产品 RemuneX 和 RemuneVax)的Ⅲ期临床试验仍在进行中,根据 www. clinicaltrials. gov 网站检索共有几个Ⅲ期临床试验,试验结果尚待证实。

2. Vacc-4X 治疗性疫苗　挪威 Bionor 公司的 Vacc-4X 是靶向 HIV 病毒蛋白 p24 保守结构域的治疗性多肽疫苗,在近期规范的随机、双盲对照的Ⅱ期临床研究显示 VACC-4X 是安全的,耐受性良好,有免疫原性,可以降低中断 cART 治疗后的病毒载量。该公司另外一个 HIV 治疗性疫苗 Vacc-C5 也发布了Ⅰ/Ⅱ期的临床试验结果,显示了良好的治疗前景。Vacc-C5 是靶向 HIV 包膜糖蛋白 gp120 的 C5 区和穿膜糖蛋白 gp41 的一个结构域,旨在诱导 HIV 特异性抗体的产生。

3. DC 疫苗　有"天然佐剂"之称的 DC 对抗原有效处理和呈递是 CTL 诱生的关键,而 HIV 感染者常伴 APC 功能的损害,利用 DC 作为疫苗的载体是可行的。来自西班牙巴塞罗那大学的一个研究发现,将 HIV 感染者自身 HIV 热灭活后致敏自身单核细胞来源的 DC(MD-DCs)制备的疫苗接种 HIV 携带者,12 周时在 22 名接种者中,有 12 人 HIV 载量降低了 90% 以上,而对照组中全部 11 名接受安慰剂的患者中,只有 1 人获得了相似的结果;24 周后,疫苗的效力开始下降,在剩余的 20 名疫苗接种患者中,有 7 人病毒载量下降了 90%,对照组 10 名患者无一人病毒量下降。这一历时 7 年的研究结果的发布，应该是最有效的 HIV 治疗性疫苗的证据，人们期待着进一步的临床试验。

（二）AIDS 治疗性疫苗的困境和希望

自 1981 年发现 HIV 病毒以来，历时近 40 年的研究，除了 Remune 疫苗之外，尚没有真正意义上的临床应用，体现了 AIDS 预防和治疗性疫苗研发的艰辛和困境。究其原因，HIV 感染与其他病原体感染有明显区别，感染宿主亦有自身特点。病毒方面：HIV 是一种感染人类免疫系统细胞的慢病毒（Lentivirus），属反转录病毒的一种，由于逆转录酶没有核酸纠错性，会在复制时产生大量基因组变异的子代病毒，对疫苗来讲就很难选择一个合适的免疫原；HIV 可以稳定的整合到宿主基因组上，感染细胞在非活动状态时不产生病毒，形成病毒潜伏的细胞储存池；HIV 的一些蛋白（gp120、Nef 等）会干扰宿主的免疫细胞等。宿主方面：$CD4^+$ T 淋巴细胞正是 HIV 的靶细胞，严重影响着机体的免疫功能；病毒高度变异，机体存在着大量无效的非中和性抗体；患病机体内的 HIV 特异性免疫反应对 HIV 靶细胞 $CD4^+$ T 的内在损伤；HIV 感染对 APC 数量和功能的抑制等。

尽管存在着种种困难，AIDS 治疗性疫苗研发的希望也同样有吸引力。首先，采用多种 HIV 抗原联合设计疫苗的方法，一方面是针对 HIV 易变异的特点，另一方面是细胞免疫和体液免疫的联合。在细胞免疫中不仅通过疫苗活化 HIV 特异性 $CD8^+$ T 细胞免疫，更要活化有益的 $CD4^+$ T 细胞免疫（不正确的 $CD4^+$ T 细胞活化可能促进 HIV 的感染）。其次，通过抗 HIV 广谱中和抗体（broadly neutralizing HIV - 1 antibody, bnAb）的结构分析带动疫苗设计。如前所述，部分感染者（10%～30%）在感染 2 年后血清中可出现针对病毒的不同中和抗体，其中具有广谱中和抗体的患者（约 1%）称为"精英控制者"，他们的血清在体外可中和多种亚型 HIV - 1，过继给动物模型能保护其不受 HIV - 1 感染（需要注意的是 bnAb 只是精英控制者机体控制 HIV 感染的机制之一）。随着对 bnAb 的进一步了解，除了诱导 bnAb 初始 B 细胞分化增殖、定向产生 bnAb 之外，也给 HIV 治疗性疫苗提供了方向。研究者不仅可以选择不同时间点"精英控制者"的病毒序列顺序免疫，重现逃逸与抗体进化过程，诱导产生更多 bnAb，更重要的是还可以采用反向疫苗设计思路，主动设计并改造膜蛋白形式，将 bnAb 的关键表位转化为高效的 HIV 治疗性疫苗，挪威 Bionor 公司的 Vacc - 4X 和 Vacc - C5 就是反向疫苗设计成功的典型例子。其他有关内容见 HIV 疫苗研究章节。

三、人乳头状瘤病毒治疗性疫苗

人乳头状瘤病毒（HPV）是一种嗜上皮性病毒，主要寄宿于人体皮肤及黏膜，为最常见的性传播病毒之一，全世界约有 6 亿多感染者。目前已经发现的 HPV 有 200 多种型别，不同型别与不同疾病的相关性也不一样。HPV 分低危型和高危型两大类，低危型 HPV（6、11 型等）感染会引起肛门生殖道尖锐湿疣，高危型 HPV 感染与 99.7% 的宫颈癌、90% 的肛门生殖器癌症、40% 的阴茎癌及 42%～60% 的口咽部癌症相关。其中 14 种高危型 HPV（16、18、31、33、35、39、45、51、52、56、58、59、66、68 型）与宫颈癌密切相关。

HPV 疫苗分为预防性疫苗和治疗性疫苗。HPV 预防性疫苗成果斐然,2006—2007 年默克(Merck)公司的 Gardasil 疫苗和葛兰素史克(Glaxosmithkine)公司的 Cervarix 疫苗已分别上市,见 HPV 疫苗章节。

目前研究中的 HPV 治疗性疫苗有多种类型,包括重组活载体疫苗、蛋白质疫苗(多肽疫苗,融合蛋白疫苗,嵌合疫苗等)、核酸疫苗(DNA 疫苗)以及细胞疫苗(主要是 DC 疫苗)。不论何种类型,其 HPV 治疗性疫苗的设计均需遵循一些基本原则:① 安全;② 可以诱导 HPV 特异性 T 细胞应答;③ 特异性靶向感染后恶性转化的细胞;④ 疗效持久;⑤ 可廉价的大规模生产;⑥ 适当的接种频率。这些原则除了符合治疗性疫苗的通用原则外,尚有推广应用的考虑。具体的研究和临床试验见 HPV 疫苗章节。

四、肿瘤治疗性疫苗

肿瘤治疗性疫苗的研究和诞生源于现代实验医学和免疫学的三大发现,一是在部分细菌感染者中发现了肿瘤的退缩;二是观察到个体可以诱导免疫应答拮抗肿瘤生长;三是肿瘤相关抗原(TAA)的克隆鉴定。随着免疫编辑理论的诞生进一步揭示了机体免疫系统与肿瘤发生发展之间的动态关系,为肿瘤治疗性疫苗的实践打下了理论基础。相比其他治疗性疫苗而言,肿瘤治疗性疫苗是成功的。如图 29-4 所示,到 2019 年 9 月为止,肿瘤治疗性疫苗研究占全部疫苗研究的 20.13%(1 266/6 287),我国肿瘤治疗性疫苗已有 61 项,主要包括结直肠癌、肝癌、非小细胞肺癌、肾癌、脑癌、胰腺癌、前列腺癌、乳腺癌、食管癌等。常见的肿瘤治疗性疫苗有:

（一）肿瘤细胞治疗性疫苗(瘤苗)

早就有人用经照射或病毒感染的肿瘤细胞或其溶解产物作为免疫原探讨其对荷瘤机体的治疗效果,但由于肿瘤细胞免疫原性弱,缓解率极低。以后有人用来自病人自身肿瘤的完整肿瘤细胞注射,或用同种异体的完整肿瘤细胞或体外培养的细胞溶解产物注射,加以 BCG 或明矾等传统佐剂,或用半抗原修饰肿瘤细胞,都能诱导特异性的 CTLs,但总的效果仍不甚理想。随着基因工程技术被引入肿瘤细胞疫苗的研究,人们用逆转录病毒、腺病毒等载体将外源基因导入肿瘤细胞内,以提高其免疫原性。目前,接种疫苗的研究已进入临床Ⅰ期。转染的外源基因主要有 MHC 基因、B7 分子基因、细胞因子基因、黏附分子基因等。细胞因子的运用很多,如 IL-2～IL-7、TNF-α、IFN-γ、GM-CSF 和 IL-21 等。虽然用细胞进行免疫,不需鉴定其肿瘤特异性抗原,但其免疫原性弱、特异性差的缺点至今仍无法克服。

（二）基因工程治疗性疫苗

利用重组 DNA 技术建立的疫苗研究主要包括两方面:一是用目标基因(如编码肿瘤特异性抗原的基因)取代作为载体的病毒的某些基因,使病毒带上目标基因,制成重组病毒。目前,用作载体的病毒主要有牛痘病毒和腺病毒。目标基因有癌基因、胚胎抗原基因、突变基因等。研究最多的是 CEA,由于 CEA 的免疫原性弱,单用 CEA 的效果不理想。牛痘病毒本身具有免疫原性,能作为佐剂提高抗原的免疫效果。用 CEA 的 cDNA 与牛痘病毒制成重组病毒(表达人 CEA,rV-CEA)对 26 例成人乳腺癌病人的临床Ⅰ期研究表明,此种疫苗不仅能激发能与表达 CEA 的自身细胞反应的 CTLs,而且能使其中 4 人的病情稳定,其中 2 人病情稳定达 6 个月以上。二是以细胞因子作为佐剂,用其基因转染肿瘤细胞,以克服肿瘤细胞疫苗呈递抗原不足缺点。研究较多的细胞因子有 IL-1IL-6、IL-12、IL-21、TNF-α、GM-CSF 和 IFN-γ 等。

（三）肿瘤多肽治疗性疫苗

T 细胞识别的抗原为与细胞表面的 MHC I 类或 II 类分子结合的肽,其长度约为 8～12 个氨基酸。作为杀伤肿瘤细胞的主要效应细胞 CTLs 则识别与 MHC I 类分子结合的内源性肽。已有证据表明,合成肽能直接与 MHC I 类分子结合,而不需要 APC 的加工、处理;它和天然的内源性肽在激活免疫系统方面具有同等效力。由于多肽疫苗有特异性高、安全、能方便地合成所设计的多肽、能大量合成高纯度的、具高度可重复性的肽等优点,因而已成为肿瘤治疗性疫苗研究的热点,是一种具有广阔应用前景的肿瘤免疫治疗方法。

（四）DC 治疗性疫苗

将肿瘤抗原体外激活 DC,被有效呈递后,作为疫苗免疫患者,可能达到更好的免疫效果。DC 在体外除接受肿瘤抗原刺激外,同时也可转染多种细胞因子基因和协同刺激分子基因,以增强疫苗在体内的免疫效应的诱生,肿瘤抗原与这些修饰基因可分别导入,也可集合于同一质粒载体,如腺病毒载体,同时导入 DC。2010 年 4 月 29 日,美国 FDA 批准了美国 Dendreon 公司的 Provenge(sipuleucel T)产品上市,这是一个基于自体 DC 的肿瘤治疗性疫苗,主要针对激素抵抗型晚期前列腺癌的治疗,有较好的临床试验结果。时隔 1 年,2011 年 10 月 3 日,加拿大籍美国科学家 RalphM. Steinman 因"发现 DC 及其在获得性免疫中的作用"而荣获诺贝尔生理学或医学奖。这些极大地刺激了基于 DC 的肿瘤治疗性疫苗的研究。

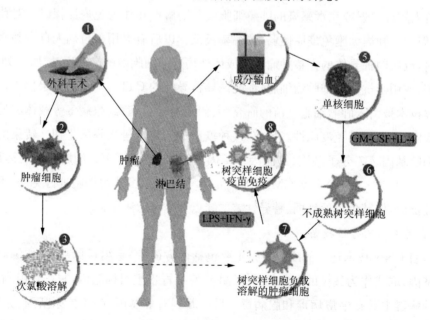

图 29-5　DC 疫苗生产与实施方案流程

(引自 Tanyi JL,et al. Sci Transl Med,2018)

GM-CSF+IL-4:粒细胞-巨噬细胞集落刺激因子+白介素 4;LPS+IFN-γ:脂多糖+γ扰素

最近一组临床卵巢癌治疗性 DC 疫苗报道(见图 29-5),1 名 46 岁罹患Ⅳ期卵巢癌患者奇迹般地获得了康复。一般而言,这类患者的预后非常差。该患者已经接受了 5 轮化疗,但无济于事。抱着死马当活马医的态度,她接受了抗癌疫苗的治疗,在 2 年内使用了 28 次个体化抗癌疫苗。治疗期间她的癌症得到了很好的控制,在停止治疗后,她已经 5 年无癌!

（五）以重组 DNA 病毒为载体的肿瘤治疗性疫苗

重组 DNA 病毒载体可编码多种 TAA、细胞因子、辅助分子等靶基因,并用于体内表达,因此成为治疗性疫苗的有力工具。目前具应用能力的病毒载体有:逆转录病毒、痘病毒、腺病毒、腺相关病毒、单纯疱疹病毒等。这些病毒载体已成功地在多种动物肿瘤模型中用作肿瘤治疗性疫苗。如腺病毒编码 CD40 能有效地增强 DC 肿瘤疫苗治疗 HPV 16 型诱导的小鼠肿瘤;EBV 病毒编码 p21ros 原癌基因导入成淋巴瘤细胞制备成肿瘤疫苗;腺病毒编码人前列腺癌特异抗原 PSMA 及 CD86 分子的肿瘤疫苗已进入Ⅰ期和Ⅱ期临床试验治疗前列腺癌。

虽然肿瘤治疗性疫苗已经取得了一些成功,但自身同样存在着很多亟待研究和探索的地方。首先,肿瘤特异抗原(TSA)和 TAA 的确定工作仍进展缓慢,目前发现的 TSA 和 TAA 仅局限于病毒抗原、癌基因及突变抑癌基因产物等,这极大限制了疫苗的研制工作;其次,肿瘤抗原的抗原性极低,未经修饰的肿瘤抗原无法诱生特异性免疫应答,这也是肿瘤逃避免疫识别的关键所在;最后,在肿瘤患者中,其免疫系统往往受抑制或免疫耐受等,不能有效地对疫苗产生正确的免疫应答,如何打破这种不利的肿瘤微环境更为困难。

五、结核病的治疗性疫苗

目前每年仍有 200 万人死于结核病,该病仍然是威胁人类健康的一个严重的感染性疾病。我国是全球 30 个结核病高负担国家之一,肺结核患者人数位居全球第二位,由于我国出现结核病"卷土重来"的严峻现实,1996 年我国结核病疫情管理已由丙级升为乙级。

近年来艾滋病感染人数增多,病人因免疫机制缺陷而容易并发结核病,属高发病人群,且发病后治疗困难,加上结核杆菌的耐药性,病死率高,是结核病防治难点。因而发展结核病治疗性疫苗具有重要意义。

随着对机体抵抗结核分枝杆菌免疫应答的进深入认识,结核病治疗性疫苗的研究需关注既要诱导体内的保护性免疫应答向 Th1 方向发展,又要逆转疾病发展过程中的非保护性免疫应答,如过度的炎症反应等,从而有利于清除体内潜伏的结核分枝杆菌,缩短抗结核药物的治疗疗程。1999 年,Lowrie 的研究发表在 Nature 杂志上,结果显示,在结核感染小鼠模型中发现,麻风分枝杆菌 Hsp65DNA 疫苗可以通过激活 Th1 型细胞免疫发挥抗结核作用,又重新激发了结核治疗性疫苗研究的兴趣。结核治疗性疫苗研发一是重组 BCG 疫苗;另一是开发结核新型疫苗,主要有:减毒活菌疫苗、蛋白疫苗(包括亚单位疫苗和各种融合蛋白疫苗,主要针对结核分枝杆菌的分泌性抗原和胞内蛋白)、核酸疫苗、活载体疫苗等。在众多研究中,母牛分枝杆菌全菌灭活疫苗和去毒结核分枝杆菌片段－脂质体疫苗的进展尤为突出,前者已进入Ⅲ期临床试验。详见结核病疫苗章节。

六、自身免疫病治疗性疫苗

自身免疫病(AID)是机体免疫系统对自身组织成分发生异常免疫应答导致的相关疾病,根据自身免疫应答所针对的靶抗原分布,分为器官特异性或器官非特异性自身免疫性疾病。前者包括多发性硬化症、重症肌无力、胰岛素依赖型糖尿病、海曼肾炎、自身免疫性心肌炎等;后者包括系统性红斑狼疮、类风湿关节炎等。全蛋白(变异原)治疗性疫苗在变态反应性疾病治疗中的成功应用极大地促进了 AID 治疗性疫苗的发展。虽然 AID 有着不同的临床特征,但所有 AID 在发病机制上有一些相似点,都有着 T 细胞和或 B 细胞的异常活化,针对这些异常的免疫病理,AID 治疗性疫苗研究集中在靶向抗原提呈、异常 B 细胞活化和异常 T 细胞活化三个方面。针对 B 细胞活化主要是利用疫苗策略诱导细胞因子抗体的产生,中和 AID 病程中的异常表达的细胞因子。针对 T 细胞活化,既可用灭活的致病性 T 细胞作为疫苗,也可利用 TCR 肽,诱导调节性 T 细胞增殖拮抗致病性 T 细胞;针对 APC 在 T、B 细胞活化中的作用,予以耐受性 DC 细胞疫苗诱导 Th2 应答的临床研究亦有报道。详见 AID 疫苗章节。

除了上述常见的几种疫苗外,还有幽门螺旋杆菌治疗性疫苗、疟疾治疗性疫苗等也在研制中,详见有关章节。

第五节　问题与展望

治疗性疫苗是一类新型的用于治疗感染性疾病、肿瘤、AID 等疾病的疫苗,虽然有些治疗性疫苗已上市,但也面临着许多理论和技术上的尚未解决的难题:① 治疗性疫苗是否能真正清除病原,彻底治愈疾病;② 治疗性疫苗旨在激活患者特异性免疫应答,如 HIV 病毒直接侵犯 $CD4^+$ T 细胞等免疫细胞而破坏免疫系统完整性,如何在抑制病毒的同时复原和增强免疫功能;③ 对不同的 MHC-Ⅰ类分子单倍型个体,亟待确定具免疫优势的 B 细胞表位和 CTL 表位;④ 在诱生具中和性抗体方面仍有困难;⑤ 基于某一病毒株或某种肿瘤以及自身免疫抗原研制的疫苗能否提供交叉保护作用;⑥ 安全性和免疫原性方面的矛盾如何平衡等问题。近年来治疗性疫苗的研制呈现出形式多样化、设计针对性、组成多元化、技术新颖性的特点,且已获得一些可喜的成果,但理论和技术上的难题仍有待解决,如 AIDS、慢性乙型肝炎等治疗性疫苗的研制还面临着巨大的挑战。

思考题

1. 治疗性疫苗主要有哪几类,各有什么特点?
2. 你如何看待治疗性疫苗?

(窦骏)

第三十章　新现传染病的疫苗研制

禽流感、SARS、新型冠状病毒肺炎、疯牛病等可怕的疾病像瘟神一样在地球上掠夺人类的生命,您能躲避这些瘟神吗? 人类有办法战胜这些恶魔吗? 本章将帮助您穿上"防弹衣",拿起"武器"与之战斗。

第一节　新现传染病基本概况

新现传染病(emerging infectious diseases, EID)是相对于旧传染病而言新出现(发现)的病原体,或经过变异而具有新的生物学特性的已知病原体所引起的人和动物传染性疾病,如艾滋病、SARS、禽流感、疯牛病、埃博拉出血热、O139 型霍乱、新型冠状病毒肺炎等传染病。自上世纪 70 年代以来,随着多种原有传染病流行的死灰复燃以及由于病原体的不断变异并产生耐药性,全球大约出现了近 40 种新发传染病,再加上全球的城市化进程加快、交通日益发达、气候变暖以及人口老龄化等问题,导致传染病在全球快速流行、复活频率加快。进入 21 世纪后,以仅在数月内就从发现到全球迅速传播、波及五大洲 26 个国家和地区的 SARS 为标志,新发和突发传染病对人类的威胁引起了更大的恐慌,至今尚缺乏特异的治疗药物和有效的疫苗,这些疾病已成为全球性公共卫生问题。过去 5～10 年才出现一种新传染病,而今 1～2 年就有出现一种新传染病的可能。因此,WHO 提醒大家:"全球警惕,采取行动防范新出现的传染病。"相信,随着生物技术的进步与基因工程技术的应用,新型疫苗研究将会发生突破性变化,将对新现传染病的预防和治疗带来福音。

第二节　SARS 疫苗的研究进展

严重急性呼吸综合征(severe acute respiratory syndrome, SARS),又称传染性非典型肺炎,是一种严重的急性呼吸系统传染病。SARS 是由 SARS 冠状病毒(SARS - CoV)引起的新现传染病。2002 年末在中国广东省首先发现,并迅速传播至世界各地,导致全球 33 个国家和地区 9 096 人发病,774 人死亡。自从 SARS 暴发以来,世界各国都迅速展开了 SARS 相关的研究,经过科学综合防治,SARS 疫情虽已经平息,但作为一种严重的传染性疾病,阻止 SARS 再次流行最有效的方法就是研制安全有效的疫苗。

SARS 冠状病毒为直径 120～160 nm 的球形颗粒,有包膜的单正链 RNA 病毒,外表为圆形,在电子显微镜下可看到类似皇冠的突起而被称为冠状病毒,冠状病毒又可分为 α、β、γ、δ 四个属,其基因组约含有 26 000 至 32 000 个碱基对。编码 20 多种蛋白,主要的结构蛋白为 N(衣壳蛋白)、S(刺突或包膜蛋白)、M(基质蛋白)等蛋白。

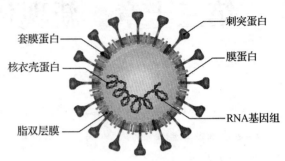

图 30-1　SARS 冠状病毒的结构

SARS 冠状病毒的 S 蛋白包含 S1 和 S2 两个亚基,其中 S1 亚基可与细胞受体结合,S2 亚基有介导胞膜融合的作用,使病毒和细胞紧密结合导致病毒进入细胞。因此 S 蛋白可诱导中和抗体的产生,是研究保护性疫苗的最佳靶点。N 蛋白是 SARS-CoV 的内部蛋白,不仅能诱导体液免疫应答,而且也能诱导广泛的交叉性细胞免疫应答。

目前研制的 SARS 疫苗主要有:治疗性疫苗、灭活病毒疫苗、病毒样颗粒(VLP)疫苗、核酸疫苗、多表位疫苗等。灭活病毒疫苗研制是先需对 SARS-CoV 进行大量培养,澄清后采用福尔马林、紫外线或 β-丙内酯灭活,然后通过超滤浓缩以及凝胶过滤和离子交换层析纯化而获得。福尔马林灭活 SARS-CoV 疫苗可使 Balb/c 鼠产生有效的体液免疫反应。纯化的灭活 SARS 疫苗免疫猴子可产生高水平的中和抗体,并能阻止 SARS-CoV 在猴子体内的复制,该疫苗对猴子是安全且有效的。中国科学家已经研制成功了 SARS-CoV 灭活疫苗,并在 2004 年 1 月被批准进入 I 期临床试验,这是全球第一个进入临床试验的 SARS 疫苗。然而,随后多项研究表明,SARS 疫苗研制过程中存在"抗体依赖的增强作用(antibody-dependent enhancement,ADE)",即一种抗体依赖性增强效应。这是指机体遭遇 SARS-CoV 感染时,原有的中和抗体不仅不能防止病毒侵入人体细胞,反而可以与 Fc 受体或者补体相互作用侵入单核巨噬细胞、粒细胞等,增强病毒在体内的复制,引起严重的机体病理反应。已有报道显示,针对 S 蛋白 IgG 抗体通过偏移巨噬细胞应答在急性 SARS-CoV 感染中引起急性肺损伤等报道,致使该疫苗研制面临巨大挑战。

第三节　寨卡病毒疫苗的研究进展

寨卡病毒(zika virus,ZIKV)属于虫媒病毒,主要经埃及伊蚊和白纹伊蚊而传播疾病,孕妇感染后可导致胎儿畸形和新生儿小头症;成人感染后可引起以神经缺陷为特征的"格林-巴利综合征"等病症。2015 年寨卡病毒病在巴西和美国等国家大规模暴发流行,被世界卫生组织定为世界公众健康紧急事件,对全球公共卫生产生了重大威胁,因此,各国相关研究人员均在积极研制安全有效的 ZIKV 疫苗,以预防该病毒的感染和蔓延。

ZIKV 为球形的包膜病毒,其基因组为单负链 RNA,只含有 1 个开放读码框架(open reading frame,ORF),编码 3 种结构蛋白(衣壳蛋白 C、包膜蛋白 E、基质蛋白前体 prM、和基质蛋白 M),7 种非结构蛋白和非结构肽 2K。

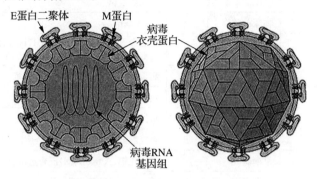

图 30 - 2　寨卡病毒的结构

研究人员在建立 ZIKV 感染动物模型的同时,利用多种生物技术开展了 ZIKV 候选疫苗的研发,由于 E 蛋白和 prM 蛋白是中和抗体的主要靶点,因此大多数 ZIKV 疫苗的研发工作均基于这两种结构蛋白。但相关的文献报道,在临床前研究中以 NS1 为靶点研制的 ZIKV 疫苗对 ZIKV 感染具有较好的保护作用。

研发的 ZIKV 疫苗包括减毒或嵌合病毒疫苗、全灭活病毒疫苗、核酸疫苗、腺病毒载体和其他亚单位疫苗以及纳米佐剂疫苗等。目前已有 18 种寨卡病毒疫苗正在开发中,有些候选疫苗进入了临床前研究阶段,并在小鼠体内诱导产生了中和抗体。在 ZIKV 攻击中,中和抗体对于小鼠提供了短期保护,同时发现 DNA 疫苗、mRNA 疫苗、ZIKV 纯化灭活疫苗和基于载体的疫苗能为猴子提供一定的保护,还有多种候选疫苗进入了I、II期临床研究。这些候选疫苗包括灭活 ZIKV、减毒 ZIKV 或嵌合病毒疫苗、表达 ZIKV 蛋白的活或灭活病毒重组载体(例如登革病毒、改良的安卡拉痘苗病毒、腺病毒、慢病毒、麻疹病毒等)疫苗,表达 ZIKV 膜蛋白的病毒样颗粒疫苗,重组蛋白疫苗,DNA 质粒疫苗,mRNA 疫苗,蛋白质纳米颗粒佐剂疫苗和基于短肽疫苗等。这些疫苗由制药公司、疫苗公司、大学、政府机构、私人基金会和多学科合作组织研发和评价。此外,几家大型的疫苗公司正在评估他们现有的疫苗平台是否可以应用于针对性保护 ZIKV 的感染。

表 30 - 1　部分进入临床试验的寨卡病毒候选疫苗

	状态	疫苗类型
Inovio	临床Ⅰ期	DNA 疫苗
美国国立卫生研究	临床Ⅰ期	DNA 疫苗 重组 VSV 疫苗(前期疫苗),ZIKV 减毒活疫苗(前期研究)
美国沃尔特里德陆军研究所＋赛诺菲	临床Ⅰ期	全病毒灭活疫苗
Butantan institute 巴西	临床Ⅰ期,前期研究	表达寨卡病毒 prM-E 的登革病毒载体;全病毒灭活疫苗

	状态	疫苗类型
Bharat	临床前动物实验	全病毒灭活疫苗,病毒样颗粒表达多聚蛋白
NewLink Genetics	临床前动物实验	全病毒灭活疫苗
PaxVax	临床前动物实验	全病毒灭活疫苗
NovaVax	临床前动物实验	蛋白纳米颗粒疫苗
Replikins	临床前动物实验	合成肽疫苗
Pharos Biologicals	临床前动物实验	DNA 疫苗
Bio-Manguinhos	早期研究	全病毒灭活疫苗,典热疫苗 17D 嵌合疫苗 病毒样颗粒疫苗(VLP),DNA 疫苗
US CDC	早期研究	病毒样颗粒疫苗＋ZIKV-DNA 疫苗,重组腺病毒载体疫苗
CureVac	早期研究	热稳定 mRNA 疫苗
Geovax	早期研究	重组改良安卡拉痘苗病毒
GlaxoSmithKline	早期研究	自复制 mRNA 疫苗平台,全病毒灭活疫苗
Hawaii Biotech	早期研究	氢氧化铝(Alhydrogel)混合重组蛋白疫苗
Oxford University	早期研究	重组腺病毒载体疫苗
Protein science	早期研究	重组 E 蛋白疫苗
Sanofi(赛诺菲)	早期研究	黄热疫苗 17D 嵌合疫苗
Sementis	早期研究	重组痘病毒载体疫苗
Themis Bioscience	早期研究	重组麻疹病毒载体疫苗
Valneva	早期研究	全病毒灭活疫苗
Mayo Clinic Vaccine Research Group	早期研究	可降解纳米颗粒包裹的自然处理和 HLA 提呈的 ZIKV 短肽疫苗
Moderna	早期研究	脂质纳米颗粒递送型 mRNA 疫苗
Emergent Biosolutions	早期研究	全病毒灭活疫苗
上海巴斯德所	早期研究	重组病毒样颗粒亚单位疫苗
Takeda	早期研究	铝佐剂-全病毒灭活疫苗
Jenner Institute	早期研究	猿猴腺病毒(Simian Adv)载体疫苗
VBI Vaccines	早期研究	包含 E 蛋白和 NS1 蛋白的病毒样颗粒疫苗
Vaxart	早期研究	重组口服疫苗

第四节　禽流感疫苗的研究进展

禽流感病毒是以禽、鸟和人等为感染宿主的病毒。它与人类的甲型流感病毒特别相似。某些禽流感病毒能够导致人类呼吸道感染(流感),甚至导致疾病的大规模流行。

1997 年 5 月,中国香港特别行政区 1 名 3 岁儿童死于不明原因的多器官功能衰竭,同年 8 月经美国 CDC 以及 WHO 荷兰鹿特丹国家流感中心鉴定为 H5N1 亚型禽流感病毒引起的人类

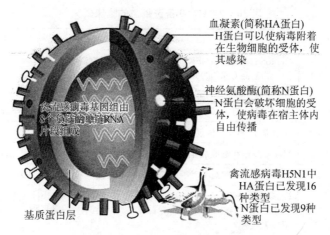

血凝素(简称HA蛋白)
H蛋白可以使病毒附着在生物细胞的受体，使其感染

神经氨酸酶(简称N蛋白)
N蛋白会破坏细胞的受体，使病毒在宿主体内自由传播

禽流感病毒基因组由8个负链的单链RNA片段组成

禽流感病毒H5N1中HA蛋白已发现16种类型
N蛋白已发现9种类型

基质蛋白层

图 30-3　禽流感病毒的基本结构

流感。这是世界上首次证实 H5N1 感染人类，至 2007 年为止，全球共发现 334 例病人，死亡 205 人。2013 年 3 月底上海和安徽两地首先确诊 H7N9 亚型禽流感病毒感染人的病例以来，中国大陆、中国香港、中国台湾地区以及东南亚部分国家均发现了 H7N9 禽流感病毒感染人的病例。截至 2016 年 1 月 11 日，我国又有新增 H7N9 感染人病例 10 例，其中有 3 例死亡。人感染 H7N9 后死亡率可达 30%。大部分严重感染者可并发呼吸窘迫综合征，进而发展为病毒性肺炎、感染性休克甚至多器官衰竭。

采用疫苗预防是我国控制禽流感的主要措施之一。灭活疫苗是最为常见的疫苗。现在基于新技术的不断发展，涌现出许多新型疫苗，包括重组活病毒载体疫苗、基因工程亚单位疫苗、DNA 疫苗等。

关于人用 H7N9 禽流感疫苗的研究，其疫苗备选毒株为 WHO 推荐的 A/Shanghai/2/2013 和 A/Anhui/1/2013 株同源。目前已有 H7N9 全病毒灭活苗、H7N9 裂解疫苗、H7N9 减毒活疫苗以及 H7N9 重组疫苗进行了动物实验，疫苗能引起实验动物的体液免疫，产生抗 HA 和抗 NA 抗体，疫苗对免疫后小鼠和豚鼠的保护效果与接种剂量成正相关。此外，用含佐剂的 H7N9 裂解疫苗免疫小鼠，结果疫苗能对实验动物产生良好的免疫保护，激起实验动物体内体液免疫及细胞免疫，产生较平衡的 Th1 和 Th2 型免疫反应。总体来看，在 H7N9 禽流感灭活苗(全病毒灭活苗和裂解疫苗)中加入佐剂是提高其免疫效果的有效手段，开发能够满足 H7N9 疫苗使用的佐剂对于疫苗研发具有重要意义，目前对佐剂 MF59、AS03 的研究较多，且已进入临床阶段。

葛兰素史克、诺华等疫苗公司以及美国过敏症和传染病研究所(National Institute of Allergy and Infectious Diseases，NIAID)等机构已申请了人用 H7N9 禽流感疫苗的临床试验。诺华公司率先完成了 H7N9 VLPs 疫苗Ⅰ期临床剂量研究，同时也完成了 H7N9 VLPs 疫苗佐剂 Matrix-M1™的临床Ⅰ期、Ⅱ期研究。葛兰素史克公司则完成了其疫苗在 18～64 岁人群中免疫原性及安全性临床Ⅰ期试验。

表 30 - 2   H7N9 备选疫苗的临床研究

完成进度	临床试验编号	标题	研发机构	试验分期
已完成	NCT01999842	GlaxoSmithKlline(GSK)免疫性和安全性研究流感病毒的生物制品 GSK3206641A 和 GSK3206640A 在 18～64 岁成人接种	GlaxoSmithKlline	1
	NCT01897701	含有佐剂l的 A(H7N9) VLP 抗原剂量研究	Novavax	1
	NCT02078674	含有基质-M1™佐剂的 A(H7N9) VLP 抗原剂量研究	Novavax	1&2
召集志愿者筹划中	NCT02586792	H7N9 疫苗在健康成年人加强接种研究	NIAID	2
	NCT02213354	MF59 混合和配对 H7N9 疫苗在健康老人接种	NIAID	2
	NCT02177734	GlaxoSmithKline(GSK)免疫性和安全性研究流感病毒的生物制品 GSK32775IOA 和 GSK3277509A 在 18～64 岁成人接种	GlaxoSmithKlline	1
召集志愿者筹划中	NCT02274545	评价 H7N9 疫苗在 50～70 岁成人预防 H7N9 流感疾病的安全性和免疫性研究	NIAID	1
	NCT02206464	在成人实施 H7 流感疫苗初免-加强免疫计划：重组 H7DNA 质粒疫苗，VRC-FIUDNA071-00-VP，单独接种或联用单价流感业单位病毒粒 H7N9 疫苗（MIV）作为初免，用 MIV 加强免疫，与 MIV 初免用 MIV 加强免疫比较	NIAID	1

第五节 埃博拉疫苗的研究进展

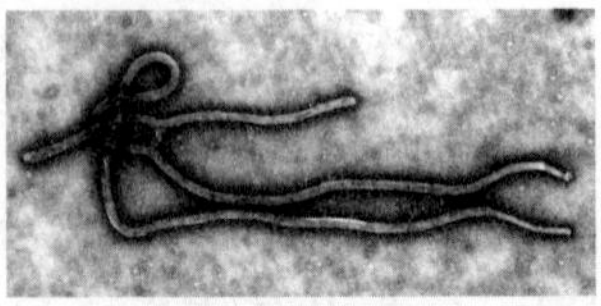

埃博拉病毒（Ebola virus，EBOV）是一种高致病性的出血热病毒，以高热、全身疼痛及广泛出血、多器官功能障碍和休克为主要特性。1976 年在非洲扎伊尔北部的埃博拉河流域发现首例埃博拉热患者，继后分离出一种新型出血热病毒，命名为埃博拉病毒，该病毒所致疾病为埃博拉热。埃博拉热在非洲暴发，流行了十余次，病死率达 25%～90%。2013 年 12 月开始于几内亚，2014 年在西非地区暴发的埃博拉热疫情是历史上规模最大、时间最长的一次的埃博拉病毒感染。截至 2016 年 3 月 27 日，此次疫情在几内亚、利比里亚和塞拉利昂共计造成 28 646 人感染，11 323 人死亡。

图 30 - 4   埃博拉病毒的电镜观察

埃博拉病毒属于丝状病毒科，病毒颗粒呈现多形性的细长丝状。埃博拉病毒为包膜病毒、包膜表面有刺突，病毒基因组为不分节段的单负链 RNA。基因组全长

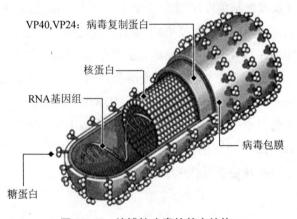

图 30 - 5   埃博拉病毒的基本结构

19kb,编码7种蛋白,分别为包膜糖蛋白(GP,包括 GP1、GP2 和 sGP)、核蛋白、基质蛋白(VP24、VP40)、非结构蛋白(VP30、VP35)以及聚合酶 L。包膜糖蛋白是 EBOV 唯一的表面蛋白,在包膜表面形成三刺突结构,可与机体易感细胞表面的相应受体结合,介导膜融合,并作为抗原诱导宿主免疫系统产生中和抗体,因此该蛋白广泛作为制备埃博拉病毒疫苗的靶抗原。

在发现 EBOV 后不久,第一代埃博拉疫苗研发集中于灭活病毒。目前在研的埃博拉疫苗包括 DNA 疫苗、重组病毒载体、重组蛋白、亚单位蛋白和病毒样颗粒(virus-like particles,VLP)等不同类型。

表 30-3　埃博拉病毒疫苗的类型

类型	疫苗举例
可复制病毒载体疫苗	重组水泡性口腔唉病毒载体疫苗,如 rVSV-ZEBOV
	重组人副流感病毒 3 型载体疫苗,如 HPIV3-EBOVZ GP
	重组巨细胞病毒载体疫苗
	重组狂犬病病毒载体疫苗
复制缺陷型病毒载体疫苗	重组腺病毒载体疫苗,如 ChAd3-EBOVZ、Ad26-ZEBOV、Ad5-EBOV
	改良型痘苗病毒安卡拉株载体疫苗,如 MVA-BN-Filo、MVA-EbolaZ
	委内瑞拉马脑炎病毒复制子疫苗
	库京病毒病毒样颗粒疫苗
亚单位疫苗	病毒样颗粒疫苗:Novavax
DNA 疫苗	INO-4201、INO-4202、INO-4212、VRC-EBODAN023-00VP、VRCEBODNA012-00-VP、VRCMARDNA025-00-VP
复制缺陷型病毒疫苗	rEBOVΔVP30
灭活疫苗	脂质体包裹的经 γ 射线灭活的 EBO-Z

2014 年 11 月 26 日美国国立卫生研究院(National Institutes of Health,NIH)宣布,首个埃博拉疫苗成功通过临床试验,被证实安全有效。2018 年 8 月,WHO 表示,刚果(金)已开始对美国默克公司生产的 rVSV-ZEBOV 疫苗开展接种工作,这款疫苗虽尚未获得上市许可,但有效性在先前有限接种中获得确认。2017 年 10 月,中国食品药品监督管理总局(China Food and Drug Administration,CFDA)批准国内开发的埃博拉疫苗(rVSV-ZEBOV),并在塞拉利昂进行了临床试验,塞拉利昂是 EBOV 感染人数最多的国家之一。

在众多类型的疫苗中,重组水疱性口炎病毒载体疫苗(rVSV-ZEBOV)是最有效的埃博拉疫苗,它不仅可以用于埃博拉出血热的预防,还可以作为治疗性疫苗,在接触 EBOV 后使用。rVSV-ZEBOV 是以水疱性口炎病毒印第安纳株(Vesicular stomatitis virus Indiana serotype,VSIV)为载体,通过反向遗传学技术制备,可以表达 ZEBOV 糖蛋白,具有复制能力的减毒活疫苗。2005—2009 年,加拿大公共卫生局开展了三项 rVSV-ZEBOV 疫苗的动物实验研究,结果表明 rVSV-ZEBOV 疫苗对非人灵长类动物起到了完全保护。动物实验的成功推动该疫苗进入临床试验,自 2014 年 10 月 I 期临床试验开始至今,已进行至 III 期临床,多项试验结果表明该疫苗对人体有很好的疗效和较高的安全性。

表 30 - 4　埃博拉疫苗 rVSV - ZEBOV 的研究现状

时间	试验分期	试验地点	试验对象	接种方式和剂量
2005—2014 年	临床前	—	小鼠、豚鼠、几内亚猪、食蟹猴、恒河猴等	每次免疫：口服给药、鼻腔给药、肌内注射、暴露前给药、暴露后给药；均表现出较高的保护作用
2014 年 10 月	临床 Ⅰ 期	美国 WRAIR	健康志愿者，39 人	单次免疫；肌内注射；剂量递增（3×10^6 PFU，2×10^7 PFU，1×10^8 PFU）
		NIAID	健康志愿者，39 人	28 天后加强免疫；肌内注射；剂量递增（3×10^6 PFU，2×10^7 PFU，1×10^8 PFU）
2014 年 11 月	临床 Ⅰ 期	德国	健康志愿者，20 人	单次免疫；肌内注射；剂量递增（3×10^6 PFU，2×10^7 PFU）
		加蓬	健康志愿者，100 人	单次免疫；肌内注射；剂量递增（3×10^5 PFU，3×10^6 PFU，3×10^5 PFU）
		肯尼亚	健康志愿者，100 人	单次免疫；肌内注射；剂量递增（3×10^6 PFU，2×10^7 PFU）
		瑞士	健康志愿者，115 人	单次免疫；肌内注射；剂量递增（1×10^7 PFU，5×10^7 PFU，3×10^5 PFU）
2015 年 3 月	临床 Ⅱ 期	几内亚	前线医疗工作者，800～1 200 人	试点阶段：单次免疫（2×10^7 PFU）；肌内注射
2015 年 4 月	临床 Ⅲ 期	几内亚	病毒暴露者，约 10 000 人	环围接种试验：单次免疫（2×10^7 PFU）；肌内注射
2015 年 4 月	临床 Ⅱ/Ⅲ 期	塞拉利昂	超过 8 650 人	阶梯试验：单次免疫（2×10^7 PFU）；肌内注射

第六节　新型冠状病毒概述与疫苗研究进展

　　武汉市部分医疗机构于 2019 年 12 月陆续出现不明原因的肺炎病人，通过持续开展流感及相关疾病监测，发现病例 27 例，均诊断为病毒性肺炎/肺部感染。截至 2020 年 1 月 3 日 8 时，共发现符合不明原因的病毒性肺炎诊断患者 44 例，其中重症 11 例。2020 年 1 月，中国 CDC 病毒病所，首次从武汉华南海鲜市场的 585 份环境样本中检测到 33 份样品含有冠状病毒核酸。对核酸检测阳性的样本，采用冠状病毒敏感的细胞系开展病毒分离工作，从电镜观察、PCR 和深度测序结果均提示，成功从环境样本中分离到的病毒属于新型冠状病毒，是引起武汉市不明原因肺炎的病毒。2020 年 1 月 12 日，WHO 将造成武汉肺炎疫情的新型冠状病毒命名为"2019 新型冠状病毒"（2019-nCoV），2020 年 2 月 11 日，国际病毒分类委员会声明，将新型冠状病毒命名为"SARS 冠状病毒 2（Severe Acute Respiratory Syndrome Coronavirus 2，SARS-Cov2/2019-nCoV）"，该类疾病被命名为类新型冠状病毒肺炎疾病（COVID-19）。

　　为了有效防控新冠肺炎疫情，我国已将 COVID-19 纳入《中华人民共和国传染病防治法》规定的乙类传染病，按照甲类传染病管理。传染源主要来源于 SARS-CoV-2 感染者，无症状携带者也是传染源。咳嗽或打喷嚏会通过飞沫或通过悬浮在空气中的微小颗粒可以传播新冠病毒。截至 2020 年 7 月 9 日，全球新冠肺炎累计确诊病例超过 1 213 万例，累计死亡超过 55 万例。

　　SARS-CoV-2 基因组序列已绘制完成，这为精准快速分子诊断、抗病毒药物靶点筛选和有效的疫苗研发提供了依据，也为 SARS-CoV-2 追踪溯源、核酸分子诊断方案设计、临床防治提供新思路。然而遗憾的是，到目前为止，新冠病毒源自何处尚无定论，这对控制传染源、切断传播途径、保护易感人群，进而彻底战胜 COVID-19 疫情留下隐患。因此，研发有效的疫苗预防 SARS-CoV-2 感染、控制疫情进一步蔓延，已成为全球高度关注、多国采取积极应对的主要措施之一。2020 年 7 月 3 日，WHO 表示，虽然有效新冠疫苗的交付目前暂无确切时间表，但到 2020 年底可能会有候选疫苗显示出对新冠病毒有效；欧盟也于当日正式批准，瑞德西韦（是吉利德科学公司 Gilead Sciences 研发的一种小分子广谱抗病毒药物）作为第一种治疗新冠病毒感染的药物。

已有研究显示，SARS-CoV-2 属于的冠状病毒家族病毒目、正冠状病毒亚科，共有 α、β、γ 和 δ 4 个属。SARS-CoV-2 属于 β 属，是已知第 7 个能感染人类的冠状病毒成员。SARS CoV-1（2002/2003 广东）、中东呼吸道综合征病毒（MERS-CoV）和 SARS-CoV-2 能引起人类严重呼吸道疾病；而另外 4 种病毒（HKU1，NL63，OC43 和 229E）仅能起人类呼吸道轻微的症状。中科院武汉病毒研究所石正丽团队从 5 名病人的体内获得了 SARS-CoV-2 的全基因组，这 5 例基因组基本一致，且与 SARS-CoV 有 79.4% 的相似性，与 MERS-CoV 有 40% 的相似性，与蝙蝠 SARS 样冠状病毒（bat-SL-CoVZC45）基因组全序列同源性达 87.99%，在进化上形成了与 SARS-CoV 和 MERS-CoV 不同的另外一个分支（图 30-6）。

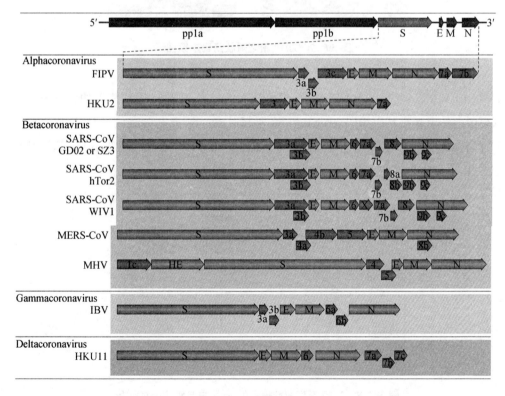

图 30-6　冠状病毒 4 个属基因组的基因和蛋白结构示意图

MERS-CoV：中东呼吸道综合征病毒；Alphacoronavirus：α 冠状病毒；Betacoronavirus：β 冠状病毒；Gamma-coronavirus：γ 冠状病毒；Deltacoronavirus：δ 冠状病毒。

SARS-CoV-2 的基因组为单股正链 RNA,基因组全长 29 891 个核苷酸,编码 9 860 个氨基酸(aa),基因组的 5′和 3′端各有一个不翻译区,3′端有 Poly A"尾"。内部包含 10 个基因:开放阅读框 1ab(ORF1ab)基因(编码 7 096 aa 的多聚蛋白)、棘突蛋白基因(编码 1 273 aa 的棘突蛋白)、ORF3a 基因、包膜蛋白基因(编码 75 aa 的包膜蛋白)、膜糖蛋白基因(编码 222 aa 的膜糖蛋白)、ORF6 基因、ORF7a 基因、ORF8 基因、核衣壳蛋白基因(编码 419 aa 的核衣壳蛋白)及 ORF10 基因。

2020 年 1 月 24 日,国家病原微生物资源库发布了由中国 CDC 病毒病预防控制所成功分离的我国第一株 2019 新型冠状病毒毒种信息及其电镜照片。图为 2020 年 1 月 6 日采集自湖北武汉的临床患者的毒株图像显示。SARS-CoV-2 病毒颗粒的直径在 60~200 nm,平均直径为 100 nm,呈球形或椭圆形,具有多形性(图 30-7)。

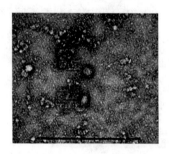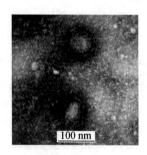

图 30-7　2019 新型冠状病毒电镜图

(图片来源:http://nmdc.cn/#/nCoV)

SARS-CoV-2 有包膜,膜上存在棘突,整个病毒像日冕,不同的冠状病毒的棘突有明显的差异。棘突蛋白是由棘突基因编码,由 S1 和 S2 亚基组成。S1 亚基含有信号肽、N 末端结构域和受体结合结构域(RBD),负责介导病毒与宿主细胞膜结合;S2 亚基包含融合肽、胞质结构域和跨膜结构域,负责病毒与宿主细胞膜融合(图 30-8)。

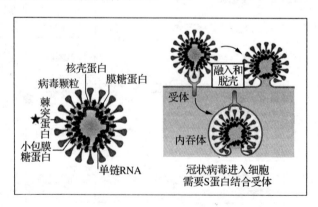

图 30-8　2019 新型冠状病毒的 S-蛋白与细胞受体作用

SARS-CoV-2 棘突蛋白与 SARS-CoV 棘突蛋白的氨基酸序列相似度为 76.47%,两者 RBD 的 3D 结构相同,因此,SARS-CoV-2 棘突蛋白与人Ⅱ型肺泡细胞表面的血管紧张素转换酶 2(ACE2)受体分子也具有很强的亲和性,二者的结合很可能是介导 SARS-CoV-2 进入人体细胞的关键所在。虽然 SARS-CoV-2 的 S-蛋白中与人体 ACE2 蛋白结合的 5 个关键氨基酸有 4 个发生了变化(特别容易被酶切掉),但变化后的氨基酸,却在整体性上完美地维持了 SARS-CoV 的 S-蛋白与 ACE2 蛋白结合的原结构构象,成为一个立即准备着入侵新细胞的状态。美国卫生总署(NIH)与得克萨斯大学奥斯汀分校 McLellan 研究组利用表面等离子共振技术,分析了 S 蛋白与 ACE2 的亲和力。结果显示,SARS-CoV-2 的 S 蛋白与 ACE2 的亲和力,是 SARS-CoV 的 S 蛋白与 ACE2 之间亲和力 10 倍,甚至 20 倍。与其他 SARS-CoV 冠状病毒相比,SARS-CoV-2 的 S 蛋白上多出一个酶切位点(图 30 - 9),使它和 ACE2 蛋白受体结合后产生融合构象的效率非常高,所以它的感染性也很高,更加容易感染人的呼吸道上皮细胞,尤其是 II 型肺泡上皮细胞(AT2)。肾脏、肠道、肝、心血管系统以及男性生殖腺的内皮细胞,都表达 ACE2。因此,可以理解 SARS-CoV-2 会感染多器官引起相应的病变。此外,新近国际著名细胞杂志报道,通过基因序列的共享信息分析显示,在欧洲和美国传播的 SARS-CoV-2,已发生 D614G 突变变异。当今,至少有三种 SARS-CoV-2 在传播,突变后病毒的传染性增强,感染力可能提高了 9 倍,但致病性没有变强。与流感病毒每年上千个碱基突变相比,SARS-CoV-2 的突变率每年仅 20 多个碱基。所以疫苗一旦研制成功,其有效的时间会较长。

　　有研究将新冠病毒与其他病毒的关键特征差异做了比较,详见表 30 - 5。从此表可见,新冠病毒的传染性指数(R0)和导致 65 岁以下患者死亡的人数最高。因此,研制疫苗预防新冠病毒感染,迫在眉睫。

表 30 - 5　新冠病毒与其他病毒的关键特征差异

	新冠病毒	SARS 病毒	1918 年流感大流行	2009 年流感大流行	解释
传播性,R_0	2.5	2.4	2	1.7	新冠病毒的平均 R_0 最高
潜伏期(天)	4～12	2～7	未知	2	潜伏期更长,SARS 流行病形成速度更慢
出现症状与具备最强传染力的时间间隔(天)	0	5～7	2	2	新冠病毒比 SARS 更难控制
轻症比例	高	低	高	高	该特点会促进未检测到的疾病传播
住院患者比例	少数(20%)	大多数(>70%)	少数	少数	需避免医疗卫生资源过度消耗
重症监护患者比例	1/16 000	大多数(40%)	未知	1/104 000	
所有死亡中,65 岁以下人口比例	0.6%～2.8%	未知	0.95%	0.80%	新冠病毒导致的死亡人数可能与 1918 年流感大流行一样多,但更多死亡发生在患有基础疾病的老年人中,预期寿命损失可能更少
重症危险因素	年龄,合并疾病	年龄,合并疾病	年龄(<60 岁)	年龄(<60 岁)	

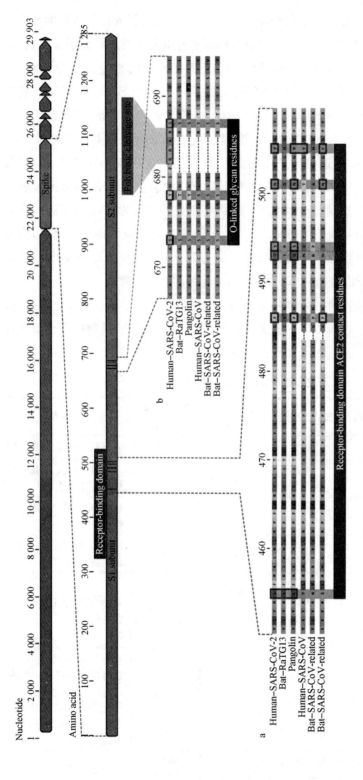

图 30 - 9　人类 SARS-CoV-2 和相关的冠状病毒棘突蛋白特征

(引自：Andersen K G, et al. Nat Med, 2020)

a. SARS-CoV-2 棘突蛋白接触残基的突变。SARS-CoV-2 棘突蛋白（顶端红色）紧对密切相关的 SARS-CoV 样冠状病毒和 SARS-CoV。显示着蓝色框是 SARS-CoV-2 和相关的 SARS-CoV 棘突蛋白的关键残基结合血管紧张素转换酶 2（ACE2）受体，包括普通的 SARS-CoV 株。b. 具有多个酶切位点和 O-连接的酶切位点和预测的三个吡连 O-连接的聚糖类是 SARS-CoV 唯一特征，之前的 β 属冠状病毒并未发现。该基因序列显示在 NCBI 基因库（NCBI BioProject PRJNA573298）。Bat：蝙蝠；Pangolin：穿山甲；Receptor-binding domain ACE2 contact residues：血管紧张素转换酶 2 受体结合结构域接触氨基酸残基；Polybasic cleavage site：多个酶切位点，多碱基酸残基；O-linked glycan residues：O-连接的聚糖残基。

2020年1月26日,中国CDC病毒所和浙江大学附属第一医院成功分离SARS-CoV-2,并筛选出种子毒株。武汉市江夏区第一人民医院应用COVID-19康复者血浆抗体治疗新冠肺炎重症患者取得良好疗效,因从患者恢复期的体内能分离产生中和抗体的B细胞和特异结合S-蛋白部位RBD的中和抗体。由于SARS-CoV-2和SARS-CoV的S-蛋白均与ACE2蛋白结合而进入细胞,借鉴SARS-CoV的S-蛋白含有中和抗体表位,因此,SARS-CoV-2的S-蛋白很大可能含有中和表位,制备新冠病毒疫苗应含S-蛋白。已有研究表明,目前研发的疫苗均取S-蛋白作为靶抗原,可使疫苗产生中和抗体更快、更多、更持久,甚至可产生对于保护黏膜有重要作用的sIgA抗体(取决于疫苗接种途径);S-蛋白还可能包含T细胞表位可诱发效应T细胞产生,这就是筛选有效疫苗靶抗原的意义所在。

新冠病毒疫苗的研制有多个方案,大致正沿着核酸疫苗(DNA疫苗、mRNA疫苗)、腺病毒载体疫苗、减毒流感病毒载体疫苗、亚单位蛋白疫苗、类病毒颗粒疫苗、灭活疫苗等技术路线推进,如图30-10所示。

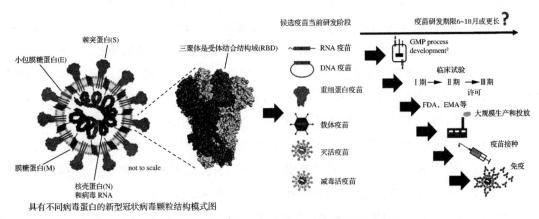

图30-10 潜在的SARS-CoV-2疫苗研发平台概况

(引自:Amanat F,et al. Immunity,2020)

SARS-CoV-2候选疫苗平台已经形成,其中,一些临床前试验在进行中。比如,一款基于RNA候选疫苗,已开始招募临床试验志愿者。不管疫苗研制如何进行,在人群应用这些疫苗之前,已经建立了药品/疫苗生产质量管理规范(GMP)过程。也可改变临床试验设计,通过更快的临床测试,以便加速推进疫苗研制。

FDA:食品和药物管理局;EMA:欧盟医学会。

研究显示,RBD在一个三聚体上,每一单体上有一个RBD共三个,Spike基于全长约3 800个碱基,其中RBD一段有六百多个碱基。目前,约200款新冠病毒候选疫苗处于临床前或临床研究,靶蛋白均是BRD,主要包括两种类型。第一类是此前无同类疫苗获批过的新型疫苗,主要是指核酸疫苗,分为RNA(核糖核酸)疫苗和DNA(脱氧核糖核酸)疫苗,这类疫苗是将编码新冠病毒抗原蛋白的RNA或DNA片段直接导入人体细胞内,表达的蛋白诱导机体产生免疫反应。2020年2月24日,由美国国家过敏和传染病研究所(NIAID)和美国Moderna制药公司联合研制出针对SARS-CoV-2的mRNA(信使核糖核酸)疫苗(mRNA-1273),是指在体外合成SARS-CoV-2的相关序列mRNA,将其导入人体细胞内诱发免疫,这是美国第一款进入临床试验的 SARS-CoV-2 疫苗,2020 年 3 月 16 日该疫苗首次开始人体测试,其是典型的 RNA 疫苗代表。

第二类是此前已得到广泛应用的传统类型疫苗,包括灭活病毒疫苗、基因工程亚单位疫苗、重组病毒载体疫苗、亚单位蛋白疫苗、类病毒颗粒疫苗等。其典型代表是中国军事科学院军事医学研究院生物工程研究所陈薇院士领衔的科研团队与康希诺生物公司研发的重组 SARS-CoV-2 疫苗(Ad5-nCoV),采用 5 型腺病毒作载体向人体内输送表达新冠病毒刺突蛋白的基因。2020 年 3 月 16 日已获批展开临床试验,早于美国第一款疫苗约 6 小时,4 月 12 日进入二期临床;2020 年 6 月 25 日获得中央军委后勤保障部卫生局颁发的有效期一年的军队特需药品批件。根据《中国人民解放军实施〈中华人民共和国药品管理法〉办法》有关规定,Ad5-nCoV 疫苗现阶段仅限军队内部使用,未经军委后保部批准,不得扩大接种范围。该疫苗于 2020 年 6 月 11 日完成 II 期临床试验揭盲。总体试验结果表明,Ad5-nCoV 疫苗具有预防由新冠病毒引起疾病的潜力。Ad5-nCoV 疫苗的 I 期临床试验结果于 2020 年 5 月 22 日《柳叶刀》在线发表,数据证实其具有良好的安全性,I 期临床 108 名志愿者全部有显著的体液免疫及细胞免疫反应。在该试验中评估的新型 Ad5 载体 SARS-CoV-2 疫苗是首次在人体中进行测试。它使用弱化的普通感冒病毒(腺病毒,容易感染人细胞但无法引起疾病),将编码 SARS-CoV-2 刺突蛋白的遗传物质传递给细胞,通过细胞产生刺突蛋白,激发免疫系统生成抗体,该抗体能识别突刺蛋白上 RBD,与 SARS-CoV-2 抗争与细胞表明 ACE2 蛋白结合。陈薇院士对于该结果表示:单剂量的新型 5 型腺病毒载体 SARS-CoV-2(Ad5-nCoV)疫苗可在 14 天之内产生病毒特异性抗体和 T 细胞,使其有可能进一步研究,但应谨慎解释这些结果,开发 SARS-CoV-2 疫苗所面临的挑战前所未有,触发这些免疫反应的能力并不一定表明该疫苗将保护人类免受 COVID-19 的侵害,这一结果显示了开发 SARS-CoV-2 疫苗的希望,但距离所有人都能使用这种疫苗还有很长的路要走。虽然这款 Ad5-nCoV 疫苗相关的专利申请于 2020 年 6 月 2 日首次公开,包括 Ad5-nCoV 疫苗的核苷酸序列、用于预防新冠肺炎的应用、制剂形式、Ad5-nCoV 疫苗的相关制备方法以及小鼠实验结果等相关的技术信息,但目前该专利申请尚处于公开状态,还有待专利的实质审查,评价是否应授予专利权。即便日后被授予专利权,也可以通过开放共享或者专利许可的方式,使疫苗得到普及推广和足够的量产。2020 年 5 月 30 日 WHO 连同 30 多个国家和国际合作伙伴已发起"抗击新冠肺炎技术共享库"的倡议,Ad5-nCoV 疫苗的专利申请,有可能会进入"专利共享库",为全球抗疫,贡献中国力量! 正如国家主席习近平在 2020 年 5 月 18 日在第七十三届世界卫生大会视频会议开幕式上致辞所说:中国新冠疫苗研发完成并投入使用后,将作为全球公共产品,为实现疫苗在发展中国家的可及性和可负担性做出中国贡献。

人们对 Ad5-nCoV 疫苗最后临床试验结果充满期待,但康希诺生物方面也提醒,谁也无法保证该疫苗能最终成功商业化 Ad5-nCoV 疫苗。

有统计数据显示,截至目前,全球已有超过 200 款候选疫苗,其中 15 个正在进行人体临床试验;其中,进展较快的已进入或即将进入三期临床试验。2020 年 6 月 11 日国外 Moderna 公司宣布,该公司研发的新冠疫苗(mRNA-1273)将于 7 月进入三期临床,大约将招募 30 000 名志愿者进行临床试验。英国牛津大学与阿斯利康制药公司合作研发 AZD1222 疫苗,目前已进入三期临床,主管新冠病毒疫苗测试的 John Bell 教授表示,该疫苗最早将于 2020 年 9 月底上市,并有望于圣诞节期间在英国全面推出。俄罗斯国防部 2020 年 6 月表示,该部参与研制新冠病毒疫苗试验的志愿者们,在接种疫苗两周后感觉良好,没有观察到不良反应,也没有人报告出现健康问题。俄罗斯卫生部消息,两种形态的疫苗由"加马列亚"流行病与微生物学国家研究中心研发。志愿者在注射疫苗后将隔离观察 28 天。据塔斯社此前援引"加马列亚"流行病与微生物学国家研究中心主任金茨堡的话称,俄罗斯计划于夏末开始生产新冠疫苗,可能会于初秋开始大面积接种新冠病毒疫苗,接种过程将持续 6 至 9 个月。俄罗斯另一著名病毒研究机构:俄罗斯"矢量"病毒学与生物技术科研中心也发布消息称,该中心 2020 年 7 月 15 日对 300 名志愿者进行新冠病毒疫苗的临床试验。

国内除了 Ad5-nCoV 这款疫苗外,进入临床三期阶段的新冠病毒疫苗还包括灭活疫苗。如 2020 年 6 月 15 日,北京科兴发布:由旗下科兴中维研制的新冠病毒灭活疫苗"克尔来福"Ⅰ/Ⅱ期临床研究揭盲,初步结果显示具有良好的安全性和免疫原性。目前,三期临床试验已同步在北京和巴西开展,有疫苗专家表示,如果进展顺利,该试验两个月内就能看到明显效果,"乐观估计今年 10 月左右这款灭活疫苗就可以获批"。科兴中维正在北京大兴区建设新冠疫苗生产车间,预计投产后每年将供应 1 亿剂新冠疫苗。此外,由国药集团和中国生物武汉生物制品研究所研发的灭活疫苗,于 2020 年 6 月 16 日Ⅰ/Ⅱ期临床试验揭盲,试验结果显示,疫苗接种后安全、有效,受试者 100% 产生了抗体。国药集团中国生物武汉生物制品研究所负责人介绍,由于国内疫情得到有效控制,三期疫苗需要在更大范围内去开评价,目前国内不具备开展三期试验条件,这就需要在疫情暴发的区域开展,已与阿联酋开展合作。2020 年 6 月 24 日,阿联酋卫生部已向该款疫苗颁发了三期临床试验批准证书,目前三期临床试验正在进行中。中国生物已经在北京建成了从数量上能够满足紧急接种需求的新冠疫苗生产车间,武汉车间也即将建设完毕,建成后北京武汉两个车间疫苗年产量将突破两亿剂。WHO 2020 年 6 月 26 日宣布,计划在 2021 年中期前向中低收入国家提供 5 亿个检测工具和 2.45 亿个疗程,2021 年底前向世界提供 20 亿剂疫苗,其中 50% 将提供给中低收入国家。

此外,在 SARS-CoV-2 疫苗研发过程中,仍不能忽略 ADE 这一问题。一些研究提示,中老年新冠病毒感染者体内抗体产生水平较高,而中老年人群新冠肺炎中发展为重症的较多;新冠病毒抗体水平产生越高的人,病程恶化程度越高、比例越大,这提示可能存在新冠病毒 ADE。虽然 ADE 最早在登革病毒感染过程中被发现,包括呼吸道合胞病毒等多种病毒,已有研究证实,冠状病毒具有 ADE。这也是研制针对 SARS-CoV-2 疫苗研发的一个重大障碍,因为抗体不能中和病毒反而当了"特洛伊木马",协助病毒更容易进入带有抗体 Fc 段受体的单核细胞、Mφ等免疫细胞,产生更高的病毒感染,产生更多的子代病毒,造成严重症状。因此,认知冠状病毒的 ADE 机理和 ADE 的抗体基因序列,为发现潜在突变的 T 和 B 细胞表位,设计和研发出有效的 SARS-CoV-2 疫苗、避免疫苗产生 ADE 现象,应值得深入研究,也是基于抗体治疗需要关注的一个重要问题。其实,病毒的疫苗研发和抗体治疗一直面临病毒变异、病毒免疫原性弱导致抗体疗效欠佳、抗体结合后不杀伤病毒反而加强病毒感染 ADE 的挑战。

牛津大学糖生物学研究所所长 Raymond Dwek 教授认为,SARS-CoV-2 的"高度糖基化现象",是疫苗研发困难的重要原因。有研究显示,埃博拉病毒有 8～15 个糖基化位点,流感病毒有 5～11 个糖基化位点,丙型肝炎病毒有 4～11 个糖基化位点,艾滋病病毒(HIV)则多达 20～30 个糖基化位点。而 SARS-CoV-2 的糖基化位点比 HIV 的糖基化位点至少多 2 倍。对于疫苗研发来说,非常高程度的糖基化意味着难度的增加。这些糖基化位点,可以帮助病毒"伪装",骗过人体的免疫系统检测而成功地存活。疫苗的原理是唤起人体的免疫应答来狙击病毒,不管新冠病毒疫苗有怎样的困难与障碍,相信经过人们努力,会有安全有效的疫苗,但应采取谨慎乐观的态度。

思考题

1. 简述禽流感病毒的基本结构,分析病毒的变异与疫苗研制的相关性。
2. 简述新现传染病疫苗研制面临的挑战。
3. 简述新冠病毒的结构特征,分析新冠病毒疫苗的研制策略。

(赵宇　窦骏)

附:疫苗相关用语的英文缩写、全名及中文译名

英文缩写	英文全名	中文译名
ACT	Adenylate cyclase toxin	腺苷酸环化酶毒素
ADCC	Antibody-dependent cellular cytotoxicity	依赖抗体细胞介导的细胞毒性
ADEPT	Antibody-directed enzyme predrug therapy	抗体引导的酶和药物前体治疗
AFLP	Amplified fragment length polymorphisms	基因组扩增片段长度多态性
AI	Autoimmunity	自身免疫
AID	Autoimmune disease	自身免疫性疾病
AIDS	Acquired immuno-deficiency syndrome	艾滋病、获得性免疫缺陷综合征
AM	Autoimmune myocarditis	自身免疫性心肌炎
APC	Antigen presenting cell	抗原递呈细胞
APV	Acellular pertussis vaccine	百日咳无细胞疫苗
ASC	Antibody secretory cell	抗体分泌细胞
ASP-1	Ancylostoma-secreted antigen-1	钩虫分泌抗原-1
ASP-2	Ancylostoma-secreted antigen-2	钩虫分泌抗原-2
ATCC	American Tissue Culture Collection	美国组织细胞收藏中心
AVA	Anthrax vaccine absorbed	炭疽吸附疫苗
BALT	Bronchus-associated lymphoid tissue	支气管相关淋巴样组织
BBP	Biocompatible biodegradable polymer	可生物共存和降解的聚合物
BCG	Bacille Calmette-Guerin	卡介苗
BL	Borderline leprosy	边界性麻风
BoNT	Botulism neurotoxins	肉毒毒素
BPV	Bovine papilloma virus	牛乳头瘤病毒
BWDU	Body weight decreasing toxicity unit	体重减轻毒性单位
CBER	Center for biologics evaluation and research	生物制品审核和研究中心
CD	Cluster differentiation	分化簇
CDC	Center for disease control	疾病控制中心
CDER	Center for drug evaluation and research	药物审核和研究中心
CDR	Complementary determining region	互补决定区
CDRH	Center for devices and radiological health	医疗器材管理中心
CF	Colonization factor	定居因子
CFA	Complete Freund's adjuvant	完全福氏佐剂
CFR	Code of federal regulation	联邦管制大法
CFSAN	Center for food safety and applied nutrition	食品安全和营养管理中心

英文缩写	英文全名	中文译名
CFU	Colony forming unit	菌落形成单位
CHO	Chinese hamster ovarian cell	中国仓鼠卵巢细胞
CIN	Cervical intraepithelial neoplasia	子宫颈上皮内瘤
CMV	Cytomegalovirus	巨细胞病毒
CpG	Cytosine-phosphate-guanosine	胞嘧啶磷酸鸟嘌呤二核苷酸
CPS	Capsule polysaccharide	荚膜多糖
CRPV	Cotton rabbit papillomavirus	棉尾兔乳头瘤病毒
CSP	Circumsporozoite protein	环子孢子蛋白
CT	Cholerae toxin	霍乱毒素
CTL	Cytotoxic T lymphocyte	细胞毒 T 细胞
CVI	Children's vaccine initiative	儿童疫苗行动组织
CVM	Center for Veterinary Medicine	动物药管理中心
DC	Dendritic cell	树突状细胞
DNT	Dermonecrotic toxin	皮肤坏死毒素
DO_2	Dissolved oxygen	可溶性氧
DOTS	Directly observed treatment short-course	直接督导下的短程治疗措施
DOX	Dexorubin	阿霉素
DT	Diphtheria toxoid	白喉类毒素
DTaP	Diphtheria, tetanus toxoid, acellular pertussis	白喉、破伤风类毒素、无细胞百日咳疫苗
DTH	Delayed type hypersensitivity	迟发型超敏反应
DTP	Diphtheria, tetanus toxoid, pertussin	白喉、破伤风类毒素、百日咳疫苗
DTwP	Diphtheria, tetanus toxoid, whole cell pertussis	白喉、破伤风类毒素、全菌体百日咳疫苗
EAC	Experimental autoimmune carditis	实验性自身免疫性心脏炎
EAE	Experimental autoimmune encephalomyelitis	实验性自身免疫性脑脊髓炎
EAEC	Enteroadhevent aggregative E. coli	集聚性黏附大肠杆菌
EAN	Experimental autoimmune neutitis	实验性自身免疫性神经炎
EAU	Experimental autoimmune uveitis	实验性自身免疫性虹膜睫状炎
EBA	Erythrocyte binding antigen	红细胞结合抗原
ECP	Eosinophil cationic protein	嗜酸性阳离子蛋白质
ED_{50}	50% effective dose	半有效剂量
EF	Edema factor	水肿因子
EHEC	Enterohemorrhagic E. coli	出血性大肠杆菌
EID_{50}	50% egg infecting dose	半鸡胚感染量
EIEC	Enteroinvasive E. coli	侵袭性大肠杆菌
ELISA	Enzyme-linked immunosorbant assay	酶联免疫吸附法
ELISPOT	Enzyme-linked immunospot assay	酶联免疫斑点法
EMP	Erythrocyte membrane protein	红细胞表面蛋白
EPEC	Enteropathogenic E. coli	致病性大肠杆菌
EPI	Expend programme immunization	扩大计划免疫运动
ER	Early region	早期区

英文缩写	英文全名	中文译名
ERISS	Endoplasmic reticulum insertion signal sequence	内质网信号插入序列
ES	Excretory secretory	排泄分泌
ESAT6	Early secretory antigen target 6	早期分泌性靶抗原 6
ETEC	Exterotoxigenic E. coli	产毒素性大肠杆菌
EXP	Export protein	输出蛋白
FAE	Follicle-associated epithelium cell	滤泡相关上皮细胞
FDA	Food and Drug Administration	食品药品管理局
FHA	Filamentous hemagglutinin	丝状血凝素
FI-RSV	Formalin-inactivated RSV	福尔马林灭活的呼吸道合胞病毒
FPV	Fowl pox virus	禽痘病毒
FSH	Follicle Stimulating Hormaone	卵泡刺激素
G3PDH	Glyceraldehyde-3-phosphate dehydrogenase	甘油醛-3-磷酸脱氢酶
GALT	Gut associated lymphatic	肠道淋组织
GAPC	The Global AIDS Policy Coalition	全球艾滋病政策联合会
GCP	Good Clinical Practice	优质临床规范
GLP	Good Laboratory Practice	优质实验室规范
GMI	Ganglioside	神经节苷酯
GM-CSF	Granulocyte-macrophage colony simulating factor	粒细胞-巨噬细胞集落刺激因子
GMP	Good Manufacture Practice	优质制造规范
GP100	Melanoma associated glycoprotein 100	黑色素瘤相关糖蛋白 100
GPI	Glycosyl-phosphatidyl inositol	糖基磷酸酰肌醇
GPV	Global Progamme for Vaccine	全球疫苗计划
HA	Hemagglutinin	血凝素
HAART	Highly active antiretroviral therapy	高效抗逆转录病毒治疗
HAV	Hepatitis A virus	甲型肝炎病毒
HBHA	Heparin binding hemagglutinin	肝素结合的血凝素蛋白
HBV	Hepatitis B virus	乙型肝炎病毒
HBsAg	Hepatitis B virus surface antigen	乙型肝炎表面抗原
HCDC	High cell density cultivation	高密度细胞培养
HCG	Human chorionic gonadotropin	人绒毛膜促性腺激素
HCV	Hepatitis C virus	丙型肝炎病毒
HDCS	Human diploid cell strain	人二倍体细胞株
HEL	Hen egg lysozyme	鸡卵清溶菌酶
HEV	Hepatitis E virus	戊型肝炎病毒
HGV	Hepatitis G virus	庚型肝炎病毒
Hib	Haemophilus influenzae type b	流感嗜血杆菌 b
HIC	Hydrophobic interaction chromatography	疏水性树脂层析
HIV	Human immunodefecient virus	人免疫缺陷病毒
HMP	High molecular weight protein	高分子质量蛋白质
HN	Heymann Nephritis	海曼肾炎

英文缩写	英文全名	中文译名
HP	Helicobacter pylori	幽门螺杆菌
HPV	Human papilloma virus	人乳头瘤病毒
HSF	Histamine sensitive factor	组织胺过敏因子
HSK	Herpes simplex keratitis	疱疹病毒性角膜炎
HSP	Heat shock protein	热休克蛋白
HSU	Histamine sensitizing toxicity unit	组胺致敏毒性单位
HSV	Herpes simplex virus	单纯疱疹病毒
HTL	Helper T lymphocytes	辅助性 T 淋巴细胞
IC	Immune complex	免疫复合物
IDDM	Insulin-dependent diabetes mellitus	胰岛素依赖的 1 型糖尿病
ID_{50}	50% infectious dose	半感染剂量
IFA	Incomplete Freund's adjuvant	不完全福氏佐剂
IFN	interferon	干扰素
Ig	Immunoglobulin	免疫球蛋白
IAP	Islet activating protein	胰岛激活蛋白
IL	Interleukin(s)	白细胞介素
IND	Investigation new drug	新药申报报告
IPA	Invasion plasmid antigen	侵袭性质粒抗原
IPV	Inactivated polio vaccine	脊髓灰质炎灭活疫苗
IRES	Internal ribosome entry site	内核糖体进入位点
IRIV	Immunopotentiating reconstituted influenza virosomes	流感病毒颗粒脂质体疫苗
ISCOMS	Immunostimulating complexes	免疫刺激复合物
ISS	Immunostimulatory sequences	免疫刺激序列
ITAM	Immunoreceptor tyrosine-based activation motif	免疫受体酪氨酸激活基序
KLH	Keyhole limpet hemocyanin	钥孔血蓝蛋白
LCMV	Lymphocytic choriomeningitis virus	淋巴细胞脉络丛脑膜炎病毒
LCDC	Low cell density cultivation	低密度细胞培养
LCR	Long control region	长序列控制区
LD_{50}	50% lethality dose	半致死剂量
LF	Lethal factor	致死因子
LF	lactoferrin	乳铁蛋白
LH	Lutenizing hormone	促黄体生成素
LHRH	Lutenizine hormone release hormone	促黄体生成素释放激素
LL	Lepromatous leprosy	结节性麻风
LOP-PCR-EROP	Ligand oligopeptide polycationic oligo peptide-endosome releaseing oligopeptide	配体寡肽-多聚阳离子寡肽-内质体释放寡肽
LOS	Lipooligosaccharide	脂寡糖
LPF	Leukocytosis promoting factor	白细胞增多因子

英文缩写	英文全名	中文译名
LPS	Lipopolysaccharide	脂多糖
LPU	Leucocytosis promoting toxicity unit	白细胞增多单位
LR	Late region	晚期区
LSA	Liver stage antigen	肝细胞期抗原
LT	Heat-labile enterotoxin	不耐热肠毒素
LT-CF	Long-term culture filtrates	长期培养物过滤后蛋白
LTR	Long terminal repeat	长末端重复顺序
LTS	Long term survivor	长期带毒存活者
MAEG	Melanoma antigen-encoding gene	黑色素瘤抗原编码基因
MALT	Mucosal-associated lymphoid tissue	黏膜相关淋巴组织
MART	Melanoma Ag recognized by T cells	T细胞识别的黑色素瘤抗原
MASP	Multiple antigenic synthetic peptides	多重抗原性合成多肽
MBP	Myelin basic protein	髓磷脂碱性蛋白
MCB	Master cell bank	肥大细胞种子库
MCSF	Monocyte colony stimulating factor	单核细胞克隆刺激因子
MDP	Muramyl dipeptide	胞壁酸二肽
MHC	Major histocompatibility complex	主要组织相容性复合体
MI	Mucosal immunity	黏膜免疫
MID	Minimal infectious dose	最小感染量
MLD	Minimal lethality dose	最小致死量
MLVA	Multiple-locus variable-number tandem repeat analysis	多位点可变量串联重复序列分析
MMP	Merozoite microneme protein	裂殖子微线体蛋白
MMR	Measles, mumps, rubella	麻疹、腮腺炎、风疹
MNI	Magnetic resonance imaging	核磁共振成像
MNVT	Monkey neuroviruleance test	猴神经毒力试验
MOG	Myelin oligodendroglia glycoprotein	髓鞘少突胶质糖蛋白
MPL	Monophosphoryl lipid A	单磷酸类脂A
MS	Multiple sclerosis	多发性硬化
MG	Myasthenia gravis	重症肌无力
MSP	Merozoite surface protein	裂殖子表面蛋白
MTP	Medtalloprotease	金属蛋白酶
MVA	Modified virus Ankara	减毒Ankara痘病毒
NCDV	Nebraska calf diarrhea virus	内布拉斯加牛腹泻病毒
NCR	Non-coding region	非编码区
NCTR	National Center for Toxicological research	全国毒理学研究中心
NIH	National Institutes of Health	国立卫生研究院
NK	Natural killer	自然杀伤细胞
NP	Nuclei protein	病毒核蛋白
NSP	Non-structural protein	非结构蛋白
NTHi	Nontypeable Haemophilus influenzae	不可分型流感嗜血杆菌

英文缩写	英文全名	中文译名
NVSP	Norwalk virus capsid protein	诺瓦克病毒衣壳蛋白
ODN	Oligodeoxynucleotide	脱氧寡核苷酸
OMP	Outer membrane protein	外膜蛋白
OMV	Outer membrane vesicle	外膜囊泡
OPV	Oral polio vaccine	口服脊髓灰质炎减毒活疫苗
ORF	Open reading frame	开放读码框
OVA	ovalbumin	卵清白蛋白
PA	Protective antigen	保护性抗原
PADRE	Pan-HLA-DR-binding T-helper epitope	Pan HLA DR 结合 T 辅助表位
PAM	Palmitic acid molecules	棕榈酸(软脂酸)分子
PBMC	Peripheral blood monocyte	外周血单核细胞
PCR	Polymerase chain reaction	聚合酶链反应
PEG	Polyethylene glycol	聚乙二醇
PI-PLC	Phosphatidylinositol phospholipase C	磷酸酯酶 C
PLG	Polylactide-co-glycolide	聚丙-乙胶酯
PLGA	Polylactic-co-glycolic acid	聚乳酸-乙醇酸
PLP	Proteolipid protein	蛋白脂质
PP	Peyer's patches	派氏淋巴集结
PNT	Principal neutralizing domain	主要中和抗体结构域
PPD	Tuberculin purified protein derivative	结核菌素衍生物
PRA	Praline-rich antigen	富含脯氨酸抗原
PRP	Polyribosylribitol phosphate	多聚磷酸核糖
PT	Pertussis toxin	百日咳毒素
PTC	Points to consider	生物制品申请准则
PVR	Polio virus receptor	脊髓灰质炎病毒受体
QC	Quality control	质量控制
RA	Rheumatoid arthritis	类风湿关节炎
RBS	Ribosome binding site	核糖体结合部位
RESA	Ring infected erythrocyte surface antigen	环状体感染红细胞表面抗原
RFLP	Restriction fragment length polymorphisms	限制性片段长度多态性
RIP	Ribosome inactivating protein	致核糖体失活蛋白
RRV	Rhesus monkey rotavirus	恒河猴轮状病毒
RSA	Rabbit self antigen	兔精子自身抗原
RSV	Respiratory syncytial virus	呼吸道合胞病毒
SC	Secretary component	分泌成分
SCID	Severe combined immunodeficiency	严重联合免疫缺陷
SEB	Staphylococcal aureus enterotoxin B	金黄色葡萄球菌肠毒素 B
SIV	Simian immunodeficiency virus	猿猴免疫缺陷病毒
SLE	Systematic lupus erythematosus	系统性红斑狼疮
SOD	Superoxide dismutase	超氧化物歧化酶

英文缩写	英文全名	中文译名
SOP	Standard operation procedure	标准操作规程
SRBC	Sheep red blood cell	绵羊红细胞
SRP-A	Schistosoma-released products-antigens	血吸虫童虫释放抗原
SSP	Sporozoite surface protein	子孢子表面蛋白
ST	Heat-stable enterotoxin	耐热肠毒素
ST-CF	Short-term culture filtrates	短期培养物过滤后蛋白
TAA	Tumor associated antigen	肿瘤相关抗原
TAP	Transporters associated protein	转动相关蛋白
TCGF	T cell growth factor	T 细胞生长因子
TCP	Toxin co-regulated pilus	毒素共调节性菌毛
TCR	T-cell receptor	T 细胞受体
TCT	Tracheal cytotoxin	气管毒素
TCV	T cell vaccine	T 细胞疫苗
TD	Thymus dependent	胸腺依赖性
TERT	Telomerase reverse transcriptase	端粒酶逆转录酶亚基
Tg	Transgenic	转基因
TGF	Transforming growth factor	转化生长因子
Th1	T helper 1	辅助性 T 细胞 1
Th2	T helper 2	辅助性 T 细胞 2
THB	Todd Howitt broth	Todd Howitt 肉汤培养基
TI	Thymus independent	非胸腺依赖性
Ti	Tumor inducing plasmid	肿瘤诱导质粒
TNF	Tumor necrosis factor	肿瘤坏死因子
TPI	Triose phosphate isomerase	丙糖磷酸异构
TRAP	Thrombospondin-related anonymous protein	酶与血小板反应素相关的无名蛋白
TRP 1/2	Tyrosinase-related protein 1/2	酪氨酸酶相关蛋白 1/2
TSA	Tumor specific antigen	肿瘤特异性抗原
TSH	Thyroid stimulating hormone	促甲状腺素
TTV	Transfusion transmitted virus	输血传播的病毒
TT	Tetanus toxoid	破伤风类毒素
VEEV	Venezuelan equine encephalitis virus	委内瑞拉马脑炎病毒
VEGF	Vascular endothelial growth factor	血管内皮细胞生长因子
VLP	Virus like particle	病毒样颗粒
VNTR	Variable-number tandem repeat	可变量的串联重复序列
VRD	Vaccine research and development	疫苗研究和开发
VV	Vaccinia virus	痘病毒
Vz	Varicella-zoster virus	水痘-带状疱疹病毒
WCB	Working cell bank	期限生产用细胞库
WHO	World Health Organization	世界卫生组织
WPV	Whole cell pertussis vaccine	百日咳菌体疫苗
ZP	Zone pellucida	透明带

参考文献

1. Salmaan K, et al. Tuberculosis, Drug Resistance, and the History of Modern Medicine. New England Journal of Medicine, 2012, 367:931 - 936.

2. Wolff J A, et al. Direct gene transfer into mouse muscle in vivo. Ence, 1990, 247(4949):1465 - 1468.

3. Ulmer J B, et al. Heterologous protection against inluenza by injection of DNA encoding a viral protein. Science, 1993, 259(5102):1745 - 1749.

4. http://www. researchandmarkets. com/product/2ba2d0/product_pinpoint_the_new_vaccines

5. Cowdery J S, et al. Bacterial DNA indutes NK cells to produce IFN-gamma in vivo and increases the toxicity of lipopolysaccharides. J IMMUNOL, 1996,156(12):4570 - 4575.

6. Manclnl M, et al. DNA-mediated immunization in atransgemcmousemodel of the hepatits B surface antigen chronic carrier state. Proc Natl Acad Sd USA,1996, 93:12496 - 12501.

7. Huygen K, et al. Immunogenicity and protective efficacy of a tuberculosis DNA vaccine. Nature Medicine, 1996, 2:893 - 898.

8. Tanyi JL, et al. Personalized cancer vaccine effectively mobilizes antitumor T cell immunity in ovarian cancer. Sci Transl Med, 2018, 10:436.

9. Céline M. Laumont et al. Noncoding regions are the main source of targetable tumor-specific antigens, Sci Transl Med, 2018, 10:470.

10. Major breakthrough in quest for cancer vaccine, 2018, from https://medicalxpress. com/news/ 2018-12-major-breakthrough-quest-cancer-vaccine. html

11. https://zh. wikipedia. org/wiki/路易·巴斯德

12. 中华人民共和国《疫苗管理法》. 2019 年 12 月 1 日发布

13. 中华人民共和国国家卫生和计划委员. 国家免疫规划疫苗儿童免疫程序及说明(2016 年版). 中国病毒病杂志, 2017, 7:81 - 86.

14. Jun D, et al. Investigation of GM-CSF Immune Accessory Effects in Tumor-Bearing Mice by Direct Gene Immunization. Immunol Invest, 2006, 35:227 - 237.

15. Jun D, et al. Effect of immunization in mice with recombinant DNA encoding the hepatitis C virus structural protein. Chin Med J, 1999, 112:1036 - 1039.

16. Jun D, et al. Novel constructs of tuberculosis gene vaccine and its immune effect in mice. Cell Mol Immunol, 2005, 2:88 - 93.

17. Jun D, et al. Preliminary study on mouse interleukin 21 application in tumor gene therapy. Cell Mol Immunol, 2004,1:388 - 396.

18. Jun D, et al. Protection against *Mycobacterium tuberculosis* challenge in mice by DNA vaccine Ag85A-ES-AT-6-IL-21 priming and BCG boosting. Int J Immunogenet, 2012, 39:183 - 190.

19. Neek M, et al. Protein-based nanoparticles in cancer vaccine development. Nanomedicine, 2019, 15:164 - 174.

20. Fangliu Y, Jun Dou, et al. Nanoparticle-based adjuvant for enhanced protective efficacy of DNA vaccine

Ag85A-ESAT-6-IL-21 against *Mycobacterium tuberculosis* infection. Nanomedicine, 2012, 8:1337 - 1344.

21. Xiangfeng H, Jun Dou, et al. Anti-tumor Efficacy of Viable Tumor Vaccine Modified by Heterogenetic ESAT-6 Antigen and Cytokine IL-21 in Melanomatous Mouse. Immunol Res, 2012, 52:240 - 249.

22. Kai H, Jun Dou, et al. An ocular mucosal administration of nanocarriers containing DNA vaccine pRSC-gD-IL-21 confers protection against mucosal challenge with herpes simplex virus type 1 in mice. Vaccine, 2011, 29: 1455 - 1462.

23. Jun D, et al. Eliciting protective immune responses against murine myeloma challenge in lymphopenia mice through adoptive transfer of tumor antigen-specific lymphocytes and immunization of tumor vaccine secreting mIL-21. Cancer Gene Ther, 2010, 17:675 - 683.

24. Fengshu Z, Jun Dou, et al. Enhancing therapy of melanoma efficacy via tumor cell vaccine expressing GPI-anchored IL-21 and secreting GM-CSF in mouse model. Vaccine, 2010, 28:2486 - 2452.

25. Jun D, et al. Antitumor efficacy induced by human ovarian cancer secreting IL-21 alone or combination with GM-CSF cytokines in nude mice model. Immunobiology, 2009, 214:483 - 492.

26. Jun D, et al. Investigation of immune effect based on BCG priming and Plasmid DNA expressing Ag85A & GM-CSF boosting in Balb/c mice Model. Immunobiology, 2010, 215:133 - 142.

27. Jun D, et al. Comparison of immune responses induced in mice by vaccination with DNA vaccine constructs expressing Mycobacterial antigen 85A & Interleukin-21 and Bacillus Galmette-Guérin. Immunol Invest, 2008, 37:113 - 127.

28. Jun D, et al. Study of immunotherapy of murine myeloma by an IL-21-based tumor vaccine in Balb/c mice. Cancer Biology & Therapy, 2007, 6:1871 - 1879.

29. 李忠明. 当代新疫苗. 北京:高等教育出版社,2002

30. 张晖,张延龄. 疫苗学. 1 版. 北京:科学出版社,2004

31. 窦骏. 疫苗工程学. 1 版. 南京:东南大学出版社,2007

32. 窦骏. 疫苗工程学. 2 版. 南京:东南大学出版社,2014

33. 曹雪涛. 医学免疫学. 7 版. 北京:人民卫生出版社,2018

34. Chongsrisawat V, et al. Hepatitis B seroprevalence in Thailand:12 years after hepatitis B vaccine integration into the national expanded programme on immunization. Trop Med Int Health, 2006, 11:1496 - 1502.

35. Dayan GH, et al. Serologic response to inactivated poliovirus vaccine:a randomized clinical trial comparing 2 vaccination schedules in Puerto Rico. J Infect Dis, 2007, 195:12 - 20.

36. Stop TB. Partnership Childood TB Subgroup, World Health Organization. Chapter 5:Health staff roles and responsibilities, recording and reporting and BCG vaccination. Int J Tuberc Lung Dis, 2007,2:134 - 137.

37. 董德祥. 疫苗技术基础与应用. 2 版. 北京:化学工业出版社,2002

38. 武文娣,等. 中国 2011 年疑似预防接种异常反应监测数据分析. 中国疫苗和免疫,2013,19:97 - 109.

39. Jes Dietrich, et al. Mucosal administration of Ag85B- ESAT-6 protects against infection with Mycobacterium tuberculosis and boosts prior bacillus Calmette-Guerin immunity. J Immunol, 2006, 177:6353 - 6360.

40. Macilwain C. US plans large funding boost to support nanotechnology boom. Nature, 1999, 400:95.

41. Wang X, et al. Fullerene-Like rare-earth nanoparticles. Angew Chem Int Ed Engl, 2003, 42:3497 - 3500.

42. Greenland J R, et al. Chemical adjuvants for plasmid DNA vaccines. Vaccine, 2007, 25:3731 - 3741.

43. 郭金华,等. 于 VERO 细胞狂犬病疫苗免疫效果的观察. 中国热带医学, 2006, 6:400 - 401.

44. 何平,等. 菌影用作粘膜抗原传递的载体和导向系统. 国外医学(预防、诊断、治疗用生物制品分册), 2004, 5:246 - 248.

45. 中国生物制品标准化委员会. 中国生物制品规程. 1 版. 北京:化学工业出版社,2000

46. 国家食品药品监督管理局. 疫苗临床试验技术指导原则. 2004

47. 徐建国. 我国进入行为生态型传染病防控时代. 中华医学信息导报，2013，28：12.

48. Spreng S, et al. Rational design of Salmonella-based vaccination strategies. Methods, 2006, 38：133 – 143.

49. Guzman CA, et al. Vaccines against typhoid fever. Vaccine, 2006, 24：3804 – 3811.

50. VanCott JL, et al. Regulation of host immune response by modification of Salmonella virulence genes. Nat Med, 1998, 4：1247 – 1252.

51. Osorio M, et al. Vaccine potential for inactivated shigellae. Vaccine, 2007, 25：1581 – 1592.

52. Jennison AV, et al. Construction of a multivalent vaccine strain of *Shigella flexneri* and evaluation of serotype-specific immunity. FEMS Immunol Med Microbiol, 2006, 46：444 – 451.

53. Levine MM, et al. Clinical trials of Shigella vaccines：two steps forward and one step back on a long, hard road. Nat Rev Microbiol, 2007, 5：540 – 553.

54. Svennerholm AM, Lundgren A. Progress in vaccine development against *Helicobacter pylori*. FEMS Immunol Med Microbiol, 2007, 50：146 – 156.

55. Robinson K, et al. Best Pract Res Clin Gastroenterol. The inflammatory and immune response to *Helicobacter pylori* infection, 2007, 21：237 – 259.

56. Xu C, et al. Construction of recombinant attenuated *Salmonella typhimurium* DNA vaccine expressing H pylori ureB and IL-2. Wei Sheng Wu Xue Bao, 2007, 47：29 – 33.

57. Kabir S. The current status of *Helicobacter pylori* vaccines：a review. Helicobacter, 2007, 12：89 – 102.

58. Garg A, et al. Mannose-capped lipoarabinomannan and prostaglandin E2-dependent expansion of regulatory T cells in human Mycobacterium tuberculosis infection. Eur J Immunol, 2008, 38：459 – 469.

59. Sugawara I, et al. Protective efficacy of recombinant BCG Tokyo (Ag85A) in rhesus monkeys infected intratracheally with H37Rv Mycobacterium tuberculosis. Tuberculosis, 2009, 89：62 – 67.

60. Tom H M, et al. Vaccines against Tuberculosis：where are we and where do we need to go PLoS Pathogens, 2012, 8：1 – 12.

61. Alexander S P, et al. Recombinant BCG exporting ESAT-6 confers enhanced protection against tuberculosis. Nature Medicine, 2003, 9：533 – 539.

62. Rigano MM, et al. Oral immunogenicity of a plant-made, subunit, tuberculosis vaccine. Vaccine, 2006, 24：691 – 695.

63. Uvarova EA, et al. Oral Immunogenicity of Plant-Made Mycobacterium tuberculosis ESAT6 and CFP10. BioMed Res Int, 2013, 2013：316304.

64. Yi Zhang, et al. Oral immunogenicity of potato-derived antigens to Mycobacterium tuberculosis in mice. Acta Biochim Biophys Sin, 2012, 44：82 – 90.

65. Huang SS, et al. Development of Yersinia pestis F1 antigen-loaded icrospheres vaccineagainst plague. Int J Nanomedicine, 2014, 9：813 – 822.

66. Tao P, et al. Mutated and bacteriophage T4 nanoparticle arrayed F1-V immunogens fromYersinia pestis as next generation plague vaccines. PLoS Pathog, 2013, 9：e1003495.

67. Williamson ED, Oyston PC. Protecting against plague：towards a next-generation vaccine. Clin Exp Immunol, 2013, 172：1 – 8.

68. Wang X, et al. Live-attenuated Yersinia pestis vaccines. Expert Rev Vaccines, 2013, 12：677 – 686.

69. Plano GV, Schesser K. The Yersinia pestis type III secretion system：expression, assembly and role in the evasion of host defenses. Immunol Res, 2013, 57：237 – 245.

70. Parkhill, J, et al, Genome sequence of Yersinia pestis, the causative agent of plague. Nuture, 2001, 413：523 – 527.

71. 李凡，徐志凯. 医学微生物学. 9 版. 北京：人民卫生出版社，2018

72. Palaniappan RU，Ramanujam S，Chang YF. Leptospirosis：pathogenesis, immunity, and diagnosis. Curr Opin Infect Dis，2007，20：284 - 292.

73. Guo Y J，et al. Isolation of influenza C virus from pigs and experimental infection of pigs with influenza C virus. J Gen Virol，1983，64：177 - 182.

74. 郭莹莹,等. A 型流感病毒 NS1 蛋白结构研究进展. 生命科学，2013，22：116 - 118.

75. 刘洪卿,等. 流感疫苗纳米乳佐剂的研究进展. 中国生物制品学杂志，2013，26：1190 - 1192.

76. Chris Ka-fai Li，Rino Rappuoli and Xiao-Ning Xu1 et al. Correlates of protection against influenza infection in humans—on the path to a universal vaccine Current Opinion in Immunology，2013，25：470 - 476.

77. Davis RL，et al. Measles-mumps-rubella and other measles-containing vaccines do not increase the risk for inflammatory bowel disease：a case-control study from the vaccine safety datalink project. Arch Pediatr Adolesc Med，2001,155：354 - 359.

78. Madsen KM，et al. A population-based study of measles, mumps, and rubella vaccination and autism. N Engl J Med，2002，347：1477 - 1482.

79. Collins P L，et al. Respiratory syncytial virus：reverse genetics and vaccine strategies. Virology，2002，296：204 - 211.

80. Jeanette M et al. A Novel Form of Rotavirus NSP2 and Phosphorylation-Dependent NSP2-NSP5 Interactions Are Associated with Viroplasm Assembly. J Virol，2014，88：786 - 798.

81. Sen A，et al. Rotavirus NSP1 protein inhibits interferon-mediated STAT 1 activation. J Virol，2014，88：41 - 53.

82. 沈智俊,等. 甲型肝炎病毒病毒样颗粒的制备. 中国生物制品学杂志，2013，26：441 - 447.

83. Yuri Kusov，et al. Silencing of Hepatitis A Virus Infection by Small Interfering RNAs. J Virol，2006，80：5599 - 5610.

84. Donald B S，et al. Genetic Variability and the Classification of Hepatitis E Virus. J Virol，2013，87：4161 - 4169.

85. Dong C，et al. Suppression of interferon—α signaling by hepatitis E virus. Hepatology，2012，55：1324 - 1332.

86. 罗朝淑. 疫苗研发：世界首个戊肝疫苗中国造. 科技日报，2012 年 3 月 9 日.

87. Lucifora J，et al. Specific and Nonhepatotoxic Degradation of Nuclear Hepatitis B Virus cccDNA. Science，2014，343：1221 - 1228.

88. Gregory A. Poland and Robert M. Jacobson. Prevention of Hepatitis B with the Hepatitis B Vaccine. N Engl J Med，2004，351：2832 - 2838.

89. NucleicAcid Vaccines，WHO. Geneva. Vaccine，1994,12：1491 - 1450.

90. Rehermann B. Pathogenesis of chronic viral hepatitis：differential roles of T cells and NK cells. Nat Med，2013，19：859 - 868.

91. Arzumanyan A，et al. Pathogenic mechanisms in HBV- and HCV-associated hepatocellular carcinoma. Nat Rev Cancer，2013，13：123 - 135.

92. Michael Gale，et al. Evasion of intracellular host defence by hepatitis C virus. Nature，2005，436：939 - 945.

93. Khan AG，et al. Structure of the core ectodomain of the hepatitis C virus envelope glycoprotein 2. Nature，2014，509：381 - 384.

94. 窦骏,等. 丙型肝炎病毒核酸疫苗研究进展. 国外医学·免疫学分册，1998，21：35 - 38.

95. 窦骏,等. 乙型肝炎病毒治疗性疫苗实验研究与探索. 国外医学·免疫学分册，2000，23：353 - 356.

96.《预防用疫苗临床前研究技术指导原则》、《生物制品生产工艺过程变更管理技术指导原则》、《联合疫苗临床前和临床研究技术指导原则》、《多肽疫苗生产及质控技术指导原则》、《结合疫苗质量控制和临床研究技术指导原则》和《预防用疫苗临床试验不良反应分级标准指导原则》. 国家食品药品监督管理局. 2005 年 10 月 14 日发布.

97. 国家科委. 实验动物的管理条例. 国家科委 2 号令. 1988 年 10 月 31 日发布.

98. 重庆市实验动物管理办法. 重庆市人民政府令第 195 号. 2006 年 5 月 17 日发布.

99. 窦骏，刘克洲. 细胞间粘附分子/淋巴细胞功能相关抗原与慢性病毒性肝炎. 国外医学. 流行病学传染病学分册，1995，22：121－124.

100. 窦骏，刘克洲. 慢性丙型肝炎 CD8＋细胞毒 T 淋巴细胞与 CD4$^+$ T 淋巴细胞免疫功能研究进展. 国外医学. 流行病学传染病学分册，1995，22：200－203.

101. 窦骏，刘克洲. 丙型肝炎病毒超变区的研究进展. 国外医学. 流行病学传染病学分册，1995，22：252－255.

102. 窦骏. 基因免疫. 铁道医学，1998，26：144－145.

103. 窦骏，刘克洲. 特异性 CTL 在抗 HCV 感染中的作用及意义. 上海免疫学杂志，1998，18：56－57.

104. 窦骏，陈智. 丙型肝炎病毒基因疫苗构建物的实验研究. 中华内科杂志，1999，38：390－392.

105. 窦骏，陈智. 丙型肝炎病毒基因重组体免疫诱发小鼠产生抗体的研究. 上海免疫学杂志，1999，19：71－74.

106. Frazer I. Vaccines for papillomavirus infection. Virus Res, 2002, 89：271－274.

107. New vaccine prevents cervical cancer. FDA Consum. ,2006, 40：37.

108. 王少明 乔友林. 疫苗与癌症预防. 化学进展，2013，25：1583－1587.

109. FUTURE Ⅱ Study Group. Quadrivalent vaccine against human papillomavirus to prevent high grade cervical lesions. N Engl J Med, 2007, 356：1915－1927.

110. Agorastos T, et al. Safety of human papillomavirus (HPV) vaccine：A review of the international experience so far. Vaccine, 2009, 27：7270－7276.

111. Ibrahim A S, et al. NDV-3 protects mice from vulvovaginal candidiasis through T- and B-cell immune response. Vaccine, 2013, 31：5549－5556.

112. Yoon H J and Clemons KV. Vaccines against Coccidioides. Korean J Intern Med, 2013, 28：403－407.

113. Devi S J. Preclinical efficacy of a glucuronoxylomannan-tetanus toxoid conjugate vaccine of Cryptococcus neoformans in a murine model. Vaccine, 1996,14：841－844.

114. Healer J, et al. Vaccination with conserved regions of erythrocyte-binding antigens induces neutralizing antibodies against multiple strains of Plasmodium falciparum. PLoS One, 2013，8：e72504.

115. Kumar C S, et al. Edible vaccine：a new platform for the development of malaria vaccine. Crit Rev Eukaryot Gene Expr, 2012, 22：243－248.

116. Seo M K, et al. Cost-effectiveness analysis of vaccinating children in Malawi with RTS,S vaccines in comparison with long-lasting insecticide-treated nets. Malar J, 2014,13：66.

117. Zhang N Z, et al. Vaccines against Toxoplasma gondii：new developments and perspectives. Expert Rev Vaccines, 2013, 12：1287－1299.

118. Golkar M, et al. Evaluation of protective effect of recombinant dense granule antigens GRA2 and GRA6 formulated in monophosphoryl lipid A (MPL) adjuvant against Toxoplasma chronic infection in mice. Vaccine, 2007, 25：4301－4311.

119. Chuang S C, et al. Encapsulation of chimeric protein rSAG1/2 into poly (lactide-co-glycolide) microparticles induces long-term protective immunity against Toxoplasma gondii in mice. Exp Parasitol, 2013,134：430－437.

120. Yu Q, et al. Protective immunity induced by a recombinant BCG vaccine encoding the cyclophilin gene of Toxoplasma gondii. Vaccine, 2013, 51：6065－6071.

121. Cong H, et al. Compound DNA vaccine encoding SAG1/ SAG3 with A2/B subunit of cholera toxin as a genetic adjuvant protects BALB/c mice against Toxoplasma gondii. Parasit Vectors, 2013, 13：63.

122. 郝希山,任秀宝. 实体肿瘤细胞免疫治疗,2 版. 北京：人民卫生出版社,2015 年.

123. Zhiya Yu, et al. Restifo Cancer vaccines：progress reveals new complexities. J Clin Invest, 2002, 110：289－294.

124. Freda K S, et al. DNA vaccines to attack cancer. Proc Natl Acad Sci USA, 2004, 101：14646－14652.

125. Margaret Liu, et al. Gene-based vaccines and immunotherapeutics. Proc Natl Acad Sci USA, 2004,101: 14567 - 14571.

126. Craig L, et al. Progress and controversies in developing cancer vaccines. J Translational Med, 2005,3:18.

127. Pier-Luigi Lollini, et al. Vaccines for tumour prevention. Nature reviews:cancer, 2006, 6:204 - 216.

128. Moingeon P. Cancer vaccines Vaccine, 2001, 19:1305 - 1326.

129. Berzofsky JA, Progress on new vaccine strategies for the immunotherapy and prevention of cancer. J Clin Invest，2004,113:1515 - 1525.

130. Van Duivenvoorde LM, et al. Immunomodulatory Dendritic Cells Inhibit Th1 Responses and Arthritis via Different Mechanisms. J Immunol, 2007,179:1506 - 1515.

131. Bok RA. Treatment of prostate cancer:therapeutic potential of targeted immunotherapy with APC8015. Ther Clin Risk Manag, 2008, 4:79 - 85.

132. Burch PA, et al. Priming tissue-specific cellular immunity in a phase I trial of autologous dendritic cells for prostate canc-er. Clin Cancer Res, 2000, 6:2175 - 2182.

133. Kantoff PW, et al. Sipuleucel-T immunotherapy for castration-resistant prostate cancer. N Engl J Med, 2010, 363:411 - 422.

134. Schreiber RD, et al. Cancer Immunoediting:Integrating immunity's roles in cancer suppression and promotion. Science, 2011, 331:1565 - 1570.

135. Goldstone SE, et al. A prophylactic quadrivalent vaccine for the prevention of infection and disease related to HPV-6, -11, -16 and -18. Ex-pert Rev Vaccines, 2012, 11:395 - 406.

136. Suzanne MG,王华庆等. 四价人乳头瘤病毒疫苗的效力和效果:10 年真实世界研究的系统综述. 中国病毒病杂志, 2018, 8:329 - 335.

137. KimT K, 魏丽惠等. 九价人乳头瘤病毒疫苗的保护效力、免疫原性和安全性:亚洲人群亚组分析. 中国病毒病杂志, 2018, 8:336 - 342.

138. 麦雄燕，等. 不同基因亚型人乳头瘤病毒感染与宫颈病变的关系. 中华医院感染学杂志, 2018, 28:121 - 124.

139. 吉赛赛，等. 预防性人乳头瘤病毒疫苗的研发和使用进展. 中国疫苗和免疫, 2017, 23:222 - 229.

140. Zhu CL, et al. Presence of immune memory and immunity to hepatitis B virus in adults after neonatal hepatitis B vaccination. Vaccine, 2011, 29:7835 - 7841

141. Wolchok JD, et al. Guidelines for the evaluation of immune therapy activity in solid tumors:Immune-related response criteria. Clin Cancer Res, 2009, 15:7412 - 7420.

142. Li Q, et al. Generation of a novel dendritic-cell vaccine using melanoma and squamous cancer stem cells. J Vis Exp, 2014, 6:83.

143. Ji J, et al. Identification of novel human leukocyte antigen-A * 0201-restricted, cytotoxic T lymphocyte epitopes on CD133 for cancer stem cell immunotherapy. Stem Cells Transl Med, 2014, 3:356 - 364.

144. He X, Jun Dou, et al. ESAT-6-gpi DNA vaccine augmented the specific antitumor efficacy induced by the tumor vaccine B16F10-ESAT-6-gpi/IL-21 in a mouse model. Scand J Immunol, 2013,78:69 - 78.

145. 许悦,等. 乳腺癌治疗性疫苗临床研究进展. 外科理论与实践, 2012,17:195 - 200.

146. 刘宝瑞. 再谈肿瘤疫苗与免疫细胞疗法. 医学研究生学报, 2012, 25:785 - 788.

147. 郭礼和. 肿瘤免疫耐受—肿瘤细胞的免疫学特性. 中国细胞生物学学报, 2012, 34:732 - 734.

148. Daley M. Co-transformation with one agrobacterium tumefaciences strain containing two binary plasmid as a method to producing marker-free transgenic plants. Plant Cell Reports, 1998, 17:489 - 496.

149. Mason HS, et al. Edible vaccine protects mice against Escherichia coli heat-labile enterotoxin (LT):potatoes expressing a synthetic LT-B gene. Vaccine, 1998, 16:1336 - 1343.

150. Thanavala Y, et al. Immunogenicity of transgenic plant-derived hepatitis B surface antigen. Proc Natl Acad Sci USA, 1995, 92:3358 - 3361.

151. Streatfield SJ. Approaches to achieve high-level heterologous protein production in plants. Plant Biotechnol J, 2007, 5:2 - 15.

152. Davoodi-Semiromi A, et al. Chloroplast-derived vaccine antigens confer dual immunity against cholera and malaria by oral or injectable delivery. Plant Biotechnol J, 2010, 8:223 - 242.

153. Lee S, et al. Iron fortification of rice seeds through activation of the nicotianamine synthase gene. Proc Natl Acad Sci USA, 2009, 106:14 - 19.

154. 张立军. 转基因植物疫苗研究现状. 内蒙古中医药, 2014, 5:117 - 119.

155. Gupta S K. The immunology of reproduction update. Immunology Today, 1998, 19:433 - 434.

156. Talwar G P, et al. A vaccine that prevents pregnancy in women. Proc Natl Acad Sci USA, 1994, 91:8532 - 8536.

157. Hardy CM. Current status of virally vectored immunocontraception for biological control of mice. Soc Reprod Fertil Suppl, 2007, 63:495 - 506.

158. 刘世范. 人类绒毛膜促性腺激素避孕疫苗的研究现状和发展趋向. 生殖与避孕, 1993, 13:155 - 157.

159. 潘善培, 等. 国产第一代 β-hCG 避孕疫苗免疫恒河猴的抗体反应及免疫安全性研究. 暨南大学学报(自然科学版), 1998, 19:81 - 88.

160. 王妮, 李忠明主编. 当代新疫苗. 北京:高等教育出版社, 2002, 667 - 684.

161. Molnár E, et al. Models of antigen receptor activation in the design of vaccines. Curr Pharm Des, 2009, 15:3237 - 248.

162. Correale J, et al. Vaccines for multiple sclerosis:progress to date. CNS Drugs, 2008, 22:175 - 198.

163. 黄辛. 我国科学家获免疫机制研究新成果. 科学时报, 2007 年 7 月 11 日

164. 中国科学院学部. 加强新发和突发传染病的基础研究全面提升我国传染病的防控能力与防治水平. 院士与学部, 2009, 24:74 - 76.

165. 杨卫军, 等. 猪链球菌疫苗研究进展. 兽医导刊, 2013, 1:53 - 54.

166. Marra MA, et al. The genome sequence of the SARS-associated coronavirus. Science, 2003, 300:1399 - 1404.

167. WHO. Coronavirus never before seen in humans is the cause of SARS. http://www.who.int

168. Snook AE, et al. Advances in cancer immunotherapy. Discov Med, 2013, 15:120 - 125.

169. Kozlowska A, et al. Therapeutic gene modified cell based cancer vaccines. Gene, 2013, 525:200 - 207.

170. Ito F, et al. Cancer immunotherapy:current status and future directions. Surg Oncol Clin N Am, 2013, 22:765 - 783.

171. Guo C, et al. Therapeutic cancer vaccines:past, present, and future. Adv Cancer Res, 2013, 119:421 - 475.

172. Dillman RO, et al. Cancer stem cell antigen-based vaccines:the preferred strategy for active specific immunotherapy of metastatic melanoma Expert Opin Biol Ther, 2013, 13:643 - 656.

173. Alatrash G, et al. Cancer immunotherapies, their safety and toxicity. Expert Opin Drug Saf, 2013, 12:631 - 645.

174. Ulivieri C, Baldari CT:T-cell-based immunotherapy of autoimmune diseases. Expert Rev Vaccines, 2013, 12:297 - 310.

175. Orbach H, et al. Vaccines and autoimmune diseases of the adult. Discov Med, 2013, 9:90 - 97.

176. Gross CC, et al. Dendritic cell vaccination in autoimmune disease. Curr Opin Rheumatol, 2013, 25:268 - 274.

177. Delavallee L, et al. Anti-cytokine vaccination in autoimmune diseases. Swiss Med Wkly, 2013, 140:w13108.

178. Groschel MI, et al. Therapeutic vaccines for tuberculosis-A systematic review. Vaccine, 2014, 32:3162 - 168.

179. Fauci AS, et al. Immunology. Immune activation with HIV vaccines. Science, 2014, 344:49 - 51.

180. Riedmann EM. Therapeutic HIV vaccine promising in the clinic. Human Vaccines & Immunotherapeutics, 2013, 9:228 - 238.

181. Miller E, et al. Dendritic cell dysregulation during HIV-1 infection. Immunol Rev, 2013, 254:170 - 189.

182. Pollard RB, et al. Safety and efficacy of the peptide-based therapeutic vaccine for HIV-1, Vacc-4x:a phase 2 randomised, double-blind, placebo-controlled trial. Lancet Infect Dis, 2014, 14:291 - 300.

183. Kwong PD, et al. Broadly neutralizing antibodies and the search for an HIV-1 vaccine:the end of the beginning. Nat Rev Immunol, 2013,13:693 - 701.

184. West AP, et al. Structural insights on the role of antibodies in HIV-1 vaccine and therapy. Cell, 2013, 156:633 - 648.

185. Graham BS. Advances in antiviral vaccine development. Immunol Rev, 2013, 255:230 - 242.

186. Garcia F, et al. Therapeutic vaccines against HIV infection. Hum Vaccin Immunother, 2012, 8:569 - 581.

187. Aspinall EJ, et al. Hepatitis B prevention, diagnosis, treatment and care:a review. Occup Med (Lond), 2011, 61:531 - 540.

188. Alavian SM, et al. Hepatitis B vaccine:prophylactic, therapeutic, and diagnostic dilemma. Minerva Gastroenterol Dietol, 2012, 58:167 - 178.

189. Titball RW. Vaccines against intracellular bacterial pathogens. Drug Discov Today, 2008, 13:596 - 600.

190. Ricupito A, et al. Booster vaccinations against cancer are critical in prophylactic but detrimental in therapeutic settings. Cancer Res, 2013, 73:3545 - 3554.

191. Seder RA, et al. Vaccines against intracellular infections requiring cellular immunity. Nature, 2013, 406: 793 - 798.

192. Dube E, et al. Vaccine hesitancy:an overview. Hum Vaccin Immunother, 2013, 9:1763 - 1773.

193. Hanna MG, et al. Cancer vaccines:are we there yet Hum Vaccin Immunother, 2013, 8:1161 - 1165.

194. Zumla A, et al. Tuberculosis. N Engl J Med, 2013, 368:745 - 755.

195. Reynell L, et al. HIV vaccines:an attainable goal Swiss Med Wkly, 2012, 142:w13535.

196. Linhart B, et al. Vaccines for allergy. Curr Opin Immunol, 2012, 24:354 - 360.

197. Jin XW, et al. Human papillomavirus vaccine:safe, effective, underused. Cleve Clin J Med, 2013, 80:49 - 60.

198. Bachmann MF, et al. Active immunotherapy for chronic diseases. Vaccine, 2013, 31:1777 - 1784.

199. Autran B, et al. Therapeutic vaccines for chronic infections. Science, 2013, 305:205 - 208.

200. 庄辉. 我国乙型肝炎防治现状及目标. 中华内科杂志,2008, 47:793 - 795.

201. 闻玉梅. 治疗性疫苗. 北京:科学出版社,2010,14 - 34.

202. 李扬, 等. 肿瘤疫苗研发进展. 生物技术通讯, 2013, 24:280 - 284.

203. 窦骏. 肿瘤干细胞研究面临的挑战与对策. 生物技术通讯,2009,20:4:563 - 566.

204. 窦骏. 肿瘤干细胞若干研究进展. 皖南医学院学报,2008, 27:79 - 82.

205. 窦骏. 癌干细胞是肿瘤生长和复发的根源. 科学通报,2017, 62:1806 - 1814.

206. Dou J, et al. Effect of downregulation of ZEB1 on vimentin expression, tumor migration and tumorigenicityof melanoma B16F10 cells and CSCs. Cell Biol Int, 2014, 38:452 - 461.

207. Wu CM, Chung TC. Mice protected by oral immunization with Lactobacillus reuteri secreting fusion protein of Escherichia coli enterotoxin subunit protein. FEMS Immunol Med Microbiol, 2007, 50:354 - 365.

208. Sack DA, et al. Randomised, double-blind, safety and efficacy of a killed oral vaccine for enterotoxigenic E. Coli diarrhoea of travellers to Guatemala and Mexico. Vaccine, 2007, 25:4392 - 4400.

209. 杨秀清，荫俊. 肉毒毒素结构及其重组疫苗的相关研究进展. 生物技术通讯，2005；16：183-185.

210. 朱力，等. 肉毒毒素研究进展. 生物技术通讯，2005，16：186-190.

211. 郑继平，张兆山. 肠毒素大肠杆菌疫苗研究进展. 微生物学免疫学进展，2003，31：52-54.

212. Gross S, et al. Validation of in vitro potency assays for tetanus immunoglobulin. Pharmeuropa Bio, 2006, 2006：1-6.

213. Ronveaux O, et al. The immunization data quality audit：verifying the quality and consistency of immunization monitoring systems. Bull World Health Organ, 2005, 83：503-510.

214. Jones C. Vaccines based on the cell surface carbohydrates of pathogenic bacteria. An Acad Bras Cienc. 2005, 77：293-240.

215. Jefferson T. The role of editorial peer review in the evaluation of vaccine safety. Vaccine, 2004, 22：2073-2075.

216. Baranyi L, et al. The antisense homology box：a new motif with in proteins that encodes biologically active peptides. Nat Med, 1995,1：894-901.

217. Verdier F. Non-clinical vaccine safety assessment. Toxicology, 2002；174：37-43.

218. Taffs RE. Potency tests of combination vaccines. Clin Infect Dis, 2001；33 Suppl 4：S362-366.

219. Levin MM. Vaccines and vaccination in historical perspective. In New Generation Vaccines"(Third Edition), Eds：Levine MM, et al. (Editors), Marcel Dekker, Inc. New York, 2003：1210.

220. Xu XN, et al. Virus infectionss：Escape, resistance, and counterattack. Immunity, 2001,15：867-870.

221. Klein J, et al. Validation of assays for use with combination vaccines. Biologicals, 1999,27：35-41.

222. Davis RL, et al. Immunization tracking systems：experience of the CDC Vaccine Safety Datalink sites. HMO Pract, 1997,11：13-17.

223. Christopher GW, Cieslak TJ, Pavlin JA, et al. Biological warfare：a historical perspective. J Am Med Assoc, 1997, 278：412-417.

224. Leitenberg M. Biological weapons in the 20th century：a review and analysis. Crit Rev Microbiol, 2001, 27：267-320.

225. Lucifora J, et al. Specific and Nonhepatotoxic Degradation of Nuclear Hepatitis B Virus cccDNA. Science, 2014, 343：1221-1228.

226. Das S, et al. Hepatitis B Vaccine and Immunoglobulin：Key Concepts. J Clin Transl Hepatol, 2019,7：165-171.

227. Kosinska AD, et al. Protzer U. Therapeutic vaccination for chronic hepatitis B. Curr Opin Virol, 2017, 23：75-81.

228. Saco TV, et al. Hepatitis B vaccine nonresponders：Possible mechanisms and solutions. Ann Allergy Asthma Immunol, 2018, 121：320-327.

229. Chang MS, Nguyen MH. Epidemiology of hepatitis B and the role of vaccination. Best Pract Res Clin Gastroenterol, 2017,31：239-247.

230. Gomes C, et al. Global Perspective on Hepatitis B Virus Infections in the Era of Effective Vaccines. Clin Liver Dis, 2019, 23：383-399.

231. Guo X, et al. Hepatitis C virus infection and vaccine development[J]. Journal of clinical and experimental hepatology, 2018, 8：195-204.

232. Ghasemi F, et al. Development of Preventive Vaccines for Hepatitis C Virus E1/E2 Protein. Iran J Pathol, 2018,13：113-124.

233. Bailey JR, et al. Approaches, Progress, and Challenges to Hepatitis C Vaccine Development. Gastroenterology, 2019,156：418-430.

234. Shoukry NH. Hepatitis C Vaccines, Antibodies, and T Cells. Front Immunol, 2018, 9：1480.

235. Walker CM. Designing an HCV vaccine：a unique convergence of prevention and therapy Curr Opin Virol，2017，23：113－119.

236. Davis CJ. Nuclear blindness：an overview of the biological weapons programs of the former Soviet Union and Iraq. Emerg Infect Dis，1999，5：509－512.

237. Sefton AM. Mechanisms of antimicrobial resistance：their clinical relevance in the new millenmium. Drugs，2002，62：557－566.

238. Correale H，et al. T cell vaccination in secondary progressive multiple sclemis. J Neuroimmunol，2000，107：130－139.

239. Zhang Y，et al. Preferential recognition of hypervariable region sequence by anti-idiotypic T cells induced by T cell vaccination in patients with multiple sclerosis. J Immunol，2000，164：4011－4017.

240. Zhang YCQ，et al. Restricted TCR V-alpha gene rearrangement in T cells recognizing an immunodominant peptide of myelin basic protein in DR2 patients with multiple sclerosis. Int Immunol，1998，10：991－998.

241. Hong J，et al. Reactivity and regulatory properties of human anti-idiotypic antibodies induced by T cell vaccination. J Immunol，2000，165：6858－6864.

242. 卫生部疾病控制司《流行性出血热防治手册》编写组. 流行性出血热防治手册. 2 版. 北京：人民卫生出版社，1998

243. Bae JM. Introduction of Vaccinomics to Develop Personalized Vaccines in Light of Changes in the Usage of Hantaan Virus Vaccine（Hantavax）in Korea. J Prev Med Public Health，2019，52：277－280.

244. 董兆昱 等. 汉滩病毒新型疫苗研究进展. 生物技术通讯，2018，29：430－435.

245. Dong Y，et al. Incorporation of CD40 ligand or granulocyte-macrophage colony stimulating factor into Hantaan virus（HTNV）virus-like particles significantly enhances the long-term immunity potency against HTNV infection. J Med Microbiol，2019，68：480－492.

246. Jiang DB，et al. Hantavirus Gc induces long-term immune protection via LAMP-targeting DNA vaccine strategy. Antiviral Res，2018，150：174－182.

247. 吕新军. 使用牛痘-狂犬病糖蛋白重组病毒疫苗（RABORAL V-RGR）的野生动物经口免疫：全球回顾. 中华实验和临床病毒学杂志，2019，33：15.

248. Kanesa TN，Smucny JJ，Hoke CH，et al. Safety and immunogenicity of NYVAC-JEV and ALVAC-JEV attenuated recombinant Japanese encephalitis virus-poxvirus vaccines in vaccina-nonimmune and vaccina-immune humans. Vaccine，2001，19：483－491.

249. Monath TP，Soike K，Levenbook I，et al. Recombinant，chimeric live，attenuated vaccine（Chimeri VaxTM）incorporating the envelope genes of Japanese encephalitis（SA1414-2）virus and the capsid and nonstructural genes of yellow fever（17Da）virus is safe，immunogenic and protective in nonhuman primates. Vaccine，1999，17：1869－1882.

250. 俞永新. 中国乙型脑炎病毒株的毒力变异和减毒活疫苗的研究. 中华实验和临床病毒学杂志，2018，32：449－457.

251. 陈化新等. 肾综合征出血热疫苗预防效果和免疫策略研究. 中国公共卫生杂志，1999，15：561－68.

252. Drings A，et al. Is there an advantage to including the nucleoprotein in a rabies glycloprotein subunit vaccine. Vaccine，1999，17：1549－1555.

253. Johnston C，et al. Status of vaccine research and development of vaccines for herpes simplex virus. Vaccine，2016，34：2948－52.

254. Kaufmann JK，Flechtner JB. Evolution of rational vaccine designs for genital herpes immunotherapy. Curr Opin Virol，2016，17：80－86.

255. Tang R，et al. Immunization with dendritic cell-based DNA vaccine pRSC-NLDC145. gD-IL21 protects

mice against herpes simplex virus keratitis. Immunotherapy，2018,10:189 - 200.

256. Chentoufi AA，et al. Asymptomatic human CD4$^+$ cytotoxic T-cell epitopes identified from herpes simplex virus glycoprotein B. J Virol, 2008，82:11792 - 11802.

257. Makwana N, Riordan FA. Bacterial meningitis:the impact of vaccination. CNS Drugs，2007，21:355 - 66.

258. Scranton SE, Waibel KH. Interpretation of pneumococcal vaccine response. Ann Allergy Asthma Immunol，2007，98:499 - 500.

259. Johri AK，et al. Group B Streptococcus:global incidence and vaccine development. Nat Rev Microbiol, 2006,4:932 - 942.

260. Hadler JL. Learning from the 2001 anthrax attacks:immunological characteristics. J Infect Dis，2007,195: 163 - 164.

261. Bienek DR，et al. Detection of anti-protective antigen salivary IgG antibodies in recipients of the US licensed anthrax vaccine. Vaccine，2007，25:5978 - 5984.

262. Robb ML，et al. Shot in the HAART:vaccine therapy for HIV. Lancet Infect Dis，2014，14:259 - 260.

263. Passaes CP，et al. HIV cure research:advances and prospects. Virology，2014，454—455:340 - 352.

264. Fauci AS，et al. Immunology. Immune activation with HIV vaccines. Science，2014，344:49 - 51.

265. Vermund SH. HIV/AIDS trends in China. Lancet Infect Dis，2013，13:912 - 914.

266. Riedmann EM. Therapeutic HIV vaccine promising in the clinic. Hum Vaccin Immunother，2013，9:228 - 38.

267. Perreau M，et al. Immune response to HIV. Curr Opin HIV AIDS，2013，8:333 - 340.

268. Buchbinder，S. HIV epidemiology and prevention interventions. Top HIV Med，2007，15:26 - 30.

269. Deeks SG，et al. The end of AIDS:HIV infection as a chronic disease. Lancet，2013，382:1525 - 1533.

270. Amu S，et al. Impairment of B-cell functions during HIV-1 infection. AIDS，2013，27:2323 - 2334.

271. 邵一鸣. 艾滋病疫苗的科学挑战和应对策略. 科学通报，2017，62:1815 - 1822.

272. 谭曙光，等. 艾滋病疫苗突破需要颠覆性思维. 科学通报，2018，63:9 - 15.

273. Cohen KW, Frahm N. Current views on the potential for development of a HIV vaccine. Expert Opin Biol Ther，2017，17:295 - 303.

274. Hsu DC, O'Connell RJ. Progress in HIV vaccine development. Hum Vaccin Immunother，2017，13:1018 - 1030.

275. Cevayir C，et al. Molecular and cellular mechanisms of DNA vaccines. Hum Vaccin，2008，4:453 - 456.

276. Shakoor，S，et al. Role of oral vaccines as an edible tool to prevent infectious diseases. Acta virologica, 2019，63:245 - 52.

277. Sayed Sartaj Sohrab，et al. Recent Development and Future Prospects of Plant-Based Vaccines. Current Drug Metabolism，2017，18:831 - 841.

278. Claude Roth et al. Immune Responses to Dengue and Zika Viruses-Guidance for T Cell Vaccine Development. Int J Environ Res. Public Health，2018,15:385 - 397.

279. Rosales-Mendoza S，et al. Corn-based vaccines:current status and prospects. Planta，2017，245:875 - 888.

280. 王金霞，等. 病毒疫苗有效性及其影响因素研究进展. 中华微生物学和免疫学杂志，2019,9:72 - 78.

281. 王艺博，等. 甲肝病毒及其疫苗研究现状. 中国生物制品学杂志,2018，31:315 - 318.

282. 中国肝炎防治基金会. 戊型病毒性肝炎防治教育手册. 中国病毒病杂志，2017,7:170 - 178.

283. Himmelsbach K，et al. Life cycle and morphogenesis of the hepatitis E virus. Emerg Microbes Infect, 2018，7:196 - 199.

284. Nelson NP，et al. Update:Recommendations of the Advisory Committee on Immunization Practices for Use of Hepatitis A Vaccine for Postexposure Prophylaxis and for Preexposure Prophylaxis for International

Travel，2018，67：1216－1220.

285. Li Y and Zhou H. Moving towards improved vaccines for *Toxoplasma gondii*. Expert Opin Biol Ther，2018，18：273－280.

286. Krishnamurthy S, et al. The human immune response to *Toxoplasma*：Autophagy versus cell death. PLoS Pathog，2017，13：e1006176.

287. Zhang NZ, et al. Recent advances in developing vaccines against *Toxoplasma gondii*：an update. Expert Rev. Vaccines，2015，14：1609－1621.

288. Zhang TE, et al. Protective immunity induced by peptides of AMA1，RON2 and RON4 containing T and B cell epitopes via an intranasal route against toxoplasmosis in mice. Parasit Vectors，2015，8：15－25.

289. Assolini JP1, et al. Nanomedicine advances in toxoplasmosis：diagnostic，treatment，and vaccine applications. Parasitol Res，2017，116：1603－1615.

290. Roozbehani M, et al. Characterization of a multi-epitope peptide with selective MHC-binding capabilities encapsulated in PLGA nanoparticles as a novel vaccine candidate against *Toxoplasma gondii* infection. Vaccine，2018，36：6124－6132.

291. 孙晓琴,等. 轮状病毒疫苗研究现状. 现代生物医学进展,2015,15:4397－4400.

292. Li X, et al. Immunogenicity and efficacy in mice of an adenovirus—based bicistronic rotavirus vaccine expressing NSP4 and VP7. J of virus Res，2015，210：298－307.

293. Fix A D, et al. Safety and immunogenicity of a parenterally administered rotavirus VP8 subunit vaccine in healthy Adults. Vaccine，2015，33：3766－3772.

294. 郝晓甜，等. 我国戊型肝炎病毒流行特征及其疫苗的应用. 中国生物制品学杂志,2016,29:649－653.

295. 陈盼,等. 戊型肝炎病毒疫苗的研发和评价. 微生物学免疫学进展,2015,43:55－59.

296. Zhang J, et al. Long-term efficacy of a hepatitis E vaccine. N Engl J Med，2015，372：914－922.

297. Cheng PC, et al. Combined IL-12 Plasmid and recombinant SjGST enhance the protective and anti-pathology effect of SjGST DNA vaccine against Schistosoma japonicum. PLoS Negl Trop Dis，2016，10：25.

298. Jiz IM, et al. A field trial of recombinant Schistosoma japonicum paramyosin as a potential vaccine in naturally-infected water buffaloes. Ann Parasitol，2016，62，295－299.

299. Mo AX, et al. Workshop report：Schistosomiasis vaccine clinical development and product characteristics. Vaccine，2016，34：995－1001.

300. Di W, et al. Effect of targeted ovarian cancer immunotherapy using ovarian cancer stem cell vaccine. J Ovarian Res，2015，8：68.

301. Fengshu Z, et al. Cancer stem cell vaccine expressing ESAT-6-gpi and IL-21 inhibits melanoma growth and metastases. Am J Transl Res，2015，7：1870－1882.

302. Guo M, Dou J. Advances and perspectives of colorectal cancer stem cell vaccine. Biomedicine & Pharmacotherapy，2015，76：107－20.

303. Fengshu Z, et al. Effective tumor immunity to melanoma mediated by B16F10 cancer stem cell vaccine. Int Immunopharmacol，2017；52：238－244.

304. Zheng J, Pan H, Gu Y, et al.，Prospects for Malaria Vaccines：Pre-Erythrocytic Stages，Blood Stages，and Transmission-Blocking Stages. Biomed Res Int，2019，2019：9751471.

305. Cockburn IA, Seder RA. Malaria prevention：from immunological concepts to effective vaccines and protective antibodies. Nat Immunol，2018，19：1199－1211.

306. 尤放,王美莲. 疟疾疫苗研究进展及前景. 微生物学杂志,2019,39:101－108.

307. Yenni Y, et al.，A Viral-Vectored Multi-Stage malaria vaccine regimen with protective and transmission-blocking efficacies. Front Immunol，2019，10：2412.

308. Mendes AM, et al. , Pre-clinical evaluation of a P. berghei-based whole-sporozoite malaria vaccine candidate. NPJ Vaccines, 2018, 3:54.

309. Scheetz L, et al. Engineering patient-specific cancer immunotherapies. Nat Biomed Eng, 2019, 3:768-882.

310. Asa C, Moresco A. Fertility Control in Wildlife: Review of Current Status, Including Novel and Future Technologies. Adv Exp Med Biol, 2019,1200:507-543.

311. Nolan MB, et al. Serum antibody immunoreactivity and safety of native porcine and recombinant zona pellucida vaccines formulated with a non-Freund's adjuvant in horses. Vaccine, 2019, 37:1299-1306.

312. Furer V, et al. 2019 update of EULAR recommendations for vaccination in adult patients with autoimmuneinflammatory rheumatic diseases. Ann Rheum Dis, 2019, pii:annrheumdis-2019-215882.

313. Rosenthal KS, et al. Why Don't We Have a Vaccine Against Autoimmune Diseases—A Review. J Clin Cell Immunol, 2019;10 pii:574.

314. https://www.clinicaltrials.gov

315. Fangliu Y, Jun Dou, et al. Polyethylenimine modified nanoparticle adjuvant increases therapeutic efficacy of DNA vaccine Ag85A-ESAT-6-IL-21in mice infected with *Mycobacterium tuberculosis*. Int J Clin Exp Med, 2017, 10:12123-12131.

316. Mei G, Jun D. Role of transmembrane glycoprotein mucin 1 (MUC1) in various types of colorectal cancer and therapies:Current research status and updates. Biomed Pharmacother, 2018,107:1318-1325.

317. 代娟, 等. SARS 疫苗研究进展. 热带医学杂志, 2008, 8:880-883.

318. 钟琼, 等. 实验性 SARS-CoV 灭活疫苗对恒河猴的免疫原性与安全性研究. 中华微生物学与免疫学杂志, 2005, 25:302-306.

319. 罗丹, 等. 寨卡疫苗相关研究进展. 微生物学免疫学进展, 2019, 47:58-63.

320. Dowd K A, et al. Broadly neutralizing activity of Zika virus-immune sera identifies a single serotype. Cell Rep, 2016, 16:1485-1491.

321. 郭琦, 等. 人用 H7N9 禽流感疫苗的研究进展. 中国生物制品学杂志,2017, 30:210-214.

322. Cao W, et al. A highly immunogenic vaccine against A/H7N9 influenza virus. Vaccine, 2016, 34:744-49.

323. 高广宇, 等. 埃博拉疫苗研究进展及相关专利分析. 国际药学研究杂志, 2019, 46:103-108.

324. Zhu F, et al. Safety and immunogenicity of a recombinant adenovirus type—5 vector based Ebola vaccine in healthy adults in Sierra Le- one:a single-centre, randomised, double-blind, placebo- controlled, phase 2 trial Lancet, 2017,389:621-628.

325. Tanyi JL, et al. Personalized cancer vaccine effectively mobilizes antitumor T cell immunity in ovarian 4cancer. Sci Transl Med, 2018, 10:436.

326. Gregory A Poland, et al. Development of Vaccines Against Zika Virus. Lancet Infect Dis, 2018,18:e211-e219.

327. Cao W, et al. A highly immunogenic vaccine against A/H7N9 influenza virus. Vaccine, 2016, 34:744-749.

328. Zhu F, et al. Safety and immunogenicity of a recombinant adenovirus type-5 vector-based Ebola vaccine in healthy adults in Sierra Le one:a single-centre, randomised, double-blind, placebo- controlled, phase 2 trial. Lancet, 2017,389:621-628.

329. Zhu N, et al. A Novel Coronavirus from Patients with Pneumonia in China, 2019. N Engl J Med, 2020, 382:727-733.

330. LI Q, et al. Early transmission dynamics in Wuhan, China, of novelcoronavirus - infected oneumonia. N Engl J Med, 2020, 382:1199-1207.

331. 赵文明, 等. 2019 新型冠状病毒信息库. 遗传,2020, 42:212-221.

332. Kristian G. Andersen, et al. The Proximal Origin of SARS-CoV-2. Nature Medicine, 2020, 26, 450-452.

333. LI X，et al. T cells found in coronavirus patients 'bode well' for long-term immunity. Science，2020，368：809 - 910.

334. Amanat F，et al. SARS-CoV-2 Vaccines：Status Report. Immunity，2020，52：583 - 589.

335. 周蕾，等. N-糖基化位点鉴定方法和非经典 N-糖基化序列. 生命科学，2011，23：606 - 611.

336. Fan Luo，et al. Evaluation of Antibody-Dependent Enhancement of SARS-CoV Infection in Rhesus Macaques Immunized With an Inactivated SARS-CoV Vaccine. Virol Sin，2018，33：201 - 204.

337. Agrawal A，et al. Immunization With Inactivated Middle East Respiratory Syndrome Coronavirus Vaccine Leads to Lung Immunopathology on Challenge With Live Virus. Hum Vaccin Immunother，2016，12：2351 - 2356.

（窦骏）